성격체질
행복체질

성격체질 행복체질

© 염용하, 2017

1판 1쇄 인쇄 __ 2017년 4월 20일
1판 1쇄 발행 __ 2017년 4월 30일

지은이 __ 염용하
펴낸이 __ 홍정표

펴낸곳 __ 세림출판
        등록 __ 제 25100-2007-000014호

공급처 __ (주)글로벌콘텐츠출판그룹
        대표 __ 홍정표 **이사 __** 양정섭 **편집디자인 __** 김미미 **기획·마케팅 __** 노경민 이종훈
        주소 __ 서울특별시 강동구 천중로 196 정일빌딩 401호
        전화 __ 02-488-3280 **팩스 __** 02-488-3281
        이메일 __ edit@gcbook.co.kr **홈페이지 __** www.gcbook.co.kr

값 18,000원
ISBN 978-89-92576-78-9 13510

· 이 책은 본사와 저자의 허락 없는 내용의 일부 또는 전체의 무단 복제·광전자 매체 수록을 금합니다.
· 잘못된 책은 구입처에서 바꾸어 드립니다.

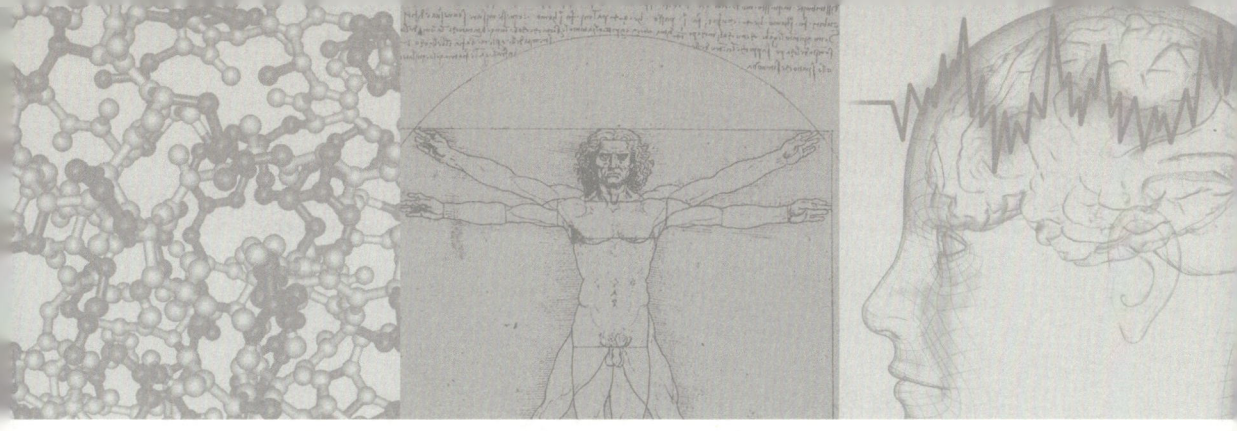

성격체질
모든 행동을 결정하는 근본이 되는 것은 성격이다

행복체질
행복한 삶을 위한 성격체질 바로알기

염용하 지음

세림출판

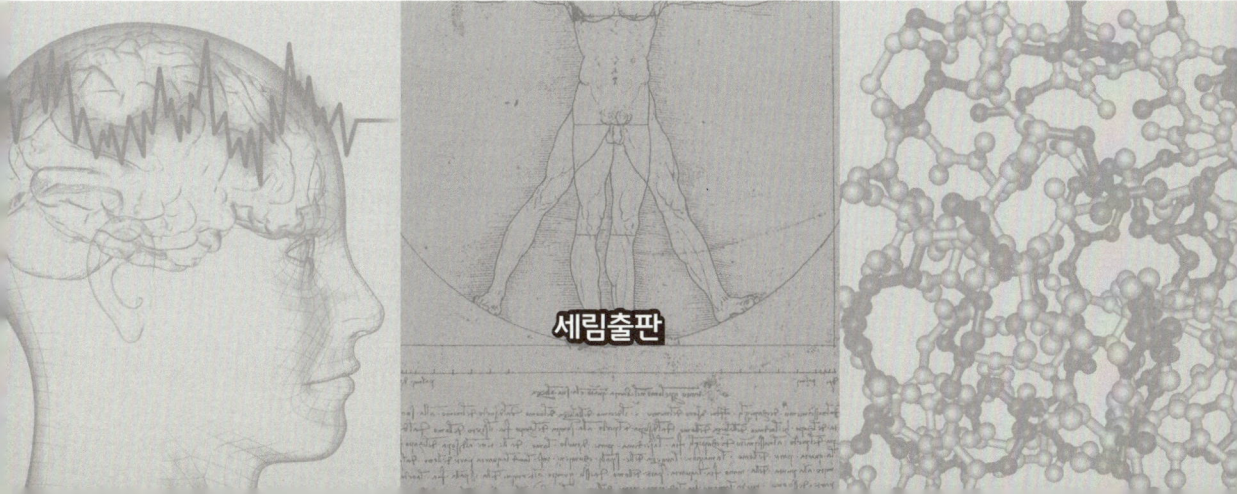

추천사

　염용하 박사의 『성격체질 행복체질』이 오랜 산고 끝에 훌륭하게 출판하게 됨은 丁酉年 한의계의 경사라 하겠다.
　평소 남도의 거제지방을 중심으로 다년간 임상적 명성을 축적해 온 가운데, 한의학의 오랜 숙원인 체질이론에 남다른 관심을 가지면서 보다 현실성 있고 누구나 쉽게 다가갈 수 있게, 이를 다양한 방법으로 보완하여 체계화시킨 작업들에 대해서 본인은 경탄할 따름이다.

　한의학의 역사를 회고컨대, 체질이론과 증치사상은 항상 병행되어 오면서 치료과정에 있어서 상호 모순과 대립이 상존하는 문제점들이 발생하였다. 이를 해결하고자 많은 전문한의사들이 부단한 노력을 해 온 가운데, 특히 우리나라의 동무 이제마 선생이 『동의수세보원』에서 사상체질이론을 창시, 우리 풍토에 보다 근접된 한의학의 독창성을 내세우게 된 계기가 되면서, 현재 많은 임상의들이 체질이론을 보완시키면서 임상적 우월성을 확보하고 있는 실정이다.

이 책을 보건데, 저자는 평소 관심을 놓지 않았던 인간 내면의 심성을 끌어내어, 다양한 성격과 감정들을 일관성 있게 연계하여 체계화시키고자 여러 방법을 도모하였으며, 또한 환경이나 식습관 등과 연관지어 세분화한 자료를 근거로 질병의 예방 및 치료 방법을 명료하게 제시하고 있음은 괄목할 연구로 평가된다.

　그리고 궁극적으로는 심신이 건강한 인격체 만들기에 초점을 맞추고 있음은 현대를 살아가는 우리 모두의 염원일진데, 이 책이 그러한 가치관에 한발 앞서서 도움을 줄 것으로 확신하는 바이며, 끝으로 이 글이 세상에 나올 수 있도록 노력한 저자의 노고에 심심한 사의를 표한다.

(前)동국대학교 한의과대학학장 명예교수　최 달 영

추천사

한의학은 동양학문의 가장 중요한 부분을 차지하고 있고, 수천 년 동안의 실제 진료를 통해서 체계화된 지혜의 산물이다.

환자를 진료한다는 것은 한 사람의 인격체를 에너지 순환 및 신경계의 기적인 관점과 혈액, 호르몬, 골격 구조, 근육 상태, 얼굴의 생김새 등을 통한 물질적 관점을 통합적이고 직관적으로 파악하여 병이 온 원인과 앞으로의 치료 방법을 결정하는 것이다.

한의학이 가지고 있는 좋은 장점을 연구하고 임상에 적용한다면 양의학이 해결하지 못하는 여러 병을 깨끗하게 치료할 수 있다고 본다.

학문을 하는 사람이 가져야 할 기본인 정직성, 성실성, 끊임없는 탐구, 열정을 가진 염용하 박사는 30년 가까이 용하다고 소문이 자자하여 전국 방방곡곡에서 치료가 쉽지 않는 병을 앓고 있는 환자들이 수소문하여 찾고 있는 사람이다. 한의사들과 많은 인연이 있는 추천인으로서, 이 시대에 보기 드물게 많은 환자를 진료한 경험을 지닌 한의사이자, 인격적으로도 소박하고 겸손한 분이라고 감히 이야기할 수 있다.

수십만 명의 진료한 경험을 토대로 진맥에 대한 체계를 이 시대에 맞게 정립하여 기가 막히게 몸 상태를 알아내 환자들이 감탄을 자아낸다. 주역을 오랫동안 공부하여 세상 돌아가는 이치에 대한 통찰력을 가지고 있는 지혜로운 사람 중 하나다.

처방연구를 깊이 하여 스스로 정리해 놓은 책만 수십 권에 달하는 부지런함과 연구심은 존경할 만하다. 또한 어려운 병에 대한 처방실력이 뛰어나 명성이 대단하며 한의학의 치료효과를 높이는 데 선두주자 역할을 하고 있다.

수 차례의 방송출연 권유도 마다하고 묵묵히 연구와 진료에 임하는 모습에서 소탈하고 명예와 이익에 연연해 하지 않는 염 박사의 인품을 볼 수 있다.

자연의 이치에 따른 치료법을 연구하여 임상에 활용하며, 『성격체질 행복체질』이라는 한의학계의 획기적인 체질에 관한 이야기를 실생활에 바로 도움이 될 수 있도록 정리한 노고에 깊은 감사를 드리며, 많은 사람들에게 도움이 될 것이라 확신하여 추천을 하게 되었다.

자기 관리에 필요한 것에 대하여 합리적인 방법을 여러 각도에서 조언한 이 책은 자신의 삶에 긍정적 역할을 할 것이며, 세상을 보는 안목을 이야기하여 사람을 판단하는 데 유용하게 쓰일 수 있는 도구가 될 것이다.

동양학을 공부하는 사람으로서 바람이 있다면 염 박사의 혜안이 높아져서 대한민국의 명의가 아니라, 세계적인 명의가 되어 국위선양과 질병퇴치에 한 획을 긋기를 진심으로 기원한다.

KBS 드라마 〈왕의 얼굴〉 관상 자문, 방산 노 상 진

글을 시작하며

병은 항상 나 자신으로 부터 오는 것이다. 내가 선택한 결과물이라 오늘 점심 때, 밥을 한 그릇 먹을 것인지 반 그릇 먹을 것인지 몇 숟가락만 먹고 말 것인지 다 내가 선택한다. 그 선택의 결과도 내가 받는 것이다. 내가 오늘 엄청 열을 많이 받아서 밥이고 뭐고 먹기 싫은데 밥때가 되어 먹기 싫어도 먹는다. 밥이 코로 들어가는지, 입으로 들어가는지 모르겠다. 밥이 맛있는지, 없는지에는 관심 없다. 그냥 허겁지겁 먹는다. 체한다. 배가 살살 아프다. 속이 더부룩하다. 내가 진정 나를 위한 삶을 사는 건지를 생각해 보자. 내가 내 마음을 못 풀었다.

밥을 먹으면 밥 먹는 순간에 집중을 해야 하는데 기분이 나빠서 밥을 적게 먹었다. 그래도 그게 한두 번은 괜찮지만 계속 그렇게 여러 번 지속되면 에너지원이 부족해지는 것은 당연한 일이다. 우리가 먹고 마시고 쉬고 하는 데서 에너지가 보충이 되는 것이다. 에너지를 쓴 만큼 보충해줘야 몸이 정상 컨디션을 유지할 수 있다. 몸은 완전한 정밀 기계이고 저울추가 달려 있다. 지나친 것은 내보내야 하고 부족한 것은 보충을 해야 저울추가 건강 균형을 잡는다. 많이 먹었다 하면 토하고 설사하고 계속 며칠 동안 음식이 안 당긴다. 왜냐하면 계속 지나치게 쌓여있으므로 복통을 동반하는 것이다. 제때 안 먹으면 힘이 떨어져 매사가 귀찮아지고 하고 싶은 일, 해야 할 일도 제대로 처리할 수가 없다. 심하면 어지럽고, 얼굴도 창백해진다. 음식이건 마음 쓰는 것이건 일이건 운동이건 뭐든지 지나친 것도 병이고 부족한 것도 다 병이다. 여러분이 잘 알듯 과유불급이 병이라, 지나치거나 부족한 것이나 똑같이 병을 만드는 것이다. 술, 음식, 애정, 관심이 지나쳐도 병이고 뭐든지 지나치거나 부족하면 병이 된다. 술도 필요한 사람은 먹어야 한다. 담배도 피워야 할 사람은 피워야 한다. 끊어야 할 사람은 끊어야 한다. 다 다른 것이다. 그래서 내 자신을 잘 알아야 한다. 똑같이 일을 해도 A라는 일을 했을 때 피로를 많이 느끼는 사람이 있고 B라는 일을 했을 때 피로를 많이 느끼는 사람이 있다. 우리의 뇌 구조가 다르고 성격, 체력 정도, 좋아하고 싫어하는 취향 등이 다른 것이다.

　결과적으로 오장육부도 다 다르다. 간이 큰 사람, 심장이 큰 사람이 있듯이. 우리가 소심하다고 말할 때의 '소심하다'는 심장이 작은 사람을 말한다. 간이 콩알만한 사람, 위장이 작은 사람, 장이 길거나 짧은 사람, 사람마다 다르다. 그래서 요구하는 게 다르다. 음식점에 여러 가지, 몇 십 가지 음식들이 다 나오는데 젓가락 가는 것이 모두 다 다르다. 나의 습관 때문일 수도 있고 몸에 필요한 것일 수도 있고, 몸에 해나 도움이 된다는 잘못된 상식을 가져서 그릇되게 판단할 수도 있고, 하여튼 지금 현재에 자기 자신을 나타내는 것이다.

　화가 많이 나면 신 음식이 엄청 당긴다. 간이 약해지므로 간을 보충하고 화를 줄여 주기 위해서 당긴다. 마음이 엄청 우울하고 슬프고 비관을 많이 하면 달달한 커피가 마시고 싶다. 예전에는 달게 안 마셨는데 커피에 설탕을 듬뿍 넣어 먹는다. 이렇게 바뀌는 것이 내 몸이다.

그다음에 매콤한 걸 찾는다. "아 쫌 매콤한 뭐 찜 같은 거, 매콤한 거 하는 데 없나?" 이렇게 찾는다. 왜냐하면 내가 할 말을 못하고 내 생각을 표현하지 못한 스트레스를 해소해야 하기 때문이다. 매운 것을 먹으면 '아이고 매워라. 하아~' 하고 속에 있는 쌓인 기운을 뱉어내게 된다.

신 음식을 먹으면 어떻게 하나? '아이 시큼해라' 하고 움츠러든다. 그것이 자연의 작용이다. 우리의 몸이 소우주이기 때문에 내가 필요한 만큼 그것을 가지고 오는 것이다. 며칠 전에는 엄청 단것이 좋았는데, 이제는 단것이 싫다. 그것이 필요 없는 것이다. 요즘 고민이 많아 한숨을 많이 쉬는 사람은 위장에 문제가 생겨서 소화가 안 된다. 보통 비위가 상했다고 한다. '아이고 저 인간 때문에 비위가 상해가지고'라면서 투덜대는 소리를 간혹 듣는다. 비위는 소화기관이고 위장에 해당하는 곳이라 먹는 것이 안 들어간다. 안 들어가니까 단것을 통해서 완화시키는 것이다. 스트레스로 열을 많이 받아 많이 차있으면 얼굴이 벌겋게 올라온다. 항상 벌겋게 열이 쑤욱 올라온다. 그러면 씁쓸한 게 많이 당긴다. 다른 사람들은 '아이고 쓰다' 하며 '못 먹겠다' 하는데 자신은 인상 한 번 쓰지 않고 잘 먹는다.

부인이 쓴맛을 엄청 좋아한다면 벌써 열을 엄청 받은 것이다. 남편이 잘못한 것이 많거나 회사, 시댁에서 여러 가지 스트레스를 엄청 받아 있는데 못 풀고 있는 것이다. 그리고 남편이 "고맙다, 사랑한다, 고생한다" 이런 말을 필요할 때 안 해준 것이다. 그만큼 부인은 이런 말들을 한 달 동안 10번을 원했는데, 남편이 한 번만 해줬다면 90%가 부족한 것이다. 40·50대가 되면, 여성들이 갱년기가 오는데, 평상시에 남편이 잘해 준 사람과 잘 안 해준 사람은 증상이 전혀 다르다. 갱년기가 와도 열이 하나도 안 올라오는 사람은 평상시 남편이 너무 잘해준 사람이거나 마음이 태평양처럼 넓은 사람이다. 부인이 열이 올라서 얼굴이 벌겋게 달아올라 있다면 평상시에 남편이 못 해준 것이다. 그리고 거기다 더 심하면 등이 후끈거려 잠을 못자서 새벽에 계속 일어난다. 회사나 시댁에서 엄청난 스트레스를 몇 십 년 동안 계속 받았다고 볼 수 있다. 행복한 순간보다는 힘들고 고통스러운 순간이 그의 삶에 훨씬 더 많았다는 것이다.

　동료 직원 중에 아주 곱상하게 생기고 여성스럽게 생긴 남자 직원이 이제 입사한 지 몇 년밖에 안 지났는데, 기침도 아닌데 '음흠흠 큽큽' 하고 있어 신경이 쓰였다. 신경성 후두염이다. 나는 이렇게 살고 싶고 이렇게 말하고 싶고 이렇게 행동하고 싶었는데 스스로 그것을 표현을 못하는 것이다. 주위 사람들이 잘 해줘야 그 사람이 행복하고 편안해 지는 것이다. 몸에 탈이 안 나는 것이다.

　부정적인 감정이 가장 무섭다. "열 받아서 미치겠어", "살기가 싫어", "피가 마를 것 같아, 어떻게 살아야 할지 모르겠어" 그리고 "왜 살아야 될지 모르겠어?" 이런 생각 들 때가 많을 것이다.

　완벽하게 일을 끝내야 한다는 일 중독 강박, 물론 좋다. 이런 사람들이 다 회사와 세상을 발전시킨다. 아주 긍정적으로 아름답게 쓰면 조직에 큰 도움이 되지만 너무 지나칠 경우에는 자신에게는 압박감으로, 주위 사람에게는 압력으로 다가와서 서로가 힘들어진다.

　가슴이 떨리고 긴장되는 생활이 지속되면 내 건강에 영향을 많이 미친다. 모든 사람이 스트레스를 안 받고 살 수는 없다. 안 받고 사는 사람이 누가 있는가? "아 저 사람은 참 편해서 좋겠다"라고 생각하겠지만 모든 직업의 사람한테 물어봐라. 100이면 100, 다 사람은 자기 나름대로의 십자가를 짊어지고 있다. 태어날 때 하하 호호 웃고 태어나는 사람 어디 있나? 다 울고 태어난다. 그것을 고고성이라고 한다.

　내 마음을 몰라준다. 나는 이런 뜻이 전혀 아닌데 여러분들의 동료나 주위 직원들이나 내 뜻을 몰라준다. '나는 전혀 이런 뜻이 아닌데, 나는 이런 상황이 아닌데.' 그래서 한마디 하면 뭐라 하나? '야 변명하지 마라, 무슨 핑계가 그렇게 많으냐?' 집안에서도 그런다.

　내가 어떤 성격의 사람인가를 알아야 그대로 살든지, 고치든지 할 수 있다. 윽박지르는 사람인지, 잘 다독거려 주는 사람인지, 이야기를 잘 들어주는 사람인지, 합리적으로 판단하고 생각하는 사람인지. 다 다르다. 그래서 삶의 결론도 모두 달라지는 것이 우리네 인생살이다.

　'나는 우리 아버지가 제일 싫어, 그래서 아버지와 말도 안 해, 전화도 안 해…….' 이런 말을 한다는 것은 참 건강하지 못한 것이다. 일에 대해서도 내가 에너지가 충분히 있어 몸이 건강하면 다 받아들인다. 똑같이 농담을 들었는데 어제는 잘 받아줬지만 오늘은 거의 같은 부류의 농담에 화를 팍 낸다. 내 몸이 달라져서 그렇다. 늘 이렇게 평상심을 유지하는 것이 참 힘들다.

맹자가 늘 마음을 평정하고 편안하고 좋게 먹는 사람이 군자라고 이야기했다. 군자라는 것은 훌륭한 인격을 가진 사람들이다. 옛 어른들이 말하는, '저 사람 참, 천하호인이구나.' 하고 베풀고 사는 사람이며 화 한번 내는 것 못 봤다는 말을 듣는 사람이다. 그렇게 되기가 참 힘들다. 우리는 스트레스를 내 스스로 만들기도 하고, 내 스스로 만들어서 상대에게 주기도 하고, 상대의 스트레스를 내가 받기도 한다. 그랬을 때 내가 어떻게 마음먹는 것이 나를 건강하고 행복하게 해주는가 한번 생각을 해봐야 한다. 스트레스에 대해 내 스타일은 어떤 스타일로 반응하는지 스스로 한번 생각해 봐라.

운동을 어떻게 하느냐도 중요하다. 운동도 편안하고 적당하게 해야 좋다. 지나치거나 부족한 것 모두 다 병이라고 했다. 30대부터 매일 저녁에 3시간씩 운동을 했다. 자 이제 50대이다. 이제 50대인데 엄청 몸이 피곤하다. 회사에서 맡은 일도 많고 리더로서 짊어져야 될 책임감도 많고, 또 이래저래 문상도 가야 하고 집안의 대소사도 챙겨야 하고 할 일이 너무 많다. 주말인데 쉬지도 못하고, 몸이 계속 힘들다. 하지만 계속 3시간씩 예전에 해왔던 대로 그대로 계속 운동을 한다. 그러면 몸이 못 버텨낸다. 그런데 반대로 운동을 너무 안 하는 사람들도 있다. 숨쉬기운동 말고는 다른 운동은 하지 않는다. 밥 먹을 때 손목 운동만 한다고 하는 사람도 있다. 틈만 나면 머리를 많이 쓰는 사람들은 여유가 있을때마다 걸어야 한다. 몸이라는 것이 육체와 정신이 같이 합쳐져 있기 때문에 스트레스를 운동으로 풀어야 한다. 그래서 점심식사 후 10분~20분 정도 시간을 내어 친한 사람들과 천천히 걸으면서 이야기를 하면 긴장도 풀리고 위장

기능도 좋아지고 신장도 좋아지고 간의 독소도 빠지고 해서 훨씬 좋다. 머리도 맑아지고 몸을 움직이면 기분이 상쾌해짐을 느낀다. 몸과 마음을 쓰는 데도 적당한 비율이 있어야 건강해질 수 있다. 열 많은 사람들은 운동으로 수영을 해야 한다. 몸이 차가운 사람은 수영을 하면 안 된다. 정신적 스트레스를 많이 받는 사람들은 남하고 경쟁하거나 프로그램이 타이트하게 정해진 것을 하면 안 된다. 완벽주의, 강박증이 있는 사람들이나 승부욕이 강한 사람들은 골프나 헬스 같은 것을 하면 목표에 집착해서 무리를 하기 때문에 몸에는 이롭지 않다. 등산처럼 아무런 경쟁상대 없이 혼자서 할 수 있는 것을 해야 한다. 척추가 안 좋은 사람들도 등산이나 요가가 좋다. 피로를 많이 느끼고 성격이 소심한 사람들 역시 요가나 등산이 좋다. 심장이 약한 사람들은 원래 심장이 약한데 마라톤 같은 운동을 하면 좋을까? 이러한 점들을 생각해 보자.

　충분한 수면이 건강을 지키는데 필요하다. 다들 바쁘고 해야 할 것도 많고 공부도 하고 챙겨야 할 것도 많아서 잠을 충분히 안 자는 사람들도 많이 있을 것이다. 간이나 신장이 안 좋은 사람들은 반드시 11시가 되기 전에 자야 한다. 물론 주야교대로 일하는 사람들은 거기에 맞춰서 몸을 쉴 수 있도록 자는 시간을 조절해 주면 된다.

　잠을 충분히 안 자는 사람도 다 몸에 문제가 생긴다. 너무 많이 움직여서 기력이 떨어지고 피로가 많이 쌓인다. 항상 내가 활동한 만큼 생각하고, 일한 만큼 쉬어야 한다. 그렇게 해야 엔진이 과열이 되지 않는다. 엔진을 과열시키면 어떻게 될까? 갑자기 가다가 멈춰버릴 수 있다. 시간 아까운 것만 알고 내 몸 챙길

줄을 모르는 것이다. 리더 한 사람의 경우를 예로 들어 보겠다. 진맥을 봤더니 이분이 부정맥이 있었다. 본인은 모르고 있었다. 부정맥이 있다고 얘기하고 병원에 가서 검사를 받아보라고 말씀드렸더니 며칠 후 부정맥이 심하다는 진단을 받아왔다. 부정맥이라는 것은 심장이 과부하가 걸려서 쉬라는 것이다. 대수롭지 않게 여기는 의사도 있지만, 경험이 많은 신중한 의사는 아주 중요하게 여기고 환자를 케어하는데 신경을 쓴다. 우리가 오랜 시간 걸어서 힘이 들면 서든지 앉든지 쉬었다 가야 한다. 부정맥이 걸렸다는 것은 그만큼 내가 내 삶을 아주 힘들게 살아 왔다는 것이다.

그러면 이분의 삶에 있어 잘못된 부분은 무엇일까. 그렇게 된 이유가 존재할 것이다. 내가 내 자신에게 병이라는 결과를 만들었다. 그래서 여쭤보니 잠을 하루에 4시간 정도 잔다고 한다. 밤 12시에 자서 새벽 4시에 일어나 1시간 30분 정도에서 2시간 정도 신문을 보고 공부를 한 후 아침 6시 정도에 출근을 한다고 한다. 그래서 앞으로 계속 그렇게 하면 목숨이 위험할 지도 모른다고 말씀드렸다. 몸에서 일단 가볍게 경고를 해줄 때 그 경고를 들어야 하는 것이다.

몸은 정밀 기계이기 때문에 늘 우리 몸에 경고를 해준다. 징조를 보여 준다. 어디가 불편하다, 힘들다, 많이 부담 받는다 등의 이런 징조를 보여주는 것이다. 뻣뻣하게 굳는다, 힘이 빠진다, 똑같은 일을 해도 부담스럽다. 이렇게 여러 가지 징조를 보여주는 것이다. 그래서 이렇게 계속 하면 안 된다는 메시지를 보내준다. 약을 여러 번 드시고 생활습관을 바꾸라고 이야기를 했다. 한 1개월 정도 한방약을 복용하고 나서 몸이 괜찮아졌다. 다른 부하직원에게 요즘은 건강이 어떤지를 물어 봤더니 괜찮아졌다고 한다. 그래서 급격하게 나빠질 수 있는 상태를 약으로 보충을 시켜주어 일시적으로, 임시로 나아진 것일 뿐 괜찮아진 것이 아니라고 얘기해 주었다. 그런데 그분이 그 병을 만들었던 그 생활 습관을 바꾸지 않고 계속 그대로 유재한 채로 한 1년이란 시간이 지났다. 그러다 어느 지역에 있는 공장을 둘러보러 가셨다가 거기서 쓰러지셨다.

　자기 자신을 잘 아는 사람이 가장 현명한 사람이다. 내가 어떤 것에 부담을 받고 있고 어떤 것에 무리하고 있는지, 지금 내 상태가 어떠한지, 나는 어떤 것이 잘못되어 있고, 어떤 것을 더 보충을 해야 하고 어떤 것을 바꿔야 하는가를 아는 사람이 지혜로운 사람이다. 과로로 쓰러져 더 이상 이 세상에서 볼 수 없는 가슴 아픈 일로 인해 주위의 식구들은 얼마나 억울했을까? 그리고 얼마나 행복한 삶을 살 수 있을까? 우리는 다 연결되어 있기 때문에 한 사람이 아프면 모두 힘들다. 그만큼 최선을 다했던 부정맥을 가진 리더가 현명한 삶을 살았던 것은 아니다. 그래서 삶이라는 것이 참 중요하다. 피곤할 때는 아무것도 안 하고 휴대폰도 꺼놓고 푹 자고 휴식을 취하는 것이 필요하다.

　피곤할 때나 힘들 때는 나에게도 휴식이 필요하다. 그럴 때 휴식을 취하는 사람이 현명한 사람이다. 내가 지금 쉬어야 할 때를 아는 사람, 해야 할 때를 아는 사람이 현명한 사람이다.

　요즘에 스마트폰으로 여러 가지 게임을 하는 사람들이 많다. 잠도 안 자고 하는 바람에 몸이 상하는 소리가 들린다. 밤을 새워 게임하는 대신 자식들에게 전화라도 한 통화하거나 시집간 딸이나 장가든 아들한테 아니면 손자한테, 또는 친한 친구한테 전화 한 번 해보면 어떨까? 서로 이야기도 하고 그러다 보면 좋은 에너지를 주고 받을 수 있다. 주위 사람들과 얼굴 보고 눈을 보면서 악수도 한 번 하고, 헤어지면서 어깨도 한 번 툭툭 치고 그런 것이 더 좋지 않을까? 업무로 머리가 띵하고 아픈 일이 많은데 스마트폰을 계속 하면 뇌세포를 흥분시키고 긴장시킨다. 나중에는 기억력이 감퇴하고 심하면 치매가 올 수 있는 가능성이 높아진다. 과학과 문명이 발달할수록 치료기술도 훨씬 발달하는데 병은 더 많이 걸리는 아이러니한 일이 생긴다.

매일 잠도 자지 않고 스마트폰을 보고 있느라 눈이 벌겋게 충혈되고, 낮에는 피곤해서 해롱거린다. 사람한테 그만큼 관심을 가지면 얼마나 좋아하겠는가? "너 오늘 그런 것 때문에 힘들었지. 기분 나빴지?" 하고 전화해 보아라. 그렇게 하면 사람이 남는다. 남는 걸 하자. 현명한 사람은 남는 걸 하는 사람이다.

게임도 한 번씩 하면 스트레스가 풀리고, 거기에 좋은 기운도 있다. 전혀 없진 않다. 우리가 불필요하게 시간을 낭비했을 때보다 똑같은 시간을 우리가 효율적으로 사용했을 때 남는 게 훨씬 많다는 것이다. 그래서 지혜로운 사람은 남는 걸 훨씬 많이 하는 사람이다.

부적절한 자세로 오래 앉은 채 컴퓨터나 스마트폰을 사용하면 몸의 균형을 망가뜨린다. 일을 하는데 다리를 꼬아 앉는다든지, 비스듬하게 앉아서 한다든지, 턱을 괴고 한다든지, PC 작업을 할 때도 목을 앞으로 뺀 채로 앉아서 한다든지 하면 목, 등, 허리에 무리가 간다. 그런 자세로 계속 앉아 있다고 생각해 봐라. 얼마나 몸에 무리가 가겠는가! 목이나 어깨 또는 가슴, 허리 등에 담이 걸려서 일 년에 몇 번씩 고생하는 사람들은 한 시간이나 한 시간 반 마다 한 번씩 일어나서 가볍게 스트레칭을 해주거나 화장실에라도 다녀와야 한다. 일부러라도 걷고, 기지개도 펴고 스트레칭도 가볍게 해야 근육이 굳어지지 않고 눈의 피로도 덜어준다. 사무실에서 오랫동안 일에 집중해 있으면 머리가 멍해지는데 몸을 움직여 줘야 한다. 탁한 기운이 아래로 내려올 수 있도록 걸어 보면, 에너지가 아래로 당연하게 내려오게 된다. 목과 어깨가 많이 결리는 사람들도 역시 걷기를 많이 해야 한다. 그렇게 하면 훨씬 빨리 풀린다. 일할 때나 공부할 때 앉는 자세가 바른지를 한 번 체크해 볼 필요가 있다.

다음은 청결의 문제인데, 남자들이 술 먹으면 성욕이 왕성해진다. 그냥 안 잔다. 그럼 부인은 다음날부터 냉이 생겨 가렵기 시작한다. 술 마신 후 엄청 취해서 양치질 하고 다 씻고 자는 사람들도 있지만, 간혹 술이 떡이 되어 집도 겨우 찾아 들어오고 동료들이 데려다 줘야 하는 경우도 있다. 씻고 잘 정신이 없다. 그러면 치아가 상한다. 발에 무좀도 생기고, 하루 종일 땀 흘렸는데 안 씻고 잤으니 피부에도 뭐가 나기 시작한다. 바로 누워 자지 말고 양치질과 씻는 일은 기본으로 하고 편히 자야 치과와 피부과에 가야 할 일이 줄어든다.

환절기에 일교차가 상당히 많이 나서 기온차가 15도 이상인 경우도 있다. 이럴 때에 아침과 저녁 기온이 다르기 때문에 옷을 잘 입어야 한다.

심장에 열이 많고 바깥에 감정 표현을 많이 못하는 사람들은 담배를 하루 한 개비 정도 가볍게 피워서 이 열을 내려줘야 한다. 원래 폐결핵을 앓았거나 어릴 때 폐렴을 많이 앓았던 사람은 조금만 공기 탁한 곳이나 사람들 많이 모인데만 가도 기침을 하고, 가슴이 답답해지는데 폐기관지 인후 쪽이 문제가 있어서 그렇다. 이런 사람들은 담배를 끊어야 한다. 이런 사람들이 담배를 피우면 훨씬 폐암에 걸릴 확률이 높아지는 것이다. 거기다가 늘 마음이 우울하고 슬프고 비관에 잠겨있는 사람들은 폐가 상하는 사람들인데, 담배를 피우면 상당히 문제가 될 수 있다. 열과 지방이 남아도는 사람들은 담배를 태워야 한다. 담배를 하루에 한 개비 정도 태워서 심리적으로 안정을 얻는다면 스트레스로 큰 병에 걸리는 것보다는 낫다. 뭐든지 좋은 점도 있고, 나쁜 점도 있으니 뭘 하나를 하면서 내가 어디에 해당되고 내가 어디에 맞는지를 생각해보면 된다.

그 다음으로는 음식이다. 스스로 잘 알고 있듯이 과식 및 폭식을 하는 것은 정신적인 스트레스 때문에 그런 것이다. 마음이 급한 사람의 경우에 많이 그렇게 한다. 급하고 스트레스를 많이 받고 마음이 허하면 과식 또는 폭식을 하게 된다. 마음이 적당한 리듬과 균형을 못 잡는 것이다. 마음을 빨리 알아 차려서 자신을 다독여야 한다. 밤늦게 뭐 맛있는 거 한 번씩은 먹을 수 있다. 먹는 것까진 괜찮다. 소화가 된 후에 자라. 먹은 후 2시간 정도 지나서 소화가 된 후에 자야 한다. 그런데 그렇지 않고 먹고 바로 자면 독소가 만들어진다. 밤 9시 넘으면 위와 장이 쉬는 시간이다. 물론 안 쉬는 사람들도 있지만 신체리듬상 밤 9시는 위장이 쉬는 시간이다. 그래서 장수하는 사람들은 밤 9시 이후에는 잘 먹지 않는다. 야식하면 소모되지 않고 남아도는 에너지가 만들어지고 그것이 독소가 된다. 몸이 무거워 진다. 야식을 먹어도 다음날 소화 장애, 속이 불편한 게 없고 몸이 무겁지 않고 붓는 것도, 체중 변화도 없다. 그러면 괜찮다. 그리고 오히려 더 몸이 개운하다. 그러면 괜찮다. 혈당 수치가 높게 안 올라간다. 그럼 괜찮다. 그건 나에게 에너지가 필요해서 먹은 것이 아무런 탈이 없다.

편식에 대해 간혹 오해가 있는 경우가 있다. 독자 중에 채식주의자가 있는지 모르겠는데 채소만 먹는다고 절대 건강한 것은 아니다. 몸은 탄수화물, 지방, 단백질의 3대 영양소가 골고루 들어가야 한다. 고기만 많이 먹어도 피가 탁해져서 건강하지 못하고, 채식만 많이 하면 단백질이 부족하고 피가 부족해지고 에너지부족으로 힘이 없다. 단백질 섭취를 해야 한다. 육고기도 먹어야 한다. 먹는데 적당하게 먹어야 몸이 건강하게 유지된다. 위장 기능이 약하고 고민을 많이 하고 성격이 아주 소심하고 예민한 사람은 질기고 딱딱한 음식물이나 뼈가 센 생선은 처리를 못한다. 생선회 같은 건 바다에 살았기 때문에 성질이 차갑다. 배가 차가운 사람들은 생선을 먹을 때 꼭 소주나 막걸리를 곁들여야 한다. 회 먹으면서 맥주를 같이 마시면 체해서 고생하기 쉽다. 열 많은 사람들은 맥주를 마셔도 아무런 지장이 없다. 자체에 열이 있으니까 아무 탈이 안 난다. 몸이 차가운 사람들은 어떻게 될까? 차가운 게 들어가면 탈이 난다. 양파, 고추, 마늘 많이 먹어야 한다. 몸이 냉한 사람들은 그렇게 해야 탈이 안 난다. 생선회만 먹으면 탈이 나서 장염이나 위염에 걸리는 사람들이 있다. 우리 이야기로 체하는 건데 이런 사람들은 꼭 앞에 말한 대로 먹어야 한다. 뼈가 센 회는 위장 기능이 약한 사람들은 반드시 뱉어 내야 한다. 그래야 생선회를 먹고 나서도 탈이 안 난다. 생선 독을 가장 빨리 없애 주는 것이 생강이다. 생강을 같이 먹으면 장의 온도도 올려주고 염증이 생기는 것을 막아준다.

모든 음식의 독을 가장 빨리 없애 주는 게 생강이다. 모든 음식에 거의 생강이 들어간다. 그다음이 마늘이다. 마늘도 살균 및 살충을 다 해준다. 그런데 몸에 열이 너무 많은 사람들에게 마늘은 별로 좋지 않다. 그리고 속이 쓰린 사람에게도 위벽에 자극을 준다. 마늘이나 양파, 고추, 생강 이런 것이 위벽에 자극을 가해서 속이 쓰린다거나 신물이 많이 올라오는 사람들은 안 먹거나 적게 먹어야 한다. 식초가 들어간 것도 물론 마찬가지이다. 그래서 식초에 찍어 먹으면 안 된다. 우울한 사람들은 식초, 신맛이 강한 걸 먹으면 안 된다. 그래서 회를 먹을 때도 된장에 찍어 먹어야 한다. 그래야 탈이 안 난다. 화가 많이 나고 몸에 열이 많고 너무 활동적이며 현장 점검 하느라 너무 많이 걸어서 활동량이 많았다면 식초에 찍어 먹어야 한다. 식사 중에 물 섭취하지 않는 것도 중요하다.

물에 대해서 나중에 자세히 나오겠지만, 특히 식사 중에 물을 마시면 위장 기능에 문제가 생기는 사람들은 국물이나 음료수, 주스, 물을 안 마시는 것만으로도 헬리코박터균부터 없어진다. 만성 위염이나 장염이 없어진다. 위장이 활동을 하려면 소화효소가 있어야 소화가 되는데 물이나 국물 종류가 들어가면 물에 의해 효소자체가 희석이 되어 버려 제 농도로 유지를 못하기 때문에 소화효소의 활동이 제대로 안 된다. 소화가 안 되는 사람들은 위장의 활동력이 약하다. 음식만 들어가도 활동하기가 힘든데 물까지 들어갔다면 얼마나 무겁겠는가? 무거우면 활발하게 움직이던 것이 어그적 어그적 움직이게 되어 소화가 전혀 안 된다. 위장이 제대로 소화하려고 하면 일정온도 이상으로 유지가 되어야 하는데 몸이 찬 사람이 냉수를 마시면 온도를 떨어뜨린다. 식사 중 물만 안 마셔도, 그리고 식사 후 2시간까지 물만 안 마셔도 위장병과 소화 장애가 많이 없어진다. 실제로 해보면 알 수 있다. 경험이 최고다. 에너지 효율이 높아져서 에너지가 엄청 많이 만들어진다. 체력도 올라가고 정력도 좋아진다. 식사 전 30분까지는 물을 마셔도 괜찮다. 뱃속에서 꾸룩꾸룩 소리가 난다든지 하는 사람들은 항상 위장에 물이 차 있는 사람들이다. 이런 사람들은 식사 전에 물을 절대 마시면 안 된다. 사람이 다 다르다.

배에 꾸룩꾸룩 시냇물 흐르는 소리도 나지만 폭포소리가 나는 사람들도 있다. 꼬르륵 꼬르륵 하는 소리가 옆에 있으면 다 들리기 때문에 어쩔 때는 민망하다. 옆 사람이 "너 뭐 먹고 그러느냐?" 하고 물어본다. 이런 경우엔 아예 식사 전에 물을 안 먹어야 한다. 이런 사람들은 물을 하루에 한 컵도 안 마셔도 몸이 버틸 수 있다. 내 몸에서 물이 안 당기는 것이다. TV의 건강프로그램에서 하루에 물 2L는 마셔야 한다는 이야기를 한다. 열이 많은 사람이 마시면 보약이다. 엄청 마셔야 한다. 2, 3, 4L를 마셔도 된다. 열이 많은 사람은 물을 마시면 열을 낮춰주고 없애 주니까 몸에 상당히 도움이 되어 좋아진다. 그런데 몸이 차가운 사람들은 마시면 엄청 독이 된다. 몸이 붓는 사람들, 부어서 몸이 무겁고 붓는 사람들도 마시면 이것이 독이다. 몸이 다 다르고 경우가 다 다르다. 예를 들면 어제는 목이 너무 말라서 한 3L를 마셨는데 오늘은 물이 하나도 안 당긴다. 어제 많이 마셔서 몸에 물이 남아 있다. 조직에 남아 있다. 그런데 2L씩 마시라 해서 몸이 요구하지도 않는데 물을 들고 다니면서 틈만 나면 마신다. 앞에서 말한 것과 같이 과한 것도 모두 병이다. 당기지도 않는데 마신다. 몸 안의 정밀기계가 균형을 맞추려고 하는데 의식적인 행동이 정확한 저울질이 될까? 몸에선 필요도 없는데 계속 넣는다. 그러면 어떻게 될까? 입안에 침이 엄청 많이 생겨서 이야기하면서 침을 '택, 택' 뱉고 가래가 많이 생겨서 가래도 뱉는다. 감기도 안 걸렸는데 화장실 가면 가래를 뱉어야 하고 가래가 계속 끓는다. 몸, 눈, 얼굴, 손이 항상 부어 있다. 체중도 갑자기 늘어난다. 물이 필요도 없는데 많이 마셔서 그렇다. 머리로, 지식으로 살아서 그렇다. 몸은 지혜로 사는 것이 현명하다. 균형키를 잘 잡아야 하는 것이다.

다음엔 술이다. 잘만 먹으면 인간관계를 즐겁고 행복하게 해주는 술처럼 좋은 약이 없다.

"우리 같이 한잔하자." 얼마나 기분 좋은가? 즐겁고 기쁘게 웃는다. 소통하는데 가장 좋은 것이 술이다. 너와 나의 벽을 허물고 적대감을 없애는 데 가장 좋은 게 술이다. 우리가 적당하게 안 마시는 게 문제가 있는 것이다. 365일을 먹어도 끄떡없는 사람이 있는 반면, 일주일에 한 번만 과음해도 그 영향이 오래 가는 사람이 있다. 내가 내 몸에 맞춰야 하는 것이다. 내 몸에 맞아야 하는 것이다. 내가 마셔서 기분 좋고 내 중심을 잃지 않고, 하고 싶은 말을 하며 가야 할 데를 찾아가고, 해야 할 말만 하고 막말하지 않고, 감정이 조절되고 상대를 배려할 줄 알고 상대의 상태를 읽어 낼 줄 아는 상태가 나에게 적합한 주량이다. 주량도 컨디션에 따라다 다르다. 어제는 소주 두 병을 마셔도 끄떡없는데 오늘은 3~4잔만 마셔도 취할 수 있다. 주역이 말해 주듯, 모든 것은 늘 바뀐다. 그래서 늘 바뀌는 걸 우리는 알아채야 한다. 술 해독하는 데에는 효과가 좋은 인진쑥도 있고, 헛개나무, 꿀도 있고 술을 많이 마신 남편을 위해 아내가 챙겨주는 특별식도 있다. 몸에 열이 많은 사람들은 일단 꿀물부터 안 마셔야 한다. 가슴이 많이 답답하고 붓는 사람들, 체중이 급격하게 늘어나는 사람들에게 꿀이 상당히 안 좋다. 대신 몸이 비쩍 마르고 손발이 차갑고 추위를 많이 느끼는 이런 사람들은 꿀처럼 좋은 보약이 없다. 꿀만 먹어도 살이 찌고 피로도 훨씬 풀린다. 인진쑥은 비쩍 마른 사람이 먹으면 나중에 빈혈이 생긴다. 몸에 열이 많고 화도 잘 내고 이런 사람이 먹으면 해독이 되기 때문에 아주 좋다. 조청이 달기 때문에 옛날에 어릴 때 냉배 앓을 때 배가 차가우면서 사르르 아픈 사람들에게 그때는 가장 좋은 약이었다. 한약 처방에 소건중탕이라고 하는 처방이 있는데 거기에 원래 조청이 들어간다. 그게 아주 좋은 약이다. 옛날에는 못 먹었기 때문에 열량이 낮은 상태여서 조청이 너무 좋았다. 몸이 냉한 사람들에게 맞는 것이다. 배가 아프면서 뻣뻣하게 긴장되서 올라오는 사람에게 쓰는 것이다. 몸에 열이 많은 사람들에게는 명탯국이 술을 깨는 데 좋다. 명탯국을 먹으면 빨리 깬다. 위장이 약하고 배가 차가운 사람이 명탯국을 먹으면 몸을 더 냉하게 만들기 때문에 술이 더 잘 안 깬다. 그래서 사람마다 다 다른 것이다. 그런 사람들은 명태가 아니라 복국을 먹어야 한다. 복국에 미나리를 많이 넣어서 먹으면 좋다. 복어는 독성이 있으므로 집에서는 먹지 말고 전문 음식점에서 먹어야 한다.

다음은 섹스이다. 부부 관계를 할 때 사정을 줄이거나 안 해서 70~80세에도 일주일에 한 번 가능하게 할 수 있는 정력을 만들어야 한다. 우리 몸 자체에서 먹고 마시는 가장 중요한 에너지들이 정액으로 만들어진다. 정자는 한번 사정을 하면 1억에서 3억 마리가 나간다. 그게 다 추진체를 달고 있다. 로켓발사체를 다 달고 있는 것이다. 고단백 에너지로 에너지가 집약된 것이다. 그것의 에너지 소모가 덜 되게 보존을 잘하는 사람은 70~80대에도 일주일에 한 번씩 성관계가 가능할 수 있다. 관계는 하되 사정은 최대한 하지 마라. 참 어려운 것이다. 꼭 사정을 안 해야 하는 사람은 이명, 탈모 있는 사람들, 건망증 심한 사람들, 머리가 자주 텅 빈 것처럼 느껴지는 사람들, 그다음에 관계하고 나면 어지러운 사람들, 관계한 그날 잘 때 식은땀이 나서 이불이 흠뻑 젖는 사람들은 사정을 최소화해야 한다. 몸에 정액이 부족한 사람이다. 피부와 머리카락에 윤기가 없어지기 시작하는 것도 정액이 부족해지기 시작하는 것이다. 관계하고 나면 소화가 잘 안되고 아래 그쪽이 차가워진다면 다 정액이 부족한 것이다.

 조루가 심한 경우에도 조루를 고치려면 3~6개월 관계만 안 해도 다 회복이 된다. 몸이 엄청 피곤하다면 6개월에서 1년만 사정만 안 해도 몸이 아무런 방법을 안 써도 그것만으로 몸이 회복이 된다. 정말이다. 참 어렵지만 시도해 보자.

 성격이 모든 행동을 결정하는 근본이 된다. 타고난 성격으로 사고방식, 언어 습관, 행동 패턴, 식습관, 일하는 스타일, 삶을 바라보는 자세가 달라진다. 완벽한 사람은 존재하지 않는다. 내 성격을 알고, 주위 사람들의 근본 성격을 제대로 파악하고 대해야만 몸과 마음뿐만 아니라 인간관계도 건강하고 행복해질 수 있다.

염 용 하

contents

추천사 • 04
글을 시작하며 • 08

근본 성격

1. 자기 이익 추구형 • 36
2. 희생 봉사형 • 37
3. 재물 욕심형 • 39
4. 안정적 삶의 추구형 • 40
5. 극단적 성격 • 41
6. 명예 추구형 • 42
7. 이중적 성격 • 44
8. 양심가형 • 45

성격에 따른 행동으로 인한 체질

1. 기운이 부족한 체질 • 51
2. 스트레스를 잘 받는 체질 • 58
3. 피가 탁한 체질 • 62
4. 몸이 찬 체질 • 64
5. 열이 많은 체질 • 66
6. 잘 체하거나 음식 독·수분·지방 독소가 잘 쌓이는 체질 • 68
7. 피가 모자라는 체질 • 73
8. 호르몬·조직액·체액이 부족한 체질 • 75

체질별 체크리스트 • 78

체질별 증상

기운이 부족한 체질 • 86
스트레스를 잘 받는 체질 • 110
피가 탁한 체질 • 120
몸이 찬 체질 • 147
열이 많은 체질 • 149
잘 체하거나 음식 독·수분·지방 독소가 잘 쌓이는 체질 • 162
피가 모자라는 체질 • 171
호르몬·조직액·체액이 부족한 체질 • 173

체질별 자기 관리

1. 물 어떻게 마셔야 할까? • 179
2. 식사 습관 • 185
3. 좋은 음식과 나쁜 음식 • 189
4. 성생활 • 197
5. 수면관리 • 207
6. 패션스타일 • 210
7. 환절기 관리 • 212
8. 얼굴 표정 관리 • 222
9. 피부 관리 • 228
10. 운동 관리 • 230
11. 셀프 코칭 • 234
12. 여행 • 237

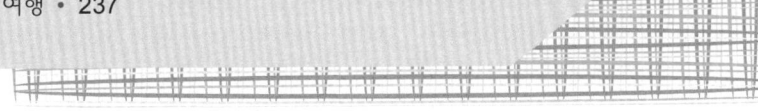

성격에 따른 변화 욕구

1. 하늘 • 244
2. 땅 • 250
3. 불, 태양 • 253
4. 물 • 256
5. 천둥 • 260
6. 바람 • 263
7. 산 • 267
8. 연못 • 271

성격 따라 나타나는 감정들

1. 분노 • 278
2. 분노 조절 장애 • 285
3. 불평불만 • 286
4. 담쌓기 • 289
5. 미움 • 291
6. 감정기복 • 293
7. 괘씸, 두고 보자 • 295
8. 열등감 • 296
9. 자폐 성향 • 298
10. 우울 • 299
11. 슬픔과 비관 • 303
12. 고독 • 306

13. 미련을 버리지 못하는 성격 • 307
14. 의심과 불신 • 308
15. 편견 • 313
16. 고민 • 318
17. 복잡 • 320
18. 불편한 과거의 기억 • 321
19. 불안과 두려움 • 322
20. 완벽주의 • 325
21. 강박증 • 327
22. 고정관념 • 331
23. 집착 • 332
24. 기대 • 335
25. 조급증 • 337
26. 우월감 • 338
27. 과대망상 • 339
28. 남 눈치 보는 성격 • 340
29. 망설이는 성격 • 341
30. 소심함 • 342
31. 의지박약 성격 • 345
32. 질투심 • 346

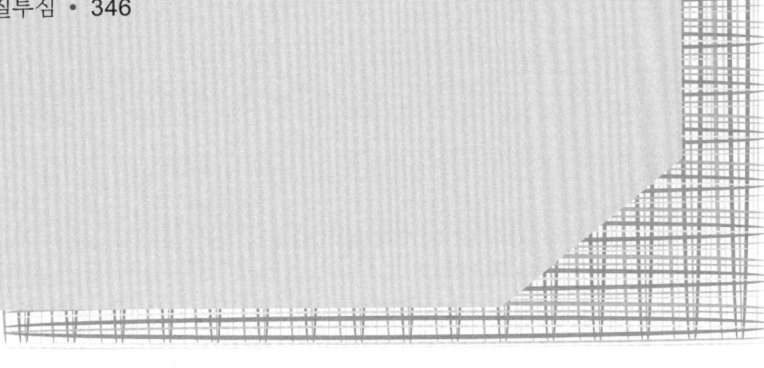

감정에 따른 좋은 음식과 나쁜 음식

1. 분노 • 353
2. 우울 • 354
3. 고민 • 355
4. 놀람 • 356
5. 초조, 불안 • 357
6. 긴장, 위축, 압박감 • 357

스트레스 정도를 알 수 있는 테스트 • 358

성격 바꾸기

마음농사 1 • 364
마음농사 2 • 371
마음농사 3 • 377

1. 관점을 정리하자 • 380
2. 봉사 • 391
3. 용서하기 • 394
4. 사람을 알고 관계 유지해라 • 395
5. 똑같은 실수 두 번 하지 말기 • 405

6. 나누고 살자 • 407
7. 집착을 버리자 • 408
8. 가정을 화목하게 • 411
9. 인간관계를 잘 하자 • 424
10. 복 짓는 마음을 연습하자 • 427
11. 변화에 적응하자 • 438
12. 자신의 그릇을 알자 • 443
13. 공경하는 마음으로 살자 • 453
14. 지혜를 기르자 • 455

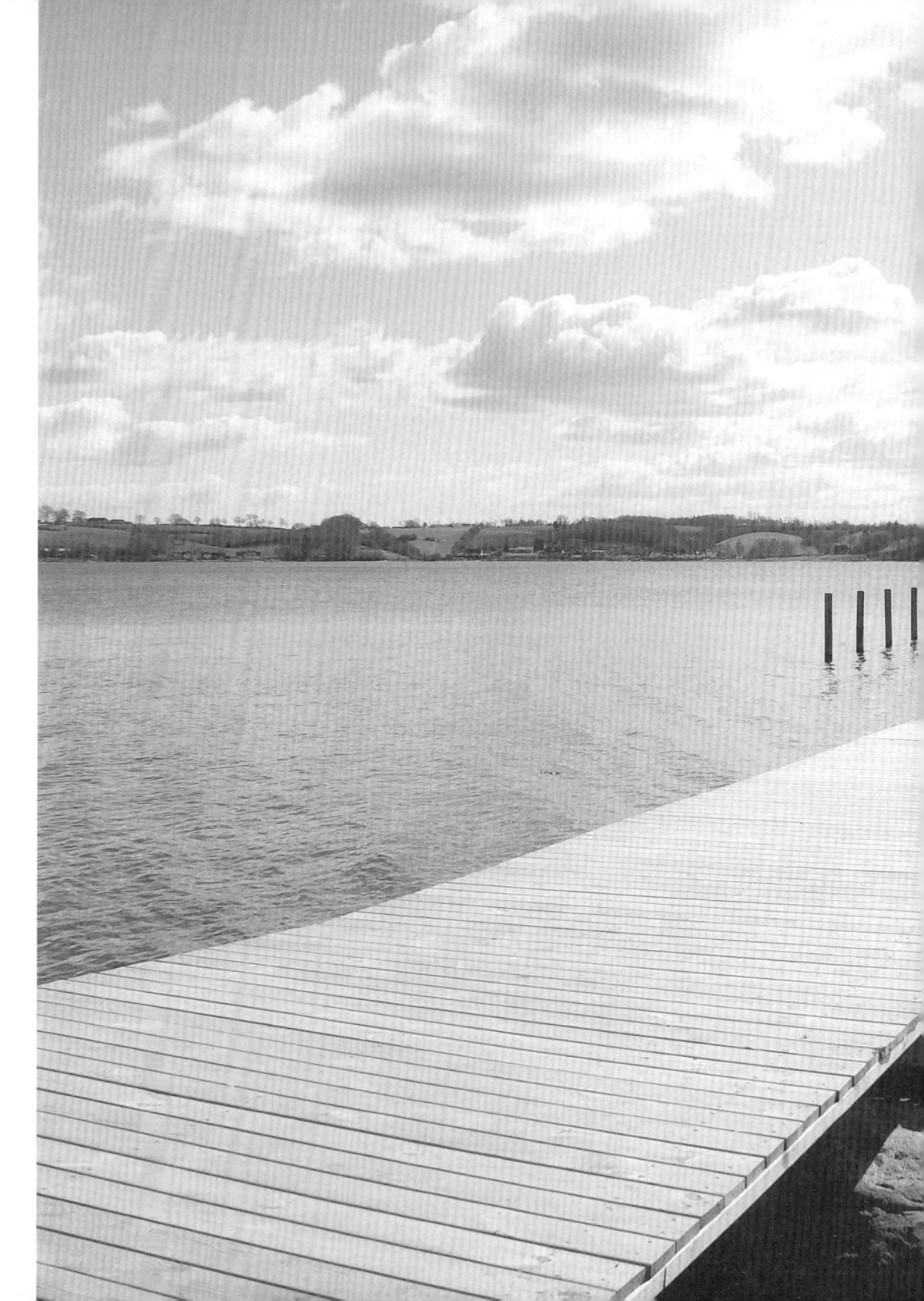

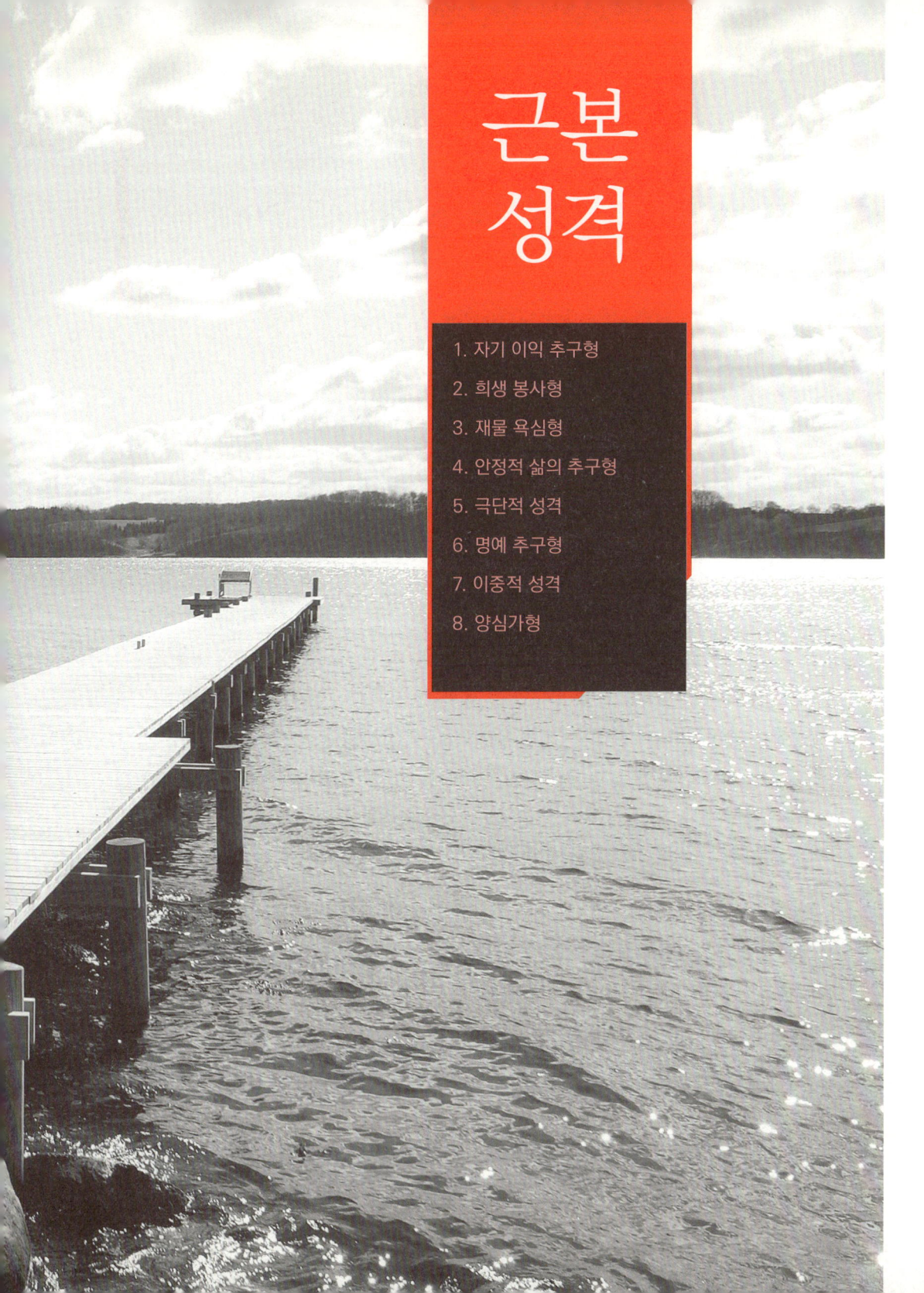

근본 성격

1. 자기 이익 추구형
2. 희생 봉사형
3. 재물 욕심형
4. 안정적 삶의 추구형
5. 극단적 성격
6. 명예 추구형
7. 이중적 성격
8. 양심가형

근본 성격

▶▶▶ 사람이 생각하고 행동하고 말하고 살아가는 데 있어서는 세 가지의 기본적인 단계를 거친다. 첫째는 근본적인 실체가 있다. 둘째는 이 실체가 작용을 해서 여러 가지 물질적, 정신적 현상들을 일으킨다. 셋째는 작용으로 인해서 얻음과 잃음, 현상유지 등의 많은 변화가 나타난다. 변화욕구가 생겨서 또 다른 단계로 나아가고 싶어 한다. 이 3단계가 체, 용, 변 세 가지의 변화 원리이다.

성격도 타고난 근본적인 천성이 존재하고, 그로 인하여 식생활, 성생활, 운동, 패션스타일, 수면습관, 감정표출 방법, 자기표현 방식 등의 작용이 현실세계에서 나타난다. 대인관계와 자기 자신을 바라보는 내면적 세계에서도 지나침과 부족함이 나타나므로 어느 한쪽으로 치우침 현상이 나타난다. 맹자는 40세가 되어서 흔들리지 않는 부동심을 얻었다고 한다. 또 '물지부제는 물지정야'라고 하여 사람의 성격이 각자 다른 것은 좋아하고 싫어하는 마음들의 차이가 있어서 그렇다.

나타나는 여러 가지 감정과 마음상태로 인하여 즐거움을 느끼기도 하고, 고통스럽고 힘들기도 하므로 내 성격을 바꿔야 되겠다라는 변화의 의지를 가진다.

성격이 우리 몸 내부의 오장육부의 기능에서 나온다는 것이 한의학의 원리이다. 내부 장기의 기운을 바꿈으로 인해서 성격도 건강하고 행복한 중용 내지 중화된 사람으로 가도록 하는 것이 한의학이 추구하는 진정한 가치다.

근본 성격을 자기 이익 추구형, 희생 봉사형, 재물 욕심형, 안정적 삶의 추구형, 극단적 성격, 명예 추구형, 이중적 성격, 양심가형 등으로 구별할 수 있다.

근본 성격이 변화하여 일정한 패턴을 가지는 것을 체질이라고 할 수 있다. 체질은 일반인들이 태양인, 태음인, 소양인, 소음인의 4가지 체질로 구별하는 것에 익숙해져 있지만, 그것만으로 설명되지 않는 몸의 변화가 많이 있다.

우리 몸은 늘 변화되고, 예전에 맛있게 먹었고 좋아했던 음식들이 최근에는 싫어지고 지난날에 좋아하지 않았던 음식들이 지금은 즐겨찾기도 하는 게 우리 몸이다. 성격도 예전에는 불같이 화를 많이 내었지만, 나이가 들면서 이해심이 많아지고 훨씬 너그러워진 자신을 느낄 수 있다. 돼지고기를 먹으면 늘 체해서 배도 아프고 설사도 했던 사람이 몇 년이 지난 후에는 아무런 불편함 없이 삼겹살을 즐기는 경우도 흔하다.

한의학의 기본적인 체질분류는 몸 상태를 기준으로 하는 것이 훨씬 설득력이 높다. 근본 성격으로 인하여 만들어지는 체질은 기운이 부족한 체질, 스트레스를 잘 받는 체질, 피가 탁한 체질, 몸이 찬 체질, 열이 많은 체질, 잘 체하거나 음식 독·수분·지방 독소가 잘 쌓이는 체질, 피가 모자라는 체질, 호르몬·조직액·체액이 부족한 체질 등으로 나눌 수 있다.

1 자기 이익 추구형

뭐든지 이익이 중심이다. 내게 이익이 되느냐가 중요 선택의 기준이 된다. 눈에 띄게 차별하는 성향이 있으며, 욕심 많고, 탐욕스럽고, 성욕이 강하고 식탐이 있으며 미식가이다.

이익이 있으면 좋아하고 이익이 없으면 남처럼 대하고 뒷담화가 심하다. 자기를 기분 좋게 하는 사람만 가까이 한다. 자신의 음주가무에는 돈을 아끼지 않고, 남한테 베푸는 데는 인색하다. 먹는 것도 남 눈치 안 보고 자기 좋아하는 것을 막 먹어댄다. 부부지간 수십년 같이 살아도 맛있는 것은 자기 입에 먼저 들어가고 배불러도 먹어보라는 소리 한 번 안 한다. 김치는 늘 생김치를 먹어야 하고 요리 및 반찬 투정을 잘 하고 잔소리도 많다. 총명하고 식복 있고, 창의력이 있다. 요리도 맛깔나게 양념도 간이 딱 맞게 잘 만들 줄 알며, 자신이 만든 음식을 낼 때도 예쁜 그릇에 음식과 잘 어울리게 조화롭게 담아 낼 줄 안다.

자기주장이 강하여 고집이 세다.

자기 이익을 얻기 위해서는 아주 명랑하고 싹싹하게 대한다. 겉만 보고 좋게 생각했다가는 나중에 크게 후회한다. 웃음 속에 숨겨진 칼을 볼 줄 알아야 한다. 욕심 보따리가 한두 개가 아닌데 친화력과 사교성이 뛰어나 사람 좋다는 착각을 주므로 숨겨진 마음에 대한 냉정한 판단을 하지 못하게 한다. 자기 이익을 위해서 하는 짓이므로 스쳐 지나가는 마음, 행동, 표정, 눈빛을 더 중요하게 여겨 판단을 정확히 해야 당하지 않는다.

자기손해는 손톱만큼도 안 보려고 하고, 이익은 엄청 챙기려고 하며 남의 사정이나 입장은 머릿속에 아예 존재하지 않는 사람이다.

공익우선이 아니라 사익을 더 중요하게 생각하며, 어려운 사람을 도와주려는 마음은 거의 없고, 자기 술 마시고 즐기고 여행 다니고 하는 일에만 돈 쓰고 관심이 있다 숨겨진 이기심의 독기를 똑바로 보지 못하고 헤픈 웃음만 보고 믿었다가는 큰 코 다친다. 말을 조리 있고 재미있게 잘하므로 말만 믿지 말고 행동과 마음을 살펴야 한다.

2 희생 봉사형

배려하고 세세하게 마음을 알아주고 챙겨주느냐가 인간관계의 선택 기준이 된다. 무드에 약하고 인정에 약해서 길거리에서 불쌍한 사람이라도 보면 동전 몇 개라도 넣고 가야 마음이 편하다. 처음 봐도 마음을 툭 터놓고 자연스럽고 편하게 대해 준다. 정이 많아 첫인상이 호감이 간다. 격의 없이 사람을 대한다. 자유로운 영혼으로 얽매임과 격식이 없고 거침이 없다.

봉사적이고 희생적이며 결벽 경향이 심하여 양심에 거리낌 없이 일을 처리한다. 통찰력과 직감이 뛰어나 눈속임을 할 수 없고, 잘못된 것을 금세 알아차리며 속마음을 꿰뚫는다. 누구보다 먼저 좋은 일, 궂은일, 공적인 일, 단체 일에 앞장서고 솔선수범한다.

자존심이 강하여 상처를 받으면 오래가고 깊다. 어느 누구 앞에서도 할 말은 하고 사는 성격이라 과감하면서 비판적이다.

배려는 잘 하지만, 자신의 속마음을 그대로 얼굴에 드러내 누가 봐도 저 사람의 기분이 좋은지, 나쁜지를 알아차릴 수가 있다. 반골기질이 강하여 자기 마음에 안 들면 투덜대고 진심으로 협조하지 않는다.

직장에서도 남들보다 2~3배 더 일하고, 손도 빨라서 일처리도 능수능란하다. 엉덩이가 가벼워 일을 손수 찾아서 하니 사장은 너무 좋아한다. 일머리가 있어서 재치 있고 능률적으로 처리하여 주위 사람들에게 인정을 받는다. 자신이 고생하는 것을 몰라주면 아주 서운해 하면서 울먹거리기도 한다.

통뼈체질이라 일을 많이 해도 아프다는 소리도 별로 없고, 억척스럽고 미련하게 보이지만 속은 여러 사람들을 챙겨주고 생각해 주는 큰 형님, 큰 누나, 큰 언니 역할하느라 만성피로가 쌓여 가고 있다.

먹을 것도 미리 준비해 와서 배고플 때쯤에 간식으로 내 놓으니 인기 만점이다.

없이 살아도 티 한번 내지 않고, 늘 무엇을 베풀까를 생각하는 대인배다. 시간만 나면 남 도울 일이 없나 하고 이 사람 저 사람의 사정을 듣고 관심을 기울여 주니 세상 사는 정을 느끼게 하는 고마운 사람이다. 하루라도 안 보이는 날에는 찾아서 난리가 난다.

자신이 희생하는 것을 몰라주니 외롭고 슬프기도 하다. 다른 사람한테 피해주기도 싫고 의지하는 것도 부담 주는 것 같아서 혼자 살고 싶은 독신주의자 경향이 있다.

10개를 주고 1~2개도 바라지 않는 숭고한 정신을 가진 사람이지만, 받는 것을 당연히 여기는 사람들이 많이 있으면 이기심에 치여서 고독을 느낀다.

'고맙다'라는 한마디에 서운한 감정이 다 녹아 버릴 테지만 '당연히 해줘야 하지 않나!' 하니 어디에 말할 수도 없고, 말해봐야 나만 속 좁은 인간이 되고, 여태까지 해준 것이 아무 표시도 안 나니 서글프다.

사람들로부터 이용만 당하고 다 퍼주고 도와준다는 바보라는 소리를 듣고 상처 입고 배신당할 수 있으니 사람 보는 눈을 길러야 한다. 자신이 피해 보고 손해를 보지 남에게는 눈곱만큼도 피해를 주지 않는 성격이다.

3 재물 욕심형

　　내 삶과 재산 증식에 쓸모 있는 정보를 제공해 주느냐, 같이 잘 놀아 주느냐가 선택 기준이 된다. 수완이 좋아서 비즈니스도 잘 하고 협상도 시원스럽고 만족하게 하며 연애박사다. 상대가 뭘 좋아하고, 듣고 싶어 하는지를 잘 파악하여 아부를 때에 맞고 훌륭하게 해서 주인공의 마음을 흡족하게 해주니 사람들이 늘 많이 따르고 찾는다. 소유욕이 강하여 마음에 드는 것은 사람이건, 물건이건 자기 것으로 만들어야 직성이 풀린다. 골동품, 골프채, 가방, 모자, 신발, 자동차, 옷 등의 수집 마니아가 되기도 한다.

　　이재에 밝아서 앞으로 어떤 것이 돈이 될 것인가를 척 보고 알아내니 많은 부를 축적하기도 한다. 돈이면 무엇이든 안 되는 일이 없다고 생각하는 황금만능주의 경향도 있어서 목적을 위해서는 돈을 마구 뿌려 댄다. 투기경향이 많아 늘 로또인생을 꿈꾸며, 인생이 한판만 잘 하면 대박난다는 허황된 생각을 간직하며 노력해서 조금씩 쌓아올리는 것은 하찮게 생각하고 무시한다. 정당하게 땀 흘린 노력보다는 쉽게 남의 돈을 가져오려는 마음이 강해 도박에 빠져 본업은 신경도 쓰지 않아 패가망신의 길로 접어들기도 한다.

　　돈만 생기면 명품 사야 되고, 좋은 차로 바꿔야 하고, 아파트 평수를 늘려야 한다. 남들 앞에서는 자기가 돈 다 쓰는 것처럼 하고 재산 자랑을 엄청 해서 착시현상을 일으키게 하여 감투 쓰는 것을 좋아한다. 회장이라도 맡아 놓으면 폼 잡는 모양새가 눈꼴사납다. 허세를 부리므로 실제보다 과대평가받아 거품이 많이 낀 사람이다. 어느 순간에 실체가 드러나면 초라함에 모두 놀라 넘어간다.

　　사업에 망하거나 직장 잃은 친구, 몸이 아픈 친구와는 아무리 친하게 지냈다 하더라도 냉정하게 끊어버린다.

근본 성격　〉〉〉

4 안정적 삶의 추구형

　성실하느냐, 변함없이 대하느냐가 인간관계의 선택 기준이다. 신용을 지키고 의리 있게 사는 것을 삶의 철학으로 여긴다. 사치와는 거리가 멀고 자기분수를 지키고 검소하다. 옷차림과 헤어스타일, 보석, 장신구 등에는 별 관심이 없고 욕심 없이 행복하며 평범한 인생을 사는 것이 목표다. 화려하고 야단스럽고 꾸밈 많은 것을 좋아하지 않아 간혹 생얼과 편한 복장으로 사람들을 대할 때가 있다. 미래와 노후대비를 위하여 차곡차곡 저축하며 불필요한 지출과 낭비를 최소화한다. 가격대비 품질과 효율을 꼼꼼히 따져보고 결정하고 가계부를 빠짐없이 쓰는 살림꾼이다. 믿음이 가지 않는 사람을 경계하며 돌다리도 두들겨 보고 건너는 안전지향스타일이다. 투기와 도박은 근처에도 가지 않고 관심을 두지 않으며 오로지 땀 흘려 번 돈을 최고의 가치로 여긴다. 직장에서도 믿을 만한 사람으로 소문이 나 성실과 신용을 인정받는다. 잔머리를 굴리지 않고 묵묵히 일하는 사람으로 회사 내 기밀과 관련된 업무를 맡아 잘 처리한다.

　시키는 일은 군소리 없이 잘하며 변덕부리지 않고 조용히 일처리를 잘 한다. 큰 욕심 없이 사람을 대하고 꼭 써야 할 돈은 쓰는 스타일이다. 부담 없는 사람으로 인식되기도 한다. 돈으로 사람을 평가하지 않고 자기 복대로 산다고 생각하니 식구, 친척, 동료들에게 돈을 빌려 달라는 소리는 평생 가도 한 번 할까 말까 한다.

　자기 식구 먹을 것은 언제나 준비해 두는 성격이라 격랑의 파도타기가 없으니 평화로운 가정생활을 유지해 나간다. 굴곡 없는 삶이라 약간 밋밋하기도 하지만 썰렁한 유머나 몸개그도 할 줄 아는 여유가 있는 사람이다.

　남에게 일체 피해 주기 싫어하는 마음으로 평생 자기몸 하나로 열심히 노력해서 살아가는 성실한 사람이다, 다정다감하고 소박하면서 작은 것에 만족하며 산다. 여기저기서 스카우트 제의가 많이 들어온다.

5 극단적 성격

　자기 말을 잘 듣느냐가 인간관계의 선택 기준이 된다. 대장 노릇을 해야 직성이 풀리고, 누구 하나라도 자기 말에 토를 달거나 반론을 제기하면 금세 얼굴이 푸르락 붉으락하며 언성이 높아지고 흥분한다. 권위주의적 냄새가 많이 풍겨 주위에는 '예스맨'들만 득실거리고 직언을 서슴지 않는 옛날 사관형 스타일은 아예 발도 못 부친다.
　자기과시욕구가 강하여 많은 사람들 앞에서 얼굴이 벌겋게 흥분되고 침 튀겨 가면서까지 자기 자랑과 무용담에 대해 열변을 토한다. 듣는 사람은 재탕 삼탕이라 짜증 나지만, 싫다는 표시를 내면 뒤끝이 장난이 아닌 것을 알기에 가만히 참고 딴생각하고 앉아 있다. 한 번 찍히면 끝장이라 얼굴 안 마주치려고 슬슬 피해 다닌다. 언제 터질지 모르는 시한폭탄이라 식구들과 주위 사람들을 늘 긴장시켜 두통, 소화불량 제조기 역할을 한다. 사람들에 대한 분노심과 증오가 많아서 어느 한순간에 스스로 흥분하여 어리둥절하게 하고 황당하게 만든다. 결정을 잘 못하는 심약한 사람들을 잘 데리고 다니면서 강한 카리스마를 보여주니 그들의 로망이 된다.
　넘치는 야망과 용감무쌍한 태도, 적극적 행동은 본받을 바가 많지만, 지나치면 사람들을 억압하고 압력을 넣어 자기 목적을 달성하려고 하는 모습을 보인다. 한마디로 몰아붙이는 형이라 마음을 불편하게 하며 가까이 하기엔 너무 먼

당신이 되기도 한다. 자기 마음에 맞는 사람들을 잘 모아서 그룹을 만들어 다니며 여론 주도층의 역할을 한다. 자기 생각과 다를 때는 인정하지 않고, 상대의 행동이 바뀔 때까지 집요하게 공격하며 항복을 하지 않으면 안 되게 만든다. 많은 사람들 앞에서 자신을 창피줬거나 단점을 드러내 말했을 때는 평생 원한을 품고 복수혈전을 꿈꾸며 살아가는 독기가 있다. 폭력성이 있어 자기울분을 못 참고 술을 먹다가 과격한 싸움판을 벌이기도 하고 가정폭력을 행사하기도 한다.

자존심의 상처가 오래가며 반드시 되갚아 줘야 속이 후련한 성격이다. 불같은 성격으로 지나치게 행동하여 많은 사람에게 아픔과 고통을 주기도 한다. 사람을 아끼고 자신이 틀릴 수도 있고, 잘못 봤을 수도 있다는 생각을 가지면 뛰어난 리더가 될 수 있다. 변태기질이 간혹 있다. 뻣뻣하게 사람들을 대하며 교만하다는 인상을 줄 수 있다.

6 명예 추구형

나의 자존심과 명예를 지켜 주느냐가 인간관계의 선택 기준이 된다. 술자리가 2차, 3차로 가더라도 자기 주량 이상은 오버하지 않고 아무리 술 취하고 기분이 나빠도 할 말과 안 할 말은 가려하고 자세 하나 흐트러지지 않는다.

어느 자리에서 있든지 자신이 해야 할 일과 해서는 안 될 일을 명확히 구분하고 감정과 행동을 절제하는 매너 인이다. 상대의 기분을 불쾌하게 하거나 불편할 일들을 만들지 않고 최선을 다하는 모습은 누가 봐도 칭찬할 만하다.

정직을 인생의 좌우명으로 삼고 살아가므로 순간적 이익, 명예, 쾌락, 기분 전환, 우쭐거림, 자기 만족에 흔들리지 않는 부동심을 지키니 **사고방지 역할을**

톡톡히 해준다. 상대가 지나치거나 감정조절이 안 되어 충동적 행동을 하려고 하면 기분 상하지 않게 적절하고 합리적 충고를 해서 상황을 진정시키는 소방관의 역할을 한다.

상대방의 배우자도 이 사람과 자기 가족이 같이 있다고 하면 새벽 2시건, 밤을 새우건 안심할 수 있는 사람이다. 돈보다는 양심을 중요시 여겨 늘 거리낌이 없이 마음 편히 사는 것을 추구하는 인생스타일이다.

사람들을 공평하고 사심 없이 대하여 신뢰를 얻는다. 자신의 이익을 위해 사람들을 이용하지 않고 남들보다 빨리 승진하려고 갖은 수단을 동원하는 야비한 사람이 아니라서 편하다. 순리대로 살고 현재의 상황을 인정하는 사람이라 마음이 거칠거나 딱딱하지 않고 몰아붙이는 성격도 아니다. 보수적 성향이 있어 급격한 변화를 싫어하며 차근차근하게 일처리를 해 나가야 부담을 받지 않는다.

불의와 부정과 타협하지 않으므로 개인적 욕심을 추구하는 사람들과는 불편한 관계다.

부모님으로부터 받은 이름 석 자를 죽을 때까지 더럽히지 않아야 된다는 철통같은 신념을 가지고 살아가므로 어이없게 누명을 쓰거나 오해를 받으면 극단적 선택을 하는 경우도 있다. 떳떳하고 부끄럽지 않게 살아가는 자신의 모습에 만족하며 자신의 양심을 의심하는 경우에는 절대 그냥 넘어가지 않는다. 일확천금을 벌 수 있다고 해도 마음이 불편하면 조금도 움직이지 않는다. 모범생 기질이 있다. 자기 분수를 꼭 지켜서 오점을 남기지 않으려고 한다.

7 이중적 성격

　나름 재미있게 해주느냐가 인간관계의 선택 기준이 된다. 남들이 도저히 생각지도 느끼지도 못하는 관점을 말하고 표현하고 행동하는 특이한 성격이다. 호, 불호가 분명하여 흑백논리가 강하다. 사람이건 일이건 물건이건 좋고 싫어함이 명확하여 한번 눈 밖에 난 사람은 쳐다보지도 않는다. 자신의 생각과 고집이 강하여 다른 사람의 말을 들으려고 하지 않고, 입장을 이해하려고도 하지 않는다. 내가 왜 네 입장을 이해하고 생각해 줘야 하느냐고 오히려 묻는다. '그것은 네 생각이고 네 입장이지 나하고는 상관없다.'라고 냉정하게 대하여 말할 틈조차 주지 않는다. 의심이 많아서 눈은 자주 광어나 도다리, 가자미처럼 옆으로 흘겨보는 태도를 보인다. 다른 사람이 기분 나빠하건 말건 내 할 일을 해야겠다는 굳은 의지를 보여 준다. 객관적이고 합리적이며 상식적 생각에서 벗어나 편파적으로 치우쳐서 말하고 행동하지만 자신은 정상이고 다른 사람이 문제 있다고 여긴다. 여러 사람과 있을 때 대하는 모습과 단둘이 있을 때의 행동이 전혀 달라 사람들에게 이런 점, 저런 점들을 이야기하면 도무지 믿지 않는다.

　연기력이 탁월하여 대중들 앞에서는 이미지 관리하느라 감정을 숨기고 고고한 척, 교양 있는 척, 배려하는 척하니 모두가 속아 넘어간다. 이중적 잣대로 세상을 보니 어제는 욕을 퍼부었던 사람을 오늘은 훌륭하다고 말하니 헷갈린다. 듣고 있는 사람의 정신이 어지럽다. 자기 기분에 따라 천지 차이로 사람을 대하니 주위 사람을 안절부절못하게 한다. 자기 편한 대로 기분 내키는 대로 좋고 싫어함이 계속 바뀌는 마음에 부응하여 흡족하게 해 주려면 보통일이 아니다. 잔머리를 굴리는 소리가 여기저기서 들리지만 모른 체 속아주면 자신이 대단한 사람인 줄 착각한다. 사람을 대할 때 차별해서 대하니 기분을 상하게 하는 데는 일등이다. 생각조차 하기 싫은 사람의 리스트에 올라가는 것은 시간문제다. 요구사항이 아침, 저녁 다르고 평가기준도 틀리고 끈기가 부족하여 처음은 야단스럽게 시작하나 끝은 흔적도 없다. 눈치 빠르고 요령을 많이 피운다.

8 양심가형

    교양이 있고 인품이 훌륭하냐가 인간관계의 선택 기준이 된다. 자신의 품위유지를 중시하고 체면 차리느라 행동이 부자연스럽기도 하다. 전통과 역사를 소중하게 생각하여 결혼할 때도 가문을 먼저 따지고 직업보다는 인품에 가치를 더 둔다. 생각이 깊어서 무슨 생각을 하는지 모르고 윗사람대접받기를 좋아하며 항상 예의를 지키라고 강조한다. 아무리 직책이 있고 인정받는 사람이라도 예의에 어긋나면 용서하지 않고 따끔하게 지적하고 넘어가야 한다.

    지식, 재능, 지혜는 잘 베풀지만, 돈에 인색하며 폼은 잡지만 계산은 다른 사람에게 미룬다. 마치 자기가 대접하는 것처럼 하지만 자기 주머니는 열지 않아 샌님소리를 듣는다. 인격이나 지식에 비해서 경제적으로 넉넉치 않는 경우가 많다.

    족보에 관심이 많아 조상이름을 줄줄 외고 문자 쓰는 것도 좋아해 동서양의 훌륭한 분들의 말씀을 자주 들려주며 유식함을 뽐낸다. 책을 가까이하고 공부하는 것을 좋아하지만 처세술이나 돈 버는 기술에 관한 책엔 관심이 없다.

    수양서, 철학서, 역사서를 좋아하고 지적인 우월감을 가진다. 남들 눈을 많이 의식하고 살아서 자기 욕망과 감정을 드러내지 않는다. 점잖은 체하면서 화가 나도 억지로 참는 모습은 훌륭하게 보이기도 하지만 위선적 가면으로 느껴지기도 한다. 남들이 볼 때와 혼자 있을 때가 전혀 딴판이니 남들에게 보이는 모습을 아주 중요하게 생각한다.

언제나 정장차림으로 단정하고 기품 있게 보이려고 애쓴다. 자기 이미지 관리에 철저하고 콧대가 세서 누구에게도 지지 않으려고 안간힘을 쓴다.

어디서든지 장유유서를 따져 공식석상에서 자리 배치를 약간이라도 잘못하면 주최 측에 심하게 항의하며 따진다. 인정욕구가 강하므로 인정받으려고 다양한 분야에 걸쳐 연구하고 정보를 수집하는 열성을 보인다.

타고난 영특함과 독서, 명상, 경험, 교류를 통한 지혜를 가지고 있어 사람들의 고민거리를 잘 들어주고 적합한 조언을 해주므로 한번 인연을 맺은 사람들은 잊지 못하는 존재이다.

또한 인맥이 넓어서 각계각층의 사람들과 넓은 인간관계를 맺는 마당발형이라 모두들 부러워한다.

성격체질 행복체질

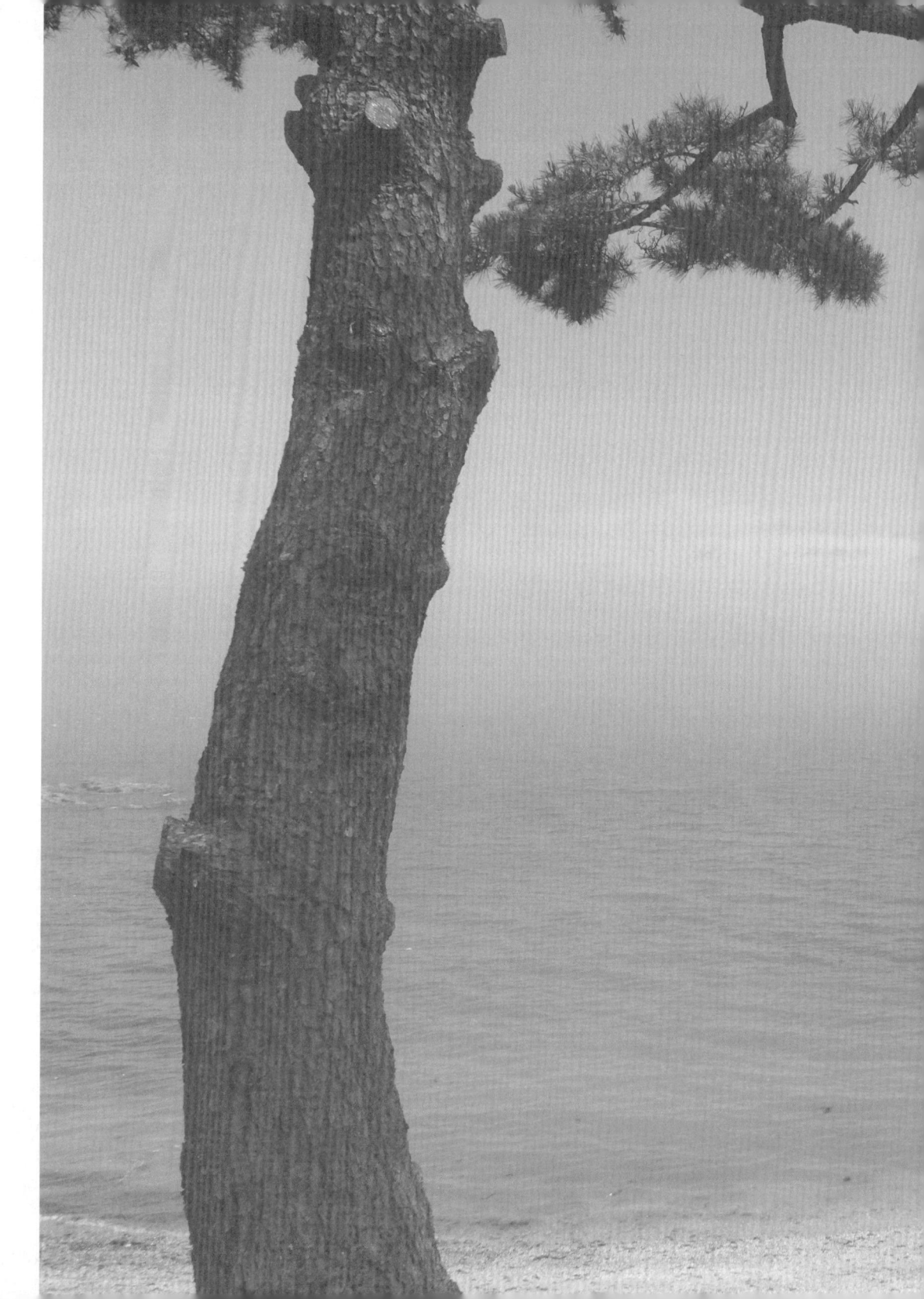

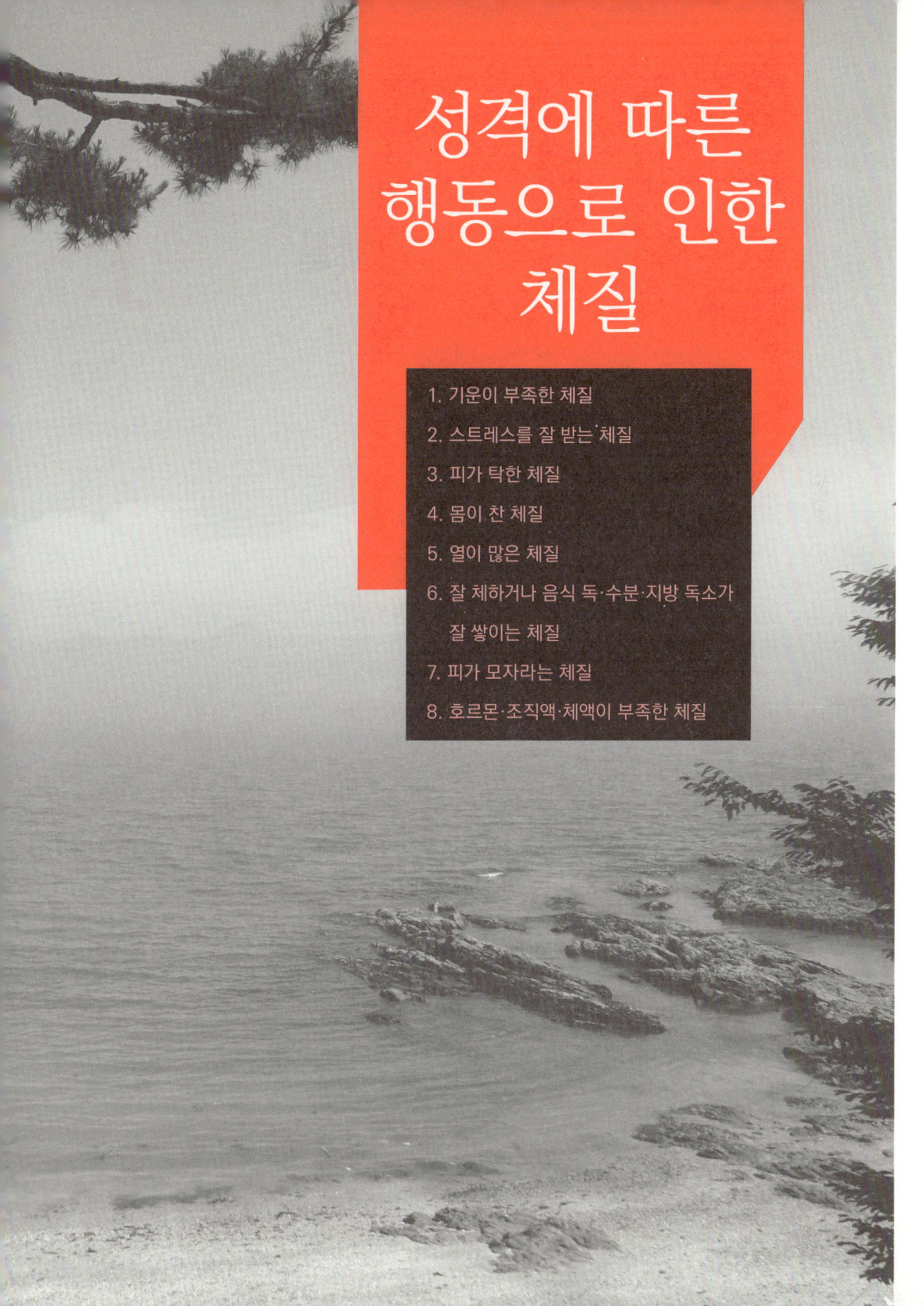

성격에 따른 행동으로 인한 체질

1. 기운이 부족한 체질
2. 스트레스를 잘 받는 체질
3. 피가 탁한 체질
4. 몸이 찬 체질
5. 열이 많은 체질
6. 잘 체하거나 음식 독·수분·지방 독소가 잘 쌓이는 체질
7. 피가 모자라는 체질
8. 호르몬·조직액·체액이 부족한 체질

성격에 따른
행동으로 인한 체질

▶▶▶ **자기 이익 추구형**은 식탐이 많고 미식가적인 성향이 있으며 자다가도 일어나 먹고 술을 마시고 와서도 꼭 밥을 먹어야 잠을 잔다. 이러한 경향을 가지고 있는 사람들은 잘 체하거나 음식 독·수분·지방 독소가 잘 쌓이는 체질이 된다.

희생 봉사형은 다른 사람 몫까지 일을 두세 배는 더 하고 시키지 않아도 일을 찾아서 하므로 기운이 부족한 체질이 되기 쉽다.

재물 욕심형은 돈을 벌기 위해서는 몸을 아끼지 않고 잠도 줄여가면서 일하며 끼니도 잘 챙겨먹지 않는다. 이런 성격은 피가 모자라는 체질이 많이 보인다.

안정적 삶의 추구형은 변화 있는 삶을 원하지 않고 현실에 만족하고 안주하는 경향이 많다. 움직이기 싫어하고 여행이나 운동 등도 좋아하지 않는다. 이런 성격은 피가 탁한 체질을 만든다.

극단적 성격은 자기욕망이 충족되지 않았을 때는 감정표현이 거칠고 지나치다. 욕구불만이 많고 화를 잘 낸다. 열이 많은 체질에서 이러한 성향이 나타난다.

명예 추구형은 체면을 중시하여 하고 싶은 말도 꾹 참고 감정표현을 잘 하지 않는다. 마음속에 쌓이는 것이 많아서 한숨을 자주 쉰다. 이런 성격은 스트레스를 잘 받는 체질이다.

이중적 성격은 자기 자신의 이익과 손해에 아주 민감하고 겉과 속이 다르며 어제 한 말과 오늘의 행동이 일치하지 않는다. 냉정한 눈빛과 행동으로 찬 바람이 분다. 우리가 보통 냉혈한이라고 부르는 사람들의 부류들이다. 몸이 찬 체질에서 주로 보인다.

양심가형은 실속을 못 차리고 배려를 많이 하여 자신이 가진 영양의 기초가 줄어든다. 이러한 성향은 호르몬·조직액·체액이 부족한 체질로 된다.

① 기운이 부족한 체질

기능 저하가 일어나는데 특히, 중추신경의 흥분이 떨어지고, 면역력이 저하되고, 해독기능이 떨어진다. 혈액에 단백질의 함유량이 부족해져 피로를 쉽게 느낀다. 소화기에 영향을 미쳐 소화흡수기능 저하, 소화액 분비 부족, 위장연동운동 저하, 수분의 흡수, 배설 장애, 위장 근육 조직의 긴장 저하가 나타난다.

호흡기에는 기관지에서 분비가 증가되어 가래, 부종이 생긴다. 질 등의 지지조직 긴장 저하로 밑으로 쳐지고, 방광, 괄약근 긴장 저하로 소변 힘이 약해지고 요실금이 온다. 자궁은 긴장 저하되어 출혈처럼 월경량이 늘어난다.

땀샘에 있어서는 주위 평활근의 긴장 저하로 땀 많이 흘린다. 혈관에 있어서는 말초혈관저항이 약해져 뇌허혈, 저혈압이 나타난다. 혈관벽 긴장 저하로 코피, 토혈, 가래에 섞인 피, 대소변 출혈 등이 온다.

피로회복이 더뎌서 밤샘이라도 하고 나면 후유증이 며칠씩 가며, 쇼핑이나 활동을 조금하고 나면 몇 시간 푹 자야 몸이 개운하다. 매일 회사에 출근해서 일할 걱정과 부담이 앞서 마음이 무겁다.

부부 관계를 조금 자주 하게 되면 몸살로 앓아 눕는다. 신경을 좀 썼다 싶으면 여기저기가 뻐근하고 멍해진다. 모기나 벌레에 물리거나, 다치면 빨리 낫지 않는다. 얼굴이 창백하여 보는 사람이 안쓰러울 정도다. 밥 먹고 나면 축 늘어져 약간 졸거나 누워 있어야 한다. 땀을 많이 흘리고 무더위 때문에 잠 못 드는 여름이 힘들고, 추운 겨울에도 쉽게 감기에 걸려 컨디션이 좋지 않다.

기운이 부족하여 생길 수 있는 질환에는 다음과 같은 질환이 있다.
만성피로, 근력, 집중력, 의욕, 체력, 정력, 활동력이 떨어져 소극적, 비활동적으로 되며, 특히 다리 힘이 없어 자주 넘어지거나 발목을 삐며, 허리 힘이 부족하여 앉아 있는 자세가 구부정하며 비스듬히 기대거나 쿠션을 자주 찾거나 허리에 손이 자주 간다.

식은땀이 많이 나서 줄줄 흐르고, 베개와 이불이 흥건하게 젖는다. 평소보다 약간만 더 일하거나 움직이거나 운동해도 숨이 차서 힘들고 짜증이 쉽게 나고 버거워 한다.

밥맛이 떨어지고, 성욕도 떨어져 성관계 하는 것이 귀찮고, 틈만 나면 자고 싶고, 매사가 귀찮아진다.

무리하면 감기, 몸살이 자주 오고, 코피 터지고, 목이 쉰다.

성장발육이 떨어지고, 면역력이 약해지며, 무리하고 신경 좀 쓰면 금세 볼살이 빠져 주위 사람들이 몸이 야위어졌다고 말하고 체중도 2~3kg이 줄어 버린다.

특정 부위가 차갑고 시려서 어딜 가나 따뜻한 곳을 찾고, 방석을 꼭 깔고 앉으며 창문이나 방문에서 멀리 떨어져 있다. 뱃심이 없어져 배짱 부족과 결단력 부족, 용기가 부족해진다.

앞으로 계획이나 일, 만나는 사람을 생각하면 가슴이 두근거리고, 갑자기 부르면 깜짝 놀라서 부른 사람이 민망할 정도일 때도 있다.

요실금이 있고, 소변을 자주 보나, 시원치 않고 목, 어깨, 등이 결려 자주 담이 와서 움직이는 것이 불편하고 통증이 오기도 하고, 차게 자면 더 자주 나타나며, 신경 쓰거나 과로하면 뭉치고 굳어져 마사지 받는 것을 즐기거나 가족들에게 주물러 달라거나 두드려 달라고 한다. 머리 모근의 뿌리가 약해져 탈모가 갑자기 온다.

원인으로는 땀을 많이 흘리고 설사를 자주하고, 다이어트 약의 장기복용, 지나친 섹스, 과로 등, 에너지 소모가 지나쳐서 생긴다. 선천적 허약, 저질 체력, 어릴 때 잔병치레 많이 하고, 거의 굶는 사람, 잠을 제대로 안 자는 사람, 불면의 장기화, 과음, 운동부족 또는 과다로 인해 평소 생활에 문제가 있는 경우에 나타난다. 잦은 감기나 독감 앓고 난 후 장티푸스, 만성병으로 원기가 부족해지고 수술 후 회복 안 되어 나타난다. 정신적 문제로 우울, 비관, 신경을 많이 쓴 경우, 심각한 고민이 있어도 나타난다. 손톱, 발톱에 줄이 생기고, 쉽게 부러지며 잘 자라지도 않는다. 눈꺼풀, 장, 항문, 위장, 콩팥, 질의 하수가 나타나며 과부하로 인한 탈진, 쓰러짐, 쇼크가 생기며 혈소판 감소증, 빈혈이 나타난다. 눈에 힘이 쉽게 풀리고, 오후가 되면 피로가 몰려오면서 집중력이 떨어지고, 만사가 귀찮아져 생각하기도 싫어진다.

기운이 없다는 것은 우리가 흔히 하는 이야기이다. 피곤해 죽겠다, 힘이 없다,

성격에 따른 행동으로 인한 체질 〉〉〉

조금만 움직여도 자야 된다. 힘든 것이 조금만 움직이면 더 심해지는 사람이다. 기는 움직일 수 있게 하는 활동 에너지다. 기는 두 가지로 나눌 수 있다. 기력이 떨어진다는 건 에너지 활동의 측면이다. 기분이 안 좋다, 꽉 막히는 거 같다, 답답하다고 하는 것은 기의 마음의 문제다. 기가 세다, 사람이 탁해 보이는 것은 마음의 문제다. 생각하는 것, 움직이는 것, 말하는 것, 누구를 만나는 것, 무슨 일이든지 다 귀찮다. 이런 것이 기운이 부족해서 나타나는 것이다. 뭔가 들고 하는 것을 엄청 힘들어 하고 시장바구니조차 드는 것도 힘에 부대껴서 끙끙거리며, 피곤할 때 힘을 좀 쓰거나 언덕을 올라가면 숨을 헐떡거린다. 신진대사, 특히 에너지나 영양 물질에 대한 동화작용이 떨어진다. 동화작용은 섭취한 음식을 내 몸에 필요한 에너지와 영양분으로 만드는 것인데 이것이 안 되어 체력 보충이 되지 않는다. 면역기능이 떨어져 감기가 유행하기 전부터 이미 감기에 걸려 있다. 조금 무리하면 기침을 하고 코가 막히고, 으슬으슬 춥고, 전신이 아파진다. 피곤한 것도 여러 가지의 형태로 나타난다. 눈이 많이 피곤하다는 건 간의 기운이 약해진 것이고 피곤하면 기침부터 나오고 숨이 가쁘다는 것은 폐의 기운이 약한 것이다. 피곤하여 밥맛이 없어진다면 위장 기능이 약해진 것이다. 피곤하여 섹스하기가 싫고 발기력이 떨어지면 신장 기능이 약한 것이다. 피곤하여 가슴 떨린다면 심장에 문제가 있는 경우가 많다. 말하기도 귀찮아 목소리가 작아지고 좀 무리하면 트림이 많고, 속이 묵직하고 소화가 안 되는 것도 위장의 기운이 허약한 것이다. 설사가 오래되면서 계속 낫지 않으면서 힘이 빠지고 살도 빠지는 것도 장이 문제가 있는 것이다. 장 활동력에 문제가 있고 장 자체가 찬 경우가 많다.

 기운이 부족하면 에너지 대사가 안 돼서 몸이 찬 경우가 많다. 물론 무조건 차다고 부자, 계피, 생강, 옻, 홍삼, 인삼, 꿀, 오가피 같은 체온을 높여 주는 약을 바로 쓰는 건 아니다. 전체 상황을 봐서 결정해야 한다. 울화와 같은 다른 요소가 많으므로 전문가의 종합적인 판단이 필요하다. 나이 많은 사람들이 오랫동안 변비가 있는 경우가 많은데, 기운이 약해서 오는 증상이다. 기운이 약하면 장의 활동력이 떨어져서 밀어내지 못하여 변비가 오는 경우 많다. 설사도 오랜 기간 지속되면 에너지와 영양분을 흡수하지 못하기 때문에 기운이 부족하게 된다.

소변이 안 시원하다든지, 아랫배가 처지는 느낌이 있든지 이런 증상이 오래되면 장이 고환 쪽으로 빠지거나 질 또는 항문이 빠져나간다. 소변이 겨우 힘을 줘야 찔끔거리는 정도로 나오거나 요실금이 생기는데 소변을 밀어주지 못하고 거둬주지 못하는 방광 괄약근에 문제가 생긴다. 치매도 올 수 있는데 뇌세포를 활성화시킬만한 에너지가 공급이 안 되어 기억과 판단에 이상이 생긴다.

조금만 무리하면 더 아프다. 머리가 계속 뻐근하고 우리하게 지속적으로 아픈 것도 아니고 안 아픈 것도 아니게 미미하게 아플 수 있다. 좀 만져주면 시원해 한다. 혈액순환이 안 되어 손이 뻣뻣해질 수 있다. 이런 증상이 더 진행되면 살이 빠져서 함몰될 수도 있다. 특히 손쪽을 많이 써서 첫 번째와 두 번째 손가락 사이 불룩한 부분이 푹 들어가 버린다. 무리하면 쓰러질 수도 있고, 며칠 동안 드러누워서 일어나지 못할 수도 있다. 면역기능과 해독기능이 떨어져 유행성 결막염, 비염이 쉽게 오고 같은 음식을 먹어도 혼자 탈이 나서 피부에 두드러기, 반점, 트러블이 생기거나 배탈이 나는 증상 등이 온다. 같이 술을 마셔도 해독능력이 떨어져 숙취해소 하는데 시간이 많이 걸리고 피로도도 심해지며 집중력도 떨어지고 하루 종일 머리가 멍하여 힘들어 한다.

소아들의 경우는 발육이 상당히 늦어서 말도 다른 아이들에 비해 더디고, 성장발육이 저하되어 키가 빨리 크지 않고, 걷는 것, 뛰는 것도 발달이 늦어 잘 넘어지기도 하고 잘 주저앉기도 한다.

하품을 자주 하는데, 피로하여 가스 교환이 안 되어 탁기가 몸에 많아 하는 것이다. 운동을 평소보다 많이 하거나 과로하면 몸이 붓는다.

타고나기를 약하게 태어난 사람, 미숙아로 난 사람, 엄마가 임신 중에 입덧이 심해서 임신기간 동안 제대로 못 먹은 사람, 임산부들이 기운이 부족한 체질이 많다. 임산부들은 직장도 다녀야하고 살림도 하므로 엄청 피곤하다. 이런 경우, 임산부들은 유산의 위험이 높아서 한의학의 도움을 받아야 한다. 이럴수록 한약을 먹어야 하지만 임신 중에 한약 먹으면 안 된다는 인식 때문에 안 먹는다. 그래서 요즘 유산이 많다. 예전처럼 집에서 살림만 하고 쉬고 하는 시대가 아니다 보니, 기운이 부족하여 활동을 많이 했을 경우에 임신을 유지할 수 있는 힘이 떨어지는 것이다.

다이어트한다고 굶다시피하는 사람들도 기운이 약해진다. 좋은 음식을 먹었을 때 필요한 에너지가 생기는 것이다. 안 먹으면 기운이 생기겠나.

일이 많아 밤샘하거나 새벽 3~4시까지 별 이유 없이 게임이나 인터넷을 하고 있는 사람들은 수면부족으로 매일 피곤하다. 피로를 주관하는 건 간이다. 간은 밤 9시 30분부터 11시 30분까지 피로회복을 위해서 에너지를 축적하기 시작하며 새벽 5시 30분부터 아침 7시 30분까지 간의 에너지가 왕성해지는 시간이며, 오후 1시 30분부터 3시 30분까지는 간의 활동 에너지가 약해지는 시간이다. 간이 약한 사람들은 점심식사 후에 피로가 갑자기 몰려서 일의 집중도가 떨어지고 나른함을 느낀다. 간에 문제가 있거나 피로가 많은 사람은 11시 30분 전에 꼭 자는 것이 피로회복에 도움을 많이 준다.

성관계를 너무 자주 하여 피로를 많이 느끼는 상태라면 에너지 소모를 줄이기 위하여 당연히 횟수를 줄여야 한다.

잠들기 힘들거나 잠귀가 밝고 꿈을 많이 꿔서 숙면을 취하기 힘들면 에너지가 축적될 시간이 없어 체력회복이 안 된다.

　오랫동안 병을 앓아도 기운이 부족하다. 특히 암 환자가 이런 경우가 많다. 이런 환자들이 한약을 먹으면 체력도 보충되고 방사선 부작용, 항암제 부작용을 없애 주는 데 효과적이다.

　우울한 증상이 아주 오래되어도 기운이 부족해진다.

　수술 후나 큰 병을 앓고 나서도 기가 많이 떨어진다. 장티푸스, 감기 등을 오래 앓고 나서도 기운이 많이 떨어진다. 신경을 너무 많이 쓰거나 술을 많이 마셔서 해독시키느라 기운이 없을 수 있다.

　이럴 때는 혀가 부어서 입안에 꽉 차는 느낌이 들고 혀에 이빨 자국이 남는다.

　오장육부의 기운이 부족할 때 나타나는 몸의 변화에 대해서 자세히 살펴보자.

　심장의 기운이 부족하면 박동능력이 약해진다. 즉, 심장근육 자체의 활동력이 떨어지거나 심장의 대동맥이나 큰 혈관의 활동이 떨어져서 가슴 두근거림이 심하고, 불안한 경우도 있고, 숨이 차고, 어지러운 증상이 나타난다.

　폐의 기능이 약한 경우 땀샘이나 호흡기능이 저하되어 조금만 움직여도 식은땀이 나고, 숨도 차고, 만성적으로 기침을 하며 감기에 잘 걸린다.

　위장의 기운이 부족할 경우는 소화기능이 떨어진다. 식욕부진이 있고, 대변이 약간 무르고 수분의 흡수와 배설에 장애가 생겨서 꼬록꼬록하면서 배에 물소리가 들린다. 얼굴이 노랗고, 팔다리가 가늘어지고 힘이 없어진다.

　간담의 기운이 부족한 경우는 스트레스를 많이 받거나 갑자기 놀라거나 공포에 떨거나, 음식을 제때 안 먹고 과로를 많이 했거나 오랫동안 병치레로 원기가 손상되었거나 과음으로 인해서 생긴다. 몸이 축 처지게 되면서 힘이 없고 조금만 과로하면 옆구리가 아픈데, CT, MRI를 찍어도 이상이 없다. 옛날엔 과단성이 있었는데 지금은 머뭇거려서 결정을 잘 못하고 머리가 자주 아프면서 뻣뻣한 느낌이 들고 근육 자체에도 에너지 공급을 잘 못해줘서 근육 자체 특히, 목, 어깨, 아킬레스건 등이 당긴다. 손톱이 거칠거칠해지고 손톱에 주름이 많이 생기고 손톱이 쉽게 부러진다.

신장의 기운이 부족한 경우는 섹스과다가 원인일 수 있고, 오랜 병치레 후 조리를 못해서, 출산 후 조리를 못해서, 과로를 많이 해서 주로 허리나 등 쪽, 척추 쪽이 시큰거리고 아프며 이명과 난청이 있고 머리 쪽에 영양공급이 안 되어 머리카락이 가늘어 지거나 탈모가 많이 생긴다. 조루, 발기부전 등이 올 수 있다. 여성은 생리량에 문제가 있어서 과다출혈이 되거나 배란기 출혈, 생리기간이 연장되어 찔끔거리면서 나온다. 습관성 유산과 입덧, 임신중독증이 오는 경우도 있다.

❷ 스트레스를 잘 받는 체질

자율신경계의 긴장과 항진으로 감정이 격해진다. 기관지, 소화관, 혈관벽, 횡격막에 긴장과 경련이 발생되어 기관지 내 가래가 많아지고, 소화관 내 수분이 쌓이고, 소화되지 않은 음식물이 남아 있어 트림, 딸꾹질, 방귀가 자주 나온다. 혈관운동이 원활하지 못해 순환이 안 된다.

위장의 자율신경이 긴장되어 위장연동 운동에 장애가 생겨 가스가 많이 나오고, 장의 경련성 복통이 있고, 배가 더부룩하여 불편함이 자주 생긴다.

신경성 후두염이 생겨 '캑캑' 거리고, "음음" 소리 내보지만 불편한 것은 여전하고, 같이 있는 사람들도 신경 쓰일 정도로 자주 그런다. 이런 사람은 나는 이렇게 살고 싶고, 행동하고 싶고 말하고 싶지만, 처해 있는 현실과 가고자 하는 이상 속에서 방황하고 있다.

요즘은 애들도 스트레스가 잘 생긴다. 애들이 왜 스트레스를 받게 되나? 학원 몇 군데나 보내고, 계속 숙제시키고 시험치고 하니까 스트레스가 많다. 자기 감정 표현을 잘 못하고 끙끙대는 사람들이다. 나는 이렇게 하고 싶은데 말을 못하는 거다. 끙끙대는 사람들, 너무 배려해 주려 하거나 완벽하게 하려는 사람들에게 잘 생긴다.

산허리에 걸친 구름과도 같으니 이것저것 신경 쓰지 말고 하고 싶은 대로 행동하고 표현해야 한다는 생각을 잊지 말아야 한다. 안 되면 산에 올라가 고함이라도 지르든가, 노래를 부르든지 해서 풀어야 한다. 하품이 계속 나고 기지개를 자주 편다. 마음에 쌓인 것이 많아 가슴이 답답하며 자주 가슴을 두드린다. 내성적이고 소심하며 움직이기 싫어한다. 얼굴이 어둡고 미간에 인상 쓰고 있는 느낌이 있고 팔자 주름이 져 있다.

안개나 구름 낀 날 컨디션이 좋지 못하다. 우울하고 슬프고 고민이 많다. 자주 한숨을 쉰다.

가슴이 답답하고 부풀어 오르는 듯한, 가스가 있는 듯한, 팽창되는 듯한, 답답한 느낌이 있고 통증이 같이 나타나는 경우가 많다.

스트레스는 공간 내용물, 즉 혈액, 장기, 조직세포, 체액에 심각한 변화를 만들 수 있다. 오래되면 암이 될 수도 있다. 우울해 하고 비관하다가 갑자기 몇 개월 만에 암이 만들어지는 경우도 간혹 볼 수 있다. 어느 쪽으로 만들어질까? 자기가 가장 약한 장부 쪽으로 만들어진다. 같은 체질이라도 오장육부의 기능적으로 허약하고 강한 게 다르다는 것이다. 1순위로 약한 곳을 먼저 공격한다.

같은 협심증이라도 피곤하면 심해지는 사람, 스트레스 받으면 더 심해지는 사람, 성관계 후 심해지는 사람 등등으로 사람에 따라 다르다.

스트레스를 받아 생리가 안 나올 수 있고, 생리통이 갑자기 생길 수 있다. 유방이 뭉치듯이 아프다.

머리가 무겁게 기분 나쁠 정도로 아프다. 눈썹 위쪽 뼈 부분이 자주 아프다. 위나 복부 쪽에 가스가 차는 듯하면서 아픈데, 항상 옆구리쪽으로 같이 아프기도 한 경우도 있고, 아프지는 않지만 뭔가 좀 불편하기도하고 가득하기도 한 것을 항상 끼고 있는 느낌이 든다.

대변을 봐도 찝찝하다. 설사를 조금 하고 나면 배가 좀 덜 아픈데, 스트레스가 가해지면 설사와 복통이 심해진다. 가슴이 아픈데 어디가 아픈지 모른다. 꼭 집어서 어디가 아프냐고 물어보면, 잘 모르겠다는 반응을 보인다. 이쪽 같기도 하고 저쪽 같기도 한데 숨을 길게 내쉬면 좀 땡기고 아프다는 얘기를 한다. 또 숙였다 폈다할 때 가슴 쪽이 좀 불편하다.

숨이 탁 막혀서 멎는 느낌이 든다. 허리가 아파도, 스트레스로 인한 요통은 항상 배가 좀 불편하거나 옆구리가 불편한 것을 동반한다. 꼭 뭔가가 돌아다니는 느낌이 드는 듯하면서 어느 쪽이 뭉쳐서 아프다가 풀렸다가를 반복하는 반복성을 띤다. 아픈 곳이 일정하지 않아 꼭 집어 말할 수가 없다. 생리 전이나 생리 때 배 자체에 가스가 찬다. 스트레스가 있는 여성은 생리가 시원하게 안 빠지는 느낌이 든다. 조금 나왔다가 또 조금 있다가 찔끔 나오는 듯한 느낌이 든다.

스트레스를 많이 받아 기분이 안 좋다는 것은 마음이 우울하다는 것이고, 불평불만이 많아진 상태다. 심사가 삐딱해진 상태인 것이다. 어떤 때는 자기감정을 조절 못하는 경우가 있다.

가슴이 답답하다는 느낌을 많이 받는다. 표현해야 할 때 표현 못하고, 억지로 참고, 원하는 것 이루지 못하고, 이런 상황들이 생겨서 발생한다. 소통의 문

제대. 너와 나의 소통으로 생각의 지나침, 오해, 잘못, 편견을 버릴 것은 버리고 거를 것은 걸러주어야 하는데 이것이 안 되는 것이다.

병으로 인해 스트레스를 받을 수 있다. 유방 섬유선종이 생기거나, 자궁근종, 자궁내막염, 다낭성 난포가 있다는 이야기를 듣거나, 갑자기 여드름이 많아지면 스트레스를 받는다. 승진해야 하는데 못하고, 목표를 이뤄야 하는데 못했다면 스트레스를 심하게 받는다.

스트레스를 많이 받으면 삶을 살아가면서 오는 여러 가지 반응에 둔해진다. 인지, 판단 능력이 떨어져서 정신줄이 하나쯤 나간 느낌이 들기도 한다. 멍하게 있으면서 주위 상황에 맞지 않는 엉뚱한 소리를 한다.

정신적 긴장, 정서의 변동에 따라 뇌 자체가 흥분되고 또 강하게 억제되는데, 이런 것이 균형을 이루지 못해서 화를 엄청 낼 수 있고, 아주 입을 다물어 버릴 수도 있다. 극단적 상황들이 나타나는 것이다. 부담되는 상황이 만들어지거나, 본인의 단점이나 본인이 부족한 것 등을 얘기할 때 자율신경에 긴장을 만들어 증상이 심해진다. 방광 자체를 긴장시켜서 스트레스를 받으면 소변을 자주 보러가고 봐도 시원치 않다.

쌓인 것이 많으면 숨을 내뱉는 것이 잘 안 되어 막히는 느낌이 들어 가슴을 잘 두드린다.

스트레스 많은 엄마가 젖을 먹였을 때, 젖에 문제가 있을 수 있어서 애기가 젖만 먹고 나면 토하고 설사하고 배가 빵빵해지거나 계속 울고 할 수 있다.

스트레스를 받으면 침묵으로 일관하는 사람이 많지 않은가. 그리고 대인기피증 같은 게 생긴다.

3 피가 탁한 체질

혈액오염이 된 상태로 외상, 염증, 수술, 출산, 월경배출 이상, 자율신경실조, 면역이상, 심혈관 이상, 차갑게 생활하거나 더위 먹음으로 생긴다.

말초 순환장애가 있으며 혈액이 흐르는 속도, 밀집도, 분포도 등의 혈액 유체역학적 이상이 있어 순환이 안 된다. 조직 내 혈액이 쌓이고, 조직이 증식되거나 형태나 성질에 변화가 있어 정맥의 울혈, 정맥류, 골반 내 울혈, 혈종이 생긴다.

혈소판이 증가되어, 응고기능이 높아져 뇌경색이 올 수 있다. 조직 내 수분이 오염되어 염증, 독소가 생긴다. 적혈구 등 혈액 구성성분이 지나치고, 노쇠한 것이 교체가 안 되고, 엉키는 것이 많아져 입자가 굵어지므로 막힘이 생겨 저리고 아프고 무거운 통증이 발생된다. 근육, 관절에 염증, 통증이 생긴다.

끈적끈적해지고, 지방 많아 뻑뻑해져 오염이 가속화될 수 있다. 지방 대사 이상으로 콜레스테롤이 혈액 속에 쌓여 있다.

오염된 혈액이 혈관벽에 붙어 혈관벽이 약해져 출혈, 특히 뇌출혈이나 코피, 위출혈 등이 올 수 있다. 혈액농도가 진해져서 순환이 안 되어 심장 박동력이 떨어지고, 말초 모세혈관저항이 높아져 혈전이 쉽게 생길 수 있다. 혈종이 간, 골반, 자궁에 생긴다. 혈관의 수축이 지나치고 혈관운동신경의 조절능력 떨어져 정체가 많아 혈관이 엉킨 것이 밖으로 나타난다. 거미 모양의 실핏줄이 코, 옆구리, 얼굴, 손, 배 등에 많이 나타난다.

자궁, 나팔관, 난소의 순환이 좋지 못하고 유착이나 자궁내막 증식이나 염증이 나타난다.

피 섞인 냉이 나오고 자궁 외 임신이 발생되고 산후 오로가 남아있고 태반이 깨끗이 안 빠져 나오므로 자궁에 혈액 오염이 생긴다.

더운 여름과 추운 겨울에 컨디션이 별로 좋지 않고, 봄, 가을의 온도가 가장 활동하기 좋고 컨디션도 좋게 유지되어 이때 일의 능률이 올라가고 성과도 만들어 낸다.

어혈로 생길 수 있는 질병으로는 다음과 같다.

1) 순환계 증상으로는 만성 심근쇠약, 혈관폐색성혈관염, 뇌진탕, 심장비대, 심장박동이상, 부정맥, 협심증, 심근경색, 동맥경화, 손발저리고 차갑고 시림, 뇌동맥, 정맥의 혈관이 좁아지고 막히고 확장되며 동정맥류, 치매 등이 있다.
2) 호흡계 증상으로는 천식, 잠을 못 잘 정도로 심한 기침을 동반한 기관지염, 기관지 확장, 폐렴 등이 있다.
3) 부인과 증상으로는 조산, 월경 전 긴장 증후군, 자궁과 골반의 염증, 질염, 생리주기 이상, 양이 갑자기 많아지거나 줄어들거나, 검은 덩어리 많아지고, 색깔이 묽어져 핏빛이 없거나 갑자기 검어지거나, 통증이 심하여 진통제를 꼭 먹어야 하고, 진통제가 효과 없을 정도로 심한 경우도 있다. 출혈, 습관성 유산, 유선염, 유산 후유증, 산후풍, 자궁근종, 난소낭종, 갱년기 장애 등이 있다.
4) 소화기 증상으로는 만성위염, 위십이지장궤양, 담낭염, 지방간, 만성간염, 과민성 대장염 등이 있다.
5) 비뇨기 증상으로는 사구체신염, 신우신염, 전립선 이상, 방광염, 요도염, 발기부전, 조루, 성기 적어짐 등이 있다.
6) 내분비 증상으로는 갑상선 종대, 갑상선 항진으로 인한 안구 돌출 등이 있다.
7) 소아과 증상으로는 사시, 관절이상, 가슴통증, 아토피, 알레르기 피부염 등이 있다.
8) 이비인후과 증상으로는 이명, 난청, 중이염, 비염, 인후염, 편도선염이 있다.

9) 신경계 증상으로는 삼차신경통, 안면 신경마비, 안면경련, 메니에르 증후군, 편두통 등이 있다.
10) 안과 증상으로는 망막출혈, 망막의 동정맥 폐색, 황반변성, 시신경 위축, 눈앞에 파리나 벌레가 날아다니는 느낌이 있는 비문증, 눈 피로, 통증 등이 있다.
11) 치과, 구강질환증으로는 구내염, 혀 염증과 따가운 통증, 치통, 잇몸 염증 등이 있다.
12) 피부과 증상으로는 대상포진, 대상포진 후 신경통, 지루성 피부염, 옻독, 가려움, 여드름, 뾰루지, 아토피, 피부 묘기증, 주부습진, 건선 등이 있다.
13) 혈액병으로는 고지혈증, 자반병, 혈소판 증가가 있다.
14) 기타로는 수술 후유증, 외상 후유증, 통풍이 있다.
15) 암과 관련해서는 어혈치료를 통해 암 예방에 효과가 있으며, 방사선, 항암제 및 약물 부작용의 최소화, 생명 연장, 후유증 감소, 면역력 증강, 암 재발 방지에 도움을 줄 수 있다.

4 몸이 찬 체질

뇌의 흥분성이 낮아져 머리 회전이 빨리 안 되는 느낌이 들고 순환이 불량하여 손발이 찬 증상이 자주 있다. 부교감 신경의 흥분이 증가되어 야간에 소변을 자주 본다. 방광 괄약근 긴장, 수축력 저하되어 낮에도 소변 횟수가 잦다. 혈관에는 말초모세혈관 순환이 좋지 못하여 저리고 퍼렇다.

몸 전체의 기능 저하가 소화흡수에 지장을 주고, 호흡이 편안하지 않고, 면역력의 부족이 있어 조금만 추워도 감기에 바로 걸린다. 소화흡수기능이 극도로 떨어져 장 아래 쪽 순환 악화되어 흡수장애, 연동이상으로 설사나 무른 변을 평생 보고 산다.

손발, 배 등이 추워서 시리며 여름에도 에어컨, 선풍기, 냉장고 음식, 얼음, 찬 음료수, 수박, 참외가 싫다. 찬 음식이나 여름 과일, 열대과일을 먹으면 배가 아프고 설사하고 손발이 차가워지며 춥고 쉽게 체하며 편도, 인후가 붓고, 콧물, 재채기, 기침이 바로 나온다.

눈이 작아지고, 흐릿한 느낌이 들며, 좀 추우면 입술, 얼굴, 손발가락이 새파랗게 되며, 얼굴이 시리다. 추운 날씨나 바람 불 때 컨디션이 안 좋다.

음부가 선풍기 바람 불듯이 냉기가 돌아 시리다. 페니스와 고환이 쪼그라들며 음낭에 땀이 고이는 낭습이 있고, 차가워지면서 당기는 통증도 있다.

심리적으로는 움츠리고, 용기가 부족하여 나서기 싫어하며 은둔형이다. 여름날의 더운 날씨에 컨디션이 좋고, 더위도 별로 타지 않는다.

얼굴은 창백하고 푸르딩딩하다. 물도 별로 마시고 싶지 않고, 물 마시고 나면 오한이 들 때도 있다. 소변이 맑고 많이 나오며, 겨울에 찬물로 씻거나 찬 곳에 노출되면 한랭 알레르기가 생겨서 가렵고 발진처럼 나오기도 하여 괴롭다. 오랜 시간 추위에 노출되면 감기가 떨어지지 않고 비염을 달고 사며 동상이 걸리기까지 한다.

대뇌피질하의 교감신경은 억제되고 부교감신경은 항진된다. 뇌하수체 전엽, 갑상선의 기능이 떨어지고 전체 기능 저하가 추위에 노출되면 더 심해진다.

말초혈관 긴장도 증가되어 추우면 손끝, 코끝, 발끝이 아리고 쑤시는 느낌이 들어 괴롭다.

혈류량이 비교적으로 적어 순환이 잘 안 된다.

침 분비가 많아져 아침에 일어나면 입안에 침이 많이 고여 있어 일어나자마자 뱉어 줘야 개운하다. 기관지분비가 항진되어 물 가래를 켁켁 뱉는다.

찬 자극에 몸이나 내장과 말초혈관이 쉽게 수축된다. 차게 자거나 찬 것을 많이 먹으면 위장 평활근에 경련이 있어 복통이 심해지고 대변을 급히 봐야 한다.

손발이 차가워 악수하기가 불편할 정도이고, 호주머니에 손을 넣고 다니거나 조금 추우면 손을 '호호' 불며 장갑을 꼭 끼고 다녀야 한다.

5 열이 많은 체질

얼굴, 머리, 뇌 쪽에 충혈이 쉽게 온다. 뇌, 자율신경의 흥분이 증가되고, 뇌 순환에 이상 생긴다. 열성 경련이나 근육경련이 자주 발생한다. 분노를 자주 표출하여 화를 잘 낸다.

조급하여 사람에게 압박감과 불안감을 느끼게 한다. 눈이 톡 쏘거나 빠지듯이 아프며, 머리가 터질 듯이 팽창성 두통이 있다. 눈에 독기가 있어 저 사람 상대하면 안 되겠다는 느낌을 준다. 악몽을 자주 꾸는데, 특히 싸움하는 꿈이며 고함지르고 자면서 발로 차고 주먹을 휘둘러 옆 사람까지 다치게 만든다.

술 먹은 것처럼 얼굴이 늘 붉고 목, 가슴까지 열이 올라 있으며 눈도 충혈되어 있다. 잠시라도 가만있지 못하고, 설치고 다니는 것을 좋아한다. 얼굴이 성난 표정이거나 굳어 있어 편치 못해 보인다. 얼굴 모공이 확장되어 구멍이 난 느낌으로 지저분하다.

입안이 늘 쓴 느낌이 들어 입맛이 자주 바뀌고 까탈스럽다. 혈압이 자주 올라 뒷골이 당기며, 열 받으면 감당이 안 되어 모두 슬슬 피한다. 감정조절이 안 되어 사소한 일에 쉽게 열 받아 씩씩거린다. 안압이 올라 녹내장이 생기거나 망막혈관이 터지기 쉽다.

겨울에도 얼음을 깨먹고 아이스크림 한 통을 혼자 다 먹어야 직성이 풀린다.

더운 여름을 무척 견디기 힘들어 하고, 봄에서 여름 넘어가기 전 환절기부터 짧은 반팔을 입고 다녀야 기분이 상쾌하고 찜질방, 사우나, 더운 방을 갑갑해 하며, 늦가을, 겨울의 차가운 공기에 컨디션이 오히려 좋아진다.

열로 생길 수 있는 증상은 목, 등, 가슴 등의 상부 쪽에 열이 있으며, 정수리나 머리의 일부분에 열이 나는 느낌이 들고 콧김과 입김이 뜨겁게 느껴지고, 눈에 열감이 있고, 얼굴이 자주 화끈거려 붉어지기도 한다.

손, 발바닥이 화끈거려 잠을 못자고, 찬 곳만 찾아다니며, 얼음찜질이라도 해야 잠이 온다.

가슴이 화닥닥거리고 갑갑해서 겨울에도 창문이나 방문을 열어 놓고 자고, 등이 후끈거려서 뜨거운 방에서는 잠 못 들어 거실의 소파에서 잠을 청한다. 배가 열이 나서 잘 때도 배를 올리고 잔다.

항문이 화끈거려 집중이 안 되고, 음부에 열이 나고, 건조해지고, 뾰루지가 생긴다. 얼굴, 가슴, 등에 여드름이 자주 생기고, 엉덩이에 종기가 나오기도 한다.

갈증이 많이 나서 수시로 냉수나 냉커피를 마셔야 속이 후련하다.

더위에 약해서 뜨거운 햇살에 노출되면 열이 많이 올라오고 가슴이 뛰면서 어지럽고 머리가 터질 것 같이 아프다.

햇빛 알레르기가 있어 여름에도 긴 옷을 입고 다니고 창이 넓은 모자와 양산을 꼭 쓰고 다녀야 가려움과 발진이 그나마 좀 덜하다.

뜨거운 김 올라오듯 땀이 많이 난다.

감기에 걸려 열이 심하면 헛소리하고 잠꼬대가 심해진다.

따뜻한 것을 마시거나 열나는 장소를 싫어해서 빨리 밖으로 나가지 않으면 미칠 것 같아 '꽥' 고함을 질러 주위를 놀라게 한다.

열이 심하면 손발이 뒤틀리고, 목 쪽이 강직되고, 양 눈을 위로 자주 치켜뜨고, 머리와 팔을 흔들어 불안해 하는 모습이 보이고 맑은 정신이 없어진다.

❻ 잘 체하거나 음식 독·수분·지방 독소가 잘 쌓이는 체질

수분배설, 흡수이상으로 비정상적 수분이 쌓인다. 수분배설장애로 만성 부종이 온다. 소화기관에 흡수장애가 생겨 꼬르륵 소리가 나고 천둥치는 소리 들린다. 위의 연동이 거꾸로 되어 속이 메슥거리고 구토하며 위액분비가 많아진다. 기관지에 분비가 증대되어 담, 가래 섞인 소리가 난다. 경련이 기관지, 식도, 분문부, 위에서 일어나서 괴롭다.

뇌와 자율신경이 흥분되어 망상체, 사상하부, 대뇌변연계를 스트레스가 자극하므로 위장 기능이 떨어진다. 물이 차는 중이염, 난소, 갑상선, 자궁, 유방, 간, 쓸개, 콩팥 등의 조직에 물혹이나 용종 등이 생긴다.

신장 세뇨관에 수분, 나트륨, 칼륨, 칼슘이 재흡수 되어 전체 양이 증가된다. 사구체의 여과압이 떨어져 부종이 온다.

혈액이 소화관이나 조직의 수분을 끌어들이지 못하여 흡수가 안 되므로 혈관수축, 혈관벽 막힘이 온다.

수분이나 조직액이 한쪽에 집중적으로 치우쳐 있어 혈액 중의 수분량이 줄게 되어 순환혈액량이 감소되므로 몸의 상부, 특히 뇌에 혈액공급이 부족하여, 기립성 현훈, 이명이 생긴다.

피부, 근육에 수분이 쌓여 말초모세혈관을 압박하므로 혈액순환장애가 생긴다. 근육에 경련이 온다. 특히, 하지, 안검 경련이 나타난다.

술이건 음식이건 물이건 음료수이건 뭐든 많이 마시고 먹는다. 얼굴에 개기름이 흐르고 거무칙칙하고 탁하다. 눈꺼풀과 얼굴, 손가락이 자주 부어 아침에 일어나면 다른 사람처럼 느껴진다. 흐린 날, 비 오는 날 일기예보하듯이 여기저기 쑤시고 무겁고 아프며 컨디션이 좋지 않다. 축축하고 무더운 장마철을 제일 견디기 힘들어 한다.

음식 독·수분·지방 독소가 잘 쌓여서 생길 수 있는 질병은 다음과 같다.
머리 쪽에선 어지럽고 머리가 꽉 조인 모자를 쓰고 있는 듯하게 묵직하고 건망증, 치매, 간질 등이 발생한다. 눈으로 오면 눈두덩이가 퉁퉁 붓고 눈 밑에 불룩하게 올라오고 얼굴에 기미가 끼인다.
목에선 임파가 부어 콩알만한 것이 손으로 만져지고 갑상선이 커지고 딱딱해진다. 심한 사람은 목에 뭔가 걸려있는 느낌이 있으면서 뱉으면 뭐가 나온다. 쌀알 같은 것도 나오고 가래도 나온다. 폐, 기관지, 인후에 불필요한 수분이나 독소가 쌓이기 시작한다는 표시이기도 하니 빨리 치료하는 것이 암 예방에 좋다.
팔로 오면 종이에 물을 부어서 물이 마르면 자국이 남는 것처럼, 피부에 갈색이나 노란색 같은 반점이나 얼룩이 생기며 흔적이 남는다. 팔에도 지방종이 생겨 볼록하게 올라오는 게 뭔가 알맹이가 있고, 심하면 포도송이처럼 생긴 것도 있어 주렁주렁 매달려 나타나기도 한다.
관절에는 물이 차여 주사기로 자주 빼도 붓고, 지방종은 아닌데 뭔가가 혹 같은 것이 튀어 올라온다. 치료하면 노란 액체 같은 것이 나오면서 없어진다. 특히 팔목에 많이 생긴다. 수술해도 또 생기는데 불순물이 빠져나가지 않고 쌓이는 사람들은 계속 생긴다.
가슴으로 가면 심장 관상동맥정맥 등이 막혀서 협심증, 부정맥, 심근경색 등이 온다. 조직 내에 남는 수분이 고여서 물이 차는데 특히 늑막, 폐, 심장, 흉곽 이런 곳에 물이 찬다.
복부에서는 복수가 생겨서 부풀어 오르고 배가 항상 출렁거린다. 대변이 처음 볼 때는 단단한데 나중에는 무르게 설사처럼 나온다.

정액 상태는 어떻게 되느냐 하면 아주 묽어진다. 여성의 경우 물 같은 냉이 줄줄 나오고 피지 같은 것도 섞여서 나올 수 있다.

다리로 가면 다리가 부어서 왼쪽, 오른쪽이 차이가 많이 날 수 있다. 부었다가 심해지면 가늘어진다. 발목에 물이 찬다.

코끝 색깔이 거무죽죽해서 검은 먼지가 묻은 것 같은 느낌이 들고 코끝이 유난히도 누런 황색을 띠며, 요즘은 애들도 이런 게 많다. 음료수를 엄청 많이 마셔서 생긴다.

얼굴에 기미가 끼이면서 얼굴이 흑색이면 중풍 위험이 상당히 크다고 볼 수 있다. 자신이나 가족이 아무도 모르고 있으면, 위험을 인지하지 못하고 관리를 하지 않으므로 어느 날 갑자기 쓰러질 수 있다. 검은데 이마가 빨갛게 되기 시작하면 뇌출혈 위험성이 상당히 높은 상황이다. 얼굴이 검다는 것은 간 쪽에 지방이 쌓여 있다는 걸 나타낸다. 평상시엔 뚱뚱했는데 갑자기 체중이 한 달 만에 3kg쯤 빠졌다, 아님 갑자기 쪘다, 이런 것처럼 갑작스럽게 체중에 변화가 있는 것이 불필요한 독소가 쌓인 체질이다. 먹는 건 줄었는데 살과 피부색은 그대로인 경우가 이런 체질이다. 거품이 끼어있다고 볼 수 있다. 남아도는 수분이 안에서 받쳐주고 있는 것으로 허울만 좋아 보여 사람들이 얼굴과 풍채가 좋다고 매일 이야기하지만 어느 날 몸이 안 좋아질 수 있는 가능성이 있는 사람이다.

차멀미 심한 사람들, 물만 먹었다 하면 속이 메스껍게 올라오는 경우도 있다.

고기를 많이 먹으면서 찬 음료수를 많이 마시면 지방 분해가 안 되어 독소가 생길 수밖에 없다. 삼겹살을 굽고 설거지할 때 찬 물과 따뜻한 물을 부어 어떻게 되는지 살펴보라. 이게 몸에서 그대로 일어난다. 엉키는 기름 덩어리가 몸 안에 축적되는 독소이다.

감기 등을 잘못 치료해서 조직에 독소를 많이 만드는 경우도 있다. 땀을 낼 때 안 내거나 지나치게 땀을 흘려서 기운을 손상시키거나 감기 걸리고 나서 갈증이 나서 물을 지나치게 마시면 수분이 남아돌면서 몸에 쌓인다. 너무 먹는 걸 좋아해서 잠시도 입을 가만두지 않는 사람들의 경우와 안 먹다가 갑자기 먹을 때 확 먹는 경우도 음식 독이 계속 남게 된다.

위장은 물을 막아주는 둑 역할을 한다. 이 둑이 무너지면 홍수가 범람한다. 일을 너무 많이 하는 사람은 위장이 약해져 수분 처리를 잘 못하고 위장에 물이 쌓이게 된다.

댐에서 물을 많이 보내주는데 수도관에 문제가 생기거나 댐 자체의 정화 시스템에 이상이 있어 수도꼭지를 틀면 뿌연 찌꺼기 같은 것이 나오는 것처럼, 폐기관지 기능이 좋지 못해 길 가면서, 앉아 있으면서, 물 마시면서, 담배 핀 후에 가래를 뱉고 침을 뱉고 한다.

생각을 많이 하면 기가 뭉친다. 기가 뭉쳐서 소심하면서 표현 안 하는 사람들은 술이 들어가서 소통을 시켜줘야 병이 낫는다. 술을 무조건 먹지 마라고 하면 안 되고 술로 문제 생긴 사람들은 못 먹게 해야 하지만 이런 사람들은 먹게 해야 한다.

휴대폰 진동처럼 근육 떨림, 안면경련, 눈꺼풀 떨림, 전신에 벌레가 기어 다니는 느낌이 있다. 침이 많아 흐를 정도이고, 갑자기 말이 잘 안 되는 느낌이 들고, 머리가 안개 낀 것 같이 맑지 않는 치매가 생길 수도 있다. 콜레스테롤 수치가 높아져 고지혈증이 생기고 중풍이 생길 위험이 높다. 갑자기 얼굴이 마비되거나 혀가 뻣뻣해지면서 말 못하거나 팔다리 경련이 일어나서 뻣뻣해지거나 심하면 중풍을 맞는다.

물이나 거품 같은 것을 토하고, 입덧을 하며, 그렁거리는 가래 끓는 소리가 들리고 숨이 가쁘다.

갑자기 어지러워 정신을 차릴 수 없는 메니에르 증후군도 나타나고 몸의 어느 특정 부위만 차갑게 느껴지고, 특히 등줄기 가운데가 손바닥만 하게 얼음이나 떡이 붙어 있는 것처럼 차게 느껴진다.

대변에 코 같은 점액이 섞여 나오고, 먹는 것을 줄이고 운동을 부지런히 해도 비만으로 힘들어 한다.

독소를 생기게 하는 습관에는 다음과 같은 경우가 있다.

- 수시로 물 마시는 것을 즐긴다. 하루에 2리터 이상 꼭 마셔야 된다는 생각에 물통을 들고 다니며 틈나는 대로 마셔댄다.
- 기름기 있는 식사를 많이 하면서 식사 중에 물과 음료수를 자주 마신다.
- 운동이 부족하며
- 스트레스 받으면 먹는 것으로 해결하며 야식을 즐긴다.

자주 체하는 경우에 대하여 알아보자.

체하면 어떤 증상이 올까? 태어날 때 오장육부가 균형 잡힌 평화로운 사람으로 태어나는 사람은 거의 없다. 오장육부도 삶과 마찬가지로 어느 한쪽으로 치우치기 쉽다. 자신이 약하게 타고난 부분은 항상 보충해 줘야 하고 강한 기운은 부드럽게 하는 것이 삶을 평화롭고 건강하게 하는 길이다.

자주 체해서 힘들다면 습관을 꼭 바꿔야 한다. 밥 먹으면서 물 먹는 습관, 먹고 나면 눕는 습관을 바꿔라. 밥 먹을 때 성내고 기분 나쁜 얘기하고 생각 많이 하는 사람들이 잘 체한다. 급하게 먹는 사람도 천천히 먹어야 한다. 자기 용량도 생각 안 하고 먹어대면 과부하 걸린다. 밤늦게 먹는 것도 안 좋다. 위장이 가장 약한 시간이 새벽 1시 30분부터 3시 30분까지다. 야식을 먹으면 가장 안 좋은 시간대이다. 새벽에 뭔가 먹는 것을 오랜 기간 동안 하면 안 좋다. 폭식하고 먹고 싶은 것을 못 참고 밥 먹고 나서 꼭 후식 먹는 사람들은 위장이 음식으로 꽉 차있는데 더 넣으면 좋을 리가 없다.

관성의 법칙 즉, 습관성의 법칙 때문에 체해도 또 먹고 계속 반복한다. 오징어나 쥐포 같은 딱딱한 것도 분해를 못해서 잘 체한다. 배가 찬 사람이 찬 것을 많이 먹으면 체한다. 마른 빵도 체한다. 음식 독을 가장 많이 만드는 달걀도 잘 체한다. 특히 완숙한 달걀을 안 먹는 것이 위장활동에 도움이 된다. 장어회 같은 생선은 뼈가 좀 세서 잘 체한다. 체질에 따라서는 면 종류, 냉장고의 과일, 특히 참외, 수박, 바나나가 가장 잘 체한다. 실온에 10~20분 정도 두었다가 냉기가 사라지고 먹으면 훨씬 덜 체한다.

7 피가 모자라는 체질

혈액은 몸에 필요한 영양을 공급하게 하고 세포 조직을 윤택하게 하는 작용을 한다. 피가 부족해지면 영양물질의 공급과 축적이 되지 않아 몸이 약해진다. 몸 전체나 일부에서 영양부족 상태가 나타나며 내분비계의 조절에 이상이 생기고 혈액순환이 원활하지 못하며 자율신경계나 신경계의 흥분이나 저하가 만들어지기도 한다.

자주 식사를 걸러서 피를 만드는 데 필요한 원자재가 공급되지 않아 혈액의 생성이 부족해진다. 생리량이 평소보다 갑자기 늘어나 출혈에 해당할 정도로 나오거나 생리주기가 짧아져 피의 소모가 많거나 찔끔거리는 것이 2~3주 계속

되거나 한 달에 두 번씩 생리를 하거나 배란기 출혈이 많아도 피가 급격히 모자라진다. 수술이나 출산, 교통사고로 출혈이 많거나 코피를 자주 흘리거나 혈뇨가 계속 되거나 치질로 항문 출혈이 심해도 피가 부족해질 수 있다. 만성질환으로 혈액이 소모되기도 한다.

피부가 거칠고, 노랗고, 가렵고, 비늘비듬이 자주 생긴다. 털이 잘 자라지 않고 난소, 자궁에 영양공급이 좋지 않아, 월경량이 줄어들고 주기가 늦어지고 일정치 않음이 나타난다.

뇌신경이 쉽게 흥분되므로 숙면을 취하지 못하고 자주 깬다.

얼굴과 입술에 핏기가 없어 보이고, 많이 어지러워 앉아 있다가 일어서면 눈앞이 깜깜하고 흔들려 잠시 앉거나 옆에 있는 물건을 잡거나 벽을 짚고 한참 있어야 괜찮아진다. 눈 아래꺼풀도 허옇고, 손톱도 핑크빛으로 예뻤는데 핏기가 없다. 피가 많이 부족하면 눈앞에 뭔가가 어른거리는데, 비문증처럼 날파리가 날아다니는 듯한 모습이 보인다. 손발이 뻣뻣하고 간혹 30대 초반에 조기폐경이 오는 경우가 있다.

불임이 나타나는 경우도 있다. 혈액은 몸의 영양물질이다. 영양물질이 쌓여 있어야 출산이 되는데, 충분한 혈액이 없으면 다음 생명을 위해서 준비된 것이 부족하다고 봐야 한다. 피가 부족해지면 순환장애도 생겨 저리는 증상이 나타나며 땀을 좀 흘리거나 한 끼를 굶으면 어지럼이 심해져서 일상 생활하는데 불편하다. 백혈구 수치도 떨어지고, 혈소판도 감소되어 출혈이 생기면 잘 그치지 않고, 적혈구 생산도 덜 되어 재생 불량성 빈혈도 나타나기도 한다. 한방약 처방으로 백혈구 수치도 짧은 시간에 올라가고 혈소판도 증가되어 출혈이 생기지 않고 적혈구 생산기능이 향상되고 생존기간이 길어서 빈혈이 빨리 없어진다.

8 호르몬·조직액·체액이 부족한 체질

몸이 필요한 체액, 조직액과 분비액이 부족해지고 호르몬의 분비와 생산이 적어지면 체온이 상승하고 몸이 건조해지고 만성 소모성 질환이 오기 쉽고, 염증이 잘 생기고 노화가 빨리 진행된다. 뇌의 흥분성이 높아져 잡생각이 많아 집중이 안 되고, 자주 깨거나 불면증이 생긴다.

기관지나 위 점막에 위축성 염증이 오고 건조가 진행되어 인후가 건조하여 바싹 마른 느낌이 들고, 마른기침이 나고 가슴 쪽이 불편한 느낌이 들고 식도가 타는 듯하다. 피 섞인 가래가 조금씩 나오기도 하고, 호흡기능이 떨어지고 기관지 모세혈관이 약해져 기관지 자극성이 높아져 건조하고 공기가 탁한 환경에 가면 기침 나오고 답답하다.

뇌하수체와 부신 기능이 저하되어 면역력이 떨어진다. 생식기로는 호르몬 생성이 부족하여 정액량이 줄어들고 질 분비물이 적어져 성교 시 통증이 있을 수 있다. 소변이 탈수로 인해 진한 색깔을 보인다. 많이 먹어도 살이 잘 찌지 않고 마른다. 피부, 머리카락, 입안, 목 안이 마르고 안구건조가 잘 생긴다. 얼굴피부에 껍질이 잘 일어나고 허연 비늘 같은 것이 나온다.

집중력이 부족하고 안정감이 없고 묵직하지 못하고 피부가 쭈글쭈글하고 근육이 위축되고 함몰되며 이빨이 많이 빠져 겉늙어 보인다. 수분이 바싹 마르는 느낌이 들고 물을 안 마셔주면 피부가 건조해진다. 물을 두세 병은 연거푸 마셔야 속이 후련해진다.

손톱이 쉽게 부러지고 머리카락이 가늘어지며 입술이 마르고 쉽게 갈라지며 혓바닥에 물기 하나 없는 느낌이 들고, 심해 지면 여름 가뭄으로 논바닥이 갈라지듯이 혓바닥이 갈라져 매운 음식을 먹으면 따갑고 괴롭다. 고함지르고 나면 목이 금세 쉰다.

비 오는 날이나 눈 내리는 겨울, 안개가 자욱하게 낀 날을 좋아해서 이런 날에는 꼭 술 한잔이 생각나서 그냥 지나치지 않고 술잔을 기울이며 낭만을 즐기고 삶을 이야기해야 사는 맛이 나는 체질이다.

체액이나 조직액이 부족하면 나이에 비해서 주름이 많이 가서 겉늙어 보이고 쭈글쭈글하며 얼굴이 초췌하면서 거칠다.

장 쪽으로 부담을 많이 받아 변비가 생기면 변이 염소 똥처럼 알맹이로 뭉쳐 나온다. 얼굴은 위장과 주로 관련이 많다. 얼굴 보고 위 대장에 문제가 있겠다 하는걸 볼 수 있다. 얼굴은 심장이 화려하게 꽃을 잘 피우고 있느냐 아니냐 하는 것도 나타난다. 이때 얼굴은 인상이다. 얼굴이 어둡다고 하면, 심장의 작용이 원활하지 않은, 고민이 있고 삶에 어려움이 있다는 걸 보여주는 거다. 조직액이 부족하면 골다공증처럼 뼈가 비고, 젊은데 목을 돌리거나 허리를 비틀거나 앉아 있다가 일어나면 뼈 사이에 소리가 나서 두둑거린다.

세포를 이루는 것은 주로 단백질이다. 정액을 분석해보면 단백질 몇 그램으로 이루어져 있다. 자주 성관계를 하는 것은 몸에 지장을 준다. 정액은 우리 몸의 중요 호르몬이다. 자기 힘에 과할 정도로 섹스를 많이 하면 살이 빠진다. 세포 단위가 줄어드는 것이다. 섹스를 해서 단백질이 빠지고 세포를 만들 수 있는 기본 물질이 부족해지는 것이다. 자신의 몸 상태를 알아서 정액이 충실한지 아닌지 알고, 섹스를 얼마나 해야 할지 결정하는 것이 현명하다. 20대 신혼부부가 주 3회 성관계를 하는데 남자가 정액이 부족한 증상이 나타나 머리가 갑자기 텅 빈 것 같고 어지럽고 귀가 윙하는 게 잘 안 들리고 다리에 힘이 없었다. 이 사람은 사정을 많이 하면 안 된다. 부부 관계는 하되 사정은 가급적 하지 말아야 몸에 탈이 없다. 임신과 관계될 때에만 사정을 하고 정액을 보존하는 것이 건강유지의 비결이다. 계속 사정하면 머리에 새치가 많이 생기고 건망증이 갑자기 오고 집중력이 떨어지고 체력이 약해지고 허리가 자주 아프며 다리가 약해진다.

   정액을 잘 간직해야 한다. 이것이 내 몸을 지탱해 주는 중요한 역할을 하니까 자위행위도 줄여야 한다. 정액이 부족한 사람은 장수하려면 자주 사정해선 안 된다. 금욕하긴 힘들다. 그러니까 절욕해야 한다. 조절을 잘 해서 정액을 보존, 저장하면 장수를 만든다. 정액을 잘 간직한 사람은 오랫동안 치매에 안 걸리고, 기억력이 뛰어나고, 총명하다.

   뇌하수체나 부신피질 흥분이 저하되어서 호르몬의 이상이 오고, 당 분해율이 떨어지는 등 전신의 기능이 떨어지는 증상이 생긴다. 소변에 정액이 섞여 나오기도 한다. 정신이 총명함을 잃어서 의지가 박약하다. 간혹 사춘기 때 자위를 많이 해서 정이 많이 고갈되면 이명이 들린다. 머리가 텅 빈듯하여 맑지가 않다. 허리와 다리가 힘이 없고 다리가 휘청거리고 시큰거려서 잠도 못자고 심한 사람은 종아리부터 아킬레스건과 발바닥까지도 쑤신다. 이빨이 흔들린다. 호르몬이 부족해서 난자나 정자의 성숙도가 떨어지는 경우가 많다. 탈모가 생긴다.

   오후가 되면 광대뼈 부분이 빨갛게 열이 올라오고 자면서 식은땀이 많이 나고 소변의 양이 적고 진하고 붉으며 뼈에서 후끈하게 열이 난다. 혀는 빨가면서 태가 약간 있거나 거의 없고 대뇌피질이나 교감신경이 항진되고 뇌의 전엽 활동이 항진되며 갑상선 기능이 항진된다.

   몸에 열을 발생하는 것이 증가하여 후끈거리고 얼굴이나 등, 발바닥이 화끈거리기도 한다.

   근육량이 줄어들어 갑자기 살이 홀쭉하게 빠지기도 한다.

체질별 체크리스트

1. 기운이 부족한 체질

1) 몸살을 자주 한다.
2) 피로감을 쉽게 느낀다.
3) 약간의 수면 부족에도 컨디션이 좋지 않다.
4) 평소 활동량을 넘으면 짜증이 나고 지친다.
5) 감기에 쉽게 걸리고 잘 낫지 않는다.
6) 팔, 다리에 힘이 빠지는 느낌이 자주 든다.
7) 성관계가 부담스러워진다.
8) 식곤증이 온다.
9) 식은땀이 많이 난다.
10) 움직이기 귀찮다.
11) 아랫배에 힘이 들어가지 않아 허리를 쿠션이나 벽에 기대어야 편하다.
12) 말소리가 약해진다.
13) 소변줄기가 가늘어진다.
14) 혀가 부어서 입안에 꽉차는 느낌 있고 혀 옆쪽에 이빨자국이 남는다.

2. 스트레스를 잘 받는 체질

1) 감정이 격해지고 불평불만을 토로하는 횟수가 많아진다.
2) 우울하고 고민이 많다.
3) 인상을 자주 쓰고 미간에 팔자 주름이 생겼다.
4) 신경 쓰면 생리통이 생기고, 생리가 시원하게 안 빠지는 느낌이 있다.

· 증상이 2개 이상 있으면 이 체질로 볼 수 있다.

5) 머리가 자주 터질 듯이 아프다.
6) 편두통이 있다.
7) 가스가 많이 찬다.
8) 목에 걸린 듯한 느낌이 있다.
9) 가슴이 답답하다.
10) 한숨을 자주 쉰다.

3. 피가 탁한 체질

1) 거미 모양의 실핏줄이 얼굴, 목 뒤, 옆구리, 팔다리에 나타난다.
2) 손톱 색깔이 검어진다.
3) 관절이 쑤시고 아프다.
4) 생리가 검고 덩어리가 많아진다.
5) 생리통이 심하여 진통제도 효과가 없다.
6) 간수치가 간혹 높게 나온다.
7) 손발이 저리고 굳어지는 순환 장애가 있다.
8) 혀에 검은 반점이 생긴다.
9) 대상포진 후 통증이 계속 남아있다.
10) 지루성 피부염, 건선, 아토피, 여드름이 반복된다.
11) 수술 부위가 몇 년이 지나도 계속 아프다.
12) 교통사고 후유증으로 통증이 있다.
13) 손발, 배 부분에 정맥혈관이 많이 드러난다.
14) 뇌동맥류, 정맥류로 수술 받은 적이 있다.

체질별 체크리스트

4. 몸이 찬 체질

1) 추위를 많이 탄다.
2) 몸이 추우면 바로 감기에 걸린다.
3) 찬 것 먹으면 체하거나 장염에 걸린다.
4) 찬 음식을 좋아하지 않는다.
5) 추위에 노출되면 시리고 파랗게 된다.
6) 추위에 노출되면 몸이 오그라들면서 아프다.
7) 물 마시는 것을 싫어한다.
8) 냉습이 있다.
9) 겨울이 되면 소변횟수가 늘어난다.
10) 추우면 혈액순환이 안되어 저리거나 마비감이 온다.
11) 한랭 알레르기가 있다.
12) 동상에 걸린다.

5. 열이 많은 체질

1) 눈에 충혈이 자주온다.
2) 얼굴이 붉어 술을 즐기는 것으로 자주 오해를 받는다.
3) 안정감과 절제력이 떨어져 가만있지 못한다.
4) 화를 잘 낸다.
5) 더운 곳을 싫어한다.
6) 뜨거운 음식을 좋아하지 않는다.

· 증상이 2개 이상 있으면 이 체질로 볼 수 있다.

7) 겨울에도 냉수와 아이스커피를 좋아한다.
8) 겨울에도 실내 난방을 하지 않는다.
9) 더위에 약하다.
10) 매운 것 먹거나 식사할 때 땀이 줄줄 흘러 내린다.
11) 머리와 얼굴이 열이 자주 올라 화끈거린다.
12) 햇빛 알레르기가 있다.

6. 잘 체하거나 음식 독, 수분, 지방 독소가 잘 쌓이는 체질

1) 잘 체한다.
2) 속이 메슥거리고 간혹 구토할려고 한다.
3) 배에서 꼬르륵 소리가 난다.
4) 고지혈증이 있다.
5) 지방간과 지방종이 있다.
6) 가래를 자주 뱉는다.
7) 물혹, 용종이 자주 생긴다.
8) 근육 경련이 자주 온다.
9) 자주 붓는다.
10) 흐린 날, 비 오는 날은 몸이 무겁다.
11) 머리가 모자 쓰고 있는 듯 묵직하다.
12) 기미가 끼인다.
13) 눈 밑에 와잠 부분이 불룩하게 올라온다.
14) 관절에 물이 찬다.

성격에 따른 행동으로 인한 체질

체질별 체크리스트

15) 체중 변화가 심하다.
16) 멀미를 자주 한다.
17) 피부에 갈색반점이 생긴다.
18) 냉이 물처럼 나온다.

7. 피가 모자라는 체질

1) 생리량이 갑자기 줄어든다.
2) 생리가 갈수록 늦어진다.
3) 조기 폐경이 온다.
4) 어지럽다.
5) 피부가 거칠어진다.
6) 비문증(눈에 파리가 날아다니는 듯함)이 있다.
7) 손톱이 핏기가 없고, 반달모양이 줄어든다.
8) 얼굴에 핏기가 없이 창백해 보인다.
9) 철 결핍성 빈혈이 있다.

8. 호르몬, 조직액, 체액이 부족한 체질

1) 몸이 건조해져 껍질이 잘 일어나고 허연 비늘같은 것이 나온다.
2) 집중력이 떨어진다.
3) 목이 마른다.
4) 마른 기침이 계속 나온다.

· 증상이 2개 이상 있으면 이 체질로 볼 수 있다.

5) 정액량이 줄어든다.
6) 질 분비물이 적어진다.
7) 안구 건조가 있다.
8) 주름이 많이 생긴다.
9) 머리카락이 가늘어 진다.
10) 입술과 혓바닥이 자주 갈라진다.
11) 변비가 있어 염소똥 같이 나온다.
12) 관절에 소리가 많이 난다.
13) 무리하면 이명이 온다.
14) 근육량이 갑자기 줄어든다.

성격에 따른 행동으로 인한 체질 〉〉〉

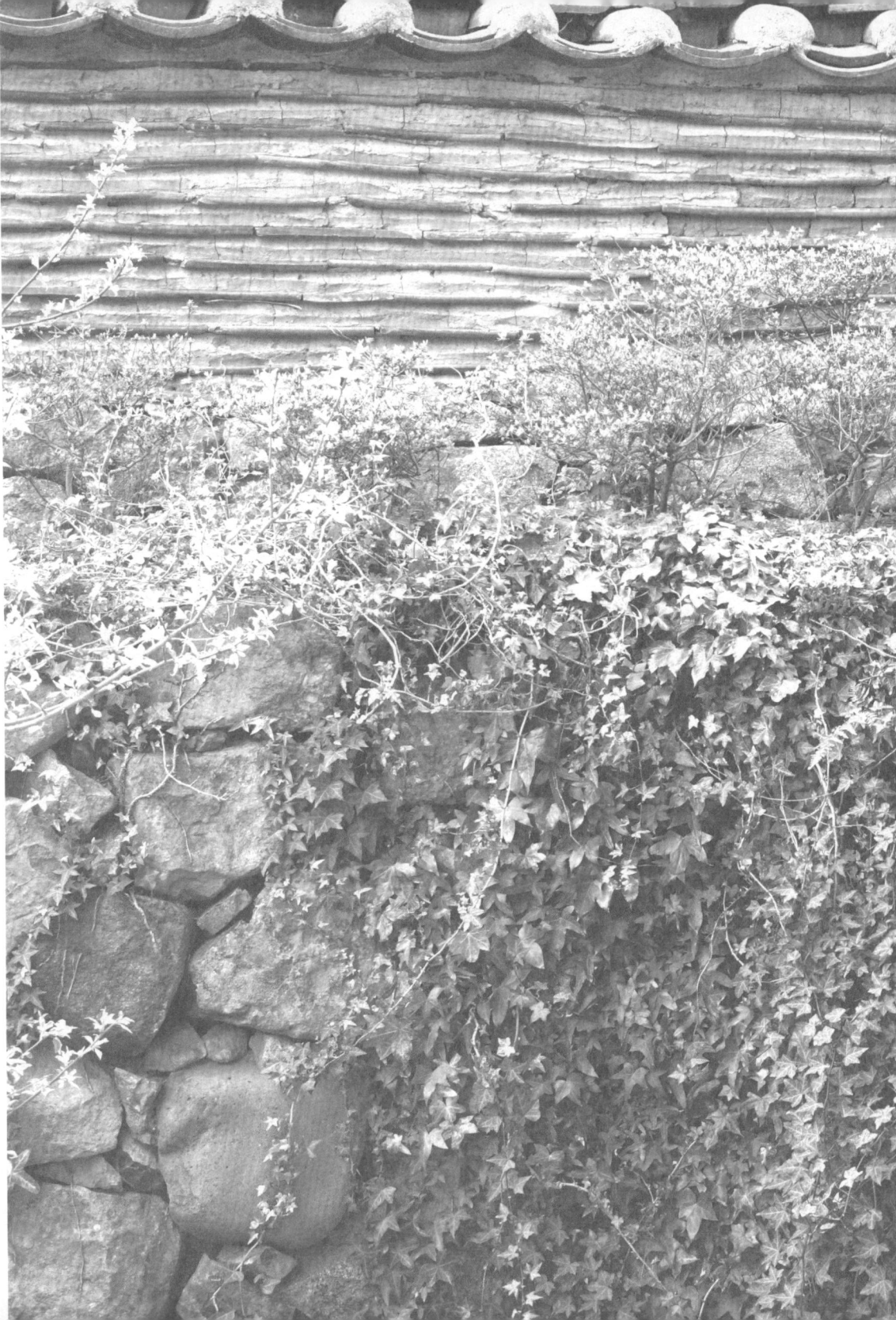

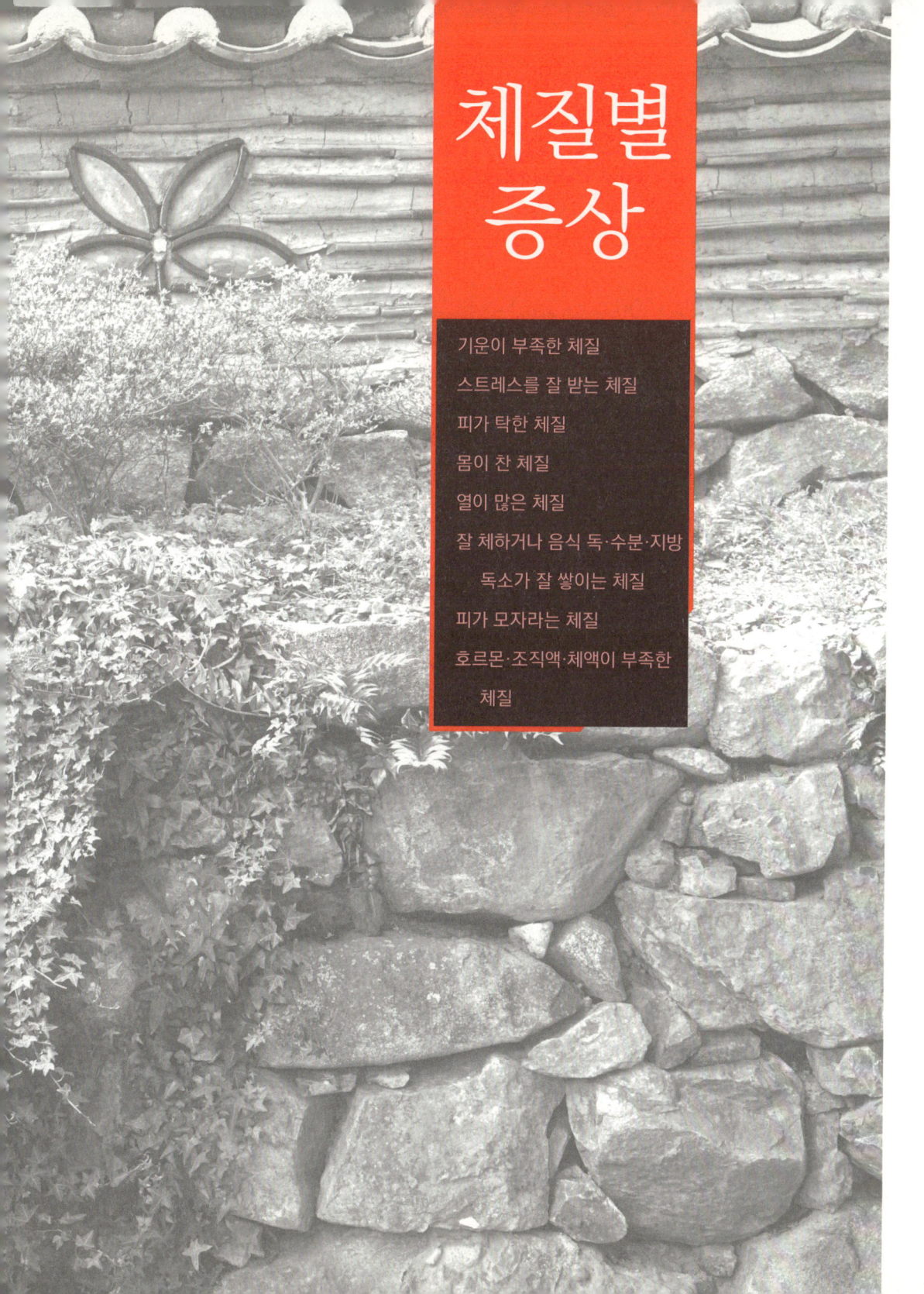

체질별 증상

기운이 부족한 체질
스트레스를 잘 받는 체질
피가 탁한 체질
몸이 찬 체질
열이 많은 체질
잘 체하거나 음식 독·수분·지방 독소가 잘 쌓이는 체질
피가 모자라는 체질
호르몬·조직액·체액이 부족한 체질

체질별 증상

기운이 부족한 체질

• 만성피로, 일에 대한 부담을 느낌, 잦은 하품 • 무력감, 활동력 떨어짐 • 집중력 저하, 끈기 부족 • 식은땀 • 근육 인대가 약하여 잘 삔다. • 잦은 감기, 면역력 저하 • 이명, 난청 • 식욕부진 • 다리 힘 없음, 아랫배 힘 없음 • 허리가 앉아 있어도 굽어짐 • 정력 떨어짐 • 술 해독 안됨 • 신우신염 • 자궁출혈 • 습관성 유산 • 술, 음식 등에 대한 해독기능 저하 • 어린이 발육 저하 • 만성 설사 • 탈항, 자궁 하수, 내장 하수

피로를 푸는데 필요한 진정한 휴가에 대해서 알아보자

열심히 생업에 전념하다가 얻는 며칠간의 휴가는 정말 값지다. 일에 대한 부담과 찌들려 있는 마음을 활짝 펴주고 풀어줄 수 있으니 참 좋다. 평소 가보고 싶은 곳도 갈 수 있고, 만나고 싶은 사람들도 가벼운 마음으로 볼 수 있으니까.

물론 가족들이 너그럽게 이해해줘야 가능한 일이지만 아무것도 하지 않고 방안에서 뒹굴뒹굴하면서 푹 쉴 수 있는 자유도 있다.

목표 달성과 성과 위주로 삶을 살아가는 사람들에게는 바쁜 일상 속에 아무것도 하지 않고 쉰다는 것이 괴로울 수 있다. 할 일이 태산같이 밀려 있는데, 억지 휴가니 마음이 즐겁지 못하다. 휴가중에도 내내 일 생각에 머리가 복잡한데, 사정을 알 리 없는 가족들은 이것저것 요구가 많다. 지친 몸과 마음을 놓아야 충전이 될텐데 일벌레에게는 휴식도 스트레스다.

휴가란 휴식과 여가를 줄인 말이다. 몸과 마음은 쉬고, 평소 하고 싶어 했던 일들을 할 수 있는 여가가 있는 넉넉한 시간이다. 몸을 많이 쓰는 사람들은 몸을 쉬어 주는게 휴식이고 신경을 곤두 세우고 스트레스 많이 받는 사람들은 뜨거워진 머리를 쉬게 하고, 복잡한 마음을 가볍게 하는 것이 휴식이다.

몸이란 참 정밀해서 버틸 수 있는 한계치가 있다. 의지가 굳고 성실한 사람일수록 쉬고 놀 줄 모른다. 어느 정도 몸에서 신호를 보낼 때 알아차리고 일을 조절할 줄 알아야 현명한 사람이다. 신호를 무시해 버리면 고통과 병으로 억지로 쉬게 만든다. 그리해야 생명을 유지할 수 있다.

여러분은 쉬엄쉬엄 쉬어가면서 열심히 살겠는가?

굵고 짧게 살다가 고통과 병으로 힘들게 살겠는가?

자신이 가진 에너지 그릇과 충전된 상태, 건강 관리에 맞추어 최대한 역량을 발휘하고, 최선의 선택을 하면서 사는게 현명한 사람이다.

생긴 체격이 다르고 자라온 환경이 차이 나고, 생각이 달라 똑같은 작업환경이라도 사람마다 받아들이는 마음상태와 체력 소모량이 다양하게 나타난다.

내 몸에 맞게 할 수 있는 상황이 아니라서, 스스로 노력해서 자신의 환경에 적응하면서 살아가야 하는게 당연한 이치다.

머리를 많이 쓰는 사람들은 휴가 기간 중에 북적거리지 않는 조용한 숲속 길을 걸으면서 세상살이에 뾰족해지고 굽어지고 흐트러진 내 마음을 추스르는 것이 좋으리라.

몸을 혹사하는 사람들은 푹 쉬면서 충분한 영양 보충을 하고, 좋은 책들을 읽고 다양하고 폭 넓은 생각의 틀을 만들고, 그간 못 살폈던 가족들의 세세한 마음을 헤아려 주는 것이 좋으리라.

휴가를 통해서 '내가 그동안 인간관계, 일처리 방식, 건강 관리, 가족 관계, 세상을 보는 기본 생각들에 있어서 지나치거나 부족함이 없나'를 헤아려 보는 것도 삶의 큰 의미가 있으리라. 재능과 지혜와 힘으로 평소 돌보지 못했던 주위 이웃이나 어려운 사람들과 마음을 나누는 것도 보람된 휴가다.

휴가의 휴(休)는 내가 평소 몸담고 매일 매일 열심히 몸 움직여 생활하는 일터(人+本: 休)에서 소중한 본업(本)을 잠시 제쳐두고(一) 나무처럼(木) 고요하게 햇빛과 바람과 땅을 느끼며 뿌리를 잘 내렸는지, 가지는 잘 뻗었는지, 지나친 욕심으로 뿌리와 큰 줄기가 감당하기 힘든 가지를 많이 만들었는지, 위로 올라만 가느라 주위는 제대로 살펴보지 못했는지, 성과를 많이 낼려고 열매를 주렁주렁 많이 매달았는지를 보는 것이다. 무조건 달리기만 하면 좋겠지만, 엔진이 과열되면 한순간에 어려움이 닥친다. 일과 휴식, 여가의 적절한 조화는 주위의 현명한 사람들의 조언이 가장 좋은 약이다. 급히 가려면 주위와 자신도 상하고, 쉴 때 쉬면서 인생이라는 장거리를 달리면 하하 웃으면서 농담할 여유와 주위 사람들의 마음도 헤아려 줄 수 있는 행복한 삶이 된다.

허약한 어린이에 대한 구체적인 증상과 케어하는 것에 대해서 알아보자

사람은 누구나 태어나면서부터 오장육부 중의 어느 일부분의 장기가 허약하게 타고나서 병이 오면 허약하게 타고난 장기 쪽으로 증상이 나타난다.

똑같은 비바람을 맞아도 열만 나거나 머리만 아프다가 낫는 사람이 있는가 하면 심한 열과 구토, 설사, 기침, 천식 등이 생기는 차이가 있다. 본래 타고난 면역력과 장기의 허약 정도에 의하여 달리 반응하기 때문이다.

허약한 어린이는 소화기 허약증, 호흡기 허약증, 정신신경계 허약증, 비뇨생식기 허약증, 운동신경계 허약증, 피부면역 허약증 등으로 나눈다.

소화기 허약증은 우유나 밥을 잘 먹지 않고 특정 음식에 대한 좋고 싫음이 분명하여 편식이 심하며, 소화가 잘 안되어서 자주 체하고 배가 아프다고 호소를 한다. 밥이나 물, 음료수를 먹은 후에 배에서 꾸룩꾸룩 하는 소리가 자주 들리며, 자주 토하거나 헛구역질을 한다. 설사나 변비를 자주 하며 밥은 좀처럼 먹어도 살이 찌지 않는다.

호흡기 허약증은 조금만 찬 바람을 쐬거나 찬 것을 먹거나 차게 자면 쉽게 감기에 걸리고, 한번 감기에 걸리면 치료되는데 1~2개월 이상이 걸리며 기침, 콧물증상을 며칠간 보이다가 바로 목에서 그렁그렁 거리는 소리가 나면서 호흡이 가빠지며, 편도선염이나 인후염을 자주 나타내며 바로 기관지염이나 폐렴으로 나타나는 경우도 있다.

한의학에서는 몸의 면역기능이 왕성하면 병이 침범하지 않는다고 하여 면역기능을 보강하는 방법들이 수천 년의 역사에 걸쳐서 연구, 응용, 보완, 발전되어 허약한 어린이의 치료에 탁월한 효과를 발휘하고 있다.

조선시대 실학의 선구자이며 『목민심서』 등의 저술로 유명하신 다산 정약용 선생께서도 한의학에 조예가 깊어 소아과에 대한 처방론을 저술하여 허약한 어린이에 대한 치료 방법을 제시하여 많은 도움이 되고 있다.

소화기 허약증은 한약처방으로 주로 비위(위장 기능) 장기를 도와주어 소화기능을 촉진시켜서 밥을 많이 먹게 해주며, 체하지 않게 해준다. 이런 경우는 콜라, 사이다, 사탕, 과자, 아이스크림 등의 차고 단 음식의 섭취를 줄여야만 위장 기능이 보강되며, 바나나, 감, 돼지고기나 닭고기, 밀가루 음식 등의 소화에 지장을 주는 음식을 줄이는 것이 좋다. 위장 기능이 좋아지면 차후 섭취량을 늘리는 것이 현명한 방법이다. 한 번 먹을 음식량을 두세 번으로 나누어 소화흡수에 무리를 주지 않아야 하며 과식이나 폭식은 꼭 피해야 한다. 밥은 약간 물기가 있게 촉촉한 밥을 먹게 하며 손발이 자주 찬 어린이는 우유가 맞지 않음으로 두유로 바꾸어 먹이는 것이 좋다.

운동신경계 허약증은 길을 걷다가 넘어져 팔이나 다리를 자주 삐고 조금만 걸어도 다리가 아파서 걷기가 힘들다고 호소한다. 팔다리에 자주 쥐가 나며, 밤에 자면서 무의식적으로 다리를 흔들듯이 움직이기도 한다. 달리기를 잘 못하며, 살이 무르고 연약하며, 많이 뛰어 놀고 난 후에는 무릎이나 다리가 아프다고 호소하는 성장통이 있다. 성장통은 나이에 맞게 체격이 형성되려고 하는데 이에 필요한 에너지와 영양분이 충분히 공급되지 않아서 발생하며 한약처방으로 아주 잘 치료된다.

피부, 면역 허약증은 태어나면서부터 피부표면이 거칠어서 겨울에는 입술이 갈라지거나 손, 발바닥이 갈라지며, 피부를 손톱으로 긁거나 약간의 접촉에도 빨갛게 줄이 일어나면서 가렵거나 아프다. 태열이 없어지지 않아 피부에서 진물이 생기거나 허옇게 가루 같은 것이 일어나거나 빨갛게 피부에 반점 같은 것이 생겨서 가려워서 잠을 못 잘 정도로 심하게 고통을 받는다. 이런 체질들은 흔히 아토피체질이라고 한다. 이런 체질을 개선하는 데 한약처방이 좋은 효과를 나타낸다. 면역기능이 허약하여 식은땀을 많이 흘리고, 감기에 걸리면 편도선이 붓고 중이염이 생기고, 임파선염이 생겨 목에 콩알만한 것들이 만져지기도 한다.

비뇨생식계 허약증이 있는, 특히 밤에 오줌을 싸는 어린이는 어릴 때 빨리 치료를 해야 열등감, 대인공포증, 불안감, 자신감 상실, 심리적 위축이 발생하지 않는다. 여러 해 동안 매일 저녁에 실수를 하는 어린이도 자신감을 길러주는 정신요법과 한약으로 치료가 가능하다. 마즙이나 오미자차, 연뿌리 같은 것을 자주 먹으면 기능 개선에 도움 된다. 운동신경계 허약증은 태권도, 걷기, 수영, 등산, 달리기 등의 적당한 운동이 필요하며, 기운을 돋우고 근육, 신경을 보강하는 한약치료를 하면 허약증이 없어진다. 피부, 면역허약증은 자주 목욕을 시켜주고 냉수와 온수욕을 교대로 하는 것도 피부강화에 아주 좋다. 면역기능을 높이기 위해서는 인스턴트식품을 먹이지 말고 밥에 현미, 보리, 콩을 섞어서 먹이고, 아이스크림, 음료수의 섭취를 제한하는 것이 좋겠다. 어린이는 생기발랄해야 하므로 기분을 상하게 하고 상처될 만한 말과 행동을 부모들은 삼가야 하고, 무한한 사랑을 베품과 동시에 무분별한 사랑을 절제할 줄 아는 마음이 있어야 몸과 마음이 건강한 사람으로 자랄 수 있다.

면역기능을 보강하는 데 있어서 한약은 아주 중요한 역할을 한다. 예를 들면 밥을 먹지 않는 어린이가 한약을 먹은 후 밥을 잘 먹고, 감기를 늘 달고 지내는 어린이가 거의 감기에 걸리지 않으며, 조금만 걸어도 걷기 싫은 어린이가 잘 걸으며, 감기가 걸리면 중이염, 편도선염이 걸리던 어린이가 큰 이상 없이 지낼 수 있게 된다. 한의학은 21세기의 인류에게 있어서 면역기능을 가장 빠른 시간에 회복시켜 주는 최고의 면역의학이 될 것으로 믿는다.

아이를 키우는 부모 입장에서는 키가 큰 관심사다. 내 아이가 또래보다 작거나, 아이들 안에서도 키가 작다는 이유로 무시당하면 속상하기도 하다. 사람마다 성장시기가 다르다. 초등학교 저학년 때부터 쑥쑥 자라는 경우도 있고, 고학년에 가서야 1년에 10cm 이상 눈에 띄게 크기도 한다. 초등학교 때는 작은 키로 부모를 걱정시켰다가, 사춘기인 중학교에 가서 훤칠하게 성장하기도 한다. 고등학생이 되어 갑자기 많이 자라는 경우도 흔하다.

성장판 검사를 해서 어느 정도 성장할 것인가를 예측하기도 하는데, 거의 다 자랐다는 이야기를 듣고는 내내 우울해 하는 경우도 있다. 예측은 언제나 미래에 대한 확실한 결정이 아니라, 다만 그럴 것이라는 것에 불과하다. 성장판이 열리고 닫히는 것은 매번 달라진다. 닫혀 있다가도 열리기도 하고, 조금 열려 있다가 많이 확장되기도 한다. 계속 꾸준히 크기도 하지만, 성장에너지를 모았다가 2~3년마다 한 번씩 쑥쑥 자라는 경우도 많다. 작년에 8cm 정도 컸는데, 올해는 1cm 정도밖에 성장이 안 되면 '여기서 멈춰버리면 어떡해하지?' 하는 불안감이 생기는 것은 당연하다. 자연 속에서 나무들이 성장하는 것을 보면 쉽게 이해가 간다. 몇 년 동안 거의 그대로였는데, 올해에는 갑자기 아주 많이 자라는 경우를 볼 수 있다.

성장은 부모 유전자와 큰 관계가 없다. 키가 작은 부모는 '나를 닮아 키가 안 크면 어쩌나' 하고 걱정이 많을 것이다. 그러나 다행히도 후천적인 음식습관, 운동, 스트레스, 수면 등으로 키가 결정되니, 현명하게 나름대로의 내 아이 맞춤 성장 프로그램을 만들어 관리해 주는 것이 중요하다.

평소의 체력 상태를 체크해서 피로를 많이 느낀다면 기초체력을 올리기 위해 먹는 것을 잘 챙겨 먹도록 해야 한다. 과자, 음료수, 아이스크림, 라면 등을 줄여야 한다. 식욕을 떨어뜨려 밥 먹는 양이 줄게 되니 성장 에너지가 만들어지는 양이 적어진다. 편식을 하면 성장에 필요한 필수 영양분이 부족하게 된다. 고기를 잘 안 먹는 사람은 단백질이 부족하여 성장도 덜 되고, 지구력이 떨어진다. 닭, 돼지, 소, 오리 중에 맛있어 하는 것을 골라 자주 먹어야 한다. 그러나 고기를 지나치게 많이 먹어, 키는 안 크고 배만 튀어나와 비만이 되는 경우도 흔하므로 주의해야 한다.

채소 섭취를 늘려 옆으로의 팽창을 줄이고 위로 자랄 수 있게 균형을 맞춰야 한다. 밥도 흰 쌀만 먹지 말고 검은 쌀, 찹쌀, 현미, 콩, 보리 등의 잡곡을 섞어 먹어야 훨씬 도움이 된다. 우유를 많이 먹으면 칼슘이 섭취되어 성장에 도움이 된다. 몸이 야위고 땀이 많으며, 눈은 쉽게 충혈되고 얼굴이 붉고, 입이 많이 마르며 피부가 건조하고 변비가 있는 청소년은 우유가 성장에 큰 도움이 된다. 살찌고, 장이 차가워 찬 음식 먹으면 배가 아프면서 설사를 하고 뱃속에서 물소리가 자주 나며 몸이 잘 붓는 경우는 우유가 좋지 않다. 우유 대신 두유나 요구르트를 마시는 게 맞다.

위장 기능이 약해서 밥 먹는 양이 적고, 밥 한 숟가락을 몇 분 동안 입에 머금고 있어 한 그릇 먹이는데 애써야 하는 경우는 줄넘기나 빨리 걷기, 체조를 가볍게 하여 식욕을 좋게 하는 것이 중요하다.

성장 호르몬은 저녁 9시에서부터 새벽 1시 사이에 가장 많이 분비되므로, 이 시간에 자야 성장에 도움이 된다. 초등학생은 9시 30분에서 10시 30분 사이에 자는 게 좋고, 중학생은 10시~11시 30분 정도에는 자야 호르몬 분비를 촉진시킬 수 있다. 성장이 필요한 고등학생은 11시~12시 30분 정도에는 잠자리에 든 뒤 일찍 일어나서 아침식사를 제대로 하는 것이 체력유지 뿐만 아니라 성장력을 최대한 올릴 수 있다. 밤늦게까지 공부하느라 지치는 학생들도 빠른 체력보충을 위해 영양가가 높은 음식을 챙겨 먹어야 한다.

성장기에 있는 청소년은 마음이 활달하고 밝아야 성장이 빨리 된다. 꾸중을 많이 듣거나, 어둡고 부정적인 생각이 자주 들면 의기소침해져 위축되므로 성장에 좋지 않다. 자신이 인정받고 존중받는다는 생각이 들도록 따뜻한 말과 다정한 배려가 필요하다. 햇볕을 봐야 나무가 잘 자라듯이 밝음과 따뜻함이 담긴 사랑을 듬뿍줘야 한다.

주말에는 가족과 함께 가벼운 산책, 등산, 운동을 하면 쌓인 스트레스도 풀리고 마음도 나누어 정도 돈독해지며, 성장에 도움까지 되니, 일석삼조 이상의 일석오조 정도는 되지 않을까?

외모에 많이 신경 쓰는 사춘기라 약간 살쪄 있다고 다이어트를 하는 경우가 많다. 섭취한 영양소들이 키가 크는데 필요한 에너지로 쓰일 수 있도록 운동으로 체중조절을 해야지, 무리하게 굶으면 집중력, 기억력이 떨어지고 성장 호르몬 분비에도 좋지 않은 영향을 미친다. 피로를 쉽게 느끼고, 빈혈이 생기며 여학생들은 생리 이상이 나타나고, 피부가 거칠어지며, 무릎, 다리, 발목이 아파 잠을 못자는 경우가 있다. 검사상 아무 이상이 없지만, 밤마다 주물러 달라는 아이의 불편함은 한약으로 쉽게 없어진다. 성장기에 키가 너무 안 자라 고민인 경우 또한 한약이 큰 도움이 될 것이다.

더불어 독서와 세상사에 대한 안목을 길러주는 부모와의 정겨운 주말 저녁 식사는 신체적 성장에 걸맞게 정신적으로도 성장시켜 안팎이 꽉 찬 사람으로 자라는 데 가장 큰 거름이 될 것이다.

원래 몸이 허약한 사람의 체질을 바꾸는 방법에 대해서 알아보자

우리가 몸이 많이 허약해져서 쉽게 피로를 느끼고 일상생활에 힘이 들고, 나른해서 움직이기가 귀찮고 어지럽고, 몸이 무거워서 천근만근 같이 느껴질 때 허약해진 몸을 도와주기 위해서 쓰는 것이 보약이다.

보약으로 몸을 도와주는 것은 병에 대한 면역력를 키워서 미리 병이 오는 것을 막아주는 데 가장 효과적이다. **짧은 시간에 고농축 에너지와 영양물질을 공급해 주는 최선의 선택이라고 할 수 있다.** 업무를 원활히 할 수 있도록 에너지를 보충해 주며, 호르몬이 부족한 사람에게는 호르몬이 만들어 질 수 있는 환경을 만들어 준다. 피가 부족한 사람에게는 피가 많이 생길 수 있게 도와주며, 추위를 많이 느끼는 사람에게는 열이 많이 발생되도록 해주어 추위를 이길 수 있게 해준다. 봄, 여름, 가을, 겨울 등의 환절기에 쉽게 몸에 고장이 나는 사람에게는 기온의 갑작스런 변화에 쉽게 적응할 수 있는 힘을 도와준다. 여름을 많이 타는 사람은 체력을 도와서 쉽게 견딜 수 있게 해주며, 땀을 많이 흘리는 사람은 땀구멍을 조절하여 땀이 적게 나게 하는 것 등 여러 가지 작용이 있다.

육체노동을 많이 하는 사람은 몸의 물질적인 부분을 많이 도와야 하고, 정신노동을 주로 하는 사람은 뇌의 피로를 풀어 주는 에너지를 공급해 주는 것이 필요하다. 육체노동을 많이 하는 사람은 돼지, 닭, 소고기 등의 육고기로 몸을 돕는 것이 좋고, 정신노동을 주로 하는 사람은 육고기와 뼈를 고아서 만든 곰탕, 과일 주스, 벌꿀 등의 맑은 기운을 가진 것을 먹으면 좋다.

1. 간이 약한 사람은 주로 쉽게 피곤함을 느끼고 눈이 자주 침침하며 팔다리에 쥐가 자주 나므로 구기자, 모과, 매실차 등이 좋다.

2. 심장이 약한 사람은 아무 일도 아닌데 깜짝 놀라서 가슴이 심하게 두근거리고 잠이 잘 오지 않고 얼굴색이 창백하며 순환장애가 있으므로 백복신, 잣, 수삼 등이 도움된다.

3. 위, 장의 소화기능이 약한 사람은 식욕이 별로 없어 체중이 쉽게 빠지고, 자주 체하며 항상 배가 더부룩하여 소화가 잘 안되고, 토하거나 트림을 많이 하고, 설사나 변비가 되며 배에서 물소리가 나고, 식곤증이 오고, 방귀를 자주 뀌며, 입안이나 입술이 자주 헐어 음식을 먹는데 지장이 있는데 마차, 유자차, 매실차, 백출차, 인삼차 등이 효과적이다.

4. 폐가 약한 사람은 숨이 쉽게 차고 땀을 많이 흘리고, 자주 감기에 걸려서 기침, 가래 등이 많이 생기는데 더덕차, 황기차, 도라지차 등이 좋다.

5. 신장이 약한 사람은 자주 몸이 붓고 소변이 힘없이 나오고 허리가 자주 아프고, 성관계 후에 심하게 피로한데 산수유, 두충차, 겨우살이차가 좋다.

녹용, 인삼, 홍삼 등의 보약이나 몸에 좋다는 영양제도 자신에게 필요한지 않은지를 전문가와 상의 후 먹는 것이 좋다. 지나친 것은 부족한 것보다 오히려 못하다. 쓰이지 않고 축적되면 독으로 작용할 수 있다. 보약이나 영양제에 의존하는 것보다는 적당하게 몸을 움직여서 소모되지 못한 영양분을 활성화시켜주고, 욕심을 적게 하여 늘 감사하고 주어진 환경에 만족하면서 가벼운 목욕과 휴식과 상쾌한 리듬의 음악으로 피로를 푸는 것이 지혜롭다고 할 수 있다. 몸과 마음이 심하게 피곤함을 느껴서 일과 가정생활에 지장이 있으면 체질과 증상에 따라 전문 한의사의 정확한 진찰과 처방으로 부족해진 몸을 보충하면 된다.

알레르기 비염

코는 외부 공기를 받아들이고 내뿜어 산소 공급과 이산화탄소 배출을 하는 중요한 기관이다. 외부의 찬 공기를 따뜻하게 해주고, 습도를 조절해 주고, 불순물, 탁한 공기, 세균을 정화해 주는 여과 장치 역할을 한다. 알레르기 비염의 증상은 꽃가루 계절이 시작되거나 환절기가 되면서 서서히 혹은 급격히 코, 입천장, 인두, 눈이 가렵기 시작한다.

물처럼 맑은 콧물, 재채기, 코가 막히고 코안이 가렵고 눈도 가려워진다. 콧물을 많이 흘려서 코밑이 빨갛게 되고 헐기도 한다.

찬 바람을 쐬거나 바깥 외출을 하면 더 심해진다. 공기가 탁한 곳에서는 코가 더 심하게 막히고 숨쉬기가 불편해진다. 코가 많이 막히면 답답해져서 잠이 잘 오지 않고 일상생활에 많이 지장이 있다. 드물게는 식욕부진, 우울증이 나타날 수도 있다.

눈이 충혈되기도 하고 코점막이 부어서 아프기도 하고 기침이나 천식이 나타날 수도 있다.

한의학에서는 코가 폐 기운과 밀접한 관계가 있다고 본다. 폐 기운이 중심이 되지만 다른 오장육부도 코의 정상적인 기능 유지에 아주 중요하다.

한의학에서의 오장육부 개념은 서양의학과 차이점이 많으므로 한의학적인 개념을 중심으로 설명해본다.

간은 코가 막히지 않고 바깥 공기와 소통이 되게 한다. 심장은 냄새와 공기 상태를 인식한다. 스트레스에 따른 코 주위 신경 흥분 정도를 조절한다.

비장은 점막 기능을 조절, 혈액량 조절, 혈액 내 알레르기 반응 물질을 청소해 준다. 폐는 필터 역할로서 불필요한 공기 내 물질을 걸러줘 코가 부담 받지 않게 한다. 신장은 코가 마르지 않게 적당한 습도를 조절하고 단전 기운을 이용해서 찬 공기가 들어왔을 때 데워주는 역할을 한다.

이와 같이 오장이 모두 코의 정상적인 기능 유지에 기여하고 있다. 치료에 있어서도 오장육부 중 어느 곳이 이상이 있는지를 살펴서 근본적인 치료를 해주는 것이 한의학이다. 한의학은 곧 면역의학이다.

알레르기 비염은 결국은 면역력과 혈액순환의 문제이다. 알레르기가 일종의 항체에 의해 일어난다는 사실이 1921년 함부르크 대학의 위생학 교수 칼 프라우스니츠와 산부인과 교수 하인츠 퀴스트너 두 사람의 실험에 의해서 밝혀졌다.

알레르기를 일으키는 항체가 혈청 안에 존재하고 있다는 것을 발견하여 그 후 미국의 어린이 천식 연구소의 이시자카 기미시게와 데루코 두 명의 박사에 의해서 면역글로불린의 존재를 확인하였다. 현대의 알레르기 치료법으로는 면역글로불린 항체를 만들지 못하게 하고, 히스타민의 생성을 억제하면 알레르기가 치료된다는 이론을 이용하고 있다.

한의학은 한약과 침, 한약으로 만든 스프레이, 약침, 뜸 등의 방법을 이용해서 개개인의 체질별 상황을 고려하여 최대한 빠른 시간 내에 면역력을 증강시키고, 혈액 내 알레르기를 일으키는 항체를 없앤다.

알레르기 비염을 일으키는 외부적인 요인으로는 환절기의 급격한 온도 변화, 새집증후군, 환경오염(자동차 배기가스: 교통량 복잡한 곳), 황사, 밀폐되어 공기 소통이 잘 안되는 곳에서 오랫동안 일하는 경우, 담배, 집먼지, 꽃가루, 곰팡이, 개·고양이 등 애완동물의 털, 배설물 등이 원인이 된다.

내부적인 요인으로는 오장육부 기능 허약으로 인해서 면역기능과 혈액순환 기능이 떨어져서 오는 경우가 많고, 스트레스로 인해서 코점막 주위 신경 전달에 이상이 있어서 발생될 수도 있다. 부모가 알레르기 체질인 경우 75% 정도가 유전적으로 발생되기도 한다.

  초기에 감기로 시작하여 감기 증상이 완치가 되지 않고 재발되거나 잠복되어서 알레르기 비염으로 자리를 잡는 경우가 많다. 시간이 경과하여 6개월 이상 만성화되면 내부적인 면역력 저하로 집중력 장애, 두통, 만성감기, 성장발육 저하, 편도선염, 폐렴, 기관지염, 학습능력 저하, 콧속 물혹, 코골이, 만성피로 등으로 나타난다.

  또 눈이 가렵고 충혈(결막염)되기도 하고 축농증, 중이염, 청각장애가 오기 쉽고, 인후염, Tic 장애, 아래턱 기형, 위아래 이가 맞지 않는 부정교합, 수면장애, 스트레스, 작업 능률 저하가 온다. 초기에 치료하는 것이 가장 좋다. 장기화되어 6~10년 이상 된 사람도 많이 본다.

  한의학으로 6~7년 이상 된 사람도 꾸준히 치료받아 불편함이 해소되어 한의학에 대해서 신뢰를 하는 계기가 되었다.

환자 케이스

40대 후반 남성으로서 직장에서의 업무가 과다하여 좀 무리하면 코안과 입이 헌다. 7년 전 여름에 계곡에서 물놀이를 오래하고 감기가 걸려 콧물, 재채기가 시작된 후로 계절에 관계없이 알레르기 비염이 계속되었다. 여러 치료를 해 보았으나 그때 뿐이었다. 근본적인 오장육부의 허약한 곳을 보강하여 면역기능이 되살아날 수 있도록 하였고 코점막에 혈액순환을 개선시키는 약물을 가미하여 알레르기 비염을 호전되게 했다.

태교에 대해서 알아보자

　부부 사이에서 가장 중요한 일이 자식농사다. 결혼한 후 사랑하는 사람의 분신이며, 자신의 큰 흔적을 세상에 남기는 것이 아기를 낳는 일이다. 출산하고 나면 어떻게 바꿀 도리가 없는 것이 자식이라 만들 때 잘 만들어야 한다. 임신 3~6개월 전부터 옛 어른들은 마음을 정결히 가다듬고 좋은 자식과 인연되기 위해 수양을 쌓고 복을 짓고 화목하고 행복하도록 노력했다. 결혼하기 수년 전부터 덕을 베풀고 좋은 일을 찾아하고 마음공부를 게을리 하지 않으며 좋은 배필을 만나기를 기원하며 살았다. 어디를 가나 좋은 일에 앞장서고 어려운 사람들을 도와주고 힘이 되게 하려는 고운 마음을 간직하며 마음의 귀한 씨앗을 심어 왔다. 봉사활동을 누구보다도 열심히 하고 월급 받는 것의 일부를 어려운 곳에 힘이 되도록 약간의 정성이라도 보태였다. '할아버지, 할머니의 베푼 음덕이 손주에게 간다'는 조상들의 지혜는 지금도 변하지 않는 고귀한 말씀이다. 그 부부를 보면 저렇게 귀한 자식을 낳을 리가 없는데, 누가 복을 많이 지을까? 하고 물어보면 집안 어르신들이 힘들고 어려운 사람들에게 드러내지 않고 복을 많이 지으셨다. '복은 지은 대로 받는다. 찬물 한 그릇도 공짜가 없으니 베푸는 데 인색하지 마라. 자신이 복을 안 받으면 자식과 손주가 받는다'라는 옛 어른들의 말씀을 마음 깊이 새겼다.

　70대 어느 어머님의 말씀도 기억에 남는다. "선생님, 며느리한테 스트레스 주고 구박주고 미워하면 우리 손주가 뱃속에서 얼마나 불편하겠습니까? 안 좋은 성질로 태어나면 키우기도 힘들고 병치레도 자주하고 할머니한테도 즐겁게 안 기겠습니까? 그런 어리석은 일은 안합니다. 며느리도 내 딸만큼 소중하다고 생각합니다."

태교는 임산부 혼자서 하는 것이 아니라 남편, 시댁식구, 친정식구, 회사 동료 등 주위 사람 모두의 도움이 있어야 제대로 할 수 있다.

　한의학에서는 임신의 첫 시작부터 매우 중요하게 생각한다. 바람이 많이 불어 정서적으로 안정되지 않는 날, 비가 억수로 쏟아지는 날, 겨울 들어 가장 추운 날, 여름 무더위로 밤잠을 제대로 자지 못하는 날, 천둥·번개·벼락이 쳐서 무서운 날, 일식·월식이 있는 날, 무지개가 뜨는 날, 지진이 있는 날, 안개가 짙게 끼어 흐린 날 등의 고르지 못한 날씨에는 임신목적의 부부 관계를 금해야 한다. 임신 3개월 전부터는 술을 과음하지 말아야 한다. 과음하거나 임신 당일, 임신 중 과음하면 주의력집중장애(ADHD)가 나타날 확률이 있다. 개고기를 먹으면 목소리가 이상이 생기고, 토끼를 먹으면 입술모양이 좋지 못하고, 게와 비늘 없는 생선을 많이 먹으면 난산이 있을 수 있고, 양의 간을 먹으면 병이 많고, 닭고기와 찹쌀을 같이 먹으면 회충이 많이 생긴다. 항상 옷을 따뜻하게 입고, 임신으로 애기가 커지면 위장에 압박을 줘서 소화가 덜되므로 배부른 정도까지 먹지 말고 평소 70% 정도의 고단백 위주 식사가 필요하다. 무거운 것을 들다가 허리, 골반이 삐끗해 움직이기 힘들 수도 있으므로 조심해야 한다. 균형을 잡기 힘드므로 의자 위에 올라가서 하는 일을 하지 말아야 한다. 산달이 될 수록 몸이 무거워 움직이기 불편하다고 너무 누워만 있으면 순산하는 데 불편할 수도 있으므로 가볍게 10~30분 정도 걷는 것이 좋다. 체력이 많이 떨어지고 빈혈이 있는 사람은 최대한 덜 움직이고 누워 있는 것이 도움 된다.

　커피, 녹차 등을 많이 마시면 임신 전과는 달리 방광이 압박되고 있으므로 소변도 자주 봐야 하는 불편함도 있고, 그러다 보면 움직임이 편하지 못해 다치는 경우도 간혹 있으니 최대한 줄이고 안 마시는 것이 좋다. 장시간 차를 타는 것도 아랫배에 압박과 등, 허리에 부담이 될 수 있으므로 줄여야 한다.

부부 싸움을 자제하고 너무 시끄러운 곳, 갑자기 놀랠 수 있는 환경(영화관, 도심 교통 혼잡 지역 등)에 가는 것은 좋지 못하다. 좋은 음악을 듣고, 귀한 말씀의 책을 소리 내어 읽어주는 것도 좋은 태교이다. 맑은 바람소리, 물소리, 파도소리, 새소리 등의 자연이 주는 아름다운 음악을 자주 듣는 것은 훌륭한 성격의 아기를 만드는 좋은 방법이다.

꼭 닮고 싶은 존경하는 분의 사진을 잘 보이는 곳에 붙혀두고 마음속에 이런 자녀가 태어나길 간절히 바라는 것도 효과적이다. 훌륭하게 본받을 말이 아니면 듣지도 말고 하지도 말아라. 미운 사람이 있어도 임신 중에는 마음을 풀고 가장 행복한 마음으로 열 달을 지내자. 엄마가 웃으면 아기도 웃고, 엄마가 행복해 하면 아기의 오장육부, 뇌, 신경조직이 가장 좋은 상태로 만들어진다. 세상이 힘들게 할지라도 아기를 위해 마음을 좋게 돌려 먹자. 잘 먹고 편안하게 생각하고 뱃속 아기에게 감사하면서 매일 매일 좋은 이야기를 들려주면 맑고 복 많고 지혜롭고 총명한 아기가 태어나 나와 가족, 세상을 행복하게 해줄 것이다.

가장 좋은 태교는 편안한 마음이다. 임산부가 행복하고 즐겁도록, 남편이 일찍 귀가해서 마음을 흐뭇하게 해주자. 시댁 어르신들도 깜짝 선물과 이벤트, '좋은 며느리 봐서 기쁘다. 뭐 먹고 싶거나 불편한 것은 없나?' 하고 따뜻함을 전해 주는 것이 좋은 내 손자, 손녀가 태어나게 하는 길이다. 세상에 좋은 사람이 가득차야 행복이 넘칠 것이다. 훌륭한 태교로 맹자의 성선설이 영원히 증명되기를 바라는 게 우리들의 마음이다.

여성의 고민인 임신 중 일어날 수 있는 여러 상황에 대해서 자세히 알아보자.
인생살이에 있어서 자식만큼 소중한 것이 없지만, 가장 소중한 이 점에 대하여 소홀하게 된다. 옛부터 좋은 자식을 잉태하기 위하여 다음과 같이 하였다.

첫째, 남자, 여자 모두의 기운을 강하게 축적하여 건강한 아기를 갖는 것이 중요하다. 둘째로는 마음을 맑고, 편안하고, 밝게 가지고 서로 성격과 자라온 환경차이로 불편함과 부족함이 있더라도 현재에 만족하면서 헛되게 감정을 소모하지 않는 것이 필요하다. 셋째로는 부부 관계 때에 술을 과음하지 말고, 몸이 많이 피곤할 때와 기분이 좋지 않을 때는 피한다.

임신 중에는 비늘 없는 고기인 갈치 같은 것과 게, 오리고기, 개고기, 참새고기, 자라, 율무, 비름나물, 마늘, 메기, 버섯, 복숭아씨, 나팔꽃씨, 쇠무릎, 옻, 홍화, 엿기름, 생강의 싹 같은 것은 아이에게 좋지 못하다고 하여 먹지 않았다.

임산부에게 가장 많이 듣는 질문이 '임신 중에 한약을 복용하면 혹시 아기에게 좋지 않은 영향을 미치는 것은 아닌가?'라는 질문과 '아기가 커지는 것은 아닌가?'라는 질문이다. 일부 한의학에 대하여 무지한 사람들이 막연한 생각으로 이야기하는 것이다. 전문한의사라면 60여 종의 임신 중에 금해야 할 한약을 당연히 알고 처방하며, 이들 약재는 동물성이거나 평소에 흔하게 쓰이는 약은 거의 없다. 한약을 임신 중에 복용한다고 해서 아기가 커지는 것이 아니라 오히려 출산을 쉽게 해주는 불수산이라는 약도 있어 도움을 준다. 임신 중의 한약 복용은 태아에게는 오장육부를 튼튼하게 하며, 생후에 잔병치레를 막아주는 역할을 하고 산모에게는 원활한 임신 유지를 도와주며, 출산 후의 건강회복에 아주 큰 도움이 된다. 한의학에서는 뱃속에 있을 때 어머니로부터 받은 영양분과 마음상태를 선천지기라고 불러서 평생의 건강을 좌우한다고 여겨서 아주 중요하게 생각한다.

임신 중에는 주위의 가족들, 특히 시댁식구들의 배려와 관심이 아주 중요하다. 임신 중에 시어머니로부터 매일 꾸중과 잔소리에 시달려 심하게 스트레스를 받은 임산부가 그 스트레스로 인해서 쉽게 화를 내고, 식욕이 없어 음식도 많이 먹지 못하고, 늘 우울하게 임신기간을 지냈다고 한다면 그 아기는 성격도 거칠고, 쉽게 화를 내고, 몸도 건강하지 못하여 자주 감기에 걸리고, 경기도 자주 하고, 잘 자지도 않고 울며, 위장 기능도 약해서 잘 먹지도 않게 된다. 임신 중에 혹시 실수나 부족함이 보이더라도 따뜻한 말과 표정으로 감싸주어야 하며, 딸보다 더 극진하게 대하여 주겠다는 마음이 있어야 성격이 명랑하고 훌륭하고, 건강한 아기를 낳을 수 있다. 현명한 시부모님은 손주의 행복을 위해 며느리를 진심으로 대하여 잘 챙겨주는 사람이다.

임신 중에는 높은 곳을 올라가거나, 특히 계단을 오르내릴 때 조심해야 하고, 등산이나 무리한 운동, 무거운 것을 많이 들거나, 하루 종일 서 있는 일, 반복적으로 해야 하는 일상적인 일 중에서 체력이 많이 소모되는 지나친 노동, 부부간의 성관계는 가급적 피하는 것이 좋다.

임산부는 임신기간 동안 태교에 신경을 써서 좋고 훌륭한 성품을 가진 아기를 낳아야 한다. 보통 태교라고 하면 좋은 음악이나 듣는 것을 태교라고 생각하지만 이보다 더 중요한 것은 편안한 마음과 아기를 가진 것에 대한 감사함과 생명에 대한 존중이다. 자연의 아름다움을 자주 접하여 행복에너지를 충전하는 것이 필요하다. 분하고 억울하고 밉고 싫은 마음이 생기면 이 마음을 떨쳐버리고 감정을 가라앉히는 것이 더 중요한 태교이다. 기독교인은 성경을, 불교인은 불경을, 종교가 없는 사람은 좋은 책을 하루 30분에서 1시간 정도 큰소리로 본인 또는 가족이 읽어 주면 아주 좋은 태교가 된다.

습관성 유산의 한방치료

　임신이 된 후 10개월 동안 정상적으로 임신이 유지되어 건강한 아기를 출산하는 것은 아주 중요한 일이다. 임신이 계속 유지되지 못하고 유산을 하게 되면 정신적 충격이 심하여 그로 인해 우울증이 생긴다. 몸조리를 제대로 하지 못하면 과로하거나 날씨가 흐리거나 추워지면 여기저기가 쑤시고 시린 느낌이 들고 무거워진다. 다음 임신이 정상적으로 유지될 수 있을지 의심이 되어 불안하고 초조해지는 경우가 많다.

　유산은 일반적으로 임신 2~3개월에 가장 많이 생기며 간혹 5~6개월에도 생기는 경우가 있으므로 임신 중에는 항상 몸과 마음의 휴식과 안정에 신경을 써야하고 몸에 이상이 있으면 즉시 치료를 받아야한다. 2~3번 이상 유산이 계속되면 습관성 유산이라고 하여 전문적인 치료가 필요하다. 유산은 임신초기에 등산이나 헬스, 에어로빅 같은 격렬한 운동을 했거나, 본래 몸이 약하여 쉽게 피로를 느끼는 사람이 과로를 심하게 했거나, 차를 6~7시간 이상 계속 타거나 운전을 했거나 임신 후에도 심한 피로감을 느끼던 사람이 성관계를 해서 생기기도 한다. 높은 곳이나 계단 같은 곳에서 떨어지거나 미끄러진 경우, 아랫배에 폭행구타를 하여 태반이 손상된 경우, 평소 신경이 예민하고 잘 놀래는 사람이 갑작스런 충격이나 계속되는 스트레스로 인해 심하게 분노하거나 우울하여 식사를 제대로 하지 못하는 상태가 오랫동안 계속되는 경우에도 발생된다. 잦은 소파수술로 인해 자궁내부가 손상된 경우, 임신될 때 정자나 난자의 상태가 좋지 않은 경우, 자궁발육상태가 좋지 않거나 난소기능에 장애가 있거나 자궁경관부위가 축 늘어졌거나 자궁근종이 있는 경우, 혈전이 쉽게 만들어지는 경우, 임신 전에 미리 치료하지 않고 임신하여 유산이 생기기도 한다. 유산이 잘

되는 사람들은 평상시에 몸이 약하고 얼굴색이 노랗거나 창백하여 혈색이 없고 허리가 시큰거리며 조금만 걸어도 다리가 쉽게 피곤해지고, 자주 어지럽고 조금만 무리하게 몸을 움직이면 쉽게 몸살이 난다. 임신한 다음에는 식욕이 없어서 음식을 거의 먹지 못하고 힘이 없어 계속 잠만 오고 누워 있어야 하는 사람에게 많이 나타난다. 직장생활을 하는 사람인 경우에는 음식도 못 먹는데다가 일은 예전과 같이 하루 종일 앉아 있거나 서 있으니까 몸이 힘들어진다. 기운과 피가 부족한데도 보강이 되지 않아서 열 달 동안 영양공급과 태아를 들고 있을 힘이 없어서 유산한다.

정상적인 직장생활이나 약간 무리한 활동을 하는 사람이라도 임신 중에 잘 먹고 편안히 휴식을 취하면 아무런 이상이 없다. 유산이 진행되기 전에는 아랫배가 묵직하고 뻐근하고, 허리나 엉치 부분이 별다른 활동이 없는데도 아프며, 음부가 아래로 빠지는 느낌이 들다가 자궁출혈이 간혹 조금씩 보이고, 유산이 되면 자궁출혈이 심해지면서 아랫배가 끊어지듯이 아프거나 간혹 아랫배에는 아무런 통증 없이 유산이 되는 경우도 있다.

유산을 방지하기 위해서는 인공유산을 가급적으로 하지 않는 것이 좋다. 임신하기 전에 약하거나 좋지 못한 몸의 부분들을 치료하여 임신이 계속 유지될 수 있도록 해야 한다. 특히 빈혈이 심한 사람이나 심장이나 신장, 위와 장 기능에 이상이 있는 사람이나 자궁에 이상이 있는 사람은 꼭 치료한 후에 임신하는 것이 안전하다. 자궁근종이 10㎝ 이상 되는 경우라도 한약을 계속 복용하여 자궁을 원형 그대로 두고 태아에 전혀 지장 없이 건강한 태아를 10개월 만에 출산하는 경우를 경험하여 한의학의 우수한 체계에 놀란 적이 있다.

유산만큼은 유비무환이라는 말이 거의 절대적이다. 미리 방지책을 써서 유산의 고통에서 벗어나는 것이 현명한 일이다. 전문 한의사의 도움이 절대적으로 필요하다. 훌륭한 태교와 충분한 휴식과 영양섭취, 주위 사람들의 도움과 배려 속에서 몸과 마음이 건강한 아기가 태어나서 맑고 복되는 가정과 세상을 이루는 주춧돌이 될 것이다.

 유산을 예방하는 방법에는, 몸이 찬 사람은 쑥을 달여서 차처럼 마시면 좋다. 마음이 복잡하여 가슴이 답답하고 열이 올라 올 때는 먹으면 안 된다. 비만하며 열이 많은 사람은 익모초가 도움 된다. 소변이 개운치 않게 나오며 허리와 골반이 약한 사람은 두충차가 좋으며, 약간 마르고 자주 놀라며 가슴이 자주 두근거리는 사람은 잣을 하루에 한 주먹 정도 먹으면 도움 된다. 몸이 차면서 아랫배도 찬 경우에는 파를 반찬으로 자주 먹으면 좋고, 기운이 부족한 사람은 녹각이나 수삼을 달여서 먹으면 도움이 된다. 몸이 약간 마르면서 어지러움이 있는 사람은 검은 콩을 찹쌀밥에 섞어서 먹으면 좋다. 몸이 약간 마르며 피부가 건조하고 소화기능은 좋아서 설사하지 않는 사람은 부드러운 해삼을 생것으로 먹는 것이 좋다. 달걀 노른자를 가끔 먹는 것도 도움 된다.

자궁 출혈 케이스

 40대 초반으로 평소 생리량은 정상적이었는데 종갓집 큰며느리가 되어 시어머니 상을 치르느라 며칠 밤새우고 마무리 하느라 과로하였다. 일주일 뒤에 원래 생리하는 기간보다 2주나 빨리 나오는데 펑펑 쏟아져 패드를 제일 큰 것을 해도 흘러나와서 바지가 젖어 어디를 갈 수가 없다. 기저귀를 차야 된다. 지난 날 상 치르느라 무리해서 그렇겠지 하고는 대수롭지 않게 넘어 갔다. 그 다음 날부터 일년 넘게 계속되어 진찰을 받았더니 산부인과에서는 자궁을 들어내자고 한다. "아직 폐경이 될 때까지는 10년 이상 남았는데 다른 방법이 없겠습니까?" 하니 호르몬 치료와 질내 삽입장치를 이야기한다. 정상적으로 생리가 나오면서 치료되는 방법이 없을까 하고 친구들에게 수소문해서 찾아왔단다.

한방약으로 자궁에 생리가 어느 정도 정상적으로 빠져 나가면 자동적으로 그치게 하는 방법이 있으니 걱정 말라고 했다. 피가 한꺼번에 많이 빠져나가니 없던 빈혈도 생기고 피부도 안 좋아지고 몸도 피곤해졌다. 쓸모없는 탁한 피는 배출되고 재활용 가능한 피는 다시 쓸 수 있도록 몸이 자동조절시스템기능을 정상적으로 작동하게 하는 한방약이 있으니 자궁을 그대로 보존할 수 있다. "한약에도 그런 작용이 있느냐?"고 의아해 한다. '생리를 늘릴 수도 있고, 줄일 수도 있는 것'이 한방약이다. 개인의 몸 상황에 맞게 치료하면 건강하게 살 수 있다.

기저귀 대신 예전처럼 보통 생리대만 써도 되니 기쁘다고 한다. 흰 바지를 입고 모임 나갔다가 생리가 터져 지하철도 못타고, 손수건과 겉옷으로 가려서 택시 타고 겨우 집에 온 얼굴 화끈거리는 과거의 일을 떠올리면 지금도 부끄럽다고 한다. "생리는 정상적인 일상사인데 뭐 그렇게까지 부끄럽게 여길 것은 아닌 것 같다."고 이야기했다. "이제 고쳤으니 백 바지에 백 구두까지 예쁘게 차려 입고 마음껏 다니라"고 하니 "예!" 하며 박장대소를 하며 감사하다 한다.

신우신염 환자 케이스

40대 초반의 여성으로서 직장생활이 힘들어 과로를 많이 한다. 30대 후반부터 감기가 걸리면 신우신염이 바로 와서 2~3주 입원을 해야 한다. 결혼을 늦게 하여 애들 둘도 유치원을 다니고 있다. 신우신염이 오면 열이 심하고 오한이 들고 백혈구 수치가 많이 올라가고 아랫배가 계속 당기고 허리도 아프고 소변양이 줄어들어서 잘 나오지를 않고 소변 색깔이 오렌지색이다. 한두 번도 아니고 1년에 서너 번은 입원을 해야 하니 직장과 육아에 지장이 많다.

근본적으로 체력과 면역력을 올려서 치료해야겠다는 생각이 들어 한방치료를 권했다. 에너지의 공급량보다 소모량이 많아서 체력이 많이 떨어져 있고, 면역기능 또한 약해져서 가장 약하게 타고난 신장에 염증이 자주 온다. 한방약으로 치료를 하여 입원하는 일이 없으니 생활 자체가 즐거워졌다.

스트레스를 잘 받는 체질

• 매핵기 • 두통 • 소화불량, 가스 참 • 가슴통증 • 우울 • 한숨 • 협심증 • 중풍 전조증
• 안면신경마비 • 과민성 방광 • 치매 • 돌발성 난청 • 나팔관 막힘 • 유방 섬유선종, 유방 통증 • 치질 • 후각이상, 미각이상, 혀 마비감 • 부정맥

두통에 대해서 알아보자

　모든 통증이 견디기 힘들지만, 그 중에서도 두통이 가장 심하다. 머리가 아프다면 정신이 없고, 집중이 안 되고, 짜증스럽다. 늘 묵직하게 아프고, 간혹 콕콕 찌르기도 하고, 모자를 씌운 듯이 무겁기도 하며, 시리기도 하고, 어느 한쪽만 집중해서 아프기도 한다. 통증이 심하여 진통제를 여러 알 먹어도 고통은 여전한 경우도 많다.

　뒷골이 당길 땐 '이러다가 뇌혈관에 문제가 생겨 쓰러지지 않을까?' 하는 불안감도 생긴다. 두통과 동시에 눈알이 빠지듯이 아프기도 하고 구토를 심하게 하기도 하며, 눈이 충혈되기도 한다.

　두통이 계속 있어 기분이 우울하고, 쉽게 화도 나고, 흥분을 많이 하고 집중이 안 되서 일의 능률이 떨어져 힘들어 하기도 한다.

　통증으로 숙면이 안 되어 피로가 누적된다. 머리 내부의 이상으로 오는 경우는 뇌혈관이 정상적인 모양으로 유지되지 않고 불룩 튀어나오거나 포도송이처럼 되는 것, 핏덩이가 혈관벽에 엉켜 쌓이거나 혈액 흐름을 떨어뜨리는 것, 뇌혈관의 염증, 뇌종양, 뇌혈관이 터진 상태, 뇌진탕, 교통사고나 작업 중 사고로

인해 머리를 다쳤거나, 부딪힌 경우에 온다.

　스트레스로 인해 뇌혈관에 피가 갑자기 많이 올라가 압력이 차고 혈관벽을 수축 또는 확장시키고, 세로토닌, 히스타민 호르몬에 영향을 주는 경우가 있다.

　고혈압이 생겨 없던 두통이 갑자기 생기기도 하고, 운동부족, 지방질을 지나치게 먹고 산소가 부족해서 오기도 한다.

　머리와 상관없는 병으로 오는 경우는 축농증, 녹내장, 눈의 신경염증, 잇몸이 부어서 염증 있는 경우, 목뼈가 제 위치에서 벗어나 뇌신경을 누르거나 혈관을 압박해서 오는 것, 나쁜 자세로 턱, 목뼈, 어깨근육에 부담을 주어서 오는 경우, 심장의 혈관이 막혀서 순환이 잘 안되고 핏덩어리가 많이 생기는 경우, 폐기능 이상으로 산소 공급이 잘 안 되는 경우, 말초혈관이 순환이 안되서 뇌혈관 순환에 영향을 미치는 경우, 위·십이지장 궤양이 심해서 오는 경우, 알코올 분해가 잘 안 되는 사람이 과음하여 술독으로 혈액오염이 되는 경우, 만성 중이염이 있는 경우 등이다.

　정신적으로는 우울증, 공황장애, 불안신경증, 강박증, 감정기복이 심하여 흥분이 잘 되는 사람들에게 많이 나타난다. 작업환경으로는 유독가스, 페인트, 밀폐된 환경에서 장시간 일하는 경우 많이 나타난다.

　몸의 이상은 없는데 빈혈이 심하거나, 열이 평소 심하거나, 바이러스 감염으로 인해 나타나기도 한다. 특히 귀 뒤쪽이 바늘로 쑤시듯 아프면 며칠 후에 얼굴 한쪽이 마비되는 와사풍이 올 수 있으므로 빠른 치료가 필요하다.

　한의학에서는 찬 바람, 더운 열기 등의 장시간 노출로 인해 뇌혈관이 수축, 확장되어 나타나고, 찬물을 지나치게 많이 마시거나, 습기가 많은 환경에서 오랜 시간 일하여 혈관운동이 떨어지거나, 유산 후 몸관리가 안 되었거나, 수술을 많이 했거나, 피를 많이 흘린 적이 있어 부족한 피가 보충이 안 된 경우, 인간관계에서 오는 불편함, 분노, 울화, 우울, 비관 등으로 신경자극을 주는 경우, 지방질 음식이나 소화가 잘 안되는 음식으로 체하는 경우, 혈관벽에 찌꺼기가 쌓이는 경우, 혈액오염이 심한 경우, 과로로 에너지가 부족하여 식은땀을 흘리고 쉽게 지쳐 짜증이 많이나 혈관운동이 잘 안되는 경우, 피 속의 노폐물·독소들이 깨끗이 청소가 안될 경우 등에서 두통이 온다고 본다.

MRI, CT상으로 아무 이상이 없는데 두통이 심해 진통제를 3알 이상, 많게는 10알까지 하루에 복용하는 분도 한의학의 근본 치료 방법으로 깨끗이 치료되는 경우가 많다.

열이 많은 사람은 녹차, 죽순, 뽕잎, 국화, 결명자차가 좋고, 몸이 냉한 사람은 생강, 인삼, 홍삼차가 좋다. 머리가 부풀어 올라온 곳에 사혈침으로 피를 나오게 해주는 방법도 있다.

전문적인 치료 방법이 필요한 사람이 많으므로 전문가에 의한 정확한 원인 치료가 필요하다.

두통은 스트레스의 영향을 많이 받으므로 생각을 단순화, 가볍게, 넓게, 편하게, 밝게 가지면 훨씬 빨리 치료된다.

찬 바람, 찬 음식에 민감하게 반응하는 사람은 몸을 따뜻하게 하고, 미지근한 음식을 먹는 것이 좋고, 추위에 덜 노출되도록 모자, 스카프, 목도리, 마스크 등을 꼭 이용하면 좋다.

몸에 열이 많은 사람들은 천천히 걷고, 열 많은 홍삼, 인삼, 마늘, 고추, 양파, 수정과 등을 먹지 말고, 감정적 흥분이 덜되도록 마음을 여유롭게 가지는 것이 편해지는 방법이다.

운동부족과 스트레스로 목 뒤, 어깨가 뭉쳐있는 사람은 자주 스트레칭을 해주고, 운동스케줄을 꼭 잡아 실천해야 한다. 베개를 높게 베면 목의 신경, 근육, 혈관을 압박해 좋지 않으므로 낮은 베개를 이용하는 것이 효과적이다. 머리가 맑지 않고 텅 빈 듯이 아픈 경우는 업무 후 공부, 독서, 인터넷을 줄이고 휴식을 취하는 것이 좋다.

마음이 복잡하고 갈피를 못 잡을 정도로 불안한 사람은 요가, 명상, 긍정적 자기 암시가 도움 된다.

생각을 편하게 하는 것이 가장 좋은 치료다.

환자케이스

30대 여성으로서 직장과 육아 그리고 시댁과의 불화로 스트레스를 많이 받아서 두통이 심하여 터질듯이 아프다고 했다. 통증이 올 때마다 진통제를 적게는 다섯 알에서 많게는 열 알을 먹어야 겨우 버틸 수 있다. 6~7년 전에는 두세 달에 한 번 정도 아팠는데 1~2년 정도부터는 1주일에 한두 번 심하게 아파서 정신을 차릴 수 가 없었다. CT나 MRI 검사를 해도 아무런 이상이 없고, 진통제만 복용하고 있었다. 한방으로 치료하는 방법이 있을 것 같아서 왔다고 했다. 스트레스로 인해서 긴장된 뇌신경을 풀어 주는 한방약으로 치료하여 진통제 없이 지내고 통증 자체도 거의 오지 않는 상태로 호전되었다.

부정맥에 대해서 알아보자

　부정맥은 걱정이 많아 불안하고 스트레스에 쉽게 놀래고 충격 받아 고민하며 감정 표출 못하고 심리적 갈등이 생기고 우울한 사람에게 쉽게 올수 있다. 심한 운동으로 심장근육에 무리가 되거나 카페인이 많은 커피, 녹차, 홍차, 콜라를 즐겨 마시는 사람, 땀을 많이 내는 감기약을 지나치게 복용하여 특이한 반응을 나타내는 사람, 술을 많이 마셔 인사불성이 되는 사람, 관상동맥이 막히거나 고혈압, 갑상선 기능항진, 류마티스성 심질환이 있는 사람, 과로, 심한 다이어트로 심장근육에 활동력이 떨어진 사람, 밤샘을 자주 하거나 굶고 일하여 기초 체력이 떨어진 사람, 담배를 많이 피워 혈액 자체가 오염된 사람에게 많이 온다.

　증상으로는 지속적으로 맥이 늦어지는 서맥, 갑자기 빨라지는 빈맥, 어지럼증과 갑자기 쓰러지는 경우가 있다.

　한의학에서 보는 관점으로는 심계, 정충, 심비의 증상으로 표현했고, 지, 삭, 촉, 결, 대맥으로 본다.

　주로 삶, 생각, 활동, 일, 운동 등에서 과부하가 걸릴 정도로 무리수를 많이 두고 세상살이에 책임감과 의무감이 강하고 지나친 배려를 하고 스트레스를 쉽게 받고, 앞일이나 미래의 삶에 대해서 압박감이 많아 예민한 경우에 많이 발생한다. 수면, 식사, 휴식, 운동, 술 등 기본 생활에 절제를 하지 않았다. 몸을 가볍게 생각해서 고혈압, 갑상선, 혈액순환 장애, 피로, 몸살 등의 병을 제때 치료하지 않았다. 스트레스가 쌓였을 때 나만의 해소법을 만들어야 하는데 그렇지 않았다. 세상을 보는 관점이 무겁고 가슴 졸이며 살아왔다. 현재의 삶이 복잡하고, 과거의 삶이 치열했고 힘들었다. 몸에 독소가 많이 쌓이고 혈액오염이 심하게 되어 있고, 체력이 급격하게 떨어지고 생각에 걸림이 많아서 마음이 늘 불편했다. 우리가 늘 먹는 음식으로 심장의 과부하를 줄여 주고, 긴장을 풀어주는 것이 필요하다. 더위가 기승을 부릴 때 오미자차를 한번씩은 마셔 봤을 것이다. 오미자는 다섯 가지 맛이 같이 있는 열매라는 뜻이다. 그럼 다섯 가지 맛이 어떻게 심장에 작용하는지를 살펴보자.

신맛은 근육 내 정맥펌프 기능을 올려주어서 혈관운동을 촉진하고 혈관벽이 느슨해진 상태를 긴장, 수축시켜서 혈액순환을 좋게 해준다. 분노와 화가 많은 사람에게 좋다.

단맛은 스트레스로 인한 교감 신경 흥분을 가라앉혀줘 혈액의 빠른 흐름 완화시켜서 심장 박동을 천천히 해준다.

매운맛은 열을 발생시켜 혈액 흐름을 빠르게 하므로 심장 박동이 느린 사람에게 좋다. 한숨 쉬는 사람, 우울, 비관하는 사람에게 도움 된다. 얼굴에 땀이 나고, 열 오르는 사람은 적게 먹어야 한다.

쓴맛은 기운을 내려주므로 얼굴에 열이 오르는 사람에게 열을 빼주는 역할을 해서 심장이 빠르게 뛰어 숨 가쁜 사람에게 박동수를 늦춰주고 심장 부담을 줄인다.

짠맛은, 특히 죽염은 적혈구 뭉친 것을 풀어줘 순환을 잘 되게 하여 심장 부담을 줄인다.

심장에 좋은 차는 피로하면서 냉한 사람에게 심장근육 활동의 에너지를 보강하여 펌프 기능이 원활해지고 혈액순환이 되어 몸도 따뜻해지고 모세혈관도 확장되게 한다.

인삼, 수삼, 홍삼이 좋은데 열 많은 사람은 금하는 것이 좋다. 황기도 좋은데 가슴이 갑갑하거나 울화가 많은 사람은 금해야 한다.

녹각, 녹용은 심장을 가장 빠른 시간 내에 회복시켜주는 좋은 작용을 하지만 스트레스 열이 차 있어서 숨 쉬기가 불편하고 열이 위로 많이 올라와 화끈거리며 눈이 충혈이 자주 되는 사람은 좋지 않다.

근육에 쥐가 내리고 당기는 사람은 모과, 매실, 오미자가 좋은데 특히 다혈질인 사람에게 더 좋다.

모과는 근육 펌프 기능을 강화해서 정맥순환을 좋게 해주고 근육 조직 속에 있는 불필요한 수분 제거하여 혈관압박 풀어 준다. 신물, 속 쓰린 사람은 금해야 한다.

매실은 심장에 작용하여 빈맥 완화에 빠르게 작용한다. 혈관벽이 느슨한 것을 수축시켜 혈관 탄력성을 증가시켜 혈류량을 조절한다. 우울증이 있고, 신물이 올라오며 가슴 갑갑한 사람은 금하는 게 좋다.

오미자도 다혈질이고 열이 많은 사람이 심장 두근거리는 것이 많아졌을 때 완화시키는 작용이 있다. 우울한 사람이나 위산 과다거나 속 쓰림이 있는 사람은 피하는 것이 좋다.

속이 더부룩하고 소화 불량이 있는 경우에는 귤껍질, 매실, 탱자열매가 좋다.

귤껍질은 유해 활성산소를 제거하고 지방을 분해하며 적혈구가 엉기지 않게 하여 혈액 흐름 원활하게 한다. 또 장내 유독가스를 배출하여 혈액오염을 방지한다.

매실은 음식 독, 술독을 풀어 준다. 탱자열매는 혈액 내 엉킨 적혈구를 풀어 주고 노쇠 적혈구를 청소하여 심장 부담을 줄여 준다.

초조하며 피부, 입술, 목, 눈이 건조한 사람은 구기자, 마즙, 연잎, 잣, 창포, 복신, 향부자, 대추가 좋다. 구기자와 마즙은 혈관벽이 손상된 것을 복구해 주며, 혈액량을 늘려주어 순환을 촉진시킨다. 연잎, 연꽃차는 살집이 있고 붓는 사람에게 좋다. 잣은 마른 사람으로서 변비가 있는 사람에게 좋고 설사하는 사람은 좋지 않다.

 콜레스테롤을 내려주는 작용을 하는 차는 국화차, 뽕잎차, 마즙, 구기자차, 결명자차, 천마즙 등이 있다.

 열 많은 사람에게는 알로에, 치자, 결명자, 생지황이 좋다. 알로에는 심장박동이 빨리 뛸 때 즙으로 해서 마시면 완화시켜주는 작용이 있다. 설사하는 사람에게는 알로에, 결명자, 생지황이 좋지 않다.

 비만인 경우에는 율무, 뽕잎차, 연잎차가 도움된다. 혈액 내 지나친 지방을 분해하여 혈액흐름을 원활하게 한다.

작업환경에 따른 건강 관리에 대해서 알아보자

 자신에게 주어진 직업에 따라 일이 다르다. 다른 사람 눈에는 수월하게 보여도 실제 종사하는 사람들은 하나같이 어려움을 이야기한다. '세상에 쉬운 일이 어디 있겠습니까?'라는 말을 자주 듣는다. 옛날에는 '식사하셨습니까?'가 인사였지만 요즘에는 '일은 어떻습니까?', '일은 많습니까?', '사업은 잘 됩니까?'가 일상적인 인사로 바뀌고 있다. 자기 일에 만족하면서 사는 사람도 많지만 그렇지 않은 경우도 종종 있다. 똑같은 환경이라도 기쁘고 즐겁게 일하면 스트레스도 덜 받고 같이 일하는 사람들과도 좋은 인간관계가 유지되어 정을 주고 받으며 마음에 위안을 얻는다. 자기 자신도 완전히 이해하기 힘든데 다른 사람의 말, 행동, 생각을 100% 파악하고 오해 없이 지내기 위해서는 상당한 인내와 너그러운 마음이 필요하다. 개인사란 일일이 이야기하기 곤란한 부분도 있을 수 있으니 '기분 나쁜 일이 있었겠구나' 하고 그냥 넘어가 주는 것도 상대를 배려해 주는 마음 씀씀이다. 내 마음이 짜증스러우면 평소 잘 받아주던 농담도,

무시한다는 생각이 들어 버럭 화를 내어 상대를 당황하게 하고 머쓱해진다. 한 번의 화냄으로 그간 쌓아온 좋은 인간관계가 금이 가기 시작하고, 계속 반복되면 얼굴 대하기가 불편해진다. '내가 상대를 어떻게 하면 편안하게 해줄까?'를 생각하고 직장생활을 하는 상사와 많은 사람들이 보는 앞에서 아침부터 꾸중을 하는 상사 중 어느 누가 작업 능률을 높이는 사람일까? 좋게 말하면 듣지 않는 사람도 간혹 있기도 하지만, 대다수의 직장인은 자기 잘못을 인정하고 고치려고 애쓴다. 여러 사람들이 모인 곳이라, 인격이 훌륭한 군자도 있겠지만, 오로지 자기 밖에 모르는 사람도 간혹 있다. 상사, 직장 동료 때문에 받는 스트레스로 두통, 탈모, 어지럼증, 눈 충혈, 지나친 흥분, 우울 등의 감정 변화, 소화불량, 과민성 대장증후군, 두근거림, 가슴통증, 답답함을 호소하는 사람들이 많다. 부족한 사람들끼리 모여 사는 세상에 서로 잘 챙겨주고 친절하게 가르쳐 주면서 지내면 좋으련만….

　누구 꼴 보기 싫어 다니기 싫은데, 직장 얻기 힘들고 생활해야 하니 어쩔 수 없이 다닌다는 이야기를 들으면 그 고통이 짐작이 간다.

　작업환경이 머리를 많이 쓰는 사람들은 퇴근 후 신문, 잡지, 책, 인터넷, 게임에서 최대한 멀어지는 것이 좋다. 걷기, 달리기, 줄넘기, 스트레칭, 자전거 타기 등의 몸을 많이 움직여야 긴장된 신경들이 편안해져 건강을 유지할 수 있다. 하루 종일 컴퓨터 앞에서 일하는 사람들은 눈의 피로, 손목, 손가락 통증, 목, 어깨, 등, 허리 결림이 많다. 머리도 무겁고 신경이 날카로워져 있다. 하체 위주로 운동을 해야 상체 쪽으로 쏠렸던 혈액들이 아래로 내려오면서 몸이 가뿐해진다. 출근부터 퇴근까지 몇 킬로를 걸어 다니는 사람들은 하체 근육피로가 심하다. 퇴근 후에는 신맛이 강한 과일, 식초가 든 음식(위산이 많은 사람들은 좋지 않다), 단 음식(당뇨 환자는 금해야 한다)을 주로 섭취하고 특히 목, 어깨, 팔을 많이 쓰는 사람은 상체 운동이 좋다. 발바닥이 아픈 사람들은 발가락을 위쪽으로 당겨주고 뒤꿈치로 가볍게 걸어주면 역근(안 쓰던 근육을 활동시켜 많이 쓴 근육의 피로를 풀어 주는 것)이 되어 좋다. 자기 전에 족욕을 30분 정도(이마에 땀이 약간 나오는 정도)하는 것도 도움 된다.

공기가 탁한 지하, 페인트 작업, 연기 등 냄새가 많이 나는 곳에서 일하는 사람들은 유산소운동, 특히 등산을 꼭 해야 한다. 코, 인후, 기관지, 폐를 지켜야 건강을 유지할 수 있다. 땀을 많이 흘리는 환경에서 일하는 사람들은 물 섭취를 자주 해주고, 쓴맛의 음식을 먹어서 열이 쌓이는 것을 없애줘야 한다. 과일 섭취를 늘려 당분과 수분 보충을 해주는 것이 좋다. 의자에 하루종일 앉아 있는 사람들과 차가운 환경에서 계속 일하는 사람들은 물 섭취를 줄여야 한다. 체온이 내려가 순환이 잘 안 되어 몸이 무겁고, 배가 튀어나오고, 다리, 발목이 붓고, 꼬르륵 소리 나고, 변이 무르거나 설사하는 것이 나타날 수 있다.

습한 곳, 바다 밑에서 일하는 사람들은 땀을 많이 흘리는 운동을 해야 좋다. 습기가 몸에 스며들어 있어 머리, 어깨, 팔다리가 주로 무겁다. 빨리 걷기, 달리기, 헬스 등으로 흠뻑 땀을 내고 나면 몸이 개운해진다. 물은 목마름이 없어질 정도로 가볍게 마시는 것이 좋다. 스트레스를 많이 받는 사람들은 하루 10분 정도(시간이 허락되면 30분 이상하면 더 좋은 효과를 나타낸다) 조용한 방에서 숨을 편안히 들이쉬고 내쉬면서 '나는 행복하다'라는 행복 명상을 통해 하루 동안의 마음에 남은 좋지 않은 생각, 압박감, 불쾌감, 긴장을 풀어 주고, 밝은 생각으로 돌아갈 수 있도록 충전의 시간을 가져야 한다. 혼자 일하는 사람은 사람들과 어울려서 하는 운동을 통해 고독감과 울적함을 없애는 것이 좋다.

자신이 하고 있는 일을 천직으로 생각하고 다른 사람을 기쁘게, 행복하게 하려는 마음으로 하루하루를 살아가는 이 또한 즐겁지 아니한가.

피가 탁한 체질

• 불임 • 관절통 • 손발 저림 • 뇌동맥, 정맥류, 복부 대동맥류, 뇌경색 • 하지 정맥류 • 뇌경색, 뇌출혈 • 생리통, 생리 덩어리 많음 • 담이 잘 결림(어깨, 가슴, 등, 허리) • 대상포진 후 신경통 • 알츠하이머(혈관성 치매) • 자반증 • 자궁근종, 다낭성 난포, 자궁내막 증식, 난소 낭종 • 산후풍 • 협심증, 심근경색 • 멍이 잘 든다 • 오로가 많이 빠지지 않는다

현대인에게 많은 뇌졸중에 대해서 자세히 살펴보자

나이 50세 이상으로 스트레스를 많이 받는 사람, 가족력이 있거나 술을 많이 마시는 남성, 폐경 후 갱년기를 심하게 겪는 여성, 일과성 뇌허혈 발작이 있었던 사람, 심방세동, 조동, 기외수축 등의 부정맥이 있거나, 협심증, 심근경색, 심장판막질환, 혈관염이 있는 사람, 당뇨병, 편두통을 자주 앓는 사람, 고지혈증이 있거나 혈압조절이 안되어 고혈압이 지속되는 사람, 동맥경화로 혈액의 끈적거림이 심한 경우, 약물 남용, 지나친 흡연, 비만, 운동부족, 좋지 못한 음식을 지나치게 섭취하거나 폭식 또는 야식을 즐기는 사람에게 많이 나타난다.

뇌혈관의 협착, 혈전, 색전과 출혈, 뇌동맥이나 정맥의 기형이나 동맥류, 정맥류 등이 생겨서 뇌졸중의 증상이 나타난다.

중풍에 잘 걸리는 성격으로는 부드러움과 강함의 적절한 균형을 잃어서 모난 사람이나 원칙주의자, 자존심이 강하여 다른 사람에게 싫은 소리를 듣기 싫어하는 사람, 결벽증이나 강박증이 심해 뭐든지 완벽하게 하려고 불필요하게 정신에너지를 과다하게 소모하는 사람, 마음이 고정관념과 편견, 아집에 사로

잡혀서 융통성과 이해심이 부족한 사람, 평소 성격이 거칠고 사소한 일에도 필요 이상으로 화를 많이 내는 사람, 오로지 돈과 일밖에 모르고 쉬는 것이 게으름을 피우는 것이라고 생각하여 쉴 줄 모르는 사람에게서 많이 나타난다.

어두운 마음이 있는 사람은 중풍이 걸리지 않게 셀프코칭이 필요하며 자신의 인격에 대해서 긍정적 평가를 하고 그동안 살아온 삶에 대해서도 좋게 생각하고 헌신과 봉사, 배려, 사랑, 존중, 인내의 마음으로 코칭하는 것이 필요하다.

특히 마음이 어두워 신세 한탄, 비관을 많이 하거나 평소 자신이 불행하다고 생각하여 죽고 싶다는 생각, '살면 뭐하나' 하는 생각을 많이 하거나 과거의 안 좋은 기억들을 계속해서 곱씹고 말하는 경우, 열등감으로 항상 주눅이 들어 있는 사람인 경우 중풍을 조심해야 한다.

소심한 사람도 스트레스를 쉽게 받기 때문에 중풍예방에 만전을 기해야 한다.

사소한 일에도 쉽게 놀라는 사람, 불안한 일도 없는데 늘 불안해서 잠시도 편안히 있지 못하고 안절부절못하는 사람, 허둥대는 사람 등은 자신의 컨디션을 자주 체크해서 이상증상이 보이면 바로 치료를 하는 것이 좋다.

마음의 변화가 많아 바람이 이리저리 마음속에 부는 사람들도 중풍을 조심해야 한다.

금세 웃었다가 조금 있으면 울고 있는 감정 변화가 심한 사람, 감정기복이 많아 성냄, 슬픔의 감정 편차가 심한 사람, 이랬다저랬다 중심이 안 잡히는 사람, 스트레스를 받으면 급격한 변화가 있어 얼굴 표정, 색깔이 금세 바뀌고 몸 전체의 감각에 이상이 오거나 혀가 뻣뻣하며, 얼굴 근육에 경련이 일어나거나 뻣뻣해 지며 머리가 저리고, 뒷골이 당기며, 힘이 빠지고 어지럽고, 손발이 저리고 감각이 둔한 경우에는 빨리 치료해야 한다.

한의학적인 원인으로는 섹스를 많이 하여 정력이 약해지면서 혈액정화능력이 떨어지고 피가 덩어리가 많이 생겨서 막히는 경우, 일을 너무 많이 하여 기운이 부족해져서 혈관운동이 잘 안되고, 혈액정화가 안되는 경우, 스트레스로 감정 변화가 많이 생겨 혈액이 뇌로 집중되어 혈관이 터지거나 혈관벽에 덩어리 피들이 엉켜서 나타나는 경우, 비관을 많이 하여 눈 녹듯이 기운이 빠져 혈관운동이 안 되어 혈관이 수축되는 경우, 고민이 쌓여서 갑갑하고 억울해서 기가 막힘으로 혈액순환이 안 되는 경우, 스트레스를 받으면 머리가 멍해지는 경우 등이다.

음식적 요인으로는 소화기가 약해 평소 잘 체하거나, 속이 차서 찬 것을 많이 마시면 탈나는 경우, 야식을 즐기고 과식하는 것이 일상화되어 있고, 급하게 먹고, 불규칙적인 식사를 하는 사람, 40~50대 남자 중풍환자의 90%가 과음한 사람이다. 체질에 부적합하게 찬 것, 더운 것을 한쪽으로 치우쳐서 먹는 사람 등에 많다.

생활환경적 요인으로는 겨울에 음주 후 차게 자거나 여름에 에어컨을 가장 낮은 온도로 계속 틀고 자거나, 계곡물놀이를 장시간 하여 체온이 떨어져 피가 덩어리져서 생긴다. 폭염주의보나 한파주의보가 내린 날 야외활동이나 노동을 쉬지 않고 장시간 계속 하는 경우는 위험에 노출되기 쉽다.

여름이나 겨울에 적절한 온도를 유지해 줄 수 있는 복장을 하지 않고, 자신의 체력을 감안하지 않은 지나친 스케줄로 산행하여 탈수와 체온저하로 혈액순환에 문제가 있어 발생되기도 한다. 유독가스, 먼지 많은 곳, 냉동 창고 등의 작업환경에 오랜 기간 노출된 경우에도 주의해야 한다.

중풍이 오는 정도는 태풍도 소형, 중형, 대형급으로 나눠지듯이 체력, 마음 상태 따라 증상이 아주 다르다. 살려는 의지가 있을수록 빨리 회복된다. 초기 처치를 얼마나 잘 하느냐는 매우 중요하다. 경험이 풍부한 의사의 도움이 있으면 심리적 안정도 빨리 찾고 후유증도 훨씬 빨리 치료된다.

중풍이 온다는 경고등이 켜지면 사소한 어지러움이나 감각이상 등의 경고 신호를 무시하지 말자. 빠른 속도로 변화를 일으키기 때문에 초기에 신속히 대응하는 것이 필요하다. CT, MRI 상 이상이 있으면 무조건 조심하라. 이상이 없어도 증상이 나타난다면 몸을 챙겨라.

중풍의 전조 증상에 주목하라.

태풍이 오기 전에 예고 징후가 나타나듯이 중풍도 인간의 정교한 컴퓨터 센서에 의해 길게는 2~3년 전부터, 짧게는 일주일 전부터 경보를 울린다. 하지만 이를 무시하고 즉각적인 예방조치를 취하지 않아 큰 피해를 입는 경우가 종종 있다. 태풍이 올 것을 예상해 준비를 해두면 어떤 태풍이 몰아쳐도 피해를 최소화할 수 있다. 물론 전조증상이 일시적으로 나타났다 사라지거나 강도가 약해 쉽게 알아차리기 어렵다. 중풍이 아닌 다른 질병으로 비슷한 증상이 나타날 경우 중풍을 예고하는 신호탄이라고 알기에는 더욱 어렵다.

아무리 작은 징후라도 주의 깊게 살펴보는 것이 중요하다. 지나침은 모자람보다 못하지만 중풍에서만큼은 아무리 조심해도 지나치지 않다. 다음과 같은 증상이 나타나면 꼭 중풍이 아니더라도 탁한 피가 생겼다는 것이다. 미리 조심해서 중풍을 예방하자.

주요 증상으로는 다음과 같은 것이 있다.

1) 엄지와 검지가 저리고 뻣뻣하며 물건을 잡거나 글을 쓸 때 손이 떨린다.
2) 손가락, 발가락에 감각이 없고 통증이나 냉감, 열감을 느끼지 못한다.
3) 손발이 저리고 젓가락을 자주 떨어뜨린다.

4) 손발이 자주 아프며 뒷목과 등이 무겁고 뻐근하게 아프다.

5) 갑자기 어느 부위가 전기가 통해 찌릿찌릿하면서 손으로 주무르면 아프지 않다.

6) 근육 속에서 벌레가 기어 다니듯 하거나 살이 파르르 떨린다.

7) 머리가 어지러워 술 먹고 취한 것처럼 비틀거리기도 하고, 머리가 자주 흔들리거나 심한 두통이 온다.

8) 얼굴에 감각 이상이 와서 뻣뻣하거나 붓고 입술이 떨린다.

9) 갑자기 손발을 쓰기가 불편하고 걷는 게 힘들다.

10) 이유 없이 눈이 어두워지거나 물체가 둘로 보인다.

11) 자주 어지럽고, 귀에서 매미소리 같은 것이 난다.

12) 갑자기 혀가 잘 안 움직이는 듯한 느낌이 들고, 말도 더듬고 발음도 정확하지 않다.

13) 정신이 항상 맑지 않아 상대방의 말이 귀에 잘 들어오지 않고 잠시 의식을 잃기도 한다.

14) 잠이 잘 안 오고, 가슴이 두근거리며, 기억력이 떨어진다.

15) 말의 앞뒤가 맞지 않다.

16) 심하게 어지럽고 매스꺼운 증상이 있다.

중풍예방에 필요한 것으로는 너그러운 마음으로 '그럴 수 있다'는 생각을 늘 가지면 충격 흡수가 빨라 뇌신경·혈관에 부담이 적게 간다. 몸이 힘들 때는 과로를 피하고 일찍 자고 운동도 가볍게 한다. 많이 추울 때, 더울 때 바깥활동을 2시간 이상하지 말고 쉬엄쉬엄 한다.

화가 많이 날 때, 스트레스가 심할 때 식사를 적게, 가볍게 해서 체하는 것을 방지해야 한다. 어지럼, 두통, 구토, 손발에 힘이 빠지거나 뻣뻣한 느낌이 들면 미루지 말고, 즉시 치료한다. 닭, 돼지 등 기름진 음식 섭취량을 줄이고, 과식을 피한다.

생활관리로는 가족력이 있는 사람은 병에 걸렸던 그 사람의 음식습관, 감정처리 방법, 운동, 수면, 담배, 술 등 생활습관 중 잘못된 부분을 내가 그대로 따라하고 있지 않은지를 우선 체크하고 고쳐라.

원인이 될 수 있는 병, 증상을 꾸준히 치료, 관리하자. 한순간의 방심이 중풍을 불러올 수 있다. '하루종일 조심조심하여 생활하고 저녁에도 잘못하거나 부족한 점이 없나'를 되새겨 지내면 허물이 없다. 간, 심장이 좋지 않은 사람은 밤샘하거나 새벽에 자지 말고 11시 이전에 일찍 자라. 하루 30분 걷는 운동 또는 주말 1회 이상 2시간 등산, 자전거 타기, 수영 등을 해서 체중을 조절하고 혈액순환계의 노화를 막는다. 가급적 과로를 피하고 휴식을 취한다. 과도한 성생활을 삼가고 혈관의 탄력성을 유지해라. 그냥 웃고 넘겨라. 그러려니 하고 생각하자. 부족한 사람끼리 이해하자고 마음먹자. 비바람이 거세게 불어도 이 또한 지나가리라. 충격흡수, 완화를 할 수 있는 마음의 스펀지를 갖자. 성격이 급하고 과격한 사람에게 많이 오므로 평소 다른 사람의 잘못을 용서하는 마음과 매사에 여유로운 마음이 꼭 필요하다.

마음의 유연성을 가져서 모든 사람은 부족한 점이 있고 나 또한 마찬가지이므로 꼭 그렇게 하지 않아도 산다고 마음먹자. 부정적이고 어두운 생각은 불행한 결과를 가져오기 때문에 긍정적이고 밝은 생각, 감사하는 마음으로 생활하자. 마음이 어두우면 오장육부, 신경 혈관이 깜깜해진다. 부드럽고 가볍게 감정을 표현하여 배설하자. 과음을 자제하자. 40~50대 남성 중풍 중 90% 이상은 일주일에 4회 이상 과음하는 편이다. 너무 짜고 매운 음식을 금하자. 동물성 지방을 줄이고, 식물성 기름을 섭취하자. 겨울이나 차가운 날씨, 새벽, 밤늦은 시각에는 가급적 외출을 피하자. 방 온도도 적당히 조절해서 자라. 더운 여름에 야외활동, 작업은 2시간 이내로 하고 쉬었다 다시 하자. 특히 심장병, 열이 많은 사람, 땀 많이 흘리는 사람, 어지럼, 피부건조, 두통 심한 사람은 장시간 사우나를 하지 말자. 재발 되면 더 심해진다. 평소에 잘 관리하자. 체중을 조절하고 혈압을 체크하라.

   음식 관리는 이렇게 해라.

   적게 먹고 많이 움직여라. 급하게 먹으면 체한다. 천천히 꼭꼭 씹어 먹어라. 야식을 줄이고, 야식을 먹을 경우 2시간 후에 자라. 화가 났을 때, 스트레스가 많을 때는 심호흡이나 스트레칭을 하고 마음조절 후 식사하거나 한 끼를 굶어라. 내 몸이 열, 냉 체질인지 알고 먹어라. 열이 많은 사람은 닭, 달걀, 개, 염소, 마늘, 양파, 고추, 옻, 쑥, 인삼, 녹용, 사슴피 등을 금해라. 속이 찬 사람은 돼지, 찬 음식, 아이스크림, 여름 과일(참외, 수박 등), 열대과일을 금해라. 소화가 덜 되는 음식을 줄이거나 금해라. 고사리와 같이 섬유질이 많은 나물, 오징어, 쥐포, 떡과 같은 딱딱한 음식, 육고기, 달걀, 김밥, 장어, 오징어, 낙지, 문어, 마른 명태, 마른 생선과 같은 질긴 음식, 치즈, 곰국과 같은 기름진 음식, 젓갈, 소금이 많은 짠 음식은 줄이거나 금해라. 당뇨가 있는 사람들은 특히 크래커, 머핀 등, 당을 올려주는 식품을 금해라.

   좋은 음식으로는 시금치, 완두콩, 과일, 채소, 해조류, 생선 등이 있다.

   응급처치로는 빨리 사혈을 시켜라. 특히 귓바퀴, 귓밥을 사혈시키면 좋다. 인중에 자극을 줘라.

산후에 만들어지는 여러 증상들에 대해서 알아보자

　산후에 생길 수 있는 증상으로는 제왕절개 수술로 인한 탁한 피가 고여 있어 오는 통증, 오로가 제대로 배출되지 않아 생기는 하복부 통증, 유산, 제왕절개 수술, 자연분만 후 부종, 출산 후 감기로 인한 오한, 전신관절통, 기운부족으로 인한 전신에 흐르는 땀, 산후조리 부족으로 생기는 산후풍, 산후요통 및 음부통, 모유부족 및 유방의 통증, 발열, 산후관절염, 출혈과다로 인한 빈혈, 기력저하, 산후 두통 및 탈모, 육아에 대한 부담으로 생기는 불안신경증, 우울 및 소화불량, 산후 비만이 있다.

　한의학적 치료로는 어혈 제거로 통증을 감소하고, 오로를 배출시켜 자궁의 염증을 예방하며, 유산, 출산으로 인한 에너지 부족과 빈혈을 보충한다. 자궁의 회복을 신속하게 해주며 출산으로 약해진 관절을 강화시켜 산후풍을 예방한다. 부종과 비만을 제거하여 순환촉진 및 신진대사를 활발하게 하며 모유 부족한 경우에 유즙분비를 촉진하게 하며 유선염으로 인한 유방통증을 해소한다.

환자 케이스

30세의 두 아이를 둔 여성으로 첫 애도 있고 사정이 여의치 않아 몸조리를 제대로 하지 못했다. 출산 후부터 산후 7개월이 된 지금까지 허리, 무릎, 어깨, 손가락이 쑤시고 아프면서 찬 바람이 뼈 속 깊이 들어오는 느낌이 있고 골반과 꼬리뼈까지 통증이 있다. 빈혈이 심하고 심장이 두근거리면서 약간의 수면장애와 가벼운 변비가 있다. 몸이 아프니 육아의 기쁨도 잠시 뿐이고 모든 것이 귀찮고 싫다. 설거지만 해도 팔목과 손가락이 아려서 잠자기 불편하다. 수유할 때도 어깨가 빠지듯이 아프고 둘째를 안고 있는 열기 때문에 땀이 흥건하고, 수유 후에는 피로하며 어지럼이 생긴다. 피를 도와주고 탁한 피를 없애며 심장을 보강해 주어 산후통이 없어지니 육아의 기쁨이 새로 돋고 애들을 잘 키워서 행복하게 살고 싶은 마음이 생긴다. 아플 때는 괜히 둘째를 낳아서 이 고생을 한다는 부정적 생각이 들었는데 한방치료로 낫고 나니 까르륵 웃는 모습에 피로가 풀리고 '참 잘했구나!' 하는 생각이 든다. '삶의 기쁨이 이런 것이구나!' 하는 마음으로 즐겁고 기쁘게 애들을 잘 키워야겠다고 다짐한다.

생리통

생리통이 너무 심해 학교도 빼먹어야 하고 직장도 못 나가고 하루 종일 웅크려 있어야 하는 고통은 겪어보지 않는 사람은 이해할 수가 없다.

생리가 오기 1~2주 전부터 우울하고 컨디션이 좋지 않고 짜증도 많이 나고 식사량도 떨어진다. 생리 때는 머리가 깨질듯이 아프고, 어지럽고, 구토가 나오고 식사하기도 힘들다. 온몸에 힘이 없고, 어깨, 허리, 다리, 손목, 발목 여기저기 쑤시고 묵직한 게 기분이 나쁘다. 생리 시작 첫날부터 아랫배를 칼로 도려내듯이, 쥐어짜듯이 아파서 허리도 못 펴고 핫팩, 베개를 받쳐 누워 있어야 한다.

3~4시간마다 한 번씩 진통제를 먹어야 하는 이 괴로운 고통 때문에 한 달에 한 번씩 찾아오는 그날이 두렵다. '이번 달은 어떻게 견디나!' 하는 걱정이 앞선다.

환자 케이스

20대 후반의 직장인으로서 한 달에 15일 이상은 야근을 하고 식사는 하루 1~2끼로 가볍게 먹는다. 직장에서 업무 스트레스도 많고, 심리적으로 불안, 초조하며 가슴이 자주 두근거린다. 생리 일주일 전부터 컨디션이 좋지 않고, 피로가 심하게 온다. 생리도 45~50일 만에 나오고, 시커먼 덩어리가 많이 섞여 나온다. 아랫배가 많이 아파서 허리를 펴지 못할 정도이고, 골반 쪽이 빠지는 듯한 통증이 와서 하루에 4~5시간마다 진통제를 한 알씩 먹지 않으면 견딜 수가 없다. 진통제로도 안 되어 응급실에 실려 간 적도 자주 있다. 진통주사 한 대로는 안 되어, 두세 대를 맞아야 겨우 통증이 줄어들어 집에 올 수 있다.

아무것도 먹지 못하고 계속 토하고 손에는 땀이 많이 나고 어지러운 게 아주 심하다. 진찰을 해 보니 초경 때부터 진통제를 먹기 시작했다. 전체적인 피가 부족하고 심장 기능이 약해져 있고, 자궁이 많이 차갑고, 탁한 피가 많았다. 한방 치료 초기에 진통제를 하루에 2~3알 정도만 먹어도 견딜 수 있게 되었다. 어지러운 것도 많이 좋아지고, 가슴 뛰는 것도 많이 편안해졌다. 생리 때에 음식을 못 먹고 올리던 것은 완전히 없어졌다. 여기저기 약을 많이 먹었지만, 신통치 않아 생리통에 대해서는 별다른 기대 없이 왔다가 의외의 효과를 보자 한의학에 대해서 신뢰하기 시작했다. 피곤하고 어지러운 것 때문에 왔었는데 "넘 신기해요"라고 하면서 활짝 웃었다.

한의학 치료로 초경 때부터 시작된 기나긴 고통의 시간에서 자유롭게 되어 얼굴이 펴져서 인상이 아주 좋게 달라졌다. 통증이 있다고 진통제만 먹고 힘들어 했던 지난 날들은 이제 기억조차 없어졌다.

불임의 한방치료

복잡한 사회 환경과 인간관계로 인해서 스트레스의 증가, 공해와 환경호르몬으로 인한 정자 수의 감소와 배란 장애, 바쁜 일상으로 인한 운동부족, 컴퓨터, TV, 휴대폰으로 인한 전자파의 노출 증가, 개방적인 성 문화 인한 무분별한 성행위의 증가와 그로 인한 낙태수술의 증가, 과다한 업무량으로 인한 과로 등의 요인에 의해서 정상적인 임신이 되지 않는 난임 환자가 증가하고 있다.

우리나라의 정상부부 중 10~20%정도가 난임으로 고통을 받고 있다. 난임이란 정상적으로 부부생활을 하는데도 불구하고 1년 동안 임신이 되지 않거나, 첫 아기를 출산한 후 2년 이상이 지나도 둘째 아기가 생기지 않는 경우를 말한다.

난임만큼 부부와 가족들에게 고통과 슬픔을 주는 것이 없을 것이다. 자궁 자체의 기형으로 인하여 수술을 해야 하는 경우를 제외하고는 한의학과 자신의 노력으로 난임은 치료되는 경우가 많다.

난임은 정자의 활동성 저하, 정자 수 감소, 비정상적인 형태의 정자 등의 남성에 원인이 있어서 자궁경부의 일차관문을 통과하지 못하거나 나팔관까지 도달할 힘이 부족한 경우가 있다. 여성 원인으로는 성숙 난포세포가 형성되지 않거나, 스트레스로 인해서 뇌하수체에서 나오는 호르몬에 이상이 생기거나, 갑상선기능 이상이나, 난소 자체의 이상으로 배란이 되지 않는 경우에 생긴다. 정신쇠약, 스트레스, 운동부족, 소파 수술 등으로 인한 나팔관 유착과 막힘, 자궁유착, 자궁근종, 선천적인 자궁발육부진, 자궁 기형 등의 자궁 이상, 맹장염 수술 후유증으로 인한 유착, 자궁내막염, 자궁경부염, 질염, 골반염, 결핵, 심한 빈혈, 불안, 공포 등의 스트레스 등이 원인이 될 수 있다.

부부 관계 후 정액이 질 밖으로 거의 흘러나오는 경우는 임신이 곤란하므로 여성의 허리 밑에 베개나 얇은 이불, 쿠션 등을 넣어서 관계를 하는것이 좋다. 남자가 사정하기 바로 전에 다리를 오무려서 정액이 흘러나오지 않도록 하고 사정 후에 남자는 몸을 비스듬하게 하여 10~20분 정도 있는 것이 좋다. 여성은 사정 후 움직이지 않고 가만히 누워 있는 것이 좋다. 결백증이 있는 여성의 경우에 성관계 후 질 내에 있는 정액을 씻고 청결제를 사용하는 경우가 있는데 이는 임신의 목적에 부적합한 행동이다.

집에 큰 손님을 모셔서 큰일을 이루어야 하는데 손님이 오시고, 모시는 과정을 임신을 위한 성관계로 비유해 보자. 집에 손님이 오시기 전에 오신다고 전화 연락이 오면 몸과 마음을 단정히 하고 집안도 깨끗이 정리하고 꽃도 좀 사다가 화병에 꽂고 예쁜 옷을 입고 준비를 한다. 손님이 오셔서 대문에 있는 초인종을 누르시면 대문에 나가서 대문을 열어주고, 다시 현관문을 열어드린 후 악수를 하고 거실에 앉으시라고 권한다. 거실에 앉아서 그간의 가족이야기나 사정에 대하여 물어보고 차를 가지고 와서 마시고, 과일도 먹고 하면서 웃고 마음의 기쁨과 행복과 인격적인 대접으로 큰일을 이룬다. 그런 후 잘 계시라고 인사를 친절히 나눈 후 주인의 배웅을 받으며 대문 밖으로 나선다. 분위기 연출과 애무와 상대방의 배려 같은 것이 부족한 경우가 있는지 살펴보자. 임신을 하기 위해서는 정자의 힘을 길러야 하므로 하체운동이 많이 되는 등산, 조깅, 헬스 등이 좋고 난임부부의 경우 잦은 성관계는 정자의 수와 힘을 감소시킴으로 3개월 정도에서 6개월 정도까지 성관계를 금하는 것이 상당한 도움이 된다. 술과 담배는 절제하는 것이 좋으며, 무리한 정신적, 육체적 노동은 피해야 하며 휴식을 모르고 일중독에 빠진 사람은 정자의 활동성이 떨어지고 비정상적인 정자가 많을 수 있으므로 바쁜 가운데서도 한가로움이 꼭 필요하다. 분노, 적대감, 시기, 교만, 강박증은 정자의 형성에 부정적 영향을 주므로 마음을 좋게 가져서 끓어오르는 마음을 모두 놓고 쉬어야 한다.

　기름진 음식을 지나치게 먹는 것은 피를 탁하게 하므로 담백한 음식을 섭취하는 것이 좋다. 여성은 자궁과 난소의 기능이 원활해야 한다. 피와 영양분이 자궁에 가득하도록 음식섭취를 제때 해야 하고 비만이 심하거나 아랫배에 군살이 많은 사람은 몸 안의 많은 지방으로 인해 나팔관이나 자궁의 활동에 압박을 주어 임신이 되지 않으므로 지방이 많은 음식을 적게 먹고 많이 움직이는 것이 좋고 한약으로 지방을 분해시키는 것이 좋다. 빈혈이 있으면 미리 피를 도와주는 한약이나 철분제를 복용하고, 기운이 약해서 피로를 심하게 느끼면 기운을 보충하고, 생리가 고르지 못하면 배란이 제때에 되지 않으므로 생리가 정상이 되도록 치료하고, 생리량이 적으면 피를 도와주는 약인 천궁, 당귀차를 복용하면 도움 된다. 생리에 덩어리가 많이 섞이거나 생리통이 심하거나 생리 색깔이 검은 경우에는 자궁이나 나팔관의 활동에 장애를 주는 탁한 피가 있으므로 피를 깨끗하게 해주는 한약을 복용하여 치료해야 한다. 손발이 얼음같이 차가우며 아랫배가 차가운 경우에는 자궁도 차서 임신이 되지 않으므로 따뜻하게 해주는 쑥, 생강, 마늘, 양파, 계피 등을 오랫동안 복용하면 좋다. 주위 가족들이 임신이 빨리 안 된다고 관심을 표시할수록 압박으로 다가와 우울증과 비관하게 되어 임신에 오히려 방해가 되므로 마음을 편하게 해주어야 한다. 난임부부는 성관계 때에도 이번에는 꼭 성공해야 한다는 심리적인 부담을 갖고 하므로써 수정이 실패할 확률이 높으므로 편하고 서로를 사랑하는 마음으로 대하면 자연히 임신이 빨리 될 것이다.

환자 케이스 1

30대 후반으로 난소기능이 떨어져 성숙난포가 만들어지지 않아 난임으로 고생하고 있다가 서울에서 거제까지 소문을 듣고 온 분이 있다. 성숙난자가 되지 않아 난자의 질이 떨어져 시험관 시술도 하기 좀 힘들다는 병원의 이야기를 듣고 한방치료를 해 보자는 생각으로 시작되었다.

한방치료로 성숙난자가 5개나 만들어지고 난자의 질이 아주 좋아졌다는 검사 결과에 "이제 임신할 수 있겠구나!" 하는 희망이 생겼다. 한의학은 원인치료를 하고 개인별 맞춤 치료의학이므로 한방약을 정확히 쓰면 몸은 자연적으로 건강한 쪽으로 나아가게 된다.

환자 케이스 2

시험관 시술을 3번이나 실패하여 낙담한 30대 초반으로 실낱같은 희망을 가지고 '혹시나' 하는 마음으로 '한방치료를 시도하는 것이 임신 가능성을 키워줄 수 있을 않을까?' 하고 진료를 받으러 왔다. 빈혈수치가 8정도 밖에 안 되고 실제 어지럼이 심하여 한 번씩 핑 돌아 정신이 없고, 생리량도 하루 정도 패드에 묻힐 정도밖에 나오지 않고, 검은 덩어리가 가루처럼 부서져 나온다. 아랫배와 손발이 차갑다. 자연 임신이건, 시험관이건, 성공하기 위해서는 자궁의 환경이 임신하기 가장 좋은 상태로 되어야 한다는 것은 누구나 인정하고 이해할 수 있는 것이다.

임신을 위해서 자궁의 환경을 좋게 바꾸는 것이 한의학의 1차 치료 목적이며 그런 다음에 임신을 유지할 수 있도록 에너지와 영양분을 지속적으로 공급할 수 있는 라인을 오장육부가 만들어 줘야 한다.

마음을 밝고 편하게 가져서 자궁근육의 긴장이나 수축을 줄여 주고, 태반으로 흘러가는 동맥, 정맥의 순환이 원활하게 되면 10달 동안 태아는 건강하게 자라서 출산을 정상적으로 할 수 있게 된다. 임신 중에 생길 수 있는 입덧, 빈혈, 감기, 고열, 임신중독증, 요통, 소변장애, 변비 같은 것도 해결해 주는 것이 한의학의 임신관리 목적에 포함된다.

환자 케이스 3

20~30대로서 다낭성 난포증후군이 있어 생리주기가 2~3개월에 한 번씩이고 배란이 잘 되지 않아 결혼 6년차인데도 아직 애기가 없어 고민하고 있다. 탁한 피를 없애 주고 배란을 촉진시키는 한약으로 다낭성 난포증후군과 난임이라는 두 마리 토끼를 잡은 기지를 발휘할 수가 있다.

"선생님, 다낭성이 있으면 임신이 잘 안 된다고 해서 걱정이 많았는데 한방치료로 가능할 수 있다는 신뢰를 주시니 믿고 해 보겠습니다."고 한다.

한의학은 근본치료이고, 몸을 지금과 달리 바꿔주면 가능할 수 있으니 최선의 노력을 다 해보고 그래도 안 되면 어쩔 수 없는 것이다. "일단 몸이라도 좋아질 테니 자연 속에서 자란 풀, 열매, 나무껍질, 뿌리인 한약을 복용해 보면서 생리주기, 양, 색깔, 생리통이 평소와 달라지면 그때부터는 더욱더 믿을 수 있지 않느냐!" 하고 이야기하니 잘 부탁드린다고 했다.

수개월 후에 "선생님, 저 임신했어요! 감사합니다." 하며 전화가 와서 임신 중 주의해야 할 사항에 대하여 친절히 설명해 드렸다.

환자 케이스 4

30대 중반으로 결혼한 지 8년 차다. 난소기능이 떨어져 난포 호르몬이 1/3 정도 밖에 나오지 않는다고 한다. 나이는 40으로 향해 가고 임신은 안 되어 불안, 초조한 나날을 보내며 애가 안 생기면 어쩌지 하는 생각으로 하룻밤에도 서너 번을 깨서 걱정으로 하고 있는 자신을 보면서 힘들어 한다. 생리는 2~3일 정도는 정상으로 하고, 4일째부터는 찔끔찔끔 나오면서 1주일 정도 더 간다. 덩어리도 섞여 나오기도 하고 생리 전후에 유방이 탱탱해지면서 아프고 왼쪽 목에는 임파가 부어있다. 어지럼이 심하고 손도 자주 붓는다.

"난소기능을 우선 정상으로 올려놓으면 자동적으로 난포 호르몬이 제대로 분비되어 임신할 환경이 기본적으로 만들어지니 편하게 마음먹고 해 보자"고 했다. "임신이 가능할까요? 여태까지 안 되었는데 안 되면 어쩌죠? 불안해 죽겠어요." 하고 연달아 초초한 기색을 드러낸다.

"임신할 환경만 만들면 자연이건, 인공이건 임신할 수 있으니 호르몬 수치가 정상이 되면 인공수정을 해 봐라"고 했다. 한방치료를 한 후 인공수정에 성공하여 임신 중 입덧, 감기, 소변 자주 보는 증상, 어지럼, 인후염이 있을 때마다 안심하게 한약을 먹고는 건강하게 출산했다.

출산 후에도 나이가 들어서 아이를 키우니 피곤하다고 가끔씩 약을 먹었다. 출산 1년 후 자연임신으로 둘째가 들어서서 흥분된 톤으로 "선생님, 이번에는 그냥 임신되었어요, 이런 일도 있네요." 하며 신나서 이야기 한다. "한 번 되기가 어렵지, 그 다음에는 쉬워요. 축하드립니다. 건강하고 즐겁게 태교하세요." 하고 덕담을 건넸다.

지금도 선생님의 은혜를 잊지 못한다며 애들 둘과 남편 모두 조금만 아파도 약을 지어 달라고 한다.

여성들에게 흔한 산후풍에 대해서 자세히 살펴보자

여성에게 있어서 임신과 출산은 여성의 인생에서 가장 중요한 것이다. 남자의 정자와 여자의 난자가 수정이 되어 10개월이라는 시간 동안 한 생명이 나오기까지는 여성의 기운과 피가 계속적으로 공급이 되어야 한다. 그러므로 아기를 낳고 난 후의 여성의 몸은 허약한 상태가 되므로 체력이 임신하기 전처럼 회복되기 위해서는 충분한 휴식과 영양공급이 절대적으로 필요하다.

현대사회가 핵가족화 되어 옛날처럼, 부모님이나 할아버지, 할머니와 같이 사는 경우는 드물다보니까 산후 몸조리의 중요성과 여건들이 부족해져 있고, 사회활동, 직장생활을 병행해야 하니 시간적인 여유가 없어 몸조리를 잘하지 못하는 것이 현실이다. 옛날 할머니세대보다 먹을거리도 풍부해지고 냉난방시설과 주거환경도 좋아져서 몸조리를 할 수 있는 기본 여건들은 괜찮으나 음식도 찬 상태의 것을 함부로 먹거나 마시고, 애기 낳은 지 일주일도 지나지 않아서 찬물로 목욕하고, 답답하다고 방을 차게 하여 누워 있고, 겨울에도 반바지 차림으로 생활하고, 여름에는 더우니까 찬 에어컨이나 선풍기 바람을 많이 쐬고, 무리하게 빨래, 청소, 식사준비 등의 활동을 많이 하여서 산후풍이 생기게 된다.

산후풍이란 애기 낳은 후 몸이 쇠약해져 있는 상태에서 몸 관리를 잘못하여 찬 바람이 몸으로 들어가거나, 무리하게 움직여서 기운을 소모시켜 여기저기의 관절(어깨, 팔꿈치, 손목, 손가락, 허리, 엉치, 골반, 무릎, 발목, 발가락, 발바닥)이 아프거나 붓기도 하며, 찬 느낌이 들기도 한다. 날씨가 흐리거나 비가 오면 묵직해지면서 뻐근해지며, 에어컨이나 선풍기의 찬 바람이 오면 시리고 굉장히 불편해 하며, 혹은 후끈한 열이 느껴져서 심하면 잠을 자기도 어렵다. 이런 증상들이 애기 낳은 후 며칠 지나서 바로 생기기도 하며, 혹은 몸조리 못한 것이 오랫동안, 몸 안에 누적되어 있다가 몇 년이 지난 후에 체력이 아주 약해지면 나타나는 경우도 있다. 요즘 20대의 젊은 여성으로서 첫 애기를 출산한 경우에는 20대의 왕성한 체력만 믿고 애기 낳은 지 일주일 정도 지나면 몸에 별다른 이상이 없으므로 마음대로 몸을 움직여서 나중에 체력이 떨어진 후에 산후풍으로 고생하는 일이 많다. 건강에 대한 자만과 방심을 버리고 미리 몸을 관리하는 지혜가 필요하다.

몸조리 기간을 보통 3·7일(21일간)을 많이 하지만 임신 중에 입덧이나 몸이 안 좋아서 고생을 많이 했거나 애기 낳을 때 피를 많이 흘렸거나 빈혈이 심하다는 의사의 진단이 있었던 사람은 짧게는 49일, 길게는 100일에서 6개월까지 무리하게 몸을 움직이지 말고 충분한 휴식을 취해야 한다. 기운과 피를 도와주며 손상된 관절을 보충해 주며, 자궁 속의 노폐물을 빨리 없애 주며 자궁의 수축을 도와주는 한약을 복용하면 산후풍의 예방과 치료에 도움이 된다.

자궁이 정상으로 회복되는 데 필요한 시간을 20대 여성이나 아주 건강한 사람은 2~3개월, 30대 여성이나 몸이 약하고 빈혈이 심한 사람은 4~5개월 정도 보므로 이 기간 동안에는 가급적으로 성관계를 피하는 것이 자궁, 골반 등의 염증이나 허리 이상을 예방하는 길이다.

특히 여름의 무더운 삼복더위에 출산한 사람들은 몸조리에 신경을 많이 써야 한다. 날씨가 더워서 땀을 많이 흘리고, 식욕이 떨어져서 기운과 영양이 부족해지기 쉽고, 에어컨이나 선풍기의 사용과 찬물을 많이 마시거나 양치질을 하여 치아에 부담을 주어서 나중에는 아주 찬 것이나 더운 것을 먹을 수 없고, 전신의 관절에 찬 바람이 나는 느낌이 계속되어 진다.

한의학에서는 '피와 땀은 그 근본이 같다'고 하여 출산 후에 지나치게 땀을 많이 흘리는 것은 피와 기운 부족을 가져와 산후풍의 원인이 된다.

산후에 며칠 지나지 않아서 허약한 몸을 도와준다고 녹용을 복용하는데 이는 빈혈이 심하거나 기운이 너무 부족하여 손가락 하나조차도 움직일 수 없는 정도의 심하게 허약한 사람을 제외하고는 자궁의 찌꺼기 피와 불순물이 빠져나가는 데 방해가 되므로 쓰지 않는 것이 좋다. 단, 보통 허약한 사람도 이슬(오로: 출산 후에 나오는 찌꺼기 피)이 완전히 그친 후 애기 낳은 지 1개월 정도 지나고 난 뒤에는 증상과 체질에 맞추어서 쓸 수 있다.

산후에 가물치가 좋다고 많이 먹는데 이는 우울하거나 불만과 섭섭한 마음으로 인해 속에 열이 있어 갑갑하고 소변이 잘 안 나오고 부은 것이 빨리 빠지지 않을 때 쓸 수 있으나 몸이 차가운 사람은 오히려 해가 될 수 있으므로 붕어나 잉어가 훨씬 좋다. 호박은 평소 위장 기능이 약해서 속이 더부룩하고 몸이 무거운 사람은 오히려 좋지 않다.

류마티스 관절염

환자 케이스 1

50대 여성으로 시골에서 농사는 짓는 분인데, 남편이 성격이 급하고 힘이 좋다. 성격이 부지런하여 일을 열심히 하는데 남편은 자꾸 자기 속도만큼 일하라고 고함을 지른다. 자신이 건강하고 지칠 줄 모르니 조그만 휴식을 취해도 게으르다고 야단이다. 아무리 힘들어도 괜찮은데 고함만 안 지르면 좋겠다고 호소하신다.

5년 전부터 류마티스 관절염 약을 복용하고 있다. 통증이 목부터 어깨, 팔꿈치, 손가락, 허리, 무릎까지 아프지 않은 곳이 없다. 손가락은 얼마나 일을 많이 하셨는지 뒤틀려 형태가 변형되어 튀어 올라와 있고, 아파서 잠자기 힘들 때도 있다. 여기저기 쿡쿡 찌른다. 손가락을 보면 그동안에 열심히 산 흔적이 보인다. 몸을 혹사했으니 일 좀 그만하라고 아우성치는 소리다. 유방도 석회화되어 있다. 어지럼이 심하고 잘 체하여 배가 자주 아프다.

진찰해 보니 너무 과로하여 몸에 필요한 에너지와 영양분이 고갈되어 있고, 혈액정화능력이 떨어져 탁한 피가 관절 곳곳에 스며들었다. 한 번 약을 복용한 후 통증이 훨씬 덜 하신다고 좋아하신다. 두 번 약 복용 후 어지럼도 좋아지고, 체하는 증상도 줄어들었다. 한약 복용으로 훨씬 덜 피곤하고 통증이 없어졌다.

환자 케이스 2

30대 초반 여성으로 둘째를 낳고 시어머니나 친정어머니의 형편이 여의치 않아 도움을 받지 못해 조리원에 일주일 있고 나온 직후부터 집안일을 거의 맡아서 하게 되어 산후에 몸조리를 잘 못했다. 무릎이 파스를 발라놓은 듯이 화끈거리고 어깨와 허리가 쑤신다. 왼쪽 팔목과 발목이 찬 바람이 불듯이 시리고 아린다. 평소 불안, 초조하면 팔이 자주 떨리는 증상이 있었다. 병원에서 검사해 보니 류마티스 관절염 양성으로 진단 받았다.

한약 한 번 복용으로 무릎이 훨씬 덜 화끈거려서 편하다고 말씀하신다. 두 번 복용으로 어깨, 허리, 팔목의 통증과 시린 증상이 많이 고쳐졌다.

몸조리를 못해서 오는 산후풍과 비슷한 류마티스 증상이다. 산후에 관절 부위에 쌓여있던 탁한 피를 정화하고 관절을 강화시키는 처방으로 호전되었다.

환자 케이스 3

수십만 명의 환자를 보다 보면 기억에 남는 사람들이 꽤 있다. 20년이 다 된 이야기이다. 20대 초반의 여성이 출산을 하여 몸조리도 제대로 못하고 마음도 불편하여 스트레스도 많아서 먹는 것도 잘 챙기지 않았다. 여성이 가장 몸이 약할 때가 출산 후인데 필요한 영양분과 에너지를 공급받지 못한 몸은 기능이 떨어지고 쇠약해질 수밖에 없다.

생명유지에 필수적인 심장, 뇌의 기능에만 에너지가 흘러 들어가고 다른 곳은 적게 가는 것이 몸이 가장 약할 때 일어나는 보편적인 현상이다.

어느 날 갑자기 자고 일어났는데 손이 꼼짝도 하지 않고 통증이 심하여 견딜 수 없으며 수저도 제대로 잡을 수 없으니 홀어머니가 어쩔 줄 몰라 엉엉 울고 있었다.

동네에 마음씨 고운 아저씨가 논에 일하러 가다가 울고 있는 모습을 보고 자초지종을 듣고 대학병원에 데리고 갔다. 검사결과, 류마티스가 심하고 체력이 너무 떨어져 있어서 나을 수 없다는 이야기를 듣고는 실망에 실망을 하였다.

집에 돌아와서 다시 눕혀 놓았는데 곰곰이 생각해 보니 한방으로 치료가 될 수 있는지 용하다는 한의원에 가서 진맥이라도 한번 받아보자고 업고 왔다. 맥을 잡으려고 손을 보니 새까맣게 되어있고 구부려 보자고 하니까 아예 되지를 않고 발가락도 역시 그렇다.

걷지도 못하고 손가락도 못 움직이는 이 사람의 나이를 생각하고 태어난 갓난아기의 앞날이 떠올라 마음이 복잡해지고 안됐다는 측은한 마음이 생겼다. 업고 온 동네아저씨가 젊은 사람 하나 살려달라고 애원하고 의사로서 한 생명의 인생을 책임져야 한다는 신념으로 최선을 다해서 치료해보자는 마음이 들었다. 진맥을 해 보니 비관이 심하고 탁한 피가 관절 깊숙이 스며들어서 온 병이라! "몸을 치료해서 마음대로 움직이게 해주고 통증을 없애줄 것이니 마음을 밝게 가져라. 지금 나이에 몸만 건강하면 행복한 삶을 살 수 있다. 서로 노력해서 빨리 치료하자"고 했다. 매일 업고 온 동네분 덕택에 치료가 되어 감사하다. 최근에 동네분이 오셨기에, "참, 대단한 분이십니다. 어려운 사람을 도와주셨으니 큰 복이 되었을 것입니다." 하니, "선생님 덕분에 그 애는 행복하고 건강하게 잘 살고 있습니다. 선생님 고맙습니다." 하고 인사를 건넨다. 나에게도 기억에 남는 치료였고 힘들 때마다 세상에 존재하는 이유가 되어 혼자 빙그레 웃는다.

대상포진

환자 케이스

30대 중반 여성으로 중학교 2학년 때부터 루푸스를 앓아서 6년 정도 양약을 먹었다가 중단했다. 20대 후반부터 다시 양약을 복용했다. 얼굴이 붉고 가벼운 반점이 나타난다. 어깨, 손가락, 팔꿈치 관절이 아침에 뻣뻣하게 되며 통증이 있다. 왼쪽 전체가 오른쪽과는 달리 무력한 느낌도 있다.

추위를 너무 많이 타서 겨울을 지내기 힘들어한다. 직장 업무가 많아서 자주 피곤함을 느끼고, 이런 때는 통증이 더 심해진다.

추석 지내느라 힘들었는지 옆구리에 물집 같은 것이 생기면서 쑤셔서 진찰을 받으니 대상포진이라 한다. 입원치료를 받아야 한다고 했지만, 직장 업무 때문에 그럴 수도 없는 처지다.

한약으로 이렇게 심한 통증과 대상포진이 치료될 수 있느냐고 한다. 견딜 수 없는 통증에는 진통제도 곁들여야 하지만, 대상포진도 몸이 힘들어 바이러스에 감염되고 해독이 안돼서 나타나는 반응이다. 대상포진은 한의학으로 습열 독이니 치료될 수 있는 병이다. 소염진통제 없이 치료될 수 있으니 한약 드시라고 했다. 한 번 복용으로 대상포진이 호전되었다. 한약 복용으로 몸이 건강해지니 살 것 같다고 한다. 업무에 지쳐 힘들어 하던 몸도 건강한 체질로 되었다.

치매에 대해서 자세히 알아보자

치매는 1906년 독일 정신과 의사 알츠하이머가 처음으로 이름을 붙인 병이다. 뇌가 수축되어서 정상적인 사람보다 30~40% 정도 위축되어 있다.

나이 들어서 오거나 퇴행성으로 진행되어 오는 알츠하이머가 거의 반 이상을 차지하고, 중풍이나 동맥경화 등으로 인한 뇌의 혈액순환 장애로 오는 경우도 많다. 술을 과음해서 뇌의 기억세포가 파괴되어 오는 알코올성도 흔히 볼 수 있다.

원인으로는 뇌경색, 뇌출혈 등의 뇌혈관에 이상이 있는 경우, 교통사고나 다쳐서 뇌가 손상되어 나타나는 경우, 뇌종양으로도 생긴다. 비만, 당뇨, 고혈압, 고지혈증 등으로 인해서도 온다. 끼니를 제때에 못 챙겨먹고 단백질이 부족해서 영양부족으로 인한 경우도 많다. 수면제나 우울증 또는 정신병 치료약을 장기간 복용해도 오는 경우가 있다. 운동부족으로 인해서 뇌의 기억을 담당하는 해마가 위축되어 나타나기도 한다.

만성질병을 앓아서 체력이 극도로 떨어지고 이렇게 아파서 살아봐야 뭐 하나 하는 마음이 오랫동안 쌓이면 올 수 있다. 가정불화가 심하여 원망하고 슬퍼서 삶이 기쁘지 못해서 아무것도 모르는 바보가 되었으면 좋겠다는 생각을 장시간 간직하여 올 수 있다.

노후자체가 불안정하고 자식들과의 정이 멀어져서 외로움과 비관 속에서 살다가 어느 날 갑자기 오기도 한다.

증상으로는 기억력 떨어져서 멍해진다. 어제 본 TV 드라마 내용이나 만난 사람들과 나눈 대화 내용이나 누구를 만났는지도 기억이 나지 않고, 뭘 먹었는지도 떠오르지 않고, 수면시간도 정확히 알지 못하고, 온 가족이 같이 느꼈던 특별한 일에 대해서도 도무지 생각나지 않는다.

말이 조리 있게 안 되고, 상황에 맞지 않게 엉뚱한 소리를 하며, 상대의 이름이나 명칭 같은 것이 잘 떠오르지 않아 애먹는다.

시간개념에 대한 판단이 약해져서 낮에는 자고 새벽에 일어나서 밥을 먹고, 옷도 계절에 맞이 않는 옷을 걸친다. 과거의 일과 현재의 상태를 구분하지 못하여 뒤죽박죽이고 자신의 나이조차 모른다.

공간 파악능력이 떨어져서 냉장고를 수납공간으로 생각하여 옷을 차곡차곡 넣어 놓고, 화장실과 방, 거실 구분이 안 되어 대소변을 아무 곳에서나 보는 이상행동을 한다. 외출 후 집을 못 찾아서 하루 종일 헤매고, 낯선 곳으로 이동하기 싫어하며, 공공시설물이나 사람 많은 곳에서도 예의를 안 차리고, 옷도 위아래가 안 맞고, 신발도 짝이 다르게 신고 다닌다.

계산 능력 떨어져 간단한 계산이 안 되고, 줄 돈, 받을 돈 계산이 명확하지 않다. 주위 사람에 대한 인식이 안 되어서 아들, 딸, 조카, 손주를 못 알아 봐서 아들에게 "누구세요?" 하고 인사를 하는 어처구니 없는 일이 생긴다.

성격과 감정 변화가 심하여 어린애가 되어 이해심과 판단이 부족하여 잘 싸운다.

음식 욕심이 많아지고 폭력적으로 되어 길가는 아기가 먹고 있는 것을 뺏어 먹고, 무조건 떼를 쓴다.

특정인 이야기가 나오면 불쑥 화를 내고 잠을 안 자고 고함지르고, 던지고, 숨고, 누가 잡으러 올까, 불안하여 울고, 했던 말 또 하고, 깔끔하던 사람도 지저분하게 생활한다. 옷, 물건 등 자기 것에 대한 집착이 강하여 꼭 안고 있다.

좋은 음식으로는 생선이나 해산물을 많이 먹으면 피 찌꺼기가 쌓이는 것을 예방해서 좋다.

채소 및 과일에는 항산화제를 역할을 하는 성분이 많아서 예방에 도움 된다.

아몬드, 호두, 잣, 땅콩 같은 견과류를 자주 섭취하는 것도 도움 된다.

단백질을 보충하기 위해서는 콩과 육류 섭취를 늘리는 것도 좋다.

뇌가 위축되는 것을 막아주는 데 좋은 것은 현미, 토마토, 다시마, 해삼, 굴, 장어, 호두, 피망, 표고버섯, 죽순, 참마, 들깨차, 검은 깨, 솔잎차, 뽕잎차, 대추, 보리밥, 콩, 된장, 청국장 등이 있다. 예방할 수 있는 방법으로는 식생활을 골고루 제때, 뜨겁지 않게 먹는 것이 좋다. 충분한 수면을 취하고, 금주, 금연하는 것이 뇌의 위축을 막아준다. 수첩에 메모하는 습관을 가져서 기억력이 떨어진 것을 보완해야 자신감 상실을 줄일 수 있다. 우울증, 분노, 미움, 원망, 서러움, 한탄, 자신감 상실, 자기 존재에 대한 부정적 생각, 소극적인 마음, 꿈과 의욕 상실, 사는 보람이 없어져 '왜 살아야 하나' 등의 감정을 좋은 쪽으로 조절하는 것이 필요하다.

하루 30분~1시간 동안 걷거나, 햇볕을 쬐면서 가볍게 산책하기, 체조 등을 해서 세로토닌 호르몬 분비가 잘 되도록 하는 것이 좋다. 벽이나 가구, 문, 화장실 등에서 머리를 부딪히지 않게 조심한다.

성경이나 불경을 직접 쓰거나, 일기, 편지, 자서전, TV 감상문, 신문이나 좋은 책의 구절을 쓰거나, 평소 사용하던 손과 반대 손으로 일을 하거나 글을 써보는 것도 좋다.

젊은 사람도 잘 깜빡하는데 나이 든 나도 그럴 수 있다고 생각하며 스스로를 다독여 주자.

책이나 신문을 소리 내어 읽는 것도 좋고 취미생활을 하는 것도 도움 된다. 컴퓨터, 스마트폰, 분재, 꽃꽂이, 운동, 춤, 노래 등 뭐든지 배워보자.

찬송가를 따라 부르거나 염불을 하는 것도 좋고, 즐거운 노래를 흥얼거리며 생활하는 것도 좋다. 혼자 있지 말고 복지회관이나 경로당에 가서 사람들과 어울려 웃고 대화를 나누는 것도 아주 좋다.

친한 사람들과 스킨십을 하여 정신적인 허함을 채워주는 것도 좋고, 가족 간이나 친구 사이에 싸우지 말고 좋게 지내자.

건강식품이나 보약, 혈액순환제를 복용하는 것도 도움된다.

머리, 특히 앞머리나 옆머리를 가볍게 손가락으로 두드려 주자.

주 1회 이상 가족들과 식사를 하며 시간을 보내자.

자신에게 맞는 노년 행복 프로그램을 미리 준비하자.

체력이 떨어지면 감기나 다른 병들이 오기 쉬우므로 체력을 보충해 주는 방법들을 지혜롭게 실천하자.

마음을 비워서 식구들 일에 간섭하지 말고 봉사할 일을 찾아서 자존감을 높이자.

반려견 같은 애완동물을 길러 적적함을 없애자.

물은 자신의 체질에 맞게 적당히 마시자.

가족 간에 전화를 자주 하고 틈틈이 대화도 나누고 몸이 많이 불편할 때를 대비해서 간병은 어떻게 할지를 미리 상의하자.

흙길, 숲길, 강, 바다 등의 자연을 가까이 하여 울적한 마음을 풀자.

모든 사람을 사랑하고 칭찬하면 내 주위에 사람들이 많아서 외롭지 않다.

공간지각능력을 높이기 위해서 전혀 모르는 곳에서 헤매 보기도 하자.

모임의 리더가 되어 사람들과 소통을 하고 그 모임에 참여하는 사람들의 이름과 모임의 중요한 일을 기억해 보고, 문제가 생겼을 때 문제해결 능력을 높여 보자.

'늙어서~'라는 부정적 단어를 쓰지 말자.

풍부한 인생경험을 활용하자

요가, 명상, 단전호흡, 종교생활(교회, 절) 등으로 내면을 강화하자.

몸이 찬 체질

• 추위 잘 탐 • 손발 시림 • 발기 잘 안됨, 조루 • 입술이 새파래짐 • 동상 • 갑상선 기능 저하 • 전립선 기능 저하 • 한냉알러지 • 음부 찬 바람 남 • 고환이 시림 • 만성 신장염 • 고환 부종 • 복숭아씨 부어서 물이 참

수족냉증의 한방적인 원인에 대하여 알아보자

날씨가 조금 추워지면 금세 손발이 차가워져 다른 사람과 악수하기 민망할 정도로 차갑다.

겨울에는 손을 밖에 내어 놓지 못하고, 찬물에 손발을 담그면 시려서 견디기 힘들다. 혈액순환이 잘 안 되어 생기는 손발이 찬 증상은 한의학에서 여러 가지 원인으로 나누어 치료한다.

1) 감기가 있어서 감기약을 복용한 후나 감기약을 남용하여 땀을 많이 흘리고 기운이 소모된 경우로 목이 마르고 가슴이 답답하고 피곤하며 살이 실룩실룩 떨리는 증상이 같이 있다.
2) 차갑고 축축한 곳에서 일을 많이 하여 혈액순환에 이상이 있는 경우-몸이 무겁고 자주 붓고, 날씨가 흐리거나 추우면 더 심해진다.
3) 산후에 기운과 피가 완전히 보충되지 않은 상태에서 몸을 차게 했거나 찬물에 목욕했거나 찬 것을 많이 먹은 경우에 찬 기운이 뼈와 피부에 침입하여 과로하거나 날씨가 좋지 않거나 찬 에어컨, 선풍기 바람에 더 심해진다.

4) 교통사고나 타박, 추락 등의 외부적인 사고에 의하여 탁한 피가 많아서 혈액순환 장애가 일어난 경우로 쑤시고 뻐근함이 같이 나타난다.

5) 자궁수술이나 생리가 제때에 나오지 않아 탁한 피가 혈액순환장애를 일으킨 경우로 생리가 없거나 생리가 있더라도 불규칙하고 색깔이 검고 덩어리가 섞여 있다.

6) 몸에 열이 많이 나서 해열제나 알코올 마사지를 많이 사용하여 열이 안으로 밀려 들어가서 피부 표면의 체온이 떨어지는 경우로 바깥 피부는 차가우나 갈증이 나고 변비나 설사를 하는데 심한 냄새가 나고 변을 본 후 항문이 따갑다.

7) 평소 찬 것만 먹으면 설사하는 사람이 찬 음료수, 맥주, 찬물 같은 것을 많이 먹어서 위장의 기운이 떨어지고 에너지 생성이 잘되지 않는 경우로 소화가 잘 안되고 설사를 많이 하는데 배를 따뜻하게 해주면 괜찮다.

8) 기운이 부족하여 추위를 많이 타는 냉 체질인 경우로 여름에도 서늘한 곳에 조금만 있으면 추워하고 찬 음식은 전혀 좋아하지 않는다.

9) 심장의 기능이 약하여 부정맥, 협심증, 심근경색이 있어서 혈액순환에 장애가 있는 경우로 호흡곤란, 가슴 부위에 통증이 있다.

10) 회충이 있어서 체내의 에너지 대사에 장애를 주는 경우로 음식을 먹으면 토하고 배가 아파서 견디기 힘들다가 조금이라도 먹으면 더 구토가 심하고 가슴이 답답하다.

11) 음식 먹은 것이 체하여서 신진대사에 지장을 주는 경우로 속이 답답하며 배가 고파도 먹고 싶은 생각이 없다.

12) 잦은 유산이나 출혈로 인해서 피가 부족하여 다리에 보내지는 혈액량이 부족한 경우로 어지러움이 심하다.

13) 성관계를 지나치게 많이 하여 양기가 부족한 경우로 아침에 일어나면 다리에 힘이 없고 귀에 매미소리같이 우는 소리가 많이 들리고 건망증이 심해지고 소변이 희면서 자주 나오고 시원하지 않다.

열이 많은 체질

• 아토피 • 지루성 피부염 • 갱년기 증후군, 안면홍조 • 손발 화끈거림 • 가슴답답함 • 구내염 • 코피가 자주 난다. • 편도선염 • 자가면역질환(쇼그렌, 베체트) • 염증성 질환(농포, 다래끼, 종기, 중이염, 축농증, 결막염, 임파선염, 유선염, 볼거리) • 질염(대하): 냄새나고 가렵고 맑거나 누런 냉 • 고혈압 • 뇌출혈 • 갑상선항진 • 더위 많이 탐 • 땀 많이 흘림 • 천식 • 코가 잘 헌다 • 전립선염, 비대 • 방광염(통증, 혈뇨), 요로결석 • 백혈구 증가 • 눈 충혈 • 습진 • 자외선 알러지 • 통풍 • 열경련 • 폐염

아토피에 대해 자세히 알아보자

　원인을 살펴보면 유전적 요인으로는 피부가 안 좋은 가족력이 있는 경우가 많다. 환경적 요인으로는 침대, 가구, 벽지, 장판, 양탄자, 새집증후군, 집 먼지 진드기, 개, 고양이 등 애완동물의 털과 대·소변, 황사, 미세먼지 등의 대기오염으로 인해 피부 호흡이 좋지 못한 경우, 비누 사용을 빈번하게 하여 잦은 목욕으로 각질층이 얇아진 경우, 꽃가루, 나일론, 합성섬유의 재질로 된 옷으로 인해 통풍이 안 되어 땀이 차서 생기는 경우도 있고, 특정 물질이나 환경에 의한 알레르기 반응, 피부에 맞지 않는 화장품, 섬유유연제와 세제, 어릴 때 너무 덥게 옷을 입혀서 열이 축적되어 피부 온도가 높아진 경우, 땀띠가 많이 날 때 파우더를 과다 사용한 경우 등을 찾아 볼 수 있다.
　음식적인 요인으로는 육류를 과식하고, 소아가 걷기 전에 조기 이유식을 과식시켜 독소가 만들어진 경우, 햄, 소시지 등의 가공식품, 버터나 치즈 등의 유

제품, 색소가 든 과자, 인스턴트 식품, 조미료, 튀김 음식, 열성식품, 홍삼, 인삼, 마늘, 양파, 쑥 등의 건강식품을 지나치게 섭취하여 생길 수 있다.

심리적 요인으로는 스트레스를 많이 받거나 정신적으로 피로해지기 쉬운 사람에게 나타나기 쉽다. 결벽증이 있어 교감신경 흥분되어 혈액이 정화되지 않고, 혈관운동이 수축되어 독소 배출이 안 되어 생긴다.

소아의 경우에는 태열이 남아 있는 경우의 65%가 생후 1년 이내 발생하며 90%가 5세 이전에 나타난다.

태열을 만드는 원인으로는 산모가 임신 중 스트레스를 많이 받았거나 입덧이 심하여 혈액정화능력이 떨어지고 기본적인 영양이 공급되지 않아 나타나기도 하고 지방질 또는 매운 것을 과식해서 생긴다.

체질적인 원인으로는 열이 원래 많은 체질로서 피의 온도가 높아져 있어 혈액 구성성분들을 빨리 상하게 한다. 간이 해독능력이 약하거나 위, 대장이 약하여 음식이 체하여 위장에 쌓여 있고 과식·폭식으로 소화가 안 된 음식 찌꺼기가 있어서 숙변과 독소가 혈액 오염을 시켜 피부에 나타난다.

짜증을 많이 내는 체질로서 자율신경을 긴장시켜 독소 배출 능력이 떨어진다.

그 외에 원인으로는 외상 교통사고, 수술 후, 수혈 등으로 혈액이 탁해져 생겨나는 경우도 있다. 피부가 건조하고 약해서 외부의 오염물질에 쉽게 영향 받고, 특정 음식이 맞지 않으면 꼭 피부 트러블이 난다. 감기 시 고열이 지속되어 알레르기 비염, 천식, 편도선염도 같이 동반하면서 혈액오염이 되어 생기기도 한다. 그리고 학생들, 청년들이 공부에 찌들려 운동부족으로 땀을 흘려 독소를 배출해야 하는데 그러지 못해 생기기도 한다.

증상으로는 특히 관절이 접히는 부분인 팔꿈치, 오금, 사타구니 등에 많이 나타나고 가려워 자주 긁는다. 긁고 문지르는 것으로 인해 가려움, 발진의 악순환이 계속 된다.

땀을 흘리거나 몸에 맞지 않는 음식을 먹으면 더 가렵다고 하며 시골, 도시, 바다, 산 등 장소에 따라 증상의 차이가 있기도 하다. 이차 세균감염으로 눈 주위 피부염, 결막염, 습진, 물 사마귀 등이 생기기도 하며 진물이 나고 헌다. 검게 변하고 딱딱해지고 갈라지기도 해서 보는 사람이 안타깝기도 하다.

심리적 증상으로는 짜증, 불안, 정서장애, 집중력 저하가 나타나고 노출 부위에 아토피가 있을 시 신경이 쓰여 심리적 열등감, 대인기피증, 행동이 위축되기도 하며, 가려움으로 잠을 제대로 못자 체력 저하가 나타난다. 학교, 사회생활에 심리적 부담감이 있어 우울하고 화가 자주 나며 여름에도 긴 옷을 입어야 하는 불편함이 있어 더위로 인한 짜증도 더 많아진다.

관리로는 손톱을 짧게 깎아서 긁어도 상처가 덜 나도록 하고 비누는 가급적 자제하며 저자극성인 유아용 비누를 사용하도록 한다. 샤워만 가볍게 하고 사우나는 자제하는 것이 좋다.

많이 가려울 때는 얇은 면장갑을 사용하고 보습제를 잘 발라주며 오이, 우엉, 양배추, 감자, 상추 등 열을 내려주는 채식 위주로 먹는 것이 도움 된다. 열이 많은 마늘, 양파, 고추는 소식하자. 열을 떨어뜨려 주는 알로에, 오이, 녹차, 머드, 토마토, 생지황으로 피부팩을 하거나 목욕하는 것이 좋다. 고등어, 달걀, 닭, 참외, 사과, 콩, 땅콩, 우유, 쿠키, 케이크, 스낵, 술, 밀가루, 삼겹살 같은 기름진 음식, 튀김은 먹지 않으며 특히 분유를 적게 먹는 유아는 위장 약하기 때문에 혼자 걸을 때까지 이유식에 육류 줄이거나 금지해야 한다. 몸을 너무 덥게 하지 않고 꼭 치료될 것이라는 확신을 가지고 마음을 좋게 먹자. 주말에는 시간 내서 등산, 자전거, 조깅, 걷기 등의 유산소운동을 하자. 당분간 수영은 염소 소독 때문에 하지 않는 것이 좋고 물 마시는 양을 적당히 조절하는 것도 필요하다. 진물이 많이 나는 경우와 배에서 물소리가 나는 경우와 음식을 적게 섭취하는 사람들은 물을 적게 마시는 것이 좋다. 열 많은 체질과 피부가 아주 건조한 체질은 물을 많이 마시는 것이 도움 된다. 면 소재로 된 옷을 입고 합성섬류나 통풍이 안 되는 옷은 피하자.

좋은 음식으로는 알로에, 배, 수박, 귤, 유자차, 브로콜리, 아스파라거스, 잎이 많은 채소와, 녹차, 국화차, 뽕잎차가 좋다.

집을 깨끗이 청소하고 공기청정기를 쓰자.

아토피 예방에 필요한 것으로는, 잦은 육식, 햄, 소세지 등 가공식품, 색소가 든 과자를 피하고, 많이 움직이고 운동해서 몸의 독소를 빼내는 것이다.

환자 케이스

고등학생 남자로서 아토피가 심하여 학교를 1년간 휴학하게 되었다. 얼굴과 목에 진물이 많이 나고, 벌겋게 발진이 올라와서 친구들이 계속 이야기를 하니 아토피보다 더 큰 스트레스다. 가슴과 팔꿈치, 등, 배, 엉덩이까지 심해서 가려움 때문에 공부에 집중할 수가 없다.

여름이면 더 심해져서 잠을 잘 수가 없고, 겨울에도 더운 방에서 자면 가려움 때문에 몇 번씩 깨서 괴롭다. 여러 가지 치료를 해 봤으나 나아질 기미가 보이지 않자 거제까지 오게 되었다. 몸에 열이 너무 많아서 영양분들이 독소화가 빨리 진행되고 간의 해독능력이 떨어져 독소화 된 성분들이 조직 내에 계속 머물러 있는 것으로 보고 열을 올리는 식품들인 달걀, 닭, 마늘, 양파, 고추, 고등어, 생강, 꿀, 홍삼 등을 피하라고 했다.

한방약으로 체온을 조절해 주고 피부세포에 있는 불순물을 제거하여 클렌징해 주고 독소를 근본적으로 해독할 수 있도록 간의 활동력을 좋게 해주면 치료가 가능하다. 아토피가 줄어들기 시작하니 집중력도 높아지고, 머리도 예전처럼 맑아져서 공부의 효율이 올라간다고 한다. 얼굴이 깔끔해져서 맑고 고운 피부가 되고 몸에도 발진이 올라오지 않으니 살 것 같다고 기분 좋아하는 모습을 보면서 한의사로서 삶의 보람을 느낀다.

젊은 청년 하나를 구제해 주어 삶을 건강하고 힘들지 않게 살 수 있도록 도움을 줬으니 뿌듯하다. '그동안 얼마나 힘들었을까?'를 생각하니 연구에 연구를 거듭하여 가장 빨리 치료될 수 있는 방법을 그동안 확립해 놓은 것이 큰 도움이 된다. 처음 진료를 받으러 와서 학생도 울고, 학생의 부모님도 눈물이 글썽거리던 모습에 가슴 아팠는데 활짝 웃고 진료실을 문을 들어서는 모습에 뭉클해지는 감사함으로 많은 사람들을 치료해 줘야겠다고 다짐한다.

눈의 건강 관리에 대해서 자세히 알아보자

눈은 옛부터 마음의 창이라고 하여 그 사람의 마음가짐이 바른지, 그른지, 정신이 맑은지, 흐린지를 알 수 있는 곳이라고 했다. 한의학에서는 혼백이 드나드는 곳이라고 하여, 사람이 위급한 상태의 병을 나타낼 때도 눈동자에 빛을 쪼여 축소 또는 커진 상태를 보고 병의 가볍고 중함과 의식 상태를 확인하는 아주 중요한 곳이다.

눈은 오장육부의 활동기운과 모두 관계가 있는데 특히 간과 밀접하여 간의 상태를 밖으로 나타내는 중요한 곳이다. 간이 좋지 않아 황달이 있는 사람은 눈이 먼저 노랗게 되며, 간염이나 간 기능이 떨어져서 피곤한 사람은 눈도 심하게 피곤해지고, 침침해진다.

화를 자주 내거나 지나치게 신경을 많이 쓰는 사람은 간의 열이 위로 떠서 눈이 자주 충혈되거나, 혹은 눈의 망막 압력이 높아져서 망막혈관이 터져서 물체가 잘 안보이거나 둘로 겹쳐 보이기도 한다. 자주 과로하는 사람은 눈꺼풀이 무겁고 눈이 아프며 흐릿해져 물체가 잘 안 보이기도 한다.

또 위장 기능이 좋지 못한 사람은 영양분의 흡수에 지장이 생겨서 눈이 안으로 쑥 들어가는 느낌을 받고 기운이 없이 축져지기 쉽다.

평소 몸에 열이 많은 사람이 술을 지나치게 마시거나 성생활을 무리하게 하거나, 매운 음식이나 뜨거운 음식을 많이 먹으면 심장의 열이 위로 뜨고 신장의 기운은 약해져서 눈이 빨갛게 자주 충혈되고 햇빛에 눈이 부시어서 눈을 뜨기가 힘들 정도가 된다. 또한 눈이 앞으로 튀어나오듯이 아프고 눈 안이 불편하고 건조한 느낌이 든다.

폐결핵에 걸린 사람이나 기운이 아주 부족한 사람은 눈이 쉽게 풀리는 듯한 느낌이 들며 눈이 잘 안 보인다. 면역기능이 떨어지면 먼지나 꽃가루에 민감한 알레르기성 결막염에 쉽게 걸리기도 한다.

컴퓨터와 TV, 휴대폰 이용이 많아져서 눈은 상당히 혹사당하고 있다. 중, 고등학생은 물론이고 어린이들도 공부와 독서를 많이 하거나, 게임, 휴대폰의 지나친 사용으로 5~7세부터 안경을 쓰는 경우가 빈번해지고 있다.

학생들의 경우는 조명시설이 좋지 못한 상태에서 오랜 시간 공부하거나, 흔들림이 심한 차안에서의 독서, 잔 글씨체로 된 신문, 잡지, 책 등을 자주 보거나 잔 글씨체로 노트 필기를 하면서 공부하는 경우도 눈을 해치는 요인이 된다.

우리는 눈을 통하여 세상을 보는데 어느 한쪽에 치우치지 않고 균형 잡힌 시각으로 바르고 넓게 보아야 한다. 눈은 우리 정신세계를 형성하는 중요한 곳이라 할 수 있다. 옛부터 '뛰어난 사고 능력과 판단능력을 가진 사람을 안목이 뛰어나다'라고 하였다.

눈을 보호해 주는 음식으로는 소, 돼지, 닭의 간이 좋다. 초조하며 갈증이 나고 몸이 마른 사람은 구기자를 달여서 차로 마시면 좋다. 몸에 열이 많으며 화를 잘 내어서 눈이 자주 충혈되거나 눈이 아픈 사람은 결명자차가 좋다. 몸이 아주 차면서 설사를 자주 하는 사람은 좋지 않다. 신경을 많이 쓰고 머리가 무거우면서 눈이 피곤한 사람은 녹차가 좋다. 너무 많이 마시면 몸이 차가워지고 위장 기능이 떨어지며 잠이 잘 안 오게 된다. 눈이 불편하고 건조하며 쉽게 충혈되고 눈물이 많이 나는 사람은 국화차나 전복이 좋다. 몸이 마르면서 눈이 안으로 쑥 들어가는 사람은 민물장어, 해삼, 들깨나 참깨가 좋다. 무엇보다도 눈이 피로하지 않게 눈을 감고 자주 쉬는 것이 좋고 지나친 독서와 TV 시청, 컴퓨터, 휴대폰의 이용을 삼가하는 것이 좋다.

갱년기 증후군에 대해서 자세히 알아보자

갱년기 증후군이 나타나는 평균 나이는 48~53세 정도에 많이 나타난다. 호르몬 부족으로 생리가 불규칙해져서 안면홍조가 주된 증상으로 나타나 짧게는 1년에서 길게는 5~6년 이상 가는 경우가 많다.

주로 얼굴이 많이 화끈거리지만, 몸 전체가 덥기도 하고, 가슴, 등, 손이 화끈거리기도 한다. 무기력하고 피로를 쉽게 느끼며 과민해지고 사소한 일에도 마음이 잘 상한다. 수면 장애도 있고, 집중력과 기억력이 감퇴되어 이러다가 냉장고 문을 왜 열었는지 모를 정도로 정신이 없어 치매가 올까봐 걱정된다. 자신이나 가족의 삶에 대한 불안이 늘어나고 지나온 삶에 대한 부정적 평가로 사는 게 별 재미도 없고 왜 살아야 하는지 모르겠다는 자포자기 심정이 된다. 여성으로서의 생리가 안 나온다는 것에 대해서 '여자로서 이제 끝이구나' 하는 슬픔과 우울이 있어서 뭐든지 하기 싫다.

역할에 대한 부담이 있어 힘에 부대끼고 할머니가 되므로 손주나 자식들 뒷바라지를 해줘야 한다는 심적 압박감이 커져서 갑갑하다. 간혹 어지럽기도 하고 감각이상이 있고, 가슴이 뛰며 관절과 근육이 약해져서 골다공증과 통증이 오고 근육피로도 자주 나타나며 손발이 차다.

체중감소 또는 비만이 생겨서 외모가 급격하게 변화되므로 우울증이 생기기도 한다.

성욕도 떨어지고 질이 건조해져서 성교통이 생기기도 한다. 요실금이나 방광염이 쉽게 오고 피부가 건조해 지고 주름 많아지고, 화장이 잘 안 먹는다. 창백해지고 가려워서 자주 등을 긁어 달라고 하며 기미가 낀다. 입이 바싹 말라서 평상시에 마시지도 않던 음료수를 자주 찾는다.

누구에게나 갱년기는 오지만, 정도의 차이가 있다. 평소 인간관계로 인한 스트레스가 심한 경우에는 울화가 많이 쌓여 있어 삶의 전환점인 폐경기에 드러난다. 주로 열이 심하게 올라와 술 취한 사람처럼 얼굴이 홍당무가 되고, 가슴이 답답해서 겨울에도 방문을 열고 자야 하며, 좀 더운 곳에서는 아예 잠을 못 이룬다. 가슴과 등에 뜨거운 핫팩을 안고 사는 느낌이 들어 냉커피를 수시로 마셔야 한다.

유산, 다산한 경우에는 체력이 많이 떨어져 있고, 탁한 어혈이 많아 모세혈관이 막히고 충혈이 많이 된다. 열이 올라온 후 식으면 한기가 간혹 든다.

자신에 대한 열등감이 많은 경우 몸의 변화는 심리적 변화를 가져온다.
자율신경이 부담 받고, 심리적 위축이 되면서 호르몬 분비 체계가 무너지고, 열의 발산이 되지 않고 쌓여서 온다. 열이 올라오면 순간적인 판단력이 흐려지고 일에 대한 집중력이 떨어져 허둥댄다.

늘 피곤한 사람은 과부하가 되는 힘든 삶을 살아서 체력고갈이 많이 되어 있다. '지금도 쉬고 싶은데, 지금보다 더 많은 역할을 제대로 해낼 수 있을까?' 하는 체력 부담을 느껴 갱년기 증상이 많이 나타난다.

탁한 피가 많은 사람은 생리를 통해서 빠져나가던 검은 덩어리 피가 폐경이 후에는 몸에 쌓여 몸이 무겁고 여기저기 관절이 아프다.

심장이 약해 잘 놀라는 경우는 폐경으로 인해 순환이 덜 되는 느낌이 있고, 정신적으로 과민해진다.

우울증을 가지고 있는 경우는 평소에도 즐겁고 행복하다는 마음이 적었는데, 갑자기 생리가 없어지면, 깊은 슬픔이 생겨 뭐든지 하고 싶은 의욕도 없어진다. 남편, 자식, 친구, 친정, 시댁식구 모두가 귀찮다. '나를 그냥 혼자 조용히 놔둬라'라고 누구에게나 이야기하고 고독을 좋아한다.

관리 방법으로는 삶의 존재 의미를 찾을 수 있는 봉사활동을 하자. 마음 맞는 사람들과 일주일에 한 번 이상 정기적인 식사를 하자. 거울을 보고 자신의 멋진 점을 스스로 칭찬하자. 살아오면서 잘 했던 일들을 떠올려 흐뭇함을 간직하자. 내 힘에 맞게 활동을 줄이고 스케줄을 조정하자. 내게 큰 힘이 되어준 식구들에게 '감사하다'는 것을 표현하자. 규칙적 운동으로 신나게 놀자. 적당하게, 기분 좋게, 영양가 있게 식사하자. 자신을 위해 예쁜 옷도 가끔 사 입자. 편안한 사람들과 수다 시간을 갖자. 내가 다해줘야 한다는 부담을 놓자.

갱년기에 좋은 약차와 음식으로는 열이 많이 올라 올 때는 대잎차, 국화차,

녹차, 뽕잎차가 좋고 신경이 과민할 때는 마른 사람에게는 잣, 호두, 체력이 있는 사람에게는 연잎차가 좋다.

피부가 건조할 때는 하늘수박차, 마즙, 구기자차, 곰국, 삼겹살, 달걀, 오미자차가 도움이 되며 기억력 감퇴될 경우에는 오미자차, 매실차, 오디를 자주 마시자. 관절, 근육통이 있을 때는 카레, 보이차, 땅두릅이 좋다.

쇼그렌 증후군 사례

35세 여성으로 6년 전부터 팔목, 어깨, 무릎 통증이 많이 와서 검사를 받아보니 쇼그렌 증후군이라고 했다. 약을 계속 복용해도 통증은 계속 있다. 한의학으로 치료될 수 있을 것이라고는 전혀 생각하지 않았고, 그냥 피곤해서 약을 한번 먹어야겠다고 오셨다.

진찰하는 것이 너무 신기하고 재미있다고 하신다. 통증도 한약으로 없어질 수 있다고 하니 정말 그럴 수 있느냐고 한다.

한의학은 쇼그렌이라는 병명에 구애되지 않고 병의 원인을 치료하면 면역기능은 저절로 정상화된다는 점을 말씀드렸다. 일단, 한번 약을 드셔보고 결과로 이야기하자고 했다. "백 마디 말이 뭐가 필요 하느냐 낫게 해주는 것이 이 시대의 진정한 의학이다"라고 강조했다.

한약 복용으로 6년 동안 계속되던 통증이 없어지자 남편이 너무나 놀라서 계속 약을 먹으라고 빨리 한의원에 가라고 했다고 한다.

한의학이 면역의학으로서 세계적으로 인정받을 날이 멀지않았다고 생각하니 너무 기쁘다.

구내염 케이스

40대 중반 여성으로 몸을 좀 무리하면 입안이 자주 헐어 구내염이 오고 혀도 헐어서 김치나 간장, 매운 것, 짠 음식, 뜨거운 것도 드시기 힘들어 한다. 마음대로 먹지 못하는 괴로움이 이만저만이 아니다. 음식 먹기가 겁이 나고 제대로 안 먹으니 몸도 약해진다.

아래 음부가 헐어서 진물이 나고 부부 관계하기도 불편하고 따가워서 고통스럽다. 하루 이틀도 아니고 계속되는 불편함과 고통으로 사는 것이 지겹다. 이런저런 방법으로 치료를 했지만 신통치 않았다.

3년 전에 듣지도 보지도 못한 베체트 병이라는 진단을 받았다. 면역기능이 정상적이지 못하면 세균이나 바이러스가 내 몸의 주인 행세를 하면서 여기저기 괴롭힌다. 면역조절능력은 수천 년 역사를 가진 한의학에서 '원기', '정기'라고 표현하며 면역기능을 조절해 주는 치료체계가 확립되어 있다.

면역기능 조절해 주는 처방으로 깨끗이 치료되어 너무 좋아하신다. 이렇게 빨리 좋아질 줄 몰랐다고 놀라워하신다.

마음껏 먹을 수 있고, 편안한 생활을 할 수 있다는 것이 감사하다. 평범한 일상을 아무런 부담감과 불편함 없이 지낼 수 있다는 것이 우리 삶의 가장 큰 복이다. 헛된 이익을 쫓아 헤매느라 정말 소중한 건강과 소박한 행복을 잃어버린 사람들이 가장 부러워하는 것이 편안한 일상이 아닐까!

신경 쓰이는 것이 없고, 밝은 하늘에 부끄럽지 않고, 마음 가는대로 편하게 지낼 수 있는 다소 따분하게 느껴지는 삶에 여유와 행복이 숨어 있다. 몸이 불편해지면 아무리 좋은 것도 즐겁지 않다. 아프지 않고 사는 것이 복 중의 복이다.

방광염 환자 케이스

40대 여성으로서 몸이 좀 피곤하거나 스트레스를 받은 후 부부 관계를 하면 방광염으로 고생해서 입원을 해야 한다. 소변볼 때 통증도 심하고 혈뇨도 나오고 자주 보면서 시원치 않다. 입원 치료를 2~3일 하고 나온다. 부부 관계를 기피하여 서로 사이가 안 좋다. 고민이 많이 되어 한방치료를 원했다.

열이 방광에 축적되어 나타나는 증상이므로 한방약으로 호전이 잘 될 수 있다. 방광염 증상이 10년 이상 지속되어 괴로웠는데 치료가 되어 금슬이 회복되었다.

손발 화끈거림 케이스

30대 여성으로서 첫째를 출산하고 난 후 원래 추위를 많이 타던 체질이었는데 열이 많아져서 갑갑함도 많이 느끼고 더운 것을 싫어하게 되었다. 어느 날 손발이 불이 나듯이 화끈거려서 잠을 잘 수가 없다. 밤마다 얼음찜질을 한두 시간 해야 겨우 잠을 잘 수가 있다. 검사를 해 봤지만 도무지 병명이 나오지 않는다. 잘 한다는 곳에서 1년이나 치료를 받아 봤지만, 소용이 없다. 남편에게 내 손이 얼마나 뜨거운지 한번 잡아 보라고 자주 이야기를 해보지만 남편은 별로 열이 나는 것을 느끼지 못했다. 혼자서 속앓이를 하는 고통을 어찌 알 수 있겠는가! 열이 축적되어 피 자체의 온도가 올라가고 순환이 덜 되어 나타나는 현상이다. 한방약으로 편해져 숙면을 취할 수 있어서 감사하다고 한다.

흉부 임파종 케이스

50대 여성으로서 흉부에 임파종이 생겨서 대학병원에서 치료를 받았다. 1년 이상 지났지만 크게 호전되지 않았다. 여기저기 아픈 곳도 많아서 가볍게 한방 치료를 받으러 왔다. 병력을 이야기하다가 임파종이 있어서 치료중이라는 이야기를 듣고 "한약으로 한번 치료를 해 보면 도움이 될 수도 있다"라고 했다. "다른 증상들을 주되게 치료하면서 임파에 관련된 약을 넣어드리겠다"고 하여 치료를 시작했다. 6개월 후에 병원에서 검진을 받아보니 씻은 듯이 없어졌다. 주치의가 놀래서 "무슨 치료를 받았느냐"고 물어서 "한약 말고는 건강식품이나 양약도 먹지 않았다"고 했다. 주치의가 "어느 한의원에서 그렇게 용한 치료를 받았느냐" 하면서 한의원 이름을 그 자리에서 메모했다고 환자가 이야기하니 치료자로서 보람이 있었다.

잘 체하거나 음식 독·수분·지방 독소가 잘 쌓이는 체질

• 위염 • 장염 • 장이 꼬르륵 소리남, 음식, 스트레스, 컨디션에 따라 소화기능이 예민하게 반응한다 • 잘 체함, 트림과 방귀가 많고 대변이 달걀 썩는 냄새가 난다 • 구토 • 입덧 • 잘 붓는다 • 몸이 비오는 날, 흐린 날에 무겁다 • 역류성 식도염 • 콜레스테롤 수치 높아짐 • 비만 • 장의 흡수력이 떨어져 살 찌지 않음 • 위경련 • 복통 • 변비 • 가래 잘 생김 • 프로락틴 호르몬 분비가 많아 젖이 나온다 • 위, 십이지장궤양 • 늑막염 • 위산과다 • 구취

소화불량에 대해서 알아보자

삶의 기본을 이루는 것이 의식주다. 생명을 유지하기 위해서는 필요한 영양분을 공급해야 한다. 먹는 것이 아주 중요하다. 잘 먹고 잘 소화시켜야 몸에 탈이 나지 않는다. 먹은 것이 소화되지 않아 속이 불편하다면 여간 괴로운 일이 아니다.

먹고 싶은 것도 마음대로 못 먹고, 먹고 나면 좋지 않아 힘들다. 소화가 잘 안 되어 체하면 배도 아프고, 속도 매스껍고, 토하거나, 가스가 많이 차 그득하며 '끄억' 트림하고, 신물도 올라오고, 방귀냄새가 지독해 민폐를 끼치기도 하며, 변이 시원치 않다.

원래 위장 기능이 약한 사람은 어릴 때부터 많이 먹지 못하고, 도무지 살이 찌지 않으며 조금만 과식해도 탈이 나기 일쑤다. 배가 차가워서 찬 우유, 냉커피, 얼음 든 냉수를 마시기만 하면 배 아프고 속이 불편하고 탈이 난다. 신경 쓰는 일이 있으면 밥맛도 떨어지고, 입도 쓰고, 속이 그득하며, 먹는 것마다 걸리

는 느낌이 든다.

먹을 때는 많이 먹고, 굶을 때는 물 한 모금 안 마시는 식습관으로 위가 좋지 못해 탈이 나기도 한다. 술을 먹어도 꼭 집에 와서 저녁 늦게 식사를 챙겨 먹고, 배가 고프면 잠이 안 와 뭔가를 먹어야 하는 생활도 위가 부담을 받아 아침에 속이 꽉 차있는 느낌으로 식사를 못한다.

주부들은 아이들 돌보고 키우느라, 정작 자신은 밥 먹을 여유가 없어 소화가 잘 안 된다.

어릴 때부터 급하게 먹고, 밥 한 숟가락에 물 한 모금 마시는 습관이 지금까지 계속 있어 소화에 지장이 있다.

식사 마치고 5분도 안 되어 과일, 누룽지, 떡, 차, 단물(감주) 등의 디저트를 먹지 않으면 안 되는 사람도 있다. 배가 잔뜩 불러도 식탐을 조절하지 못하여 목까지 차오를 정도로 과식하는 사람도 있다.

소화불량을 잘 일으키는 음식은 사람, 체질, 몸 상태에 따라 다르다. 일반적으로 마르고 딱딱한 음식, 딱딱한 떡, 미나리, 고사리 등 질긴 음식 등이 잘 체하는 음식이다.

먹어서 좋지 않은 음식은 소화기능이 좋아질 때까지 참는 게 좋다. 소화가 잘 안 되는 것은 생활습관, 식습관에 좌우된다. 하루 2끼 이상 먹어야 하는 것은 기본이다. 1끼만 식사를 하다 보면 배가 고파 급하게 먹든지, 폭식하게 되며, 위장의 리듬이 깨진다.

위장이 가장 활발하게 움직이는 시간은 아침 7~9시, 점심 1~3시, 저녁 7~9시, 새벽 1~3시 사이이다. 위장 기능이 약한 사람들은 식사 전에 가볍게 팔·다리를 많이 쓰는 걷기, 달리기, 줄넘기 등을 10~30분 정도 한 후 식사를 하면 밥맛도 있고 소화도 잘된다.

식사 후의 산책은 아주 좋다. 앉아 있지 말고 걷는 것이 위장 기능을 강화시키는 데 큰 도움이 된다.

급하게 식사하는 습관을 가진 사람은 마음이 느긋하게 하고 여유를 가지도록 노력해야 하며, 음식 맛을 천천히 느끼며 먹어야 한다.

밥맛이 없고 뭘 먹어도 소화가 안 되는 사람은 생각이 복잡하고, 고민이 많고, 우울하며, 위가 약하게 타고난 경우가 많다. 생각을 가볍고, 밝게 하고, 조금씩 자주 먹는 것이 좋다.

다이어트를 하느라 식욕 억제제를 지나치게 복용해서 위 기능이 나빠진 경우에는 땀이 줄줄 흐를 정도의 운동을 해서 독소를 배출시키고 위장 근육을 활성화시켜야 한다.

위장이 쉬는 시간인 밤 시간대는 먹는 것을 피해야 한다. 야식은 독소를 만드는 가장 큰 원인 중 하나다. 국물을 줄이고 식사 후 차, 음료수, 물을 가급적 마시지 말아야 위장 기능이 좋아진다.

위가 무력하거나 덜 좋은 음식을 먹고 속이 메스꺼운 경우에는 매실이 좋고, 트림, 방귀, 가스 차는 것이 많으면 유자가 좋고, 몸이 냉하여 피로한 경우에는 인삼, 홍삼이 도움 된다.

몸이 계속 여위고, 피부도 건조하며, 변이 가는 경우는 마를 갈아서 먹으면 된다.

잘 체하는 음식은 될 수 있는 대로 피하고, 소식하며, 기분 좋고 감사하는 마음으로 식사를 하면 먹은 것이 피가 되고 살이 된다.

활짝 웃으면 위장도 방긋하고 즐겁게 주인님을 위해 소화를 잘 시켜준다. 웃고 또 웃자.

음식에 감사하고, 같이 먹는 사람들에게 즐거움을 주는 식사습관이 필요하다. 까탈스럽게 음식 투정하고, 기분 나쁜 소리만 골라하는 사람들과 먹고 난 뒤의 개운함이 다르다.

입덧과 임신중독증의 한방치료

　임신을 해서 아무런 이상 없이 잘 먹고 잘 자고 일상생활에도 별다른 부담 없이 지내고 건강한 아기를 출산하고 싶은 것은 모든 임신한 분과 가족들의 간절한 바람이다.

　임신 중에 가장 견디기 힘든 것 중에 하나가 입덧이다. 입덧은 평소 위 기능이 약하여 자주 체하고, 과로하거나 신경을 약간 쓰면 음식 먹은 것이 소화가 잘 되지 않는 사람에게서 많이 발생한다. 임신하자마자 처음부터 입덧이 생기는 사람이 있고 임신 6주나 임신 3~4개월부터 생기는 사람도 있다. 메슥메슥하여 속에서 음식물이 넘어올 듯하며 혹은 음식물을 토하기도 하고, 침을 자주 뱉기도 하면서 음식을 잘 먹지 못하고, 심하면 물 한 모금조차도 넘기기 어려운 경우도 있다. 입덧을 1~2주 정도 가볍게 하는 경우에는 괜찮으나, 3주 이상 심하게 진행되면 토할 때 피가 섞여 나오기도 한다. 몸이 여위어지고 어지럽고 힘이 없어서 피로를 심하게 느끼고 식도 부위와 명치가 아프고 따갑기도 하며, 영양상태가 좋지 않게 되어서 임신을 유지하는 데 상당한 불편함이 생긴다.

　입덧이 심해서 견디기 힘들어 인공유산을 하게 되면 간혹 자궁유착이 생겨서 다음 임신이 빨리 되지 않는 경우도 있다. 입덧을 치료하는 한방약은 수천 년 동안의 실제 임상에 의하여 체계화되어 있고, 안전성과 효과면에서 아주 뛰어나므로 전문한의사의 도움을 받으면 입덧의 고통에서 벗어나고 아울러 건강한 아기를 낳을 수 있는 환경이 조성된다.

입덧 중에는 입맛이 당기는 음식을 소량으로 자주 먹고, 음식 메뉴를 이것저것 다양하게 바꾸어 먹는 것이 좋다. 신선한 과일과 야채, 약간 신맛의 음식과 매운맛의 음식이 좋다. 무난하게 먹을 수 있는 것으로는 노란 설탕이나 흑설탕 물로 생강을 새순이 난 것은 사용하지 말고 100원짜리 동전 크기와 두께로 자른 후 졸여서 생강조각을 1~2개씩 입에 물고 천천히 씹어서 넘기거나, 또는 생강즙만 먹고 찌꺼기는 뱉어버리거나 매실즙을 내어서 물을 섞어서 연하게 마시는 것이 좋다.

입덧이 심하여 오랫동안 잘 먹지 못하다가 돼지고기나 닭고기, 소고기 같은 육고기가 당긴다고 먹으면 위에 부담을 더 준다. 명치끝이 아프고 속이 답답하며 입덧이 더 심해지는 경우가 있다. 입덧이 약간 덜하여 음식을 조금씩 섭취할 수 있을 때에 육고기 중 부드러운 부분만 섭취하는 것이 훨씬 괜찮은 방법이다. 단식을 여러 날 한 후에는 미음부터 먹어서 차츰 밥으로, 나중에는 육고기도 먹는 이치와 같다.

임신 중에 견디기 힘든 또 다른 증상 중의 하나가 임신중독증이다. 주로 임신 7~8개월의 후반기에 자주 나타나는데 몸이 많이 붓고, 고혈압이 생기고, 소변에는 우리 몸에 꼭 필요한 영양물질인 단백질이 빠져나오는 증상이 나타난다. 처음에는 발등이나 종아리가 붓기 시작하여 차츰 허벅지까지 붓고, 나아가 아랫배, 팔, 얼굴 등 온몸이 부으면서 소변양이 줄어들고 체중이 2~3주 사이에 5~10kg 이상 늘어나면서 혈압이 전혀 없던 사람이 고혈압이 생기며, 숨쉬기조차도 힘들어지고, 심해지면 간질발작이 생기기도 한다.

임신중독증은 체력이 약하며 임신하기 전에도 심하게 피로를 느끼는 사람, 빈혈이 심하여 자주 어지러운 사람, 음식을 편식하고 적게 먹는 사람, 부정맥이나 협심증 같은 심장에 이상이 있는 사람, 신장염으로 예전에 고생했거나 고생하고 있는 사람이 임신 중에 제대로 먹지 못했거나 육체적으로 심하게 일을 했을 때, 스트레스를 지나치게 많이 받아서 분노, 증오, 우울, 비관을 오랫동안 가진 경우 등에서 나타난다. 육체적으로 충분히 쉬고 음식은 편식하지 말고 골고루 먹고, 가벼운 산책 등으로 기분을 전환시키고, 마음을 늘 편하게 가져야 한다. 음식에 소금을 평소보다 적게 넣어서 짜게 먹지 말고, 물도 너무 많이 마시지 않도록 한다.

임신중독증도 한방약으로 잘 치료되어 무사히 출산할 수 있게 하는데 도움이 된다. 뽕나무 잎이나 껍질을 달여서 마시면 좋고, 잉어를 달여서 먹는 것도 좋고, 소나무의 뿌리에 달린 복령도 달여서 먹으면 좋다.

다이어트에 대해서 알아보자

사람은 자기가 보는 자신의 모습이 있고, 다른 사람에게 보여지는 모습이 있다. 요즘 사람들은 보여지는 모습에 관심을 많이 두기도 하지만, 비만이 건강에도 좋지 않다. 그래서 다이어트에 신경을 많이 쓴다. 유치원에 다니는 애들까지도 '이것 먹으면 살찐다'라는 말을 많이 한다.

체질적으로 물만 먹어도 살이 찌는 습기가 많은 체질도 있고, 아무리 많이 먹어도 살이 찌지 않는 체질도 있다.

유전적으로 받은 체질이 달라서 그렇다. 비만한 사람들은 대체적으로 밤늦게 음식을 많이 먹는 경향이 있고, 식사 후 바로 눕거나, 가만히 앉아만 있고 먹은 것에 비해 운동량이 적다. 폭식, 과식하는 경우도 많고 정신적 스트레스를 받으면 먹는 것으로 푸는 사람들은 비만이 되기 쉽다. 마음이 허해지고, 우울해 하거나 화가 많이 나고, 긴장이 될 때 음식을 많이 먹으면 포만감이 들어 정신적 위안이 된다.

관리하는 방법에는 마음을 다스리고 자신에 대하여 긍정적이며 따뜻한 시선을 가져야 비만에서 탈출할 수 있다. 셀프코칭으로 올라오는 분노, 미움, 자신에 대한 콤플렉스를 다독여 줘라. 자신이 멋지고 좋은 사람임을 잊지 마라. 반복적으로 자신을 칭찬해 줘라. 음식을 보고 그칠 줄 알 때, 몸매는 유지된다. 이런 사람들은 아무리 다이어트 약을 먹고 운동을 부지런히 해도 그때 뿐이다. 몸을 끌고 다니는 주인공인 마음이 편안하지 못하면 음식 조절을 약간만 안 하고, 운동을 줄이면 금세 원래 모습으로 돌아온다. 마음의 에너지 흐름을 바꾸어 주는 요가, 명상, 단전호흡, 종교생활이 근본적 해결책이고, 자신과 다른 사람의 삶을 아껴주고 사랑하는 것이 최고의 다이어트다.

식욕을 억제하는 약을 무분별하게 쓰는 경우도 많다.

식욕이 다른 사람에 비해 아주 왕성한 사람들에 한해서 일시적으로 쓸 수 있다. 먹는 것도 별로 없는데 살찌는 사람은 잘못 쓰면 위, 장 기능이 엉망으로 되어, 음식 먹고 싶은 생각이 아예 없어져 영양부족, 빈혈, 기력쇠약, 건망증, 피부건조, 변비, 소화불량, 설사, 근력저하, 피로도 증가, 시력감퇴, 수족냉증, 저림, 생리 이상, 집중력 저하, 탈모 등이 만들어져 고통받기도 한다.

초등학생, 중, 고등학생들이 지나치게 다이어트를 해서 많은 영양분이 필요한 성장기에 건강에 무리가 되는 경우가 허다하다. 비쩍 마른 학생들도 자기는 뚱뚱하다는 잘못된 생각으로 하루 한 공기도 안 먹어 빈혈이 심해지고, 집중이 안 되어 성적이 떨어져 정신적 고통을 받는 경우도 종종 있다. 여학생들의 경우는 자궁 발육이 덜 되고, 생리가 몇 개월 동안 나오지 않고, 피부가 건조하고 거칠어지고, 심한 피로를 느끼고, 간혹 쓰러지는 경우도 있다. 성장기 청소년들은 잘 먹고 열심히 공부하고, 부지런히 뛰어 놀아야 건강한 몸과 정신을 만들

수 있다. 밤늦게까지 공부해야 하고, 키도 크고, 몸도 어른 형태를 갖추어야 하는 중요한 시기에 무리한 다이어트로 건강을 해치면 안 된다. 비만과 인격, 성공은 아무런 상관이 없다. 친구들의 눈과 말에 흔들리지 말고 자기중심을 잡아야 한다. 살은 나중에 빼도 충분하다. 체력을 유지해서 공부 목표를 달성하는 것이 중요하다.

살이 잘 찌는 체질은 덜 먹고, 더 움직이고, 틈나면 걸어 다니고, 저녁 6시 이후에는 아무것도 안 먹고, 마음은 밝고 행복하게 먹는 것이 다이어트의 기본이다.

도움 되는 약차로는 물살이 많은 사람은 율무차가 좋지만, 속이 자주 메슥거리고, 단 음식을 먹으면 토하는 사람은 율무차가 좋지 않다. 몸이 냉한 사람은 연잎차, 쑥차, 생강차, 계피차가 좋다. 육고기를 많이 먹는 사람은 산사과 열매(산사육), 뽕잎차, 유자차(무설탕)가 좋다. 근육질은 공복에 식초 한두 숟가락 먹는 것이 좋고, 신물이 많이 올라오거나 속 쓰림이 있거나 우울한 사람은 좋지 않다. 몸에 열이 많은 사람은 알로에가 좋다. 알로에는 설사할 때는 좋지 않다. 피로를 많이 느끼는 사람은 포도즙이 좋다. 술을 과음하는 사람은 인진쑥을 먹으면 지방 분해와 술 해독에 도움 된다. 안주를 줄이고, 술이 깨고 난 후 자는 것이 좋다.

주의사항으로는 단 음식을 적게 먹어라. 지방질, 튀김을 줄여라. 과식을 많이 하는 사람은 식사 전에 물 한 컵, 차 한 잔으로 미리 배를 채우는 것도 좋은 방법이다. 자주 부으면서 몸이 무거운 사람은 물 섭취를 줄여야 한다. 특히 자기 2시간 전에는 마시지 않아야 한다.

빨리 걷거나 조깅, 등산 등의 운동을 해서 땀을 흘려야 가뿐해진다. 적게 먹고 많이 움직여라. 틈나는 대로 걸어라. 버스 두 정거장 코스는 걸어라. 빠른 걸음으로 걸을수록 지방연소는 더 잘된다. 주말에는 2~3시간 등산하거나 또는 자전거를 신나게 타라. 식사는 약간 배가 부르면 그만 먹고, 평소의 70% 정도만 한다.

 자신을 객관적이고 좋게 바라보며 '살쪘네' 하는 다른 사람의 말에 마음 상하지 말고, 내면의 마음에 있는 불필요한 살들을 없애면 삶이 한결 부드럽고 가벼워질 것이다.

피가 모자라는 체질

• 생리 변화(주기가 늦어지고, 양이 줄어들고, 물처럼 연해진다.) • 빈혈 • 혈소판 감소 • 얼굴 창백, 수척해 보인다 • 기립성 현훈 • 피부가 건조하고, 비늘 같은 것이 많이 떨어진다 • 입술 자주 틈 • 손톱 반달 모양이 줄어들고, 줄이 생긴다 • 다리가 위축되어 살이 빠진다 • 코가 건조해진다

임신중 빈혈 사례: 40대 초반 여성

4년 전부터 몸이 좀 피곤하면 미열이 나고 몸이 나른했다. 둘째 아이를 출산하다가 아이가 잘못된 후로는 몸이 너무 안 좋았다. 미열이 항상 있고, 질이 건조하여 부부 관계가 안 될 정도이며 안구건조와 만성결막염이 계속 있었다. 아이가 하나라서 나이가 많음에도 불구하고 남편이 계속 한 명을 더 갖자고 해서 임신을 했다.

임신을 했으나 직장생활이 너무 바빠서 유산이 되었다. 직장을 쉬고 임신하기로 계획을 세웠다. 일단 임신을 유지하기 좋은 몸 상태를 만들면서 쇼그렌 증후군을 치료하자고 했다.

빈혈 수치도 8.5 이하로 나와서 심하다. 임신하면 더 많은 영양이 필요하며 몸의 에너지를 아껴야 건강한 아기를 낳을 수 있다는 점을 강조하였다. 빈혈은 걱정 말고 한약으로 100% 치료된다는 점을 설명했다.

한약 복용 1개월 후 미열과 손바닥이 화끈거리고 목뒤가 열이 나서 견디기 힘든 증상과 질 건조가 개선되기 시작하자 한약치료에 신뢰를 갖기 시작했다.

2개월 복용 후 안구건조와 만성결막염이 치료되었다. 3개월째 임신이 되어 출산하기 전까지 한 달에 한 번씩 한약을 복용하기로 했다.

임신 중 빈혈이 심하고 코피도 나고 골반에 통증도 있고, 머리가 무겁고 몸 전체가 붓기도 했지만 한약 복용으로 빈혈도 없어지고, 몸도 붓기가 빠져 가벼워지고, 코피, 통증이 없어졌다.

출산 후 몸을 괴롭혔던 미열, 건조증, 피로가 모두 없어졌다. 기분이 좋아 할렐루야를 연발한다.

호르몬·조직액·체액이 부족한 체질

• 입이 자주 마름 • 당뇨 • 여성 호르몬 부족으로 조기 폐경 • 건망증 • 미열 • 피부 건조, 코 건조, 각질 • 탈모 • 골다공증 • 자주 배고픔 • 건선, 백반증 • 심한 불면 • 심한 이명 • 불임(난포형성부전) • 임신중독 • 결핵 • 목소리가 자주 쉰다, 성대결절 • 난소기능 이상, 자궁내막 얇음, 자궁발육 안됨 • 혈뇨 • 단백뇨 • 신부전 • 사정 안됨, 정액 감소

탈모 환자 케이스

20대 중반의 여성으로서 유방암 수술을 받고 난 후 항암제 치료를 받는 중에 탈모가 아주 심하여 가발을 쓰고 왔다.

항암제를 투여하면 근육통이 심하게 올 것이라고 대학병원에서 이야기했다. 심한 경우에는 근육통으로 진통제를 계속 먹어도 통증으로 고통받는 경우가 많다고 한다. 젊은 여성이라 마음이 많이 아팠다.

한방약을 복용하면 전혀 통증이 없을 것이고 가발을 쓰고 다니지 않을 정도로 머리가 새롭게 날 것이라고 말하니 반신반의했다. 한약 복용 후 머리가 나기 시작했고 더 이상 머리가 빠지지 않았다. 평소에 머리가 많이 빠져서 하수구가 막힐 정도였는데 얼마나 다행인지 모른다고 본인과 어머니께서 너무나 좋아했다. 근육통도 전혀 유발되지 않아서 한약의 효과에 대해서 신뢰하기 시작했다. 암에 대한 면역기능을 키워 재발하지 않게 하기 위해서 한 번씩 한약을 먹기로 했다. 지금도 십 년 넘게 1~2년에 한 번씩 오고 있다.

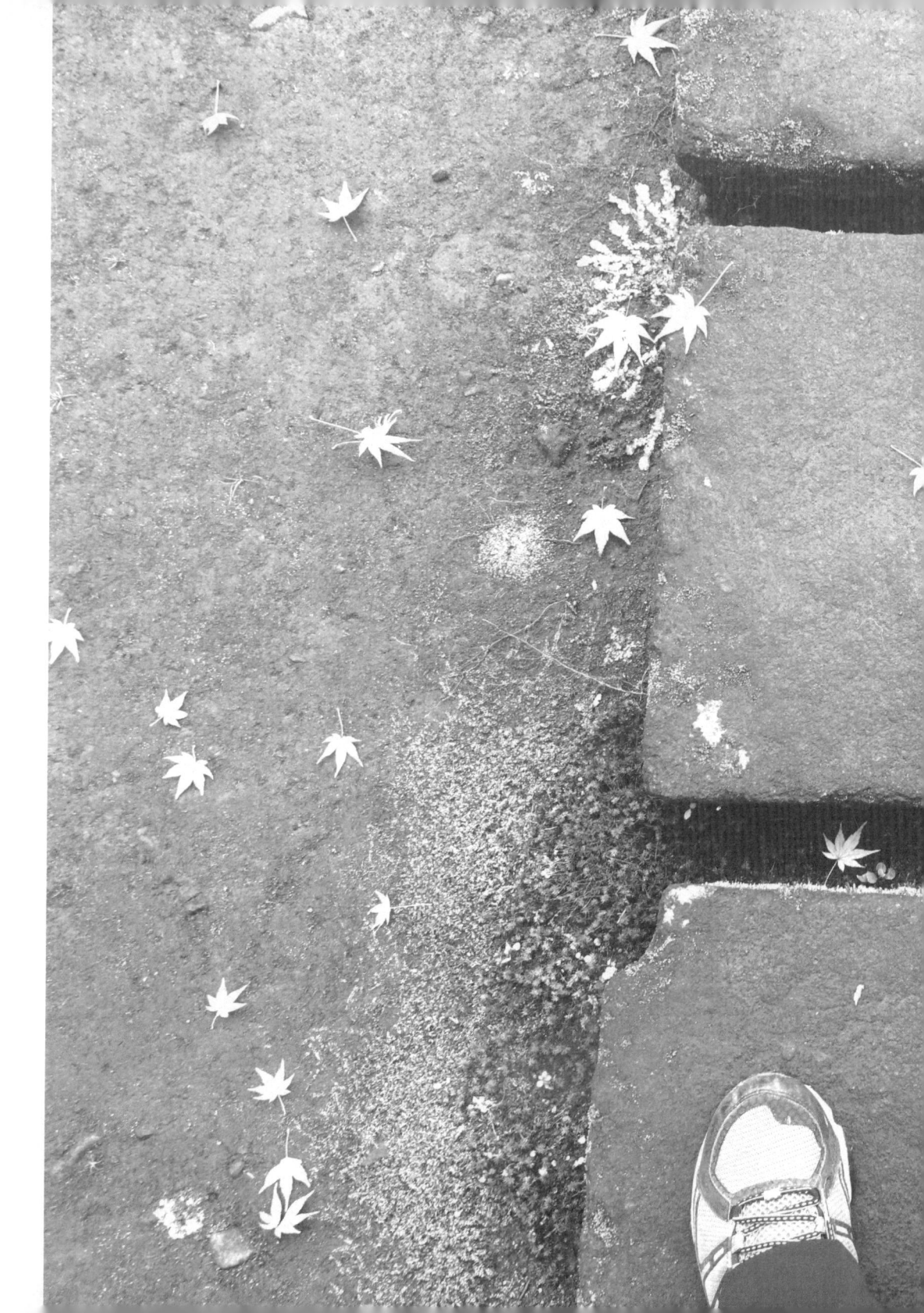

체질별 자기 관리

1. 물 어떻게 마셔야 할까?
2. 식사 습관
3. 좋은 음식과 나쁜 음식
4. 성생활
5. 수면관리
6. 패션스타일
7. 환절기 관리
8. 얼굴 표정 관리
9. 피부 관리
10. 운동 관리
11. 셀프 코칭
12. 여행

[체질별 자기 관리]

▶▶▶ 내 체질은 원래 열이 많아 더운 것 못 참고, 여름이 견디기 힘들고, 뜨거운 음식도 식혀 먹어야 한다. 내 체질은 속이 냉해서 여름에도 에어컨, 선풍기가 싫고, 찬물도 마시면 불편하고 몸살이 온다. 체질에 대해 늘 생각하고 이야기하고 삶에 지켜야할 선으로 여기며 생활한다. 체질에 관심을 가져 음식도 좋고 나쁜 것을 구분하여 일상생활에서 지키려고 노력한다.

체질이란 무엇일까?

타고날 때 만들어져 나오는 오장육부의 크고 작음으로 인해 균형을 맞추려고 하는 자연적이고 무조건적인 행동 성향, 음식습관이라 할 수 있다.

열이 많게 타고난 체질은 찬 환경을 좋아하고 뜨거운 것을 싫어하며, 냉한 체질은 따뜻한 환경을 좋아하고 찬 것을 싫어한다. 몸에 습기가 많은 사람은 땀내는 환경을 좋아하고 개운하게 느끼고, 몸이 건조한 사람은 땀 내는 환경을 싫어하고, 조금만 땀나도 피곤해 하고, 건조해지는 느낌을 받는다.

위장이 발달한 체질은 뭐든지 가리지 않고 잘 먹고, 먹는 것을 좋아하고, 밤낮을 가리지 않고 먹을 것을 찾는다. 위장이 약한 체질은 음식에 까탈스럽고, 자연히 소화 잘되고 탈 없는 것을 찾으니 편식하게 된다. 밥이 약간만 물기가 많거나 적어도 인상이 찌푸려지고, 반찬투정을 많이 한다. 적게 먹어도 입에 맞는 것을 찾으니 미식가가 많다. 조미료, 설탕, 물엿, 고춧가루가 약간 더 들어가도 금세 알아차린다. 집밥만 찾는 사람이 많다.

기관지, 코, 목, 편도가 약하게 타고난 체질은 공기가 탁하거나 먼지 많은 곳, 사람들 모이는 곳에 오래 있지 못하고 코가 막히고 재채기, 콧물, 목 따끔거림, 잔기침이 나기 시작해 불편해 한다. 찬 바람을 조금만 쐬어도 편도가 붓고 열나기 시작하여 감기가 늘 붙어 다닌다.

간이 약한 체질은 알코올 분해가 안 되어 한두 잔에도 혼자 다 마신 것처럼 얼굴이 벌겋게 달아오르고 몸에도 울긋불긋해져 가렵기도 하다. 해독기능이 약해 똑같이 식사를 해도 혼자 탈난다. 제 시간에 자지 않으면 피로해서 견디지 못한다. 허약하게 타고난 체질은 시장 한번 갔다 오거나, 제사 한번 지내고 나면 며칠 몸살로 드러누워야 한다. 남들 잘하는 쇼핑도 오래했다 하면 피로가 심해 며칠간 힘들어 한다.

성격적으로 긍정적인 성향, 부정적인 경향, 외향적, 내성적, 화를 잘 내는 사람과 잘 참는 체질, 듣자마자 바로 행동하는 체질, 신중하게 생각을 거듭하는 묵직한 체질, 지고는 못 참는 체질, 승부에 연연해하지 않고 담담한 체질, 자존심이 강한 체질, '그럴 필요 있나'라고 생각하는 체질, 공격적 체질, 뭐든지 받아주고 이해하는 체질, 자기말만 하는 체질, 들어주는 체질 등으로 나눌 수 있다.

체질의 시초는 3,000년 전의 황제내경으로 다섯 가지 체질, 25체질이 기록

되어 있다. 보통 알려져 있는 태음인, 소음인, 소양인, 태양인의 사상체질이나 여덟 가지 체질로 나눈 것과는 차이가 있다. 4그룹으로 나누는 것이 일반적이나 자세히 나누면 주역의 64괘를 따르는 64체질, 더 상세히는 128체질까지 나눌 수 있다.

사람이 생김새가 다 다르고 생각도 천차만별이다. 똑같은 음식, 상황, 일, 운동에도 반응하는 것이 다 다르다. 이것을 설명할 수 있는 것이 체질 이론이지만 공통점과 다른 점이 또 있으니 계속 나눈다. 사람을 관찰하는 하나의 방법론이고 앞으로 더 연구가 필요한 분야다. 체질의학을 정립시킨 조선시대의 이제마 선생도 완벽하게 완성하지 못했다는 것을 말씀하셨다. 체질은 큰 줄기는 바뀌지 않지만, 작은 가지는 삶이라는 시간과 사람마다 처한 환경인 공간에 의해 변화한다. 어릴 때의 성격, 음식습성, 운동습관, 인간관계 등과 지금을 잘 생각해 보면 이해가 될 것이다.

몸에 탈이 없으면 이것저것 가리지 말고 골고루 먹고, 자신이 바라보는 성격이 좋다고 생각되고 주위 사람도 행복하게 해준다면 그대로 가면 되고, 성격이 아니라 성질머리를 부린다 여겨지면 가슴에 손을 얹고 자신의 지나치고 부족한 점을 가다듬어 모나지 않고 까다롭지 않고 사람들을 편하고 부드럽게 대해주는 좋은 사람으로 바뀌어야 할 것이다.

체질 의학의 출발점은 좋은 인격(한의학에서는 음양화평인)이 되어 자신도 행복하고 주위 사람도 행복하게 해주고자 함 일진대, 음식만 찾고 있으니 근본은 어디로 가고 없어진지 오래다. 음식에 불편함이 있었다면 그것은 꼭 가려야 한다. 마음에 걸림이 없고 화난 마음, 불편한 마음, 우울한 마음, 상처 받은 마음을 어루만져줄 음양화평인이 되면 모두 행복한 세상이 열릴 것이다.

1 물 어떻게 마셔야 할까?

1) 물을 안 먹어야 할 사람은 어떤 사람일까?

- 추위를 많이 타는 사람들은 물을 많이 먹으면 체온이 떨어진다.
- 소화가 잘 안 되는 사람. 특히 헬리코박터균이 있으면 물 많이 먹으면 안 된다. 균이 왜 생기는가? 이끼는 습한 곳에 끼인다. 이런 균은 위장에 끼는 이끼다. 이끼가 습한 곳에 끼니까 소화가 잘 안 되는 것이다. 위장은 한의학적으로 건조한 것을 좋아하니까 물 먹으면 오히려 안 좋다. 음식이 들어가도 위장 활동력이 떨어져서 소화가 안 되는데 물이 들어가면 무거워져서 더 활동이 안 된다.
- 부종이 있는 사람. 부종이라는 건 수분이 남아도는 것이다. 이미 먹고 있는 수분만으로도 지나친 것이다.
- 감기 환자. 감기는 왜 오는가? 몸을 차게 해서 온다. 날씨는 추워지는데 짧은 옷 입고, 잘 때 춥게 자는 사람은 물 먹으면 체온 면역력이 떨어진다. 물과 체온의 균형에 따라 물이 많이 들어가면 체온을 유지하는 기능이 떨어진다. 체온은 생명력이다. 불이 없으면, 체온이 없으면 못 살아가는 거다. 감기에 걸려 있거나 감기가 자주 걸리거나 편도가 잘 붓는 사람들, 찬 데 노출되면 더 심해지는 사람들은 기본적으로 물이 많이 들어가면 안 된다. 감기 초기엔 마시는 것만 많이 안 마셔도 빨리 낫는다. 감기에는 몸을 지나치게 보하면 안 된다. 홍삼, 인삼, 육고기 이런 걸 먹었을 때 이게 갑자기 열을 만드니까 수분을 손상시키고 혈액을 상하게 해서 입이 바짝 타기 시작한다.

이럴 땐 물을 조금씩 먹어줘야 한다.

- 전립선에 문제가 있는 사람들. 전립선에 문제 있어서 소변 자주 보는 사람들의 경우다. 물 많이 먹으면 소변 자주 보게 된다. 이런 사람들은 이미 방광에서 전립선에 부담을 주는 상태인데 물을 더 먹으면 안 좋다.
- 발기가 잘 안 되는 사람들. 발기가 안 되는 사람들은 양기가 부족한 사람들이다. 체온을 올려줘야 혈액순환이 잘 되어 상태가 좋아진다.
- 조루가 있는 사람. 이 사람도 양기가 허하다. 역시 체온을 올려 주는 것이 순환을 좋게 하여 민감도를 떨어뜨리고 지속시간을 길게 해준다.
- 배에서 꼬르륵 물소리가 나는 사람들. 이미 속에 물이 차있는 상태라 이런 사람들이 물 계속 먹으면 안 좋다.
- 과민성 대장 등으로 인해 설사를 자주하는 사람들. 설사를 자주 한다는 것은 물이 처리가 안 되고 고여 있다는 뜻인데 소화흡수를 방해하는 주요 원인이 된다.
- 저녁 늦게 뭐 먹으면 붓는 사람들도 안 된다. 아침에 일어나면 몸이 무거운 사람들도 안 된다. 머리가 무거워서 집중이 안 되는 사람들도 역시 적게 마셔야 한다. 이것은 몸에 습기가 많은 거니까 물이 증발되면 습기를 만든다.
- 물은 언제 먹으면 가장 부담을 많이 주나? 자정 전후 한 시간이다. 왜냐하면 물의 기운이 몸에서 가장 왕성한 시간이 자정 전후 한 시간이기 때문이다. 자정 전후에 심장 쪽에 문제가 있는 사람들-특히 협심증, 심근경색, 부정맥, 심장의 빈맥, 가슴이 두근거리는 사람 등이 있는 사람-은 물을 안 먹어야 한다. 물 많이 먹으면 수분이 늘어나면서 심장에 들어가는 혈액량이 갑자기 증가하게 되어 더 부담을 주게 되는 거다. 날씨가 쌀쌀한데 자정 전후 한 시간에 찬 물을 먹으면 심장마비가 올 수도 있다.

- 신장에 문제가 있는 사람들. 물을 적게 마셔야 부담이 덜 간다.
- 머리에 땀이 많은 사람들. 땀이 줄줄 흐른다는 건 몸에 습기가 많다는 뜻이므로 물을 많이 마실수록 땀으로 배출되어야 할 수분이 많아진다.
- 관절이 자주 붓는 사람들. 류마티스라던지 관절에 문제가 있어서 붓는 사람들은 수분이 원활하게 배출되지 않아 관절에 스며들기 때문에 줄여야 한다.
- 체중의 변화가 급격한 사람들. 이런 사람들은 물살이기 때문에 물을 계속 많이 먹으면 지방분해가 덜 되고 근육량이 부족해진다.
- 손발이 찬 사람. 손발이 찬 사람은 몸이 냉한 사람이 많으므로 물을 많이 마시면 체온이 떨어진다.
- 구내염이 심한 사람. 약을 계속 복용해도 물을 많이 마시면 구내염이 잘 낫지 않는다.
- 혀에 백태가 많이 낀다는 사람. 백태가 끼인다는 것은 수분이 많아서 몸 밖에 배설이 잘 안되어 쌓였다는 의미이다.
- 어린애들 중에 밥만 먹으면 배 아프다는 아이. 이런 경우는 밥 먹을 때 국에 말아 먹거나 물, 음료수, 주스를 계속 마셔서 위장의 소화효소가 제 농도를 유지하지 못하여 소화력이 떨어지고, 음식물과 수분이 합쳐져서 무거워져 위장 근육을 쉽게 지치게 한다.

2) 그럼 물을 먹어야 할 사람은?

- 피부가 건조하고, 비늘도 잘 일어나는 사람. 이런 사람들은 수분이 부족하므로 자주 물을 마셔야 한다. 피부에 보습력을 높여줘서 윤택하게 해준다.
- 혀가 바짝 마르고 갈라지고 입 안에 열이 나서 입안으로 뜨거운 김이 올라오

는 사람. 이런 사람은 화 기운이 강한 거니까 물로 다스려야 한다.
- 입술이 바짝 마르고 자주 트는 사람. 이런 사람들은 수분이 모자르므로 보충을 해줘야 한다.

몸에서 차지하는 물의 비율이 보통 65~70%가 되므로 물은 생명 유지에 꼭 필요하다. 그러나 적정량의 물을 넣어줘야 하고 자신에게 맞는 물의 양을 조절해줘야 한다. 몸이 가장 정확한 기계다. 평소에 물이 안 먹고 싶었다면 그건 내 몸에 물이 필요하지 않아서 그런 거다.

3) 체질별 물 마시기

::: 기운이 부족한 체질

물을 많이 마시면 잘 붓는다. 운동 후에도 적당량만 마셔야 한다. 최대한 기능성 음료, 피로회복 드링크, 생과일 주스를 물 대신 마셔서 부족한 에너지를 함께 공급해 주어야 한다.

::: 스트레스를 잘 받는 체질

물보다는 향이 강한 차나 허브가 기분 전환에 도움이 된다. 물을 급히 마시느라 물에도 잘 체한다. 사레가 걸려 캑캑거리는 스타일이라 물도 천천히 씹어서 삼킨다는 자세가 필요하다. 천천히 호흡에 맞춰 마셔야 한다. 일어나자마자 마시는 물은 좋지 않다. 몸을 움직인 후에 마시는 것이 좋다.

피가 탁한 체질

물을 마신 후 반드시 움직여 줘야 순환에 도움이 된다. 운동하면서 물을 마시는 것이 훨씬 좋다. 운동할 때 갈증이 나면 양껏 마셔라.

몸이 찬 체질

TV에 아침부터 냉수 한 잔 마시면 건강해진다는 이치에 맞지도 않고 모든 사람에게 적용될 수 없는 보편적 진리가 아닌 이야기를 듣고 하루도 빠짐없이 실천했다가 낭패 보는 사람들이 있다.

활동을 충분히 해서 열을 내고 체온을 올려놓아도 평균 온도에 못 미치는 사람이 가장 온도가 낮은 아침부터 남 따라 장에 갔다가 복통, 설사, 아랫배 차가워짐, 손발 시림, 컨디션 저하로 고생한다. 여름에도 가급적 미지근하거나 실온에서 그냥 둔 것을 마셔야 탈이 없으니 다른 계절은 꼭 따뜻하게 마셔야 한다. 따뜻한 것이건, 실온 보관이건, 물 마시는 것을 최소화해야 한다. 목마를 때 병아리 모이만큼만 마셔야 탈이 안 난다. 물 많이 마셔야 피부도 좋아지고 변도 잘 나오고, 살 빠진다는 주위의 이야기는 듣지도 말고 관심도 두지 말아야 할 체질이다.

열이 많은 체질

아침에 일어나자마자 시원한 냉수 한 잔이 세포와 오장육부의 열을 없애 주므로 보약 중 보약이다. 틈나는 대로 따뜻한 것보다는 냉수, 아이스커피, 냉차를 마셔라.

::: 잘 체하거나 음식 독·수분·지방 독소가 잘 쌓이는 체질

식사할 때 국물은 먹지 말고, 건더기 위주로 먹어라. 식사 전 1시간부터 식사 중, 식사 후 1시간까지 물 근처에도 가지 마라. 밥만 먹었다 하면 화장실 가야 하고, 대변도 펑하고 파편이 곳곳에 튀며 설사 비슷하게 무르게 나오고 소화가 안된 채로 음식이 그대로 나오니 고민이 많다. 국물과 식사 후 커피, 주스, 과일, 음료수, 차, 우유만 안 마셔도 금세 좋아진다. 진짜 그런지 아닌지 실천해서 확인해 보면 된다. 시도 때도 없이 민망하게 나오는 방귀와 트림으로부터 해방될 것이다.

::: 피가 모자라는 체질

밥을 물기 있게 진밥으로 먹어라. 곰국이나 소고기, 돼지국밥, 삼계탕으로 영양도 보충하면서 수분을 섭취해라. 갈증이 날 때 많이 마시고, 평소에는 줄여라.

::: 호르몬·조직액·체액이 부족한 체질

식사할 때 물이나 국물, 물김치가 없으면 목이 막혀 밥이 잘 넘어가지 않는다. 식사 한 시간 전에 물을 미리 마셔두거나 식사할 때 밥을 국이나 물에 말아서 먹지 말고, 밥 따로, 물 따로 해라. 밥을 오래 꼭꼭 씹어서 침이 나오게 하는 것도 좋지만, 짧은 시간에 습관을 바꾸고, 그렇게 만들게 하기까지에는 쉽지 않다. 국물 또는 물을 조금씩 먹으면서 식사해라. 자기 전에 물 많이 마시면 새벽에 소변보러 일어나야 하니 자기 두 시간 전까지만 물을 마셔야 한다.

2 식사 습관

생명을 유지하기 위해서는 먹는 것이 가장 중요하다. 천하장사도 몇 끼만 굶으면 힘을 못 쓰고 못 버틴다는 이야기를 자주 듣는다. 무엇이든 잘 먹는 사람은 성격도 원만하고 대인관계도 좋고 적극적인 경우가 많다. 편식하는 사람은 성격도 약간 외골수이며 감정기복도 다른 사람에 비해 많고 세상을 대하는 방식도 한쪽으로 약간 치우치는 경향이 많다.

잘 먹지 않는 사람은 우리가 늘 입이 짧다고 표현한다. 먹는 것에 큰 관심도 없고 삶의 의욕도 그다지 많으며 에너지가 부족하므로 늘 활동범위가 좁고 최소화하려는 성향이 있다.

폭식하는 사람들은 욕심이 많고 마음속이 늘 비어 있어 뭔가 꽉 채워주지 않으면 양이 차지 않는다. 삶에 지쳐서 늘 속이 허한 느낌이 드니 배를 가득 채워야 심리적 만족감을 느낀다.

음식 먹는 것을 등한시 하는 사람은 자기애가 부족한 사람이다. 배가 고파도 먹는 것에 신경을 쓰지 않고 귀찮게 여기니 자신의 몸을 돌보지 않는 사람이다. 자신뿐만 아니라 주위 사람에게도 관심을 덜 두고 배려하는 마음도 약간 부족하다.

야식을 즐기는 사람은 어릴 때 어머니로부터 깊은 사랑을 받지 못해 마음이 허전하여 잠이 오지 않는 성격이다. 지금 이 순간을 즐기는 데만 관심을 두고 내일 아침에 불편해질 속은 생각지도 않으니 약간 근시안적이다. 오늘의 만족을 위하여 내일의 불편을 염두에 두지 않아 위장, 치아에 이상이 오는 경우가 많다.

::: 기운이 부족한 체질

소화력이 약해 조금만 더 먹으면 탈이 나서 배 아프고, 구토하고 설사하고 가스가 차서 잠자기 불편하다. 많이 먹는 것 자체가 겁난다. 잘 먹는 사람만 보면 부럽고 '언제 나도 저렇게 맛있게 먹어보나' 하는 마음이 든다. 육류는 소화가 잘 안되어 고기반찬을 싫어하고 채식 위주로 먹는다. 꼭꼭 씹는 것도 턱이 아파서 힘들어 하므로 오징어, 쥐포, 고사리 등의 질긴 것을 좋아하지 않는다.

단백질, 지방이 부족해서 끈기와 활동에너지가 모자라므로 육류를 소화 잘되게 갈거나 작게 잘라서 양념한 후 숙성시켜 먹는 것이 좋다. 탄수화물 섭취를 줄이고 단백질 섭취를 늘려야 한다. 식사 전후로 초콜릿, 과자, 사탕 등 단 것과 빵, 고구마, 감자, 옥수수 등을 먹지 않는 것이 좋다.

::: 스트레스를 잘 받는 체질

입맛이 기분 따라 변하여 어제 맛나게 먹었던 것이 오늘은 쳐다보기도 싫다. 비위 맞추기가 힘들다. 식사준비를 하는 입장에서는 오늘의 요리를 준비하는 데 짜증 나고 부담스럽다. '어찌해야 될까!' 하는 말이 저절로 나온다. 이것 먹을까 저것 먹을까 메뉴를 정하는 데도 한참 망설이고 젓가락질도 이리저리 고민하면서 먹는다.

다양한 색감의 식재료를 사용하여 식욕을 돋을 수 있도록 요리하고 예쁜 그릇에 담아내어 음식을 보기 좋게 하는 것이 도움이 된다. 메뉴를 매 끼마다 변화를 주는 것이 좋다. 맛이 텁텁한 음식은 기분 전환에 도움이 되지 않으므로 피하는 것이 좋다. 매콤하고 달짝지근한 음식이 당기므로 섭취하는 것이 좋다.

::: 피가 탁한 체질

기름지고 튀긴 음식을 좋아해서 하루라도 삼겹살을 먹지 않으면 짜증을 낸다. 육류 위주의 식사를 하므로 야채를 거의 좋아하지 않는다.

육류 섭취를 줄이고 신선한 야채, 과일을 많이 섭취하는 것이 좋다. 참기름, 들기름, 식용유, 올리브유, 카놀라유, 포도씨유 등 각종 기름류는 좋지 않다. 삼겹살보다는 기름기가 적은 목살, 뒷다리살, 닭가슴살, 안심 등을 먹는 것이 좋다.

::: 몸이 찬 체질

조금 찬 것이라도 먹었다고 하면 배가 살살 아프고 설사를 한다. 국물이나 밥을 많이 먹으면 변이 무르게 나온다. 밥이나 국이 조금이라도 식으면 기분이 나빠지고 야단난다.

여름이라도 따뜻한 밥과 따뜻한 국의 건더기를 먹어야 탈이 없다. 냉장고에 든 음식을 십분 정도 실온에 두었다가 냉기가 가신 후 먹는 것이 좋다. 참외나 수박 같은 여름 과일은 가급적으로 피하는 것이 장염을 예방하는 길이다.

::: 열이 많은 체질

방금 밥을 먹었는데도 숟가락 놓자마자 간식을 달라고 닥달한다. 배고프면 잠을 못 자니 만취상태라도 밥을 꼭 챙겨먹어야 한다. 새벽이라도 배가 고프면 밥을 먹어야 하고 라면 하나라도 끓여 먹어야 만족한다. 치킨과 맥주로 야식을 먹는 것이 삶의 즐거움 중 하나다. 급하게 먹어 밥 한 그릇을 십분 이내에 다 먹는다. 국이나 밥도 식혀서 먹어야 넘어간다. 뜨거운 음식은 질색이다. 약간 맵거나 뜨거운 것을 먹으면 식사 중에 땀을 줄줄 흘린다.

밥을 바로 퍼서 먹지 말고 약간 5분 정도 그대로 두어서 식힌 후에 먹는 것이 좋다. 국도 약간 식혀서 먹어라. 뜨거운 전, 튀김, 전골류 같은 것은 가급적 적게 먹는 것이 좋다.

::: 잘 체하거나 음식 독·수분·지방 독소가 잘 쌓이는 체질

배가 불러도 더 먹는 과식형이 많고 먹는 것을 항상 달고 산다. 식사 중에 '끄윽' 하는 트림을 자주 하고 방귀를 '뽕' 하고 뀌어서 웃음 바다로 만들기도 한다. 가스가 차 답답해서 허리띠를 풀고 식사를 해야 편하다. 국물이나 물을 많이 먹으면 배가 계곡물 흐르는 소리가 나고 심하면 천둥소리가 쳐서 주위 사람도 그 요란함에 놀라고 자신은 어쩔 줄 몰라 당황스러워 갑자기 자리를 피하거나 목소리 톤이 높아지기도 한다. 꼭꼭 씹어 먹지 않고 그냥 꿀꺽 삼키고 입 안이 가득차 있어도 계속 먹는다.

평소보다 세 숟가락 정도는 덜 먹는 것을 습관화해야 한다. 배가 불러오기 시작하면 숟가락을 놓는 것을 실천해야 한다. 먹고 싶은 대로 다 먹으면 당뇨, 고지혈증, 고혈압 등의 대사 장애 질환이 오기 쉽다. 음식에 대한 유혹을 뿌리쳐야 건강할 수 있다.

::: 피가 모자라는 체질

비위가 약해 많이 먹지를 않고 마음에 드는 반찬도 몇 젓가락만 깨작깨작 먹는다. 비린내 나는 음식은 아예 못 먹고 육고기 냄새도 맞는 것 자체를 싫어해서 즐기지 않는다. 담백하고 깔끔한 음식을 좋아한다.

비린내가 적은 담백한 해산물-도다리, 광어, 가자미, 서대, 오징어 회, 전복, 개불 등과 차돌박이 등이 좋다.

::: 호르몬·조직액·체액이 부족한 체질

식사량이 많았다가 적었다가 차이가 많다. 밥을 조금 먹는다는 할머니, 할아버지의 핀잔을 늘 듣고 자라는 체질이다. 밥 먹을 때 목이 말라 물이나 국물 없이는 잘 넘어가지 않는다. 마른 반찬은 잘 못먹고 국물이 꼭 있어야 식사를 할 수 있다. 예를 들면, 된장국, 매운탕, 물김치, 오이냉국 등을 좋아한다. 밥 한 숟가락에 물 한 모금으로 물배를 채운다. 식사는 오래 해도 내용이 부실하다.

곰국이나 매운탕, 지리, 청국장, 콩비지 등을 많이 먹는 것도 좋다.

③ 좋은 음식과 나쁜 음식

1) 좋은 음식

::: 기운이 부족한 체질

육류 및 알류에는 소고기, 양고기, 염소고기, 개고기, 토끼고기, 닭고기, 꿩고기, 돼지고기, 달걀, 메추리알이 좋다.

삼겹살을 먹을 때 달걀이나 매실음료를 같이 마시면 소화가 되지 않아 가스가 많아진다.

어패류로는 장어, 잉어, 붕어, 미꾸라지, 연어, 복어, 새우, 굴이 좋다.

기호식품으로는 꿀, 프로폴리스가 좋다.

곡류 및 견과류에는 호두, 찹쌀, 멥쌀 등이 있다.

채소류에는 호박과 감자가 좋다.

과일류에는 딸기, 귤, 포도, 복숭아, 체리, 앵두, 대추 등이 있다.

::: 스트레스를 잘 받는 체질

육류로는 양고기가 좋다.

기호식품으로는 커피, 코코아, 소주, 탄닌이 없고 단 와인, 맑은 부분의 막걸리, 녹차, 보이차가 좋다.

채소류에는 마늘, 파, 양파, 콩나물, 깻잎, 방아잎과 같이 향이 좋은 나물이 있다.

과일류에는 딸기, 복숭아, 수박, 살구, 오렌지, 귤, 유자가 좋다.

::: 피가 탁한 체질

곡류에는 통밀, 보리가 좋다.

기호식품으로는 커피, 코코아, 홍차, 와인, 맑은 부분의 막걸리, 보이차가 있고, 해조류에는 김이 좋다.

채소류에는 목이버섯이 좋다. 목이버섯은 치질예방 및 치료와 오장 전체를 도와주는 역할도 한다.

과일류로는 복숭아, 메론, 아보카도, 모과, 유자가 있다.

기타로 엉겅퀴 다린 차가 좋다.

::: 몸이 찬 체질

육류 및 알류에는 닭, 양고기, 염소고기, 개고기, 달걀 노른자가 좋다.

해산물로는 새우와 숭어가 있다.

곡류 및 견과류에는 찹쌀과 호두가 있다.

채소류에는 부추, 쑥이 있다.

기호식품으로는 후추, 꿀, 엿, 프로폴리스, 커피, 소주, 막걸리가 좋으며 야채류에는 생강, 마늘, 파, 양파, 산초, 와사비가 있다.

과일류에는 복숭아, 귤, 앵두, 체리, 복분자가 좋다.

기타로는 옻, 옻닭, 오가피, 수정과, 계피 등이 있다.

::: 열이 많은 체질

육류 및 알류로는 오리고기, 거위고기, 돼지고기, 토끼고기, 달걀 흰자, 메추리알이 좋다.

곡류 및 견과류에는 멥쌀, 통밀, 보리, 메밀, 들깨, 은행, 옥수수, 팥, 녹두 등이 있다.

어패류 및 해조류에는 청어, 명태(황태), 게, 홍합, 전복, 가물치, 다슬기, 다시마, 김이 있다. 다슬기는 술을 과음한 후 술독으로 열이 올라오고 갑갑할 때 대소변으로 술독을 뺀다. 청어는 간에 열이 있어서 눈이 침침하거나 충혈되거나 눈앞에 벌레가 날아다니는 증상이 있을 때 치료에 도움이 된다. 게는 맛도 좋지만, 디스크나 인대손상, 근육파열 등으로 수술을 받은 후, 회복이 더딘 경우에 도움이 된다.

기호식품으로는 우유, 맥주, 녹차, 식초가 좋다.

채소류에는 우엉, 곰취, 숙주나물, 토란, 감자, 미나리, 오이, 가지, 동아, 표고버섯, 죽순 등이 있다. 가지를 많이 먹으면 자궁을 상한다는 기록이 있으니 한꺼번에 많이 먹는 것은 피하는 것이 좋겠다. 죽순은 가슴이 갑갑해서 겨울에도 창문을 열어놓아야 잘 수 있는 사람에게는 매우 좋은 치료약이 될 수 있다.

과일류에는 딸기, 자두, 멜론, 아보카도, 비파, 수박, 망고, 매실, 오렌지, 모과, 배, 사과, 키위, 참다래, 무화과, 석류, 감, 바나나, 파인애플, 레몬, 참외, 살구 등이 있다.

간에 열을 없애 주는 데는 딸기, 자두가 좋고, 폐와 대장에 열을 없애 주는 데는 멜론이 좋다. 구취가 많이 날 때는 멜론이 좋다.

기타로 대나무 진액, 대나무 잎, 우뭇가사리, 청국장, 두부, 알로에, 어성초, 헛개나무, 찔레꽃 차, 장미차, 인동초차, 익모초, 결명자, 국화차, 민들레차, 느릅나무 껍질, 뽕잎, 칡즙, 인진쑥, 금가루, 웅담 등이 있다. 두부는 열을 빼 주고 대장에 있는 부패한 가스를 배출해 주는데 탁월한 효과가 있는데 두부를 먹고 체 했을 때는 뭇국을 먹으면 내려간다. 금가루는 간혹 일식집 같은 데서 술에 넣거나 초밥 위에 뿌려 주는 경우가 있는데 간, 쓸개, 심장의 열을 내려주는 역할을 한다. 스트레스를 많이 받아 열이 차 있는 경우에는 좋다. 어성초는 지루성 피부, 원형 탈모에 직접 바르면 도움 된다. 알로에는 피부가 화끈거리고 건조한 데 도움이 되고 입이 마르면서 배에서 열이 나는 사람에게 좋다.

::: 잘 체하거나 음식 독·수분·지방 독소가 잘 쌓이는 체질

해산물에는 복어, 조기, 다시마가 좋다. 복어는 술독을 가장 빨리 빼 주는 것 중의 하나라서 해장국으로 즐겨 찾는다. 몸이 자주 붓고, 무거운 사람들과 습기가 많은 장마철에 먹으면 습기를 제거하는 역할을 한다. 조기는 머리에 돌이 있어서 몸에 결석이 잘 생기는 사람들에게 결석이 만들어지는 것을 예방하는 효과와 배출하는 역할을 한다. 정자 활동력을 도와주므로 황금과 같은 꽃을 지닌 생선이라는 뜻으로 황화어라고도 불린다.

곡류에는 보리, 메밀, 옥수수, 완두콩이 있다. 물만 먹어도 살찌고 붓는 사람에게는 옥수수염을 달여서 마시면 좋다.

기호식품으로는 요구르트, 커피, 맥주, 소주, 막걸리, 홍차, 녹차, 보이차가 있으며 야채류 및 향신료에는 후추, 생강, 와사비가 좋다.

채소류에는 우엉, 곰취, 토란, 죽순, 당근 등이 있다.

과일류에는 복숭아, 사과, 산사과, 키위, 배, 참다래, 매실, 오렌지, 귤, 모과, 석류, 무화과, 포도, 유자, 파인애플, 레몬이 좋다. 유자차는 겨울에 자주 마시는 차다. 남해안 지역에서 많이 나고, 바닷바람을 받고 자란 유자가 맛있다. 비타민도 풍부하고 소화 작용이 뛰어나서 소화가 잘 되지 않는 사람들에게는 큰 도움이 된다. 특히 가스가 많이 차서 더부룩하고 트림이 많고 방귀가 자주 나오는 경우에 좋다. 육류 소화와 콜레스테롤 수치를 낮춰 주는 데는 키위, 참다래, 산사과, 파인애플, 배가 좋다. 속이 많이 쓰릴 때 사과가 좋을까, 배가 좋을까? 사과는 위산의 분비를 촉진시켜서 속이 더 쓰리다. 배는 위산을 완화시켜주는 역할을 해서 속 쓰림을 줄여준다.

위궤양이 있거나 생선 식중독이 염려될 때는 식사 후 무화과를 디저트로 먹으면 좋다. 담즙이 분비되지 않아 소화가 잘 안 되는 경우에는 포도가 좋다. 구토를 할 경우에는 복숭아는 좋지 않다.

::: 피가 모자라는 체질

육류 및 알류에는 닭고기, 돼지고기, 소고기, 양고기, 염소고기, 토끼고기, 달걀, 메추리알이 있다.

어패류 및 해조류에는 오징어, 장어와 해삼, 김 등이 좋다.

곡류 및 견과류로는 찹쌀, 현미, 조, 기장, 참깨, 대추, 호두가 좋다.

기호식품으로는 우유, 두유, 요구르트, 와인, 막걸리가 좋다.

야채류에는 시금치, 미나리가 좋다.

과일류에는 딸기, 자두, 복숭아, 귤, 포도가 있다.

::: 호르몬·조직액·체액이 부족한 체질

육류에는 오리고기, 돼지고기가 있다.

어패류에는 오징어, 잉어, 전복, 해삼, 굴이 있다. 해삼은 정자의 양을 많게 하고 발기 지속시간을 늘려준다.

곡류 및 견과류로는 검은 콩, 참깨, 들깨, 땅콩, 아몬드가 좋다.

기호식품으로는 우유, 두유, 녹차, 보이차, 치즈, 버터 및 식초, 마가 있다.

과일류에는 딸기, 자두, 멜론, 아보카도, 비파, 수박, 망고, 매실, 오렌지, 배, 사과, 무화과, 감, 포도, 오디, 바나나, 파인애플, 레몬이 좋다. 머릿결이 거칠어지고 많이 빠지고 흰머리가 날 경우에는 오디가 매우 좋다.

2) 나쁜 음식

::: 기운이 부족한 체질

짠 음식, 아주 매운 음식, 녹차, 보이차, 어성초, 결명자, 인동초, 찔레꽃차, 익모초 등이 있다.

::: 스트레스를 잘 받는 체질

대추, 밤, 매실, 석류, 찹쌀, 도토리묵, 두부, 콩자반, 청국장, 비타민 C, 레몬, 파인애플, 감, 산수유, 수정과, 신맛이 강한 와인, 고구마, 장미차 등이 있다.

::: 피가 탁한 체질

달걀, 메추리알, 삼겹살, 참깨, 땅콩, 튀긴 음식, 식용유 등의 기름류가 있다.

::: 몸이 찬 체질

어패류에는 가리비, 홍합, 전복, 가물치, 명태, 굴이 있다.
육류에는 오리, 거위, 돼지가 있다.
채소류에는 우엉, 토란, 감자, 미나리, 오이, 가지 등이 있다.
과일류에는 딸기, 수박, 비파, 배, 사과, 키위, 감, 바나나, 참외가 있다.
곡식류에는 땅콩, 메밀, 보리, 팥이 있다.
기호식품에는 식초, 우유, 맥주, 녹차, 탄산음료, 느릅나무 껍질, 뽕잎, 인진쑥, 칡즙, 국화차, 민들레, 결명자, 박하, 인동초 등이 있다.

::: 열이 많은 체질

과일류에는 앵두, 체리, 복숭아, 석류가 있다.
견과류에는 호두가 있다.
야채류에는 생강, 마늘, 파, 매운 고추, 양파, 와사비, 쑥 등이 있다.
기호식품에는 후추, 꿀, 엿, 프로폴리스, 요구르트, 뜨거운 커피, 소주, 홍차 등이 있다.
기타로 옻, 옻닭, 오가피, 인삼, 홍삼, 계피가 있다.

::: 잘 체하거나 음식 독·수분·지방 독소가 잘 쌓이는 체질

과일류에는 자두, 키위, 사과, 감, 참외, 바나나, 밤, 대추가 있다. 자두는 많이 먹으면 설사를 유발한다. 감은 숙취해소에도 좋지 않고 위장이 무력한 사람

체질별 자기 관리 >>>   195

들은 좋지 않다.

늦가을에 여러 사람과 식사를 하는데 디저트로 아이스 홍시가 나왔다. 같이 식사를 한 두 사람이 아이스 홍시를 먹은 지 5분도 채 되지 않아서 갑자기 구토를 심하게 하면서 얼굴이 벌겋게 되고 어지럽다고 하여 고생하는 것을 보게 되어 치료한 적이 있다. 감은 성질 자체가 텁텁하고 엉키는 것이 많아서 위장의 활동력이 떨어지는 사람은 소화하기가 어려워서 잘 체할 수 있다. 참외는 떡과 같이 먹으면 평상시 잘 먹고 탈이 없었던 사람도 소화에 지장을 준다. 대추는 배가 그득하게 가스가 자주 차고, 몸이 붓는 사람들에게는 좋지 않다. 생선이나 파를 먹은 후 대추차를 마시면 소화에 부담을 많이 준다.

곡물 및 견과류에는 통밀, 참깨, 땅콩, 호두, 밤, 아몬드가 있다.

육류와 알류에는 돼지고기와 달걀이 있다.

어패류에는 연어, 오징어, 해삼, 굴이 있다.

기호식품으로는 와사비, 치즈, 버터가 있다. 와사비는 피부가 건조하고 위벽이 얇아서 속 쓰림이 많은 사람에게는 아주 안 좋다. 와사비가 많이 들어간 초밥을 먹고 속이 쓰려서 잠을 편히 못 자는 경우도 간혹 있다. 이런 경우 배를 먹으면 좋아지고 물을 많이 마셔야 한다.

::: 피가 모자라는 체질

녹차, 보이차, 커피, 코코아, 팥, 국화차 등이 있다.

::: 호르몬·조직액·체액이 부족한 체질

파, 마늘, 양파, 생강, 와사비, 커피, 홍차, 소주, 후추, 복어, 느릅나무, 뽕잎, 오가피, 옻 등이 있다.

4 성생활

성욕은 사람마다 다 다르고, 우리가 흔히 말하는 속궁합과도 관련이 있다. 부부간에도 성욕에 차이가 있기 때문에 서로 요구하고 바라는 것이 따로 있다. 체질에 따라서 아주 좋아하는 사람도 있고, 전혀 관심이 없는 사람도 있다. 서로 공통분모를 만들어 나가는 것이 부부생활에 중요한 일부분이 될 수 있다.

대체적으로 한 쪽이 강하면 다른 쪽은 약한 경우가 많다. 하늘이 적절한 인연을 만나게 하여 지나치지 않도록 생명을 보존하는 절묘한 선택을 한 것이다. 둘 다 강하거나 약하다면 몸에 손상이 많이 가서 늘 골골하게 아프게 되고 일상생활에 지장이 생긴다. 성생활의 리더는 체력이 강한 사람이 맡아야 무리가 없다. **각자의 체력에 맞추어서 주기와 강도를 조절해야 한다.**

스트레스를 풀어 주고, 기분을 전환해 주며 기쁨을 주기도 하지만 몸이 약한 사람은 체력손실이 상당하다. 나이에 따라 체력이 달라지므로 젊었을 때 기운이 부족한 체질이었다가 열 많은 체질로 바뀐 경우에는 성욕이나 정력, 호르몬 분비가 왕성해져서 오히려 성생활을 자주 해도 무리가 덜 갈 수 있다.

나이가 중요한 것이 아니라 체력과 호르몬 분비량에 따라서 횟수와 성관계 시간을 조절해야 한다.

수십 년을 산 부부라도 몸 상태가 달라지므로 성생활을 통해서 서로의 건강을 체크할 수 있다. 유방을 만졌을 때 예전보다 딴딴해지고 아프다고 호소하면 쌓인 스트레스 양이 상당하다고 볼 수 있다. 마음을 다독여 주지 않으면 불만도 쌓이고 우울증을 앓게 될 것이다. 머리카락을 만졌을 때 가늘어 지고 거칠어 졌다면 호르몬, 조직액, 체액이 부족해지는 체질로 바뀌고 있다고 볼 수 있다. 성관계 후 머리카락이 많이 빠진다면 기운이 부족한 체질로 변화되고 있는 시점이므로 육고기를 자주 섭취하여 에너지를 보충해야 한다. 피부를 만졌을 때 열이 많이 난다면 스트레스로 인해서 피부에 수분이 부족하다는 표시이다.

몸무게는 변화가 없는데 살 쪘느냐, 무겁게 느껴진다는 이야기를 할 때에는 체력이 떨어지고 있다는 신호이다. 가슴이 답답하고 코나 입에서 나오는 숨이 뜨겁게 느껴진다면 스트레스 열이 가득차 있다고 볼 수 있다.

평상시와 달리 몸을 꼭 껴안는다면 정신적으로 허해져서 의지하고 싶다는 표현이다. 성관계시 피부나 얼굴색깔이 어둡게 변한다면 탁한 피가 많이 생겨서 순환이 안 된다고 봐야 한다.

입안에서 달걀 썩는 냄새처럼 구취가 난다면 위장에 음식물 찌꺼기가 쌓이고 있다고 생각하면 된다.

남자와 여자가 만나서 성생활을 하는 것은 기본적인 생활 중의 하나이다. 성생활을 하는데 있어서 분비되는 호르몬 및 분비물을 한의학에서는 '정'이라고 표현하였다. 우선 한의학에서 정에 대하여 얼마나 소중하게 생각하고 있는지를 『동의보감』을 통해서 살펴보자.

'정'이란 가장 좋은 에센스를 말한 것이다. 사람의 정은 가장 귀한 것이지만 그 양은 매우 적어서 온몸의 정을 다 합하여야 모두 한 되 여섯홉이 된다.

이것은 남자가 16세까지 정을 배출하지 않았을 때의 분량으로, 한 근의 무게가 됨을 말한다. 정을 쌓아 가득히 채우면 석 되가 되고, 정을 손상하거나 잃으면 한 되가 채 안 된다.

정과 기는 서로를 길러 주는데, 기가 모이면 정이 가득하게 되고 정이 가득하면 기가 왕성하게 된다. 매일 먹는 음식의 정미로운 것이 정이 되기 때문에 '곡식'을 뜻하는 '미'와 '생명의 푸른빛, 왕성함'을 뜻하는 '청'자를 합쳐서 글자를 만들었다.

사람이 16세가 되면 정을 배설하게 되는데, 한 번 성교를 할 때마다 반 홉 분량의 정이 줄어든다. 잃어버리기만 하고 더해 주지 않으면 정이 고갈되어 병이 생기게 된다.

욕정을 절제하지 못하면 정이 소모되고 정이 소모되면 기가 쇠약해지고 기가 쇠약해지면 병이 생기고 병이 생기면 몸이 위태로워진다.

그러므로 어찌 정이라는 것을 인체의 가장 귀한 보배라고 하지 않을 수 있겠는가.

'선서'에서는 "음양의 도는 정액을 보배롭게 여기니, 정을 지키면 오래 살 수 있다"고 하였다.

사람에게 있어 보배롭게 여길 만한 것은 목숨이고, 아낄 만한 것은 몸이며, 가장 중하게 여길 만한 것은 정이다.

간의 정이 든든하지 못하면 눈이 어지럽고 광채가 없어지며, 폐의 정이 부족하면 피부와 근육이 마르고, 신의 정이 견고하지 못하면 신기가 줄어들고, 비의 정이 든든하지 못하면 치아가 들뜨고 머리카락이 빠지게 된다.

만약 정이 소모되어 없어지면 바로 질병이 생겨서 죽음에 이르게 된다고 하였다.

정이 가득하면 기가 왕성하고, 기가 왕성하면 신이 왕성하고, 신이 왕성하면 몸이 건강하고, 몸이 건강하면 병이 적어 몸 안으로는 오장이 왕성하며, 겉으로는 피부가 윤택하고 얼굴에서 빛이 나며 눈과 귀가 총명하고 나이가 들어서도 빨리 늙지 않고 더욱 건강하다고 하였다.

서둘러 정을 지켜 헛되게 배설하지 말고 잘 막아서 보배롭게 여기면 오래 살 수 있다.

64세를 정과 분비물이 고갈되는 나이라고 보아 욕망을 절제하여 사정 횟수를 줄이는 것이 체력 유지에 도움이 된다.

  40세 전에 무리한 성생활이 많으면 40세 이후에 기력이 갑자기 쇠퇴함을 느끼게 되는데, 쇠퇴해지면 발기가 잘 안되고 집중력이 떨어지는 등의 여러 가지 질병이 많이 생겨 오래도록 낫지 않는다.

  만약 60세가 넘어 수십일 동안 성관계를 하지 않아도 마음이 평안해진다면 저절로 정을 잘 지켜 튼튼하게 할 수 있다.

  갑자기 성욕이 왕성하게 일어나는 것을 느껴도 절제하는 것이 건강에 도움이 되며 욕망을 다 채워 제 몸을 상하게 하여서는 안 된다. 한 번 억제할 수 있다면 불을 꺼서 한 번 보배로운 기름을 더하는 것이 된다.

  만약 참지 못하고 욕망을 쫓아 정을 배설한다면 이는 기름불이 꺼지려 하는데 오히려 기름을 없애 버리는 셈이 되니 스스로 막아야 한다.

  색욕이 많으면 정을 손상하게 되니, 정을 절제할 수만 있다면 장수를 누리는 데 중요한 역할을 한다.

성관계를 적당히 하면 호르몬 대사, 신진대사, 심리적인 안정과 즐거움을 줘서 삶을 활기차게 해준다.

  지나치면 몸이 피곤해져서 녹초가 될 정도가 되기도 하고, 머리가 멍해서 집중이 잘 안되고 귀가 자주 울고, 어지럽기도 하고, 피부가 윤택한 기가 없어져 거칠어지고, 가슴이 자주 답답해지고, 머리카락이 빠지고, 눈이 침침하고, 얼굴에 열이 자주 올라오고, 전신 뼈마디가 화끈거리고, 오후가 되면 열이 자주 올라오고, 갈증이 많이 나고, 땀이 많이 난다.

  소변이 시원하지 않고, 허리나 다리가 시큰거리게 아프고, 엉치가 자주 뻐근하다. 잠을 자도 잔 것 같지 않고, 다리가 무겁고 힘이 없다. 치아가 잘 흔들거리고, 목 안이 바짝바짝 타고, 발기가 잘 안되고, 쉽게 사정하는 조루가 생기고, 여성들은 불감증이 생긴다. 질에 염증이 자주 오고 냉이 많아지고, 음부가 헐기도 한다.

여자는 간의 기운에 의해서 자궁이 조절되므로 간을 주관하는 숫자인 3일에 한 번씩 성관계를 하면 좋고, 남자는 화의 기운에 의해서 움직이므로 화의 숫자인 7일에 한 번씩 성관계를 하는 것이 건강을 지키는 기본 원칙이라고 한의학에서는 기술하고 있다.

개인의 건강 상태와 나이에 따라서 다르지만, 기본적인 사항은 이렇게 지키는 것이 건강의 비결이다.

계절적으로는 날씨도 덥고, 땀도 많이 흘리고, 식욕도 떨어지는 여름이 가장 체력을 많이 소모시킨다. 술을 마시고 섹스를 하면 호르몬 배설량이 평소보다 3~4배 이상 되어서 체력 소모가 많다. 술을 마시고 임신이 되면 아이의 집중력이 떨어지는 경우가 많다.

많이 과로했을 때, 스트레스를 많이 받았을 때, 몸살이 있을 때, 어지러울 때, 식은땀이 많이 날 때는 삼가는 것이 좋다.

임신 중 섹스는 아이가 태어나서 성기를 비비는 이상행동을 하는 원인이 되고, 습관성 유산이 있는 사람에게는 유산위험성을 증가시킨다. 배가 부른 상태에서 섹스를 하면 혈액의 흐름이 소화기관에 집중되어 있어 해면체 쪽으로 순환이 좋지 못하여 발기력도 떨어지고 소화기능도 이상이 생긴다.

섹스가 끝난 후에 허벅지 쪽에 땀이 많이 나는 사람은 자주 하지 않는 것이 좋다. 감기가 있을 때 자주 마시는 쌍화탕의 원래의 처방 목적은 이런 경우에 섹스 후 손상된 원기를 회복시켜 주는 것이었다.

운동을 통해서 성기능을 강화할 수 있다. 특히 하체를 많이 쓰는 운동이 좋다. 학생들이 자위행위를 많이 하면 집중력과 기억력이 감퇴되어 학업 성적이 오르지 않는다.

한 번 사정되는 정액 중 정자가 1억~2억 정도 되는데, 전자 현미경으로 자세히 보면 모두 다 부지런하게 활동하고 있다. 이 활동 에너지가 우리 몸을 움직이는 기운이다. 그만큼 기운이 소모된다고 봐야 된다.

그래서 섹스 후에는 아래에 기운을 집중해서 소모하였기 때문에 머리가 멍해지고 졸음이 온다. 물론, 심리적인 긴장완화 효과는 확실히 있다. 그러나 지나치면 몸이 쉽게 피곤해지고 공부에 지장이 온다. 공부하는 데 모든 정력을 집중해야 한다.

정력을 보강해 주는 것으로는 참깨, 장어, 곰국, 육류, 복분자, 산수유, 구기자, 동충하초, 삼지구엽초, 오가피, 녹용, 녹각, 해삼, 양고기, 오미자, 두충 등이 있다. 전문 한의사와 상의해서 각자의 체질에 맞추어 먹는 것이 좋다.

섹스는 서로의 몸을 통하여 존중하고, 사랑하고, 아껴주는 마음을 표현하는 좋은 방법이지, 상대방을 배려하는 것 없이 자신의 순간적 쾌락과 감정배출구로서만 이용한다면 상대에게는 존중받지 못하고 배려 받지 못한다는 상실감과 허무감이 더 생기는 행위가 된다.

::: 기운이 부족한 체질

남녀를 불문하고 이 체질들은 성생활 자체에 아주 부담을 느낀다. 평소보다 횟수가 늘거나 시간이 증가하면 금세 몸에 피로도가 심해진다. 다음 날 아침에 일어나기도 힘들어 하고 그 영향도 며칠 간다. 남자의 경우 사정 후 몸 전체에 식은땀이 많이 나고 바로 곯아 떨어진다. 발기력이 예전과 달리 지속이 되지 않을 경우에는 무리하여 성관계를 진행하면 체력 소모가 많다. 발기력이 떨어진다는 것은 에너지를 소모시키지 말라는 몸의 정확한 신호다. 숨이 많이 가빠지기 때문에 심장과 폐에 무리가 올 수 있다. 자주 이런 경우를 겪으면 협심증, 심근경색, 심장마비, 폐결핵, 천식, 만성 감기가 생길 수 있는 원인이 된다.

여성의 경우는 청소할 힘조차 없는 경우도 있다. 20대에는 일주일에 두 번, 30대에는 일주일에 한 번 또는 두 번, 40대에는 열흘에 한 번, 50대에는 보름에 한 번, 60대 이상에는 한 달에 한 번이 적당하다. 이 체질은 특히 몸살기가 있거나 과로를 했을 때에는 최소한 열흘 정도는 성관계를 하지 않아야 몸이 빨리 회복된다.

하루 종일 일하고 저녁 늦게 지친 상태에서 성관계를 하면 지속시간도 짧고 성감도 떨어지고 피로가 가중될 수 있다. 일찍 자고 새벽에 체력이 회복된 후에 관계를 하면 훨씬 좋다.

::: 스트레스를 잘 받는 체질

기분에 따라서 성욕의 변화가 아주 많다. 분위기에도 영향을 많이 받아서 무드를 조성해 주는 것이 도움이 된다. 소심하고 예민한 사람일수록 상대의 반응에 민감하고 마음속 깊숙이 부정적 경험들을 간직하여 불편해 하는 경우가 많다.

오래 전에 50대 남성이 갑자기 언어장애가 와서 치료를 받으러 왔다. 맥을 보니 비관이 심하여 크게 맘 상한 일이 있느냐고 물었다. 큰일은 없다고 부인이 대답했지만, 자존심에 상처를 많이 받았기 때문에 갑자기 뇌혈관이 수축되면서 언어중추에 장애를 줬다고 하자 오늘 새벽 5시 경에 성관계를 하면서 정력이 떨어져서 예전같지 않다는 말을 했단다. 그것이 남편의 마음에 급격한 변화를 일으켜서 언어기능에 지장을 주었다. 다행히 치료가 빨리 되어 안심했지만 부인에게 절대 부정적인 평가를 하는 단어를 쓰지 말라고 신신당부했다. 조금 그런 일이 있다하더라도 내색하지 말고 오히려 즐거운 표정을 짓고 행복하다고 표현하라고 했다.

상대의 말 한마디에 부담을 느끼고 뇌신경에도 압박을 주므로 사실적 표현에 매우 신중해야 한다. 스트레스를 많이 받았을 때는 가볍게 술을 한 후에 기분 좋은 말로 마음을 다독여 주고 유쾌한 음악을 들으면서 관계를 하는 것이 훨씬 부드럽고 편안할 수 있다. 심한 스트레스를 받아서 분노감이 폭발할 때에는 평소와 달리 거친 행동과 말이 나오므로 비위를 잘 맞추어 풀어 주어야 한다. 분노감이 있는 사람이 리드하도록 가만히 두어야 하고 일체의 불평불만을 이야기해서는 안 된다.

우울증이 심한 경우에는 리드하게 하는 것보다는 수동적 자세로 관계를 즐기도록 해야 한다. 본격적인 성관계에 앞서서 배우자가 가장 좋아하는 성감대를 먼저 애무를 해서 기분을 푼 후에 해야 한다. 평소 만졌을 때 불쾌한 부분은 절대적으로 애무를 해서는 안 된다. 자신이 좋아하는 부분과 배우자가 만족하는 성감대가 전혀 다를 수 있으므로 스트레스를 많이 받은 사람 위주로 진행해야 한다.

::: 피가 탁한 체질

애무를 머리부터 발끝까지 충분하게 하여 몸이 순환이 되고 난 후부터 본격적으로 관계를 시작해야 한다. 약간 리드미컬하게 몸을 움직이면서 하는 것이 건강에 도움이 된다. 근육이 굳어있는 것이 부드럽게 풀리는 지를 확인하면서 성관계의 강도와 체위를 조절해야 한다.

성관계를 할 때 자세나 활동범위가 지나치면 옆구리가 결리거나 목, 어깨에 담이 오거나 허리가 삐끗하고 골반이 틀어지고 사타구니의 인대가 손상되어 걸음 걷기가 불편한 경우도 있다. 애무를 팔, 다리, 가슴, 등, 오른쪽, 왼쪽을 번갈아 가면서 하는 것이 성감을 높이는 방법이다.

⋮⋮ 몸이 찬 체질

성관계하는 공간이 따뜻해야 한다. 애무를 가장 많이 해야 하는 체질이다. 충분한 애무를 하면 손발이 따뜻해지기 시작하는데 이때부터 관계를 본격적으로 해야 한다. 성관계 전에 찬물로 샤워하거나 찬 음료수를 먹으면 발기력이 떨어지고 고환이 차가워진다. 성감이 떨어지며 몸도 부자연스럽다. 남자의 경우 사정 후에는 몸이 급격하게 차가워지고 배가 냉해져서 설사를 하는 경우도 간혹 있다. 여자의 경우는 관계 후 물처럼 냉의 양이 많아지고 아랫배가 뻐근하게 아픈 경우도 있다. 항상 몸의 온도를 올려 준 후에 체온을 유지할 수 있는 방법들을 생각하고 관계를 해야 한다. 겨울에는 상의를 벗지 말고 관계하는 것이 감기 예방과 체온이 떨어지는 것을 막아줄 수 있다. 관계 후 빨리 샤워하고 옷을 입어야 체온 유지에 도움이 된다.

⋮⋮ 열이 많은 체질

섹스를 가장 좋아하는 체질이다. 남자와 여자 모두 털이 많아서 아랫배에서 배꼽까지 털이 나 있는 경우가 많다. 이 체질을 가진 사람이 성관계에 대해서도 주도권을 쥐고 있고, 아주 활동적이다. 정력이 너무 좋아 매일 밤 관계를 하지 않으면 잠을 이루지 못하는 사람이 많다. 정력을 조절하기 위해서는 특히 저녁에 육고기, 마늘, 양파, 고추를 먹지 않고, 술을 마시지 않는 것이 내 몸을 보호하는 방법이다.

성관계 후에는 손발과 등이 화끈거려서 잠이 오지 않으니 냉수를 여러 잔 마시는 것이 도움 된다. 뜨거운 물에 샤워를 오래 하면 발기 지속시간이 떨어지고 강도가 약해진다. 열정적이고 운동범위가 넓은 성행위를 좋아하므로 집중해서 강한 자극을 줘야 만족도가 높다.

::: 잘 체하거나 음식 독·수분·지방 독소가 잘 쌓이는 체질

식사 후 성관계를 하면 위장에 부담을 준다. 속에 음식이 들어가서 배가 부른 상태에서 관계를 하면 위장이 압박을 받아서 소화기능을 떨어뜨린다. 이 체질은 공복에 성관계를 해야 한다. 성관계를 하는 시점에는 식사량을 평소보다 줄여야 한다. 배가 압박받으면 아주 불편해 하므로 체위자체를 압박이 덜 되게 하는 것이 좋다. 상체를 세워서 배가 압박받지 않게 관계를 해야 불쾌감이 없고 오래 지속할 수 있다.

::: 피가 모자라는 체질

성관계 도중에도 어지러워서 핑 돈다는 표현을 자주 한다. 이런 경우에는 잠시 쉬었다 관계를 하고 얼굴색이 창백해지거나 노래지면 관계를 중단해야 한다. 성관계 후에는 머리가 멍해지고 어지러워 한참 동안 누워 있어야 컨디션이 약간씩 회복된다. 이 체질은 성관계를 자주 하면 몸에 무리가 많이 간다.

::: 호르몬·조직액·체액이 부족한 체질

남성의 경우, 정액량이 현저하게 줄어든다. 가급적으로 성관계는 하되 사정하는 횟수를 최소화해야 한다. 여성의 경우, 분비물량이 줄어들어서 질이 건조하여 통증이 있고, 관계 자체가 불편하다. 성관계 후 입이 바짝바짝 타들어 가므로 영양가가 높은 과일 주스, 두유, 우유를 섭취하는 것이 좋다.

성관계를 자주 해서 정액량과 호르몬을 소모시키면 건망증이 심해지고 집중력이 떨어지고 눈이 침침해 지면서 안구건조증이 오며 관절에서 소리가 날 수 있다.

5 수면관리

::: 기운이 부족한 체질
　최대한 잘 수 있는 데까지 자는 것이 좋다. 일찍 자서 늦게 일어나는 것이 체력 회복에 좋다. 밤샘을 한번 하면 그 후유증이 일주일 이상 간다. 오후에 잠시라도 낮잠을 자는 것이 피로회복에 도움 된다. 10시 이전에 자야 하루 종일 지친 간과 심장이 빨리 복구된다.
　어디서나 하품을 가장 많이 하고 졸고 있는 사람은 이 체질들이다.

::: 스트레스를 잘 받는 체질
　자기 전에 경쾌하고 즐거운 클래식을 들으면서 잠을 청하면 좋다. 수면 중에 잡다한 꿈을 많이 꾸어서 수면의 질이 좋지 않다. 식구들이 움직이는 발자국 소리, 가벼운 기침소리까지 자면서 다 들으니 신경이 날카로워져 숙면을 못한다. 자도 잔 것 같지 않다. 가볍게 스트레칭이라도 하고 자면 좀 낫다.
　편안하게 누워서 양팔을 벌려 배를 70% 정도만 내민다고 생각하며 코로 숨을 들이쉬고 배를 70% 정도 안으로 넣는다는 생각으로 코로 숨을 천천히 내쉰다. 숫자를 1부터 100까지 세면 정신이 더 또렷해져서 잠이 더 안 온다. 숨을 천천히 들이마시고 내쉬는지, 빠르게 마시고 내쉬는지, 그리고 숨을 멈추는

지를 관찰하면서 집중하면 뇌파가 빨리 안정되어 숙면에 들어갈 수 있다. 호흡을 억지로 멈추면 심장에 부담을 받는 체질이다.

낮 동안에 회사 주위라도 틈나는 대로 걸어주면 긴장된 자율신경을 푸는 데 도움이 된다.

⋮⋮⋮ 피가 탁한 체질

늦게까지 활동해서 심장의 펌핑력을 도와주고 근육에 있는 정맥펌프의 활동력을 증가시켜주는 것이 숙면에 도움이 된다. 일찍 일어나서 산책이나 속보, 마라톤을 해주면 훨씬 순환이 좋아진다.

⋮⋮⋮ 몸이 찬 체질

일찍 자고 햇살이 퍼질 때 일어나면 좋다. 너무 늦게 일어나서 회사에 지각하면 안 된다. 방이 따뜻해야 잠이 잘 오고 장마철에도 온열매트를 써야 편안하게 숙면이 된다. 창문 틈으로 바람이 조금만 들어와도 기침하고 코가 막혀 잠이 편히 오지 않으니 창문과 커튼을 잘 닫고 자야 한다. 한여름에도 창문과 방문을 닫아야 잠이 온다.

⋮⋮⋮ 열이 많은 체질

늦게 자고 새벽 일찍 일어나서 새벽 운동을 하여 열기를 빼내야 숙면할 수 있다. 겨울에도 방이 뜨거우면 잠을 이루지 못한다. 방문이라도 열어 놓아야 숙면할 수 있다.

자기 전에 냉수 한 컵을 마시면 좋다.

::: 잘 체하거나 음식 독·수분·지방 독소가 잘 쌓이는 체질

자기 전에 팔다리를 같이 움직여 주는 전신 운동을 하는 것이 숙면에 도움이 된다. 늦게 자고 일찍 일어나서 활동시간을 늘리는 것이 좋다.

::: 피가 모자라는 체질

일찍 자고 늦게 일어나는 것이 좋고, 자주 누워 있으면 혈액 속에 있는 단백질이 간으로 저장되어 체력 회복에 도움 된다. 너무 덥게 해서 땀을 많이 흘리고 자면 어지러움이 더 심해진다.

::: 호르몬·조직액·체액이 부족한 체질

목이 마르지 않도록 자기 전에 충분히 수분을 섭취해야 새벽에 목이 말라 깨는 일이 없다. 5시간에서 6시간 정도 충분히 숙면을 취하면 건강해진다. 수분이 많은 과일을 먹으면 수면유도에 도움이 된다.

6 패션스타일

성격 따라 추구하는 패션스타일이 다르다. 화려한 것을 좋아하는 사람도 있고, 소박한 스타일을 고수하는 사람, 원색을 즐기는 사람, 복잡한 무늬, 글자, 그림을 재미있어 하는 사람 등으로 여러 부류가 있다. 보는 관점이 다르고 취향에 차이가 있다. 똑같은 나라도 그때의 기분에 따라 선택에 차이가 난다. 모든 것이 내 마음의 표현이 아닌 것이 없으니 옷차림새를 보고도 그날의 기분과 변화 욕구를 읽을 수 있다.

우울할 때에는 어둡고 칙칙한 색깔과 단순한 스타일을 자연스럽게 입고, 즐겁고 행복할 때는 밝고 활기찬 색과 화려한 스타일을 찾게 된다. 고민이 많을 때는 뭔가 정리되지 못한 부조화적인 느낌의 스타일이 연출되기도 한다. 분노에 젖어 있을 때는 옷차림도 공격적인 스타일의 날카로운 선이 많이 드러난다. 간혹 넥타이나 옷을 선물 받으면 선물 준 사람의 마음이 묻어 있음을 느낀다.

::: 기운이 부족한 체질

옷 색깔과 스타일 고르는 것도 귀찮고 피곤해 하여 단색의 정장 스타일 또는 간편복으로 아래, 위의 톤이 거의 비슷하다.

::: 스트레스를 잘 받는 체질

꽉 조이는 옷은 갑갑해서 전혀 못 입는다. 아래, 위의 톤이 전혀 맞지 않고 스타일도 약간 맞지 않게 차려 입는다. 약간 헐렁한 옷을 좋아한다. 스카프나 모자는 아예 이용하지 않는다.

::: 피가 탁한 체질

연한 색깔을 좋아하며 진한 색깔을 싫어한다. 바람이 잘 통하고 가벼운 옷을 좋아한다. 주머니가 많은 옷은 거추장스러워 한다. 소박한 스타일을 좋아한다.

::: 몸이 찬 체질

어둡고 진한 색깔을 좋아한다. 따뜻한 울이나 면으로 된 옷을 좋아하며 목티, 스카프가 있어야 옷을 입은 것 같다. 모자 쓰는 것을 좋아한다. 밝은 원색 스타일을 좋아한다. 옷을 여러 겹 껴입는다.

::: 열이 많은 체질

노출이 심한 옷, 찢어진 청바지, 짧은 반바지, 치마 같은 것을 좋아한다. 겨울에도 안에는 반팔을 입고 겉에만 두꺼운 외투를 걸친다. 화려한 옷을 즐겨 입는다. 잘 차려 입은 스타일에 모두가 감탄한다. 흥분하면 셔츠나 티의 팔 부분을 걷어 올린다.

::: 잘 체하거나 음식 독·수분·지방 독소가 잘 쌓이는 체질

바지 허리 부분의 허리띠를 느슨하게 매므로 엉덩이 부분의 옷이 축 늘어져 엉거주춤해 보인다. 딱 붙는 옷보다는 튀어나온 배를 커버해 주는 점퍼를 좋아한다. 옷에 다양한 천이 붙은 옷을 즐겨 입는다.

::: 피가 모자라는 체질

피부가 건조하여 거친 소재나 피부접촉이 심한 옷을 싫어한다. 면소재와 부드러운 가죽으로 된 옷을 즐긴다.

::: 호르몬·조직액·체액이 부족한 체질

피부가 잘 갈라지고 금속 알레르기나 옷감 따라 피부 과민 반응이 나타나므로 약간 두툼하고 부드러운 옷을 즐긴다. 주머니가 많은 스타일을 좋아한다.

7 환절기 관리

누구나 한번쯤은 살아가면서 감기로 아파서 고생한 경험이 있을 것이다. 가장 흔한 병 중 하나가 감기다. 특히 몸이 약한 사람에게는 감기가 두렵기도 하다. 한번 걸리면 몇 달이고 질질 끌고가는 여러 증상 때문에 불편하고 괴롭다. 환절기에는 더더욱 그렇다.

감기란 느낄 감(感), 기운 기(氣)다. 어떤 기운을 느껴서 몸에 갑자기 변화가 일어난다. 주로 찬 기운에 노출되어 많이 생긴다. 찬 바람을 많이 쐬거나 차게 자거나, 찬 환경에서 일을 장시간 계속 하거나, 찬 음식(음료수, 물, 아이스크림, 술, 과일) 등을 많이 섭취해서 나타난다. 또 독감 바이러스에 의해 생겨지므로 손씻기, 양치질 제때하기 등 개인 위생에도 철저히 해야 한다.

환절기에는 아침, 저녁 기온차가 많이 나서 체온 조절을 위해 옷을 잘 챙겨 입거나, 잘 때 이불, 방 온도에 신경을 많이 써야 된다. 계절이 바뀔 때 면역력이 떨어지는 사람들은 약간만 차게 자도 금새 감기에 걸려 고생한다. 계절이 계속 될 때는 당연히 기후에 맞춰서 생활하지만, 환절기에는 잠잘 때와 새벽의 온도차가 많아 지혜롭게 관리해야 한다.

평소 열이 많고 체력이 좋은 사람은 땀을 내야 낫고, 빈혈, 심한 피로, 유산 후, 부정맥, 신염을 앓는 경우, 피부 건조한 여성, 어르신들, 다리에 힘이 자주 빠지는 사람들은 땀을 많이 내면 더 기운이 떨어져 면역력이 약해지므로 감기가 낫지 않고 오래간다.

고열이 나더라도 추워서 몸을 덜덜 떠는 경우에는 변비가 심해도 설사시키는 약을 먹거나 관장을 하지 않아야 한다. 평소 몸이 냉한 사람은 한기가 가볍게 들기 시작할 때 따뜻하게 입고, 보온에 신경 써서 일찍 자며, 물을 거의 안 마시면 면역력이 높아진다.

기침, 가래가 있을 때는 사과, 바나나, 참외, 수박, 파인애플, 메론, 토마토 등의 과일을 먹으면 더 심해진다. 배, 귤은 약간씩 먹어도 된다.

곰국, 돼지, 닭, 오리, 개고기도 감기 있을 동안에는 금해야 한다. 쉽게 체할 수도 있고, 기침, 가래가 심해진다.

성관계를 피해야 빨리 낫고, 감기 중 성관계는 빨리 낫지 않고 오래가게 하는 원인이 된다.

감기가 약간 나으려고 할 때는 과식을 피해야 깨끗하게 낫는다. 생리중에 감기를 빨리 치료하지 않으면 생리 주기가 길어지거나, 한 달에 두 번 하기도 하고, 양이 갑자기 많아지거나, 아주 적어지며, 덩어리가 많이 나오고, 통증이 심해지며, 생리 때마다 컨디션이 안 좋아진다.

한의학에서는 '열입혈실증'이라고 하여 별도의 치료 방법이 정해져 있다. 목이 별로 안 좋은 사람은 도라지, 유자, 꿀, 더덕, 민들레 등이 좋다. 도라지는 혈압 있는 사람, 속이 미식거리는 사람, 얼굴에 열이 많이 올라오는 경우는 맞지 않다. 유자는 소화작용이 있어 속이 더부룩할 때도 좋고, 목이 막힌 느낌이 있을 때 시원하게 해준다.

몸이 평소 차면서 기침이 아주 오래되고, 가래는 거의 없는 경우에는 꿀이 좋다. 열 많은 사람이나 감기로 열이 있고 붓는 사람에게는 꿀이 좋지 않다. 열이 심해지고 눈 충혈, 구토 등이 올 수 있다. 더덕은 가래 없는 기침에 좋고, 입술이 바짝 마르면서 간간히 기침한 지 몇 개월 또는 몇 년이 되어 기관지가 건조해진 경우에 먹으면 도움이 된다.

민들레는 열도 없애 주고 해독시켜주는 작용과 염증 없애는 효과가 뛰어나다. 몸이 많이 찬 사람이 많이 먹으면 설사를 할 수 있다.

열이 많이 나는 감기에는 녹차, 국화, 방풍나물, 박하, 연잎, 인동덩굴, 콩나물, 명태, 칡 등이 좋다.

한기가 많이 드는 감기는 생강, 쌍화차, 계피, 파뿌리, 마늘, 방아잎, 추어탕 등이 도움 된다.

전신이 쑤시고 아픈 감기는 모과, 두릅나물, 오가피, 엄나무, 뽕잎, 겨우살이 등이 효과 있다. 모과는 신물이 올라오는 사람에게는 좋지 않고, 오가피는 평소 열이 많은 사람은 적게 먹어야 된다.

피곤하면 감기가 잘 낫지 않고, 몸이 약해지면 자주 걸리고, 찬물, 음료수를 많이 마시면 체온이 떨어져 쉽게 걸리고, 무리를 많이 하면 질질 끌고 몇 년도 갈 수 있다.

감기가 심해져 중이염, 폐렴, 신우신염 등으로 자주 입원할 경우는 면역력이 많이 떨어져 있는 경우이므로 한약 처방으로 근본 치료하는 것이 합리적이다.

많은 사람들이 심한 감기와 잘 낫지 않고 자주 반복되는 감기에 한약이 얼마나 뛰어난 효과를 가졌는지 몸소 체험했을 것이다.

환절기를 잘 관리해야 감기, 인후염, 비염, 두통, 관절통, 고열, 오한, 기침가래 등으로 고생을 하지 않는다. 아침, 저녁 온도가 다르고 낮 기온이 가장 높다. 지혜롭게 옷을 챙기고 수면시에 온도조절을 잘 해야 탈 없이 지나간다. 어느 것을 기준으로 할 것이냐는 가장 쌀쌀할 때를 기준으로 삼아야 한다. 그에 맞춰서 마시는 물, 입는 옷, 음식, 방의 온도를 조절하면 건강하게 환절기를 지낼 수 있다.

겨우내 움츠렸던 우리 몸이 봄의 따뜻하고 포근한 기운으로 상쾌해지고 밝아진다. 일년의 시작인 봄이 되면 입학, 새로운 일, 희망, 의욕을 가지고 활동적으로 되며, 봄기운은 많은 사람들에게 희망과 행복을 준다.

한의학의 가장 오래된 고전인 『황재내경』을 비롯한 우리나라의 의성 허준 선생의 『동의보감』에는 봄의 기운에 맞춰 우리의 생명력을 강화하는 여러 가지 방법에 대하여 자세히 기술되어 있다.

첫째, 수면 시간은 저녁 10~11시 사이에 취침하고, 아침 6~7시 정도에 기상하는 것이 좋다.

둘째, 운동은 급하거나 무리하게 하지 말고, 봄바람이 살랑살랑 나뭇잎을 흔들 듯이 가볍고 부담 없이 하며 산책하는 것이 좋다.

셋째, 옷을 꽉 조이게 입지 말고 일어나자마자 머리감고 묶고 하는 일, 바로 물을 마시는 일을 하지 말며, 30분 정도 움직인 후에 해야 한다.

넷째, 마음은 부정적이며 어둡고 안 된다는 생각을 버리고 밝고 희망적인 생각을 해야 한다.

다섯째, 활동은 새싹을 틔우는 것처럼 정성과 책임을 다하며 다른 사람의 의지와 생각을 꺾어서는 안되고, 봉사 활동을 해서 봄의 따사로운 햇살이 꽃을 피우고 만물을 키우듯이 자신과 다른 사람의 생명력과 행복을 키워야 한다.

옛 성인들의 생명력 키우기는 요즘처럼 먹는 것에 치중해 있는 것이 아니라, 삶의 전체적인 관점에서 보았다.

봄을 많이 타는 사람은 ① 생각이 비관적이고 부정적인 사람 ② 소화기능이 약해서 음식을 많이 먹지 못하는 사람 ③ 장이 좋지 않아서 설사를 자주 하는 사람 ④ 과로를 많이 해서 기운이 부족한 사람 ⑤ 술을 과음해서 간이 많이 손상되어 있는 사람 ⑥ 겨울철에 일이나 사우나, 찜질 등으로 땀을 많이 흘린 사람 ⑦ 간염 보균자나 간염, 간경화, 신장염이 있는 사람 등이다.

봄을 많이 타는 사람은 ① 과로를 피하고 ② 술을 적게 마시고 ③ 아침에 일어나기 힘들더라도 아침 일찍 일어나 아침 운동을 30분~1시간 정도 가볍게 하면 식욕도 돌고, 피로도 훨씬 덜 온다. ④ 아침 식사를 꼭 해야 하며 ⑤ 식사량을 늘려야 한다. ⑥ 봄철에 나는 나물을 식초와 함께 무쳐서 많이 먹고 ⑦ 소고기를 먹어 간을 보해 주고 ⑧ 평소 위나 장이 좋지 않은 사람은 꼭 치료를 해야 한다. ⑨ 화를 내지 말고, 긍정적이고 이해하는 마음으로 희망적인 목표를 가진다.

봄에 마시면 좋은 차로는 ① 평소 열이 많아 화가 많이 나고 눈이 자주 충혈되는 사람은 결명자차가 좋다. ② 봄이 되면 피부가 건조해지고 잔기침이 많은 사람은 더덕이 좋다(반찬이나 생즙, 차). ③ 어지럽고 나른한 사람은 산수유차, 수삼, 홍삼이 좋다. ④ 활동을 많이 하여 근육이 많이 땅기는 사람은 모과차가 좋다. ⑤ 냉이, 부추, 딸기 등은 간의 기운을 많이 도와 봄에 건강하게 지내는 데 도움이 된다.

봄에 건강 관리를 잘못하면 여름 나기가 많이 불편해진다. 특히 위장이 좋지 않은 사람은 배가 아프고, 설사를 하며, 힘이 없고, 의욕도 없어지기 쉬우므로 봄철 건강 관리를 잘해야 한다.

봄은 성장의 계절이므로 특히 어린이나 청소년들에게 할 수 있다는 밝은 희망을 주고 키가 많이 클 수 있는 계절이므로 영양보충을 잘해 주어야 한다.

황사나 꽃가루, 먼지, 바람 등이 심하므로 알레르기가 생기지 않도록 깨끗이 씻고, 자주 운동하고, 충분히 숙면을 취하고, 영양 섭취를 잘하는 것이 중요하다.

사람마다 좋아하는 계절이 있고, 싫어하는 계절이 있다.

더위를 많이 타는 체질을 가진 사람은 여름 나기가 꽤나 힘겹다. 머리에서부터 줄줄하고 흘러 내리는 땀이 눈까지 들어가 따갑고, 목줄기에서 등으로 흐르는 땀은 끈쩍해서 기분도 찝찝하다.

뜨거운 태양을 바로 받으면서 바깥에서 일해야 하는 사람들의 고초는 이만저만이 아니다.

일반적으로 체력이 좋지 않으면 거의 더위 먹어 축 늘어지고, 머리 아프고 뒷골 당기며 어지럽고 가슴이 답답하며 구토 나고 식욕이 아예 없다. 계속되면 탈진 상태가 와서 쓰러지기도 한다.

여름에는 고단백 음식(돼지, 닭, 오리, 소고기, 장어 등)을 자주 먹어야 소모된 체력이 보충되어 일을 제대로 할 수 있다. 열이 많은 사람은 녹차를 차게 해서 마시고, 대나무 잎차도 열을 내려 주는데 매우 좋다.

우리 어른들은 여름에 입맛 없을 때 콩국, 치자물을 우려서 만든 찌짐(전), 생선전으로 식욕을 돋우고, 더위를 식혔다.

평소 체력이 약해 기운 없는 사람, 식욕이 좋지 못한 사람, 빈혈 있는 사람, 식은땀 많이 흘리는 사람도 여름 나기가 수월치 않다.

이런 사람들은 찬물, 아이스크림, 수박, 참외 같은 것을 많이 먹어 배탈이 나서 고생하기도 하고, 여름 감기로 시름시름 앓기도 하며, 덜 싱싱한 음식을 먹어 식중독으로 여러 날 힘들어 한다.

기운이 부족하면서 원래 몸이 차고, 홧병이 없는 사람들은 수삼, 인삼, 홍삼, 황기를 먹으면 여름 나기가 한결 수월하다.

특히 여름은 심장병이 있는 사람들이 악화되기 쉬운 계절이다.

열대야로 잠 못 이루는 밤이 많아 심장에 부담이 많이 된다. 울화가 있는 사람들은 불쾌지수가 높아 짜증을 더 내고, 더위 열로 갑갑함이 심해지고, 열이 위로 올라가 뇌혈관을 팽창시켜 두통, 구토, 어지럼이 오기도 하며, 더 진행되어 뇌출혈이 되어 중풍이 오기도 한다. 이런 사람이 주위에 있으면 평소보다 더 자신을 낮추고, 목소리도 조용히 해서 말하고, 배려해 주는 마음으로 많은 신경을 써줘야 어려움을 미리 막을 수 있다.

바깥에서 힘들게 일하고 들어온 가족들에게 '더운 날씨에 고생 많았다'는 격려의 말을 꼭 하자. 서로 힘들 때 자신이 힘든 것만 생각하지 말고, 가족이나 주위 사람들에게 '힘들지' 하고 시원한 커피, 차 한 잔이라도 같이 나누면 덜 힘들 것이다.

여름을 많이 타서 힘들어 하는 사람들은 미리 초여름쯤에 체력을 보강하고 열을 줄여 주는 한약을 먹으면 훨씬 가볍게 넘어갈 수 있다. 땀으로 약효가 빠져나가지 않으니 합리적인 판단으로 자신을 돌보는 것이 기진맥진되어 하루하루 한숨 쉬는 자신의 서글픈 모습에서 벗어날 수 있다.

물놀이도 오랫동안 2~3시간 계속 하지 말고 1시간 한 후 10~15분 정도 쉬었다 해야 무리가 없다. 특히 어린이들이 장시간 물놀이 후 고열이 며칠 계속되어 고생하고, 폐렴, 중이염, 축농증, 장염 등이 오는 경우도 많다. 입술이 새파랗게 되는 것을 수시로 확인하여 체력 따라 10분, 30분, 1시간 물놀이 후 밖으로 나오게 하여 체온을 유지해줘야 면역력에 이상이 오지 않는다. 어른이 조절해야지 애들 잘 논다고 그냥 두면 몸에 이상 생겨 여러모로 고생한다.

물에 빠져 위험한 사람은 인공호흡하기 전에 명치를 강하게 눌러 뱃속에 들어있는 물을 빼내야 한다. 그런 후 인공호흡하고, 팔다리를 주무르고, 쑥뜸이 있으면 배꼽에다 크게 바로 뜸을 뜨면 좋다. 옷을 감싸서 체온을 유지하면서 병원으로 데려가라.

나이든 노인이나 체력이 많이 약한 사람들은 2시간 이상 바깥활동을 계속하지 않아야 한다.

밥맛이 없어도 억지라도 식사를 해야 더위를 이겨낼 수 있다. 몸이 피곤함을 자주 느끼는 사람들은 저녁 10시 이전에 자야 피로가 풀린다.

몸이 찬 사람들은 바닥에 가벼운 매트 같은 것을 깔고 자야 어깨, 등, 허리에 담 결리는 것이 오지 않고, 물 마시는 것을 최소화해야 몸이 덜 무겁다.

열 많은 사람들은 물을 많이 마셔야 한다. 반면 찬 사람은 물에 밥 말아 먹으면 식욕이 더 떨어져 여름 나기가 불편하고, 물도 갈증이 날 때 마시고 조금씩 마시는 것이 몸이 찬 사람의 여름 나기 방법 중 하나다.

::: 기운이 부족한 체질

체온 유지하는 데에 가장 민감하고 힘들어하는 체질이다. 오전, 오후, 저녁 반응이 모두 다르다. 항상 겉옷을 준비하여 추워지면 입어야 감기 등에 걸리지 않는다. 더위, 추위 모두에 약하다. 좀 덥다고 옷을 얇게 입거나 찬 음료수를 많이 마시거나 차게 자면 탈이 난다. 땀을 너무 많이 흘리지 않도록 주의하면서 온도조절을 해야 한다.

::: 스트레스를 잘 받는 체질

판단이 정확하지 못하여 매일 다른 변화에 적응을 잘 못하는 체질이다. 계절의 변화에 상당히 둔감하여 자기 생각과 일에 파묻혀서 산다. 봄이 왔는데도 겨울 점퍼를 입고 다니고 여름이 왔는데도 봄옷을 입고 다니는 계절 감각이 떨어져 한 철 늦게 생활하면서 지낸다. 다른 사람이 보면 답답한 느낌이 들고 자신에게 신경을 쓰지 않는 사람으로 보인다. 자연의 변화에 순응하여 계절이 주는 신선한 느낌을 만끽하면 스트레스를 푸는데 도움이 된다. 한 번씩 맑은 하늘을 쳐다보고 숨도 크게 쉬고 숲의 변화도 눈여겨보면 자신의 삶에 도움이 된다.

::: 피가 탁한 체질

계절에 무감각하여 춥다 하면서도 반팔을 입고 다니고 덥다 하면서도 긴 옷을 입고 스카프를 두르고 모자를 쓰고 다닌다. 계절의 변화를 항상 생각하면서 꽉 조이는 옷을 입지 말고 통풍이 잘 되는 옷을 입으면 좋다. 정맥혈관이 퍼렇게 튀어나오면서 아픈 느낌이 들면 온도의 적응이 안 되어 탁한 피가 생기는 상태다. 계절에 맞게 몸의 온도를 조절할 수 있도록 물이나 옷을 잘 선택해야 한다.

::: 몸이 찬 체질

초가을부터 겨울을 지나 봄 중반까지 옷을 두텁게 입고 다녀야 건강하다. 봄이 와도 약간 쌀랑한 느낌이 들어 늦봄과 초여름 정도 되어야 옷을 가볍게 입는다. 여름과 겨울 두 계절만 기억에 남는 체질이다. 특히 여름을 좋아하는데 에어컨이나 선풍기 바람을 싫어해서 다른 식구들은 불편하다.

체온 유지에 신경을 가장 많이 써야 되는 체질이다. 땀이 나도 항상 따뜻하게 입고 다녀야 한다. 조금만 차게 하면 감기도 걸리고 편도도 붓고, 오한이 심하게 나고 관절이 아프고 컨디션이 안 좋아진다.

::: 열이 많은 체질

계절의 변화에 너무 일찍 반응하는 체질이다. 겨울에도 조금만 포근해지면 반팔을 입어야 속이 시원하다. 봄에도 고온현상이 약간 나타나면 여름 패션으로 반팔, 반바지를 입고 생활한다. 선풍기, 에어컨도 가장 시원하게 틀어 놓아야 열이 내려가서 좋아한다.

특히 겨울에 창문을 열고 자다가 안면신경마비, 손발 저림, 뇌혈관이 막히거나 터지는 중풍, 편도염, 인후염이 와서 고생하는 경우가 많다. 잠시 열을 식히는 정도로 문을 열어 놓았다가 잘 때는 꼭 닫고 자야 이상이 없다. 여름에도 밤새도록 에어컨을 가장 최저 온도로 틀고 자다가 담에 결려서 목 돌리기도 힘들고 허리 펴기도 힘들어서 치료받으러 오는 경우가 많다. 땀이 나지 않을 정도로 적당한 온도로 조절하고 자야 탈이 없다.

특히 비오는 날에는 온도 조절에 각별히 신경을 써야 한다.

∷ 잘 체하거나 음식 독·수분·지방 독소가 잘 쌓이는 체질

계절의 변화에 약간 둔하게 반응하는 체질이다. 날씨가 차가워졌는데도 찬 냉면 같은 것을 먹거나 냉수를 먹어 배탈이 난다. 날씨가 너무 더워졌는데도 뜨거운 음식을 많이 먹어 가슴이 답답하다. 계절에 맞지 않게 물을 많이 마셔서 체온 조절을 잘 하지 못한다. 계절에 맞는 온도의 음식을 소식하는 것이 몸에 독소가 쌓이거나 체하는 것을 피할 수 있다.

∷ 피가 모자라는 체질

몸을 좀 차게 하면 손발이 새파랗게 되고 얼굴과 입술이 창백해진다. 약간 덥게 하면 입술이 말라 갈라진다. 계절의 변화에 따라서 입술색깔과 얼굴색이 확연히 차이가 난다. 피가 모자라기 때문에 온도변화에 민감하게 몸이 더워졌다가 추워졌다가 하여 입술이 붉어졌다가 파래진다.

안정적인 온도 유지를 위해서 옷을 잘 입어야 한다. 땀을 많이 흘리면 어지러움이 심해지므로 지나치게 흘리지 않도록 조절해야 한다.

::: 호르몬·조직액·체액이 부족한 체질

좀 덥게 입으면 입안이 바짝바짝 타고 갑갑하다. 계절에 비하여 시원하게 입는 편이라서 피부가 거칠어지는 경우가 많다. 계절에 민감하게 반응하는 체질이라 여분의 옷으로 체온 조절을 잘 하는 것이 좋다.

8 얼굴 표정 관리

보이는 것을 중요시하여 쌍꺼풀수술부터 얼굴형태까지 성형수술이 흔한 세상이다. 이러한 변화는 자기 만족을 넘어서 사회활동에 있어 좋은 이미지를 만들기 위한 노력의 하나이다. 최근에 관상에 대한 관심이 많아 영화로도 만들어져 많은 관객들이 보았고 '왕의 얼굴'이라는 드라마에서도 중요주제로 다루어졌다. 관상하면, 우리는 보통 얼굴생김새를 비롯한 인상을 중요하게 본다. 관상은 눈, 코, 입, 귀, 눈썹의 길이, 높이 튀어나왔는지 들어갔는지, 살집이 많은지 적은지를 보는 것부터가 기본이다. 또한 몸집과 비교한 얼굴의 크기, 얼굴의 형태를 보는 것도 일반적이다. 여기에 머리의 세세한 생김새, 목의 굵기, 팔다리의 길이와 굵기, 등이 굽었는지, 바른지도 살펴본다. 얼굴에 나타나는 여러 가지 색깔, 푸르고 붉고 창백하고 누렇고 검고 반점, 잡티, 여드름도 참고로 한다. 관상의 큰 의미는 행동, 걷고 밥 먹는 자세, 공부하는 자세, 앉은 자세, 말하는 모습, 말의 속도, 높낮이, 연속성, 웃음소리, 눈빛, 술 마시는 태도, 배려해 주는 마음씀씀이를 통틀어 보는 것이다. 하지만 그중에서도 가장 중요한 것은 목소리가 90%이고, 눈빛이 10%이다. 눈은 마음의 창이고 목소리 속에는 기분이 좋고 나쁘고 행복하고 즐겁고 불편하고 화나고 고민스럽고 우울하고 피곤하고 활기 넘치고 공격적이고 넉넉하고 엉큼하고 자신감 있고 의기 소침하는 모든 마음의 작용과 오장육부의 컨디션을 가장 정확하게 보여주는 잣대이다. 그래서 가족 간에는 눈빛만 봐도 그 마음을 읽을 수 있고 멀리 떨어져 있으면서 목소리만 들어도 몸이 아픈지 건강한지, 하는 일이 잘 되고 있는지를 알 수 있는 것이다. 예전에 비해 눈빛이 흐려지고 목소리가 힘이 없다면 간과 심장이 약해져 만성피로 상태이고, 면역력도 떨어지기 시작했다고 보면 된다. 그 사람은 휴식과 영양보충이 필요한 상태인 것이다. 얼굴의 부위를 간단하게 오장육부와 연결지어보면 눈은 간과 쓸개의 건강 상태를 나타내고, 이마의 색깔은 심장, 콧등은 비장과 췌장, 콧망울은 위장, 코는 폐와 기관지, 왼쪽 광대뼈는 간, 오른쪽 광대뼈는 폐, 볼은 소장과 대장, 인중은 방광과 요도, 입술은 심장과 신장, 자궁, 턱은 신장과 난소, 귀는 신장의 건강 상태를 보여 준다. 관상에서는 조화와 균형을 가장 먼저 보므로 얼굴에 비해 지나치게 큰 코나 낮은 코라면 비장, 췌장, 위를 특별히 조심해야 한다. 불규칙한 식사, 폭식, 야식, 편식 등의 습관부터 고쳐야 건강한 삶을 유지할 수 있다. 귀가 매우 얇거나 작은데 밤에는 늦게 자고 물을 많이 마시면 신장 기능에 부담이 된다. 말이 매우 빠른 사람이 과로를 많이 하고 정신적으로 스트레스를 많이 받으면 부정맥, 협심증, 심근경색이 올 수 있다. 콧구멍이 크고 코가 들려있는데 주위 사람들과 돈거래를 하면 제때 받지 못하여 가슴 답답함이 생겨 고생한다. 눈이 튀어나온 사람이 술을 과음하게 되면 원래 있던 간의 열에 술의 뜨거운 기운이 합해져서 간의 이상이 많이 온다. 머리를 받쳐주는 기둥역할을 하는 목이 갑자기 굵어지거나 가늘어지면 심장, 뇌기능에 변화가 생겼다는 신호이므로 생각을 가볍게 하고 즐겁게 생활해야 뇌졸중을 막을 수 있다. 코는 자신이기도 하므로 자존심이 센 사람은 '콧대가 높다'라고 한다. 얼굴 전체로 봐서는 산에 해당되므로 주위 환경과 조화가 필요하다. 입술은 호수, 턱은 바다 또는 강, 이마는 하늘, 눈은 해와 달, 볼은 논밭, 광대뼈는 언덕배기와 조화를 이루어야 한다. 백두대간이냐 남동정맥이냐 지맥이냐를 보듯이 높다고 무조건 좋은 것도 아니고 낮다고 무조건 나쁜 것도 아니다. 자신의 코가 야트막한 동네 산이나 공원에 해당된다면 많은 사람이 찾아와 주어 오히려 사업도 성공하고 인간관계도 좋아 외롭지 않다. 반대로 코가 높은 산의 형태라면 등산로는 잘 되어 있는지 곳곳에 약수터와 쉼터가 있고 좋은 계곡까지 있는지가 중요하다. 관상은 자세하게는 주름, 점, 털, 피부까지 보기도 한다. 모든 것이 자기가 아님이 없으니 관상을 만들고 변화시키는 것도 자신이다. 거친 말투가 고와지고 눈에 있던 독기가 빠져나가 부드러워지고 급하게 종종걸음으로 허둥대던 사람이 여유롭게 편해지고 볼이 홀쭉하고 야위었던 몸이 보기 좋게 살이 붙고, 살집이 있던 체형이 부지런한 운동 덕으로 근육으로 탱탱하게 되고, 가느다랗게 힘이 없던 목소리가 힘이 생기고, 얼굴빛이 어둡고 칙칙했던 것이 밝게 빛나게 되었다면 건강과 운이 좋아진 것이다. 백범 김구선생께서 관상에 관한 책을 읽고 자신의 관상이 좋은 것이 별로 없어 실망하다가 맨 마지막에 '관상에서 가장 중요한 것은 심상이다'는 구절을 보고 감탄했다고 한다. 모든 것은 마음작용이니 마음을 편하고 선하게 먹으면 오장육부가 조화롭게 건강을 유지하며 관상도 나날이 좋아질 것이다. 모든 게 마음 먹기에 따라 관상도 건강도 삶도 달라진다. 마음, 마음, 마음이여! 내 삶의 주인이구나!

　매일 아침저녁으로 거울을 보면서 나의 눈빛, 얼굴 표정과 색깔, 헤어스타일을 점검해 보자. 내가 나를 보고 지나침과 부족함이 없는지를 살펴보고 편안하고 행복한 중용의 길로 가게 하는 것이 중요하다. 행복한 삶을 위해 내면세계가 어떤지를 챙겨보는 것은 삶을 살아가는 데 소중한 일이다.

거울은 어느 누구에게나 있는 그대로를 보여주는 것이니, 편견과 아집이 없는 거울처럼 객관적으로 자신을 보는 사람만이 잘 살 수 있는 사람이다. 우리가 잘 아는 『명심보감』은 '마음을 밝게 비춰주는 보배로운 거울'이라는 뜻의 책이다. 자신 속에 보배로운 거울이 잘 간직되어 자주 속마음과 겉마음을 다듬는 사람은 지혜롭고 행복한 길로 걸어간다.

::: 기운이 부족한 체질

생기가 없어 보이고 눈에 힘이 빠져 있다. 입술이 꽉 다물어지지 않고, 표정도 밝지는 않다. 지쳐 보이고 귀찮아 하는 느낌이 들어 집중력과 판단력이 떨어져 보인다.

활기차게 하루를 시작하고 무사히 하루를 보낸 것을 감사히 여기면서 자신을 격려하자.

::: 스트레스를 잘 받는 체질

얼굴이 찌그러져 있고 표정이 어둡다. 눈에 독기가 많아서 쏘아 보는 듯한 느낌이 들어 나도 나 자신이 싫다. 입술이 축 쳐져 웃음이 없고 전체적으로 경직되어 보이는 느낌이 있다. 말을 붙였다가는 괜히 마음 상하는 말을 들을까 겁나기도 한다. 보는 사람이 부담스럽다. 자신을 긍정적으로 평가하고 바라보면서 다독여주자. 다른 사람들도 나만큼 스트레스를 많이 받고 살고 있으니 안됐다는 생각을 해서 위로해 주자. 억지로라도 하루에 열 번씩 웃는 연습을 하고 유머라도 하려고 노력해보자.

::: 피가 탁한 체질

　얼굴색이 전체적으로 어둡고 검으면서 특히 눈 밑에 다크써클이 있고, 콧망울도 거무죽죽하고 입술도 퍼렇고 밝지 않다. 얼굴의 혈관들이 튀어나와서 붉게 보이거나 실핏줄이 나타나고 미간이나 볼에 정맥 혈관이 퍼렇게 나타난다.

　얼굴을 자주 만져주고 꼬집고 두드려 주어야 한다. 웃을 때도 활짝 웃어서 얼굴 근육의 순환을 좋게 해줘야 한다.

::: 몸이 찬 체질

　얼굴이 굳어져 있고, 눈에는 힘이 많이 들어가 있고 윗니와 아랫니를 힘을 주어 부딪치어 입술은 보기에 민망할 정도로 다물고 있다. 눈에는 냉소가 흐르고 곁눈질을 많이 하면서 상대의 결점을 마치 찾으려고 하는 것처럼 보인다.

　눈에 힘을 빼고 세상 모든 사람들이 나를 도와준다고 생각하여 따뜻한 눈으로 바라볼 수 있도록 연습을 해야 한다. 입가에는 칭찬을 항상 준비하고 있는 모습으로 입술 자체를 부드럽게 보이도록 해야 한다.

::: 열이 많은 체질

　얼굴이 항상 술 먹은 것처럼 붉고 코끝이 빨갛게 되며 눈이 충혈이 자주 되어 성난 것처럼 보인다. 흥분을 쉽게 하므로 열이 쉽게 오르고 화끈거림을 느끼니 붉은 반점 같은 것도 갑자기 올라온다.

　냉정을 유지하도록 마음속으로 숫자를 세거나 다른 사람의 얘기를 들으면서 내쉬는 숨을 최대한 길게 하면 좋다. 냉수라도 한잔 마시면서 자신을 다스리면 열이 빨리 내려간다. 열정을 가지고 사람들을 배려해 주고 제스쳐 같은 것을 자주 하면 훨씬 친근감이 생긴다.

::: 잘 체하거나 음식 독·수분·지방 독소가 잘 쌓이는 체질

얼굴에 개기름이 끼고 먼지가 뿌옇게 앉은 것처럼 밝지 못하고 코끝과 콧망울에 때가 낀 것처럼 보인다. 볼살이 튀어나오고 턱도 이중 턱으로 뭔가 덕지덕지 붙어 있는 듯한 느낌이 든다.

기름기 있는 것을 적게 먹고 점심시간이라도 동료들과 가벼운 산책을 하면서 팔을 많이 흔들고 얼굴에 힘을 주었다 펴고, 입도 최대한 벌려서 쌓인 독소를 빼내면 얼굴이 깨끗해지기 시작한다. 식탐을 줄이는 것이 얼굴을 맑게 하는 가장 좋은 방법이다.

식탐은 내부적인 욕심과 연결되어 있으니 만족하는 마음으로 욕심을 줄이면 얼굴이 좋아진다.

::: 피가 모자라는 체질

얼굴에 핏기가 없고 창백하며 입술이 하얗다. 머리를 흔들거나 팔다리나 몸체를 많이 흔들면 어지럽고 안색이 창백해져 주위 사람들이 어디 아프냐 하는 말을 많이 한다.

편안하고 넓은 마음으로 세상을 바라보면 심장에 부담이 덜 가므로 피가 모자라도 영향을 덜 받는다.

::: 호르몬·조직액·체액이 부족한 체질

얼굴 볼살이 많이 빠져서 보는 사람마다 힘든 일이 있었느냐, 얼굴이 안 좋아 보인다, 어디 많이 아프냐는 말을 많이 듣는다. 얼굴이 건조하여 하얗게 일어나고 입술이 바짝 말라서 갈라진다.

자신이 가진 것이 많고 능력이 뛰어나 세상에 도움이 많이 된다는 생각을 하자.

9 피부 관리

피부는 내부적으로는 오장육부가 잘 돌아가고 있는지를 알려 주는 친절한 신호이다. 마음이 거칠어져 있는지 고운지도 피부의 상태를 보면 알 수 있다. 피부가 맑고 곱다면 마음상태도 스트레스 없이 깨끗하고 편하다고 볼 수 있다. 피부가 탁해지고 거칠어지고 뭔가 난다면 마음이 거칠고 불편해 지고 있다는 징조다.

피부에 특히 좋은 음식은 과일로는 앵두, 체리, 딸기, 망고, 매실, 무화과, 레몬, 아보카도 등이 좋다. 그리고 아몬드, 닭, 굴도 도움이 된다. 매실은 검은 잡티를 없애 주는 데 좋고 무화과는 백반증과 대상포진의 예방에 좋으며 레몬은 건선치료에 도움이 된다.

::: 기운이 부족한 체질

피부 결 자체가 예전에 비하여 약해지고 상처가 생기면 잘 낫지를 않고 모기에 물려도 오래 간다. 식사를 제때 꼬박꼬박 챙겨먹고 마음의 부담을 줄여서 에너지를 보충하면 피부 결이 좋아진다. 식은땀이 많이 나서 불편하기도 하고 땀을 흘린 후 기운이 빠지는 느낌이 든다. 땀 흘리는 것을 최소화하는 것이 피부 결을 곱게 유지하는 길이다.

::: 스트레스를 잘 받는 체질

피부가 끈적끈적하고 찝찝하여 기분이 좋지 않다. 운동을 많이 해도 땀이 잘 안 나고 긴장하면 손바닥과 겨드랑이 일부만 땀이 난다. 향이 좋은 바디클렌저나 비누를 사용하여 샤워를 하거나 아로마 입욕제를 넣어 거품목욕을 하고 시원한 감이 드는 아로마 향을 켜놓으면 도움이 된다. 향수를 가볍게 뿌리는 것도 기분전환에 좋다.

∷ 피가 탁한 체질

얼굴과 몸에 잡티와 기미가 많이 생기는 체질이다. 땀이 많이 나지 않고 약간 맺히는 정도이다. 얼굴 마사지를 하거나 몸을 두드려주어 피부에 자극을 주면 순환이 잘 되어 좋아진다. 햇빛을 많이 받지 않도록 하고 나가게 되면 자외선 차단제를 잘 바르고 창이 넓은 모자, 긴 옷, 양산, 선글라스 등을 준비하도록 한다.

∷ 몸이 찬 체질

약간만 찬 바람을 쐬어도 닭살이 돋고 피부색이 파래지는 체질이다. 식은땀을 흘리고 나면 피부가 노출되는 면적을 최소화해서 항상 몸을 따뜻하게 하고 핫팩이나 온찜질을 해주면 좋다. 특히 겨울에는 마스크, 장갑, 모자 등을 반드시 착용하는 것이 도움이 된다.

∷ 열이 많은 체질

피부 자체에 털이 많으며 여드름, 뾰루지, 종기 등이 많이 나는 체질이다. 찬밥을 먹어도 머리에서 땀이 줄줄 흘러내려서 뜨거운 밥을 못 먹는다. 여름이 아니라도 땀이 많이 나서 화장이 잘 받지 않아서 시간이 많이 걸린다.
얼굴에는 오이, 감자, 알로에 등 시원한 팩을 올려주고 몸에는 냉찜질을 해 주는 것이 좋다.

::: 잘 체하거나 음식 독·수분·지방 독소가 잘 쌓이는 체질

얼굴에는 개기름이 많이 생기고 피부가 습기가 많아 늘 축축한 편이다. 땀 냄새가 아주 독하고 땀을 흘리면 속옷에 노랗게 착색이 된다. 땀이 많이 차서 사타구니가 가렵고 낭습이 많아 축축하다.

통풍이 잘 되는 속옷과 헐렁한 옷을 입는 것이 피부의 습기를 말려주는 데 도움이 된다.

운동을 해서 땀을 적절히 빼주는 것이 필요하다.

::: 피가 모자라는 체질

피부가 거칠고 모공이 큰 편이다. 우유나 꿀, 오일 마사지가 좋다. 땀을 많이 흘리면 어지러우므로 우유나 주스 등 마실 것과 초콜릿, 사탕, 비스킷 등 간단히 먹을 것을 가지고 다니면서 허기를 면하는 것이 필요하다.

::: 호르몬·조직액·체액이 부족한 체질

피부가 많이 건조하고 수분이 부족한 느낌이 든다. 자면서 축축하게 식은땀을 흘린다. 수분을 공급해 주기 위해 물이나 음료수를 자주 마시고 땀을 적게 흘려야 한다.

10 운동 관리

체력이 떨어져 있거나 평상시 운동을 자주 안 한 사람은 반드시 스트레칭이나 간단한 체조로 몸을 먼저 풀고 난 후에 본격적인 운동을 하고 끝난 후 호흡

조절을 부드럽게 해주어야 한다.

　계절이나 체력 정도에 따라서 운동량이나 운동종류에 변화를 주어야 한다. 날이 더운 여름날에는 햇볕이 뜨거운 오후 시간대를 피해야 하고 추운 겨울에는 온도가 낮은 새벽이나 오전 운동을 하지 않는 것이 좋다.

　체력이 많이 떨어져 피곤한 날에는 운동량도 줄여야 근육, 인대의 손상을 막을 수 있고, 피로를 가중시키는 것을 피할 수 있다.

⋮⋮ 기운이 부족한 체질

　운동량을 갑자기 늘이거나 횟수를 증가시키면 피로가 누적되어 컨디션에 좋지 않은 영향을 미친다. 낮에 꾸벅꾸벅 졸기도 하고 나른하여 업무에 대한 집중도가 떨어진다. 다리에 힘이 풀려서 발목을 삐끗할 수도 있고, 근육이 딱딱하게 뭉쳐서 당기기도 한다.

　요가나 30분에서 1시간 이내의 가벼운 산책을 하는 것이 좋은데 힘들면 자주 쉬어가면서 하자. 무리를 하면 안 된다. 등산도 가볍게 산책 수준에서 하는 것이 좋다. 등산 시간은 왕복 30분에서 45분을 넘지 않는 것이 바람직하다.

　계속 운동을 해서 근력이 좋아지면 운동시간을 늘려가는 것이 좋다. 특히 폐활량이 떨어지고 심장이 약한 사람들에게 갑작스럽고 지나친 운동은 무리를 많이 줄 수 있으므로 각별히 주의해야 한다.

　내성적인 성격이 많으므로 여러 사람들과 같이 어울려서 하는 운동은 부담을 많이 받고, 자기 페이스 유지가 안되므로 줄이는 것이 좋다.

⋮⋮ 스트레스를 잘 받는 체질

　스트레스를 많이 받기 때문에 운동하는 장소도 시원하게 탁 트인 곳을 택하고 사람들이 너무 많이 모이는 곳은 피하는 것이 좋다.

바닷가 산책로나 강변, 둑방길, 공원 등에서 빠르게 걷기도 하고 천천히 걷기도 하여 리듬을 주는 것이 도움이 된다. 조용한 오솔길을 산책하는 것도 아주 좋다. 요가를 부드럽게 해서 긴장된 자율신경을 풀어 주는 것도 건강에 좋다.

운동을 할 때 노래를 가볍게 부르거나 들으면서 하는 것이 효과적이며 숨은 최대한 길게 내쉬고, 운동하는 것이 쌓인 스트레스를 풀어내는 데 도움이 된다.

::: 피가 탁한 체질

어떤 운동을 하던지 줄줄 흐를 정도로 땀을 흠뻑 흘려서 몸 안의 탁한 피를 정화시키는 것이 좋다. 땀 냄새가 많이 날수록 몸 내부는 순환이 좋아진다고 볼 수 있다.

등산은 한 시간에서 세 시간 정도 체력에 맞추어 숨이 찰 정도로 빨리 걸어야 한다. 자전거 타기, 물속에서 걷기, 스쿼시, 발리 댄스, 에어로빅 등의 운동도 한 시간 이상해야 혈액순환에 도움이 된다. 발 지압을 할 수 있는 여건이 되면 지압을 하면서 걸으면 좋다.

::: 몸이 찬 체질

햇빛이 비추는 시간에 팔을 세게 흔들면서 몸에 열이 후끈하게 나는 정도의 속도로 걷는 것이 좋고, 온탕에서 걷는 것을 추천한다. 수영은 몸을 냉하게 하므로 좋지 않다. 한여름에는 수영을 하는 것도 괜찮다. 새벽운동은 여름 외에는 해서는 안 된다. 겨울에 새벽운동을 하다가 갑자기 쓰러지는 경우가 이 체질이다. 중풍이나 협심증, 심근경색, 심장마비, 안면신경마비, 손발 저림, 심한 두통, 위경련이 올 수 있다.

::: 열이 많은 체질

유산소운동으로는 수영, 마라톤, 자전거 타기, 하이킹, 산악자전거 타기 등이 좋다. 특히 수영이 체온을 떨어뜨려주므로 이 체질에 가장 적합한 운동이다. 지속적으로 수영을 하면 몸에 염증도 생기지 않고, 열이 많아 머리에 땀 많이 흘리고, 안면 홍조, 손발 뜨거움, 가슴 화끈거림 같은 증상들이 없어지고 혈액순환도 잘 되고 관절도 부드러워진다.

격렬히 몸을 움직일 수 있는 축구, 배드민턴, 농구 등이 좋다. 이러한 운동을 통해서 공격적인 성향을 줄여 주는 것이 원만한 성격을 만드는 데 도움이 된다.

아령이나 역기를 들고 운동하는 것이 좋다.

::: 잘 체하거나 음식 독·수분·지방 독소가 잘 쌓이는 체질

식사 후에 바로 운동을 해 주는 것이 가장 효과적이다. 과식했을 때에는 운동량을 늘리고 운동의 강도도 높이는 것이 좋다. 계단 오르기나 경사도 있는 곳을 숨을 헐떡거릴 정도로 빠르게 걷는 것이 소화에 도움이 되고 몸 안의 독소를 배출하는 데 좋다.

가벼운 조깅도 좋은데 물을 마시고 국물을 많이 먹은 후에는 하지 않는 것이 좋다. 자전거 타기, 줄넘기, 탁구, 러닝머신에서 달리기, 윗몸일으키기도 도움이 된다.

::: 피가 모자라는 체질

운동량을 최소화하고 경사진 곳이나 비탈진 곳을 피해서 운동을 해야 어지럼증을 막을 수 있다. 평지에서 운동하되 이마에 땀이 나면 무조건 쉬었다 해야 한다. 운동 중에 어지럼증이 약간이라도 나타나면 의자에 앉아서 쉬어야 한다.

가볍게 걷는 것 외에는 좋지 않다. 가볍게 바람을 쏀다는 기분으로 일주일이나 열흘에 한 번 정도 운동하는 것이 좋다.

::: 호르몬·조직액·체액이 부족한 체질

햇빛이 너무 강하게 비치는 뜨거운 곳이나 온도가 너무 높은 실내에서 운동하는 것은 좋지 않다. 땀을 너무 많이 흘리면 근력이 약해지고 살이 빠지며 코 안과 목 안, 피부가 건조해지는 것을 느낄 수 있다.

그늘진 바닷길, 강변, 계곡 주변 산책길에서 운동하는 것이 오랫동안 할 수 있고, 운동하기에 좋으므로 덜 지친다.

스트레칭과 체조, 걷기를 반복해서 몸에 갑작스런 무리가 되지 않도록 강약을 조절해야 한다.

11 셀프 코칭

자기 자신에게 어떻게 코칭하느냐는 매우 중요하다. 하루에도 수십 번씩 마음이 변하여 자기 자신을 바라보는 관점이 바뀐다. 평상심을 유지하기 위해서는 올라오는 여러 가지 감정들을 잘 컨트롤해야 스트레스도 덜 받고, 체력 소모도 적고 행복감도 충만되어 진다.

::: 기운이 부족한 체질

숨을 최대한 자연스럽게 코로 내쉬고 들이마시면서 왕성한 나무의 생명력이 내 몸 안으로 들어와 배꼽아래 단전에 충분히 쌓인다고 생각해라. 시간이 갈수록 에너지가 축적되어 몸이 가벼워져 하늘을 날 것 같이 상쾌해 진다고 계속 생각해라.

::: 스트레스를 잘 받는 체질

숨을 최대한 입으로 내쉬고 들이마시면서 호흡에 따라 상체를 굽혔다가 펴면서 리듬감 있게 움직이며 내 몸 곳곳에 시원한 바람이 정수리에서부터 발끝까지 통한다고 생각해라. 시간이 갈수록 모든 곳이 시원해 져서 기분이 좋아진다고 생각해라.

::: 피가 탁한 체질

방안을 걷거나 산책을 하면서 코로 숨을 길게 내쉬고, 최대한 들이마시면서 내 몸 구석구석까지 힘찬 계곡물이 흘러 들어가서 막힌 곳을 모두 뚫어준다고 생각해라. 시간이 갈수록 혈액순환이 아주 잘되어 찌꺼기 피가 몸에서 빠져 나간다고 생각해라.

::: 몸이 찬 체질

코로 숨을 최대한 들이쉬고 내쉬는 숨은 짧게 호흡하면서 뜨거운 열기가 내 몸 안으로 들어온다고 생각해라. 시간이 갈수록 전신이 작열하는 태양처럼 뜨거워진다고 생각해라.

자신을 따뜻하게 바라보면서 장점을 지속적으로 떠올려 보아라.

::: 열이 많은 체질

코로 숨을 들이마시고 입으로 길게 내쉬는 호흡을 하면서 내 몸의 불필요한 열이 입으로 다 빠져 나간다고 생각해라. 시간이 갈수록 시원한 계곡처럼 몸이 쾌적해 진다고 생각해라.

하루 10분 이상 자기 전에 명상하는 것도 도움이 된다. 명상할 때에는 조급했거나 흥분했던 일은 없었는지를 살펴보고 차분하게 마음을 가라앉히는 것이 필요하다.

::: 잘 체하거나 음식 독·수분·지방 독소가 잘 쌓이는 체질

내쉬는 숨은 길게, 들이쉬는 숨은 짧게 하면서 명치 밑과 아랫배를 두드리면서 내 뱃속의 좋지 않은 독소가 몸 밖으로 다 빠져나가 몸이 개운해 진다고 생각해라. 시간이 갈수록 뱃속은 가볍고 편안해 지고 뱃살도 빠져서 몸이 좋아진다고 생각해라. 식사 후 1시간 이내에는 셀프코칭을 하지 않는 것이 좋다. 만약 한다면 내 위장은 튼튼해서 맡은 바 역할을 아주 잘 해내고 있다고 생각해라.

::: 피가 모자라는 체질

양반다리를 하고 허리를 쭉 편 채 코로 숨을 가볍게 들이마시고 내쉬면서 아랫배 단전에 연못 속에 물이 차듯이 피가 꽉 차이기 시작한다고 생각해라. 시간이 갈수록 연못에는 물이 꽉 차고 옆에 있는 곳까지 차기 시작한다고 생각해라. 호흡을 할 때 머리가 띵하게 어지럽기 시작하면 호흡을 더 약하게 하는 것이 좋다.

::: 호르몬·조직액·체액이 부족한 체질

내쉬는 숨은 짧게, 들이쉬는 숨은 길게 하면서 머리부터 다리까지 강물이 계속 흘러서 풍족하게 모이기 시작한다고 생각해라. 시간이 갈수록 강물의 물이 계속 불어나서 온몸에 꽉 찬다고 생각해라.

11 여행

여행만큼 짧은 시간에 충분한 휴식을 주고 기분전환을 해주며 에너지를 충전해 주는 것도 없다. 체질마다 좋아하는 여행 스타일, 기간, 장소, 동행하는 사람의 여부, 숙소, 계절 등이 모두 다르다. 여기저기 돌아다니면서 구경하는 것이 목적인 사람도 있고, 휴양지에서 아무것도 하지 않고 쉬면서 독서를 즐기는 사람도 있다. 또 레포츠를 즐기거나 쇼핑을 좋아하여 여행을 가는 사람도 있다. 각자의 취향에 따라서 여행지의 선택이 다양하다.

⁞⁞ 기운이 부족한 체질

시장만 갔다 와도 지쳐서 누워 있거나 몸살이 나고 백화점 쇼핑을 했다면 며칠간 몸이 축 늘어져 있는 경우가 많다.

잘 먹지 못하면 금세 체력이 고갈되어 여행일정을 소화하지 못한다. 입맛에 맞는 음식을 먹을 수 있는 곳을 택해야 여행 후유증이 없다.

평소 몸이 약해서 시장가는 것도 두려워하는 50대 여성이 한 달 동안 언니가 있는 유럽에 여행을 한 후 6개월 동안 지속된 몸살 때문에 진료를 받으러 온 적이 있었다. 몸소 가이드하고 음식도 챙겨주었던 언니를 오히려 원망하고 빡빡한 스케줄로 휴식 없이 움직이고 많이 걷게 해서 자신의 몸이 골병이 들었다고 푸념을 늘어놓았다. 이러한 체질은 활동을 최소화하고 충분한 휴식을 취하면서 무리하지 않게 여행을 하는 것이 좋다.

::: 스트레스를 잘 받는 체질

마음에 들었던 곳만 선호하고 사람이 많고 시끄러운 곳을 싫어한다. 불쾌한 기억이 남아 있거나 볼 것도 없고 특별한 의미도 없는 곳은 싫어한다. 혼자 조용히 생각하면서 거닐 수 있는 곳을 좋아한다. 자기가 싫어하는 사람은 가족이라도 함께 가는 것을 꺼려한다.

::: 피가 탁한 체질

장소를 다양하게 선정을 하지 않아서 꼭 가는 한두 곳만 반복해서 간다. 여행루트를 다양하게 하고 많이 걸을 수 있는 곳을 선택하는 것이 건강에 도움이 된다. 기름진 음식이 많이 나오는 여행지는 피하고 해산물이나 담백한 음식이 주로 나오는 곳을 택하는 것이 좋다.

::: 몸이 찬 체질

바람 불고 추운 곳, 햇빛이 잘 안 들어오는 곳, 낮 시간이 짧은 곳은 질색이다. 사우나 온천을 할 수 있는 곳을 좋아한다. 겨울에는 특히 따뜻한 남쪽 지역을 선호한다. 눈이 많이 오거나 산악지역, 스키장 등 겨울에 여행하지 않는 것이 동상이나 감기 예방에 좋다.

::: 열이 많은 체질

열이 많아서 많은 곳을 돌아다녀야 기분이 좋아지고, 사람들과 어울리면서 다니는 곳을 좋아한다. 여행만 가면 활력이 넘쳐서 신난다. 북극, 남극, 설산, 고산지대 탐험, 오지여행을 즐긴다. 더운 곳은 피하는 것이 좋다.

::: 잘 체하거나 음식 독·수분·지방 독소가 잘 쌓이는 체질

경사진 곳을 싫어하고, 자주 쉴 수 있는 벤치나 휴양시설, 그늘막, 오솔길 있는 곳을 좋아한다. 움직이는 것을 싫어하는 경향이 많으므로 가볍게 걸으면서 웰빙 식단을 즐길 수 있는 곳이 좋다.

::: 피가 모자라는 체질

여행지가 너무 넓어서 이동거리가 많은 곳은 힘들어한다. 넉넉한 느낌이 나는 논과 밭이 많은 시골길, 가로수가 아름답게 펼쳐져 있는 곳, 열매가 주렁주렁 달려있는 과수원길 등의 자연친화적인 여행지가 좋다.

계단이 많은 곳이나, 탑, 산, 전망대, 케이블카를 타고 올라가야 하는 곳은 좋아하지 않는다.

::: 호르몬·조직액·체액이 부족한 체질

건망증이 있어서 1년 전에 갔다 온 곳도 지명이나 유명관광지, 동행했던 사람을 잘 기억하지 못한다. 마음의 여유가 없어서 여행 자체를 그렇게 썩 좋아하지 않는다. 여행을 간다면 바닷가, 호수, 연못이 아름다운 곳, 워터파크, 계곡 등을 선호한다.

성격에 따른 변화 욕구

1. 하늘
2. 땅
3. 불, 태양
4. 물
5. 천둥
6. 바람
7. 산
8. 연못

[성격에 따른 변화 욕구]

▶▶▶ 성격에 따라서 행동이 달라지므로 기운이 부족한 체질, 스트레스를 잘 받는 체질, 피가 탁한 체질, 몸이 찬 체질, 열이 많은 체질, 잘 체하거나 음식 독·수분·지방 독소가 잘 쌓이는 체질, 피가 모자라는 체질, 호르몬·조직액·체액이 부족한 체질 등이 나타난다.

건강하고 행복하게 살고 싶은 것이 우리의 소망이다. 그 소망을 이루기 위해서 끊임없이 자신을 변화시키고 도움 되는 것을 찾는다. 내가 하는 모든 행동의 기본은 성격이 만든다. 화엄경에서 일체유심조라고 했다. 모든 것이 내 마음이 아닌 것이 없으니 병과 건강도 모두 내가 만드는 것이다. 똑같은 일이 있어도 성격 따라 반응하는 것이 다르고 몸에 미치는 영향 또한 사람마다 차이가 많다.

아프다는 것은 내 성격이 더 나은 방향으로 나아가야 된다는 신호다. 안 아프고 사는 사람이 극히 드문 것이 요즘의 현실이다. 인간관계에 있어서 내가 아무리 잘해도 상대의 성격이 괴팍하고 압박을 많이 주고 불쾌하게 한다면 건강하게 잘 버틸 수 있는 사람이 얼마나 될까?

기운이 부족한 체질은 구름 한 점 없는 하늘처럼 늘 개운했으면 좋겠다는 마음이 있다. 찌뿌둥하고 흐릿하고 몽롱한 컨디션이 경쾌한 하늘 같기를 바란다.

스트레스를 잘 받는 체질은 천둥소리처럼 폭탄선언을 하고 싶다. 나도 이렇게 참고 사느라 힘들었고, 지금도 마찬가지다. 고함이라도 시원하게 질렀으면 좋겠다. 노래방에 가면 악을 쓰면서 노래를 부르는 것이 아니라 울분을 토하는 느낌이 든다. 하고 싶은 말과 행동을 자유롭게 표현하고 싶은 것이 자신의 심정이다.

피가 탁한 체질은 흐르는 강물처럼 끊임없이 순환되어 막힘이 없었으면 하는 게 바람이다. 혈액순환이 잘 되어 몸도 따뜻해지고 걸쭉한 피가 맑아졌으면 한다.

몸이 찬 체질은 햇볕처럼 강렬하고 따뜻하게 삶을 살아가고 싶다. 어딜 가나 따뜻한 곳을 찾고 뜨거운 음식을 좋아한다.

열이 많은 체질은 울창한 숲과 계곡이 있는 산처럼 열을 식혀주고 내려줘서 평온하고 감정의 급격한 변화가 없는 삶을 바란다. 흔들리거나 요동치지 않는 묵직한 산의 기운처럼 살면 장수할 수 있다.

잘 체하거나 음식 독·수분·지방 독소가 잘 쌓이는 체질은 시원한 바람이 구석구석 상쾌함을 주듯이 속도 뻥 뚫려서 소화가 잘 되고 몸과 마음이 가벼웠으면 좋겠다.

피가 모자라는 체질은 넉넉하고 풍요로운 대지에 온갖 나무와 열매, 꽃들이 존재하고 자라듯이 여유로운 삶이 희망이다.

호르몬·조직액·체액이 부족한 체질은 연못처럼 부드럽고 잔잔하고 윤택한 삶을 살고 싶다.

하늘, 땅, 불, 태양, 물, 천둥, 바람, 산, 연못은 자연의 이치를 설명한 주역의 팔괘, 즉 8개의 기본요소다. 앞으로 전개되는 내용은 주역의 상징적인 것을 설명한 부분이 많아 이해가 덜 되는 부분도 있을 것이다.

우리가 늘 접하는 자연의 속성과 오묘한 뜻이 삶과 어떻게 연결되는가의 측면에서 읽어보면 나름 수긍이 가는 부분이 많을 것이다.

인간도 자연의 일부분으로 자연에서 왔다가 자연으로 돌아간다. 자연을 통해서 우리의 성격이 어떻게 변했으면 좋을까를 생각해보는 계기가 되었으면 한다.

1 하늘

맑은 하늘은 구름이 끼거나 바람이 불거나 먼지가 일어나거나 비행기가 지나가면 쉽게 알 수 있다. 몸의 변화도 이처럼 피곤하고 힘들다는 반응을 빨리 확인할 수 있는 체질이 기운이 부족한 체질이다. 굳은 의지로 원칙을 지키고 원만하고 청정하면서 밝은 광명을 주는 하늘처럼 살아가야 지혜로운 삶이다. 곧고 바르며 냉정한 자연 섭리를 깨우쳐 무리하지는 않지만 쉼 없이 자신을 강하게 하려고 노력하는 것이 필요하다.

자동차, 엔진, 펌프, 배 등의 힘이 어느 정도 되느냐는 마력, 즉 말 몇 마리가 끄는 힘과 같은가로 결정한다. 말은 어떤 동물보다 지치지 않고 오랫동안 그리고 멀리, 빠르게 달린다. 말 중에서는 천리마가 있어 천 리라는 긴 거리를 쉬지 않고 달리는 것으로 유명하다. 사마천은 〈화식열전〉이라는 지금의 재테크 방법에서 천리마보다 일반 말을 사서 재산을 늘리라고 했다. 천리마를 알아보는 사람도 없고, 눈으로 보기에도 일반 말이 훨씬 좋아 보이고, 값도 싸서 잘 팔린다고 했다. 비범한 것보다는 평범하게 하늘 아래 편안히 사는 것도 잘 사는 것이다. 말처럼 튼튼하고 지치지 않는 체력을 갖고 싶은 소망이 있다.

몸이 약하여 쉽게 지치니까 머리가 발달되어 일을 효율적으로 힘을 덜 들이고 하려 한다.

오행으로는 금으로 심성이 맑고 깨끗하며 솔직하고 야무지며 완벽주의자이다. 체력이 쉽게 떨어지니 계속 신경 쓰는 것이 부담되어 할 때 확실히 매듭짓고 싶다.

올라갈수록 온도가 떨어지는 대기권과 같이 계속 무리하면 급격히 체력이 약화된다. 나무 위에 열리는 열매처럼 결실과 수확이 있도록 최선의 노력을 다하려고 한다.

꾸준히 노력해서 뭔가 보이는 것을 이루어 낸다.

이익, 명예, 감정, 친분관계에도 꺼둘리지 않는 굳은 마음이다. 신의를 지키고 열심히 노력하는 성실성이 있어 누구에게나 호평 받고 정의를 실천하려고 한다.

튼튼하고 흔들리지 않고 나아가는 에너지를 가지고 있다. 자기능력을 키워서 나아가고 물러남이 투명한 하늘처럼 분명하게 드러나고 그에 따라 평가를 받으므로 성공과 실패, 행복과 불행, 일의 추진과 퇴보라는 결과물이 바로 나타난다.

기운이 부족한 체질은 하늘처럼 늘 맑고 밝아서 몸이 쾌청했으면 하는 바람이 있다.

뭐든지 해낼 수 있는 하늘의 창조력이 자신에게 있어서 하고 싶은 일들을 지치는 것 없이 할 수 있었으면 좋겠다는 생각을 가진다.

자기능력을 과신하는 잠용과 배움의 열정을 가진 견룡과 약룡, 인격완성과 전문가로서의 자질이 숙성되어 세상에 한몫을 하는 비룡, 매너리즘에 빠져 다른 사람과 세상을 무시하다가 그동안 쌓은 모든 것을 잃어버리는 항룡이 있다.

하늘 높은 줄 알고 늘 배우고 완성을 향한 노력과 집념을 아끼지 않는 사람만이 하늘의 밝고 건강한 기운을 계속 유지하여 행복하게 살 수 있다.

세상살이가 쉽지 않고 체력도 딸려서 회피하거나 은둔하여 자신의 능력을 펴지도 못하는 사람보다는 약하게 타고난 체력이라도 선택과 집중을 통해서 자기역할을 만들면서 **부족한 에너지를 계속 채워나가는 것이 하늘로부터 배울 수 있는 점**이다.

노력을 통해서 잠재된 하늘의 성품을 키워나가면 지난날보다 훨씬 나은 마음으로 세상을 대하는 **합리적인 운용능력과 지혜가 생겨 몸이 덜 지치고 건강을 유지**할 수 있다.

하늘은 누구에게나 공평하게 대하니 장단점이라는 한쪽면만 보면 그늘진 삶을 살 수 있으니 밝고 긍정적인 자기평가를 통해 주어진 삶을 좋은 쪽으로 나아가게 하면 자기역량을 강화시키게 될 것이다.

내 몸과 마음을 건강하게 움직이는 근원적 에너지를 키워서 할 수 있는 활동 범위를 늘려나갈 수 있도록 식사, 휴식, 운동, 마음가짐을 적절하게 조절하는 것이 필요하다.

하늘은 끝없이 널리 펼쳐져 있으니 무한한 가능성을 열어놓고 자신을 다스리고 지식을 쌓고 지혜를 키우고 힘을 축적해야 하겠다. 한계 짓지 않는 광활한 하늘의 기운을 배워야 하겠다.

정신세계를 추구하여 세파에 시달리지 않고 어떤 비바람이 불고 먹구름이 끼여도 금세 환해지는 하늘처럼 마음도 굳세고 변함없이 만들어야 하겠다.

높은 이상이며 실현하고 싶은 목표를 하늘에 비유할 수 있다. 환하게 이치를 통달하고 싶고 높은 지위를 얻고 싶음이요, 사람들이 우러러 보는 것을 기대하면서, 티끌 하나 없는 순수한 맑은 정신을 가지고 살고 싶다.

삶의 활동무대이며, 알 수 없는 신비하고 오묘한 세계인 우주의 근원과 인생의 존재의미를 철학적으로 사색하고 싶은 체질이다.

비상하고 싶은 곳이니 튼튼한 날개와 축적된 내공, 에너지, 멀리 내다볼 줄 아는 안목이 필요하다. 다른 사람들이 먼저 움직이게 두고 보면서 어떤 시행착오와 어려움이 있는지를 파악한 후 움직여야 기운이 덜 소모되니 자신이 먼저 나서지는 마라.

1) 시작단계

나서지 마라. 능력, 경험, 내공, 주위 도움이 부족하다. 환경이 좋지 못하고 때가 아직 오지 않았다. 성급하게 굴지 마라. 가만히 드러내지 말고 자신의 역량, 지혜를 충분히 쌓고 준비하는 시간을 가져라. 움직이지 마라. 자기역할 하기에는 아직 모든 것이 부족하다.

2) 내공 쌓기 단계

세상 밖에 나와 일하려고 하는데 아직 다듬지 못한 것이 있으므로 전임자, 경험자, 어른, 스승, 뛰어난 능력자의 조언을 들어가면서 해야 실수가 없다.

현실과 이상은 차이가 많다. 세상을 알아야 자기역할을 제대로 할 수 있다. 경험을 충분히 쌓아야 할 때이다. 명성을 얻으려고 하지 마라. 숙성기간이 필요하다. 사람들의 변화를 잘 관찰하여 모든 것을 스승으로 삼아 배우는 마음을 잃지 마라.

큰 재목은 담금질이 있어야 한다. 피와 땀을 흘려라.

다른 사람들이 어떻게 하고 있는지 잘 살피고 배울 것은 배워라.

3) 점검 단계

세상이 그리 만만하지 않다. 잘못된 언행, 판단, 용모가 없었는지 반성하는 마음으로 조심스럽게 나아가야 한다. 일을 다 마치고 난 후에도 부족한 점, 틀린 점, 왜곡된 점, 소홀히 대한 점, 지나치게 행동한 점이 없었는지, 또 자기중심적 사고를 보이지는 않았는지 다시 생각해 보고, 고칠 것은 고쳐야 위태롭지만 허물은 없을 것이다. 이런 일건석척의 정신은 평생 간직해야 허물없이 일생을 살아갈 수 있다. 가장 중요하게 생각해야 한다.

고정관념과 자기가 잘 하고 있다는 생각은 버려라.

한순간도 흩뜨려지지 않게 마음을 집중해라.

사람들이 무엇을 싫어하고, 비난하는지를 잘 살펴라.

4) 내공 다지기 단계

간혹 도약해 보려는 시도와 노력을 여러 번 하고 있으니, 허물이 없도록 해라.

나아감과 물러남, 행함과 그침에 대한 판단이 완벽하지는 않으니 여러 방법을 써보고 나에게 맞는 것을 선택해야 할 것이다.

본격적으로 도약 준비를 해서 그간 쌓은 경험, 지식, 지혜를 최대한 활용하되, 허물이 생기지 않도록 자신의 역량을 확인하고, 계속 수정하면서 발전시켜라. 다른 사람의 이야기도 듣고 잘 하고 있는 사람들의 모습도 눈여겨보면서 자기 것으로 만들어라. 벤치마킹을 잘 하는 사람이 성공한다. 모방도 잘 하면 창조가 될 수 있다.

어느 정도 뛸지, 얼마나 가야 할지, 누구와 함께 할지를 잘 결정해라.

5) 뜻 펼치기 단계

뜻을 이루는 때다. 능력 있고, 훌륭한 사람들의 도움이 절실히 필요하다.

좋은 아이디어, 실행방안, 정책을 받아들이고 가까이 해라.

한 걸음 물러서서 자기 의견을 피력하거나 강조하지 말고 현명한 사람들의 이야기를 경청하면 좋을 것이다. 큰일은 큰 사람이 옆에 있어야 이룰 수 있다. 좋은 사람들을 귀하게 여기고 잘 대접하고 마음의 신뢰를 구축해야 성공을 하고 유지할 수 있다. 부족한 지혜와 안목을 보충하고 지적해 줄 사람을 꼭 곁에 둬라.

6) 은퇴 단계

옛날의 영화와 기억, 권력을 못 잊고 지금도 그때처럼 행동하니, 빈축을 사며 좋게 생각했던 사람들조차 멀리 떠날 것이다. 새들이 떠난 숲은 고요하며 적막하다. 자기를 낮추고 불필요한 간섭, 언행을 삼가고, 수양에 힘써라.

다른 사람들을 앞세우고 자신은 항상 뒤로 빠져라.

비난 받을 점, 잘못한 과거에 대해 옹고집 부리지 말고 반성하고 고쳐라. 지나침이 없는지 항상 반성하라.

2 땅

부드럽고 단순하여 안정적으로 흔들리지 않고 편안하게 살고 싶은 것이 **피가 부족한 체질**의 소망이다. 어지럽기 때문에 남들보다 한 발자국 늦게 후발주자로 움직여야 유리한 위치를 차지하며, 포용과 수용하는 능력이 탁월하여 베풀고 편안한 어머니 모습이다. 여러 가지가 땅으로 스며들고 종자를 심으면 나듯이 큰 것, 작은 것, 유실수, 낙엽 많은 나무, 상록수같이 많은 것들을 넉넉히 키워 주고, 묵묵히 자기 역할을 하는 삶을 동경하며 산다.

소처럼 묵묵하고 꾸준하게, 싫증 내지 않고 끈기 있게 일하는 뚝심이 있기를 바라며, 음식을 받아들이고 보관하여 삶의 영양을 공급해 주는 배처럼 넉넉하고 편안하기를 바란다.

순하여 내성적이고 소극적인 면이 있어 자기 의사를 다른 사람이 다 밝히고 난 뒤 표현한다. 보자기같이 여러 물건을 싸서 한곳으로 모아서 필요할 때 풀어 보는 것처럼 피가 충분히 저장되어 있길 원한다. 밥솥같이 음식물을 만들어 내어 사람들의 배를 부르게 하듯이 나눠주고 싶어 한다.

골고루 챙기고 이것저것 나누거나 분별하지 않고 평등하게 대한다. 팥 심은 데 팥 나게 하고, 콩 심은 데 콩 나게 하는 땅의 본성을 늘 닮고 싶어 한다. 나에게 필요한 것만큼만 취하고 나머지는 여러 사람들과 나누려는 마음이 있다. '나는 이만큼만 하면 됐다. 가져가서 먹어라.' 하는 푸근한 땅의 마음을 가지고 있다.

큰 화물차같이 많은 필요한 물건을 실어 어려운 곳에 주고 싶어 한다. 땅 위에 여러 아름다운 꽃을 피우듯이 조화를 만들어 낸다. 땅 위에 올라와야 무엇인지 알 수 있듯이 땅 속의 일은 알기가 쉽지 않다.

자신이 영양분을 주머니처럼 묶어 둬야지 땅을 파헤치면 아무것도 나지 않고 시간만 낭비하는 것처럼 조급증을 내면 될 일도 안 된다. 비밀을 유지해야 하고, 마음 깊숙이 희망과 의지를 버리지 않아야 싹을 틔울 수 있다. 평평해야 서 있을 수 있듯이 흔들림 없이 부동심을 지키고 싶은 마음이 많은 것이 피가 부족한 체질이다.

땅처럼 아무런 불평불만 없이 모든 것을 다 수용해 주는 포용력은 많은 것을 저장하고 기를 수 있는 밑천이 된다.

부드럽고 유순한 땅의 성품을 본받아야 삶이 편안하다. 먼저 이루려고, 하려고 하면 헤매고 고통받으며 복잡하다. 겨울에 씨앗을 심으면 아무리 노력해도 싹이 트지 않지만, 봄이 오면 뿌려 놓기만 해도 새싹이 금세 올라온다.

모든 여건이 성숙된 후, 어려운 상황이 없어진 후에 움직여야 확실히 얻을 것이다. 급하게 서둘지 마라. 좋은 여건이 올 때까지 아무 말 없이 묵묵히 기다려라. 좋고 싫고 분별하는 마음 없이 모두를 대지의 품으로 넉넉하게 안아 주어라. 포용해줘라. 이해해 주어라. 입장을 받아줘라. 높낮이의 변동이 심한 마음을 편평한 평지로 만들어 주어라. 거친 마음, 뾰족한 마음, 모난 마음, 잘못 등을 흙으로 덮어주는 것처럼 혼자만 담고 있지 발설하지 마라. 편안하게 대해라.

1) 환경조성 기획 단계

처음에는 보잘것없지만, 나중에는 큰 영향을 발휘하게 된다. 계속 그 길을 가다보면 어느새 목적지에 도달하게 된다. 나서지 말고, 여건이 충분히 될 때까지 기다리며 내공을 닦고 사람을 포용하면 이룰 수 있다.

2) 환경조성 인맥다지기 단계

곧고 바르며 마음 그릇이 큰 사람을 골라야 억지로 시키지 않아도 잘 된다.

원래 품성이 좋은 사람이니 어느 것을 맡겨도 불리한 점이 없을 것이다. 제대로 해낼만하고 그릇도 괜찮다. 일을 정직하고 바르며 모나지 않게 합리적으로 처리하며 큰 관점으로 봐야 한다. 필요한 정보 확인, 사전 검토, 검증, 계약절차가 없었다면 불리한 점이 없도록 조치해라. 내 의견을 앞세우지 말고 상대의 견을 따르면서 상대의 그릇이 올바른지를 봐라.

3) 인재 발굴 단계

뛰어난 능력과 인격수양으로 멋진 가치가 숨겨져 있는 사람을 찾아야 올바르게 쓸 수 있다. 혹 큰일을 맡겨도 자기 이익, 지분, 직위, 명예를 만들지 않고 마무리를 잘 할 것이다. 드러내지 말고 해야 주위 소인배의 훼방작전에 말려들지 않고 제대로 영입에 성공할 것이다.

4) 인재를 통한 노하우 축적단계

주머니를 꽉 묶듯이 자신과 뛰어난 인재의 능력, 지혜, 경험, 개인사, 비밀, 인맥, 수행한 일, 업적 등을 다른 사람에게 말하지 말고, 관여하지도 말아야 허물이 없을 것이다. 일시적 헛된 명예에 사로잡혀 마음이 들떠 해를 입는 것도 없을 것이다.

입 다물어라. 땅 밑에 숨겨둬라. 다른 사람을 추켜세우고 칭찬해라. 자존심 때문에 일을 그르치지 마라. 누가 뭐라고 비난하고 헛소문을 퍼뜨려도 참고 가만 있어라.

5) 통합 발전 단계

합리적 방안과 윗사람의 지시, 명령, 전체적 결정에 따르는 것이 매우 좋다. 자기주장을 강하게 내세우지 말고, 고집 피우지 마라. 아름답게 빛깔과 모양새 좋게 따르라. 모양새를 갖추고 수용해라.

6) 외고집 단계

유순하게 따라야 할 때, 자기고집, 주장으로 거칠게 항의하고 싸움하고 있다. 내 영역에 침범했다고 노발대발하고 있다. 땅따먹기 하는 추잡함을 버려라. 대국을 살펴서 합리적으로 처리하는 것이 인격에 흠이 덜 가는 행동이다. 소신과 외고집을 분명히 구분해라. 남는 것은 큰 상처뿐이다. 싸움의 목적은 무엇인가? 어리석음의 끝은 어디인가? 화해해라. '예, 제가 잘못 했습니다'라는 마음을 연습해라.

아무런 이익도 없고 고통뿐인 싸움을 당장 그만둬라. 땅에 엎드려 고개 숙여 절해라. 행복해지려면 분노, 미움, 원망을 버려라.

3 불, 태양

밝고, 드러나며 어울리고, 친화력이 있고, 명랑한 삶을 살고 싶은 것이 냉한 체질이 원하는 바이다. 자신의 입장을 이해해 주지 않으면 불같이 성내고 급해져서 허둥대기도 한다. 떨어지지 않고 붙임성이 좋다. 따뜻하고 편안한 사람에게 의지하려는 마음이 강하지만 실제 만나면 무미건조한 자신이 싫기도 하다. 아름다운 날개를 펴면서 소리도 아름다운 꿩처럼 눈에 보이는 화려함을 추구하여 사치와 꾸밈을 즐기고 싶어 해서 옷을 코디하는 데도 많은 시간이 걸린다. 거울을 보고 또 보고, 화장을 이리 지우고 저리 지우고 한다.

냉정하여 누구도 신경 쓰지 않고 자유분방한 차녀 역할이다. 태양, 전등처럼 밝고 환하게 살고 싶은 욕구가 늘 꿈틀거린다.

마음을 보호하는 갑옷을 입고 대해야 할 정도로 심리적 장벽이 크고 두터우며 과격하고 예측불허하며 단칼에 무 자르듯이 사람들을 대하여 너무 차갑다는 인상이 싫기도 하다.

칼같이 예리하고 날카로워서 부담스럽다. 자기 마음대로 표현을 하여 다른 사람의 마음에 상처를 남기기 쉽다.

안과 겉이 똑같도록 자신의 양심을 속이지 않아야 먼 훗날 덜 괴롭고 후회스럽지 않다.

게, 소라, 조개같이 자신을 보호하려는 방어심리가 많아 딱딱하고 접근하기 힘든 느낌이 드므로 밝은 태양처럼 활짝 웃고, 불처럼 따뜻해졌으면 하는 것이 소원이다. 자신도 타고난 천성을 어쩌지 못해 힘들어 하기도 한다..

사색적이고 철학적인 것을 별로 좋아하지 않고, 독서도 좋아하지 않는다. 바른 도리를 지키고 공명정대하려고 무척 애쓴다. 자기경영을 밝은 지혜로써 잘 처신하고 싶어 하나 노력만큼 쉽지는 않다. 도리를 잘 지키고 할 일, 안 할 일을 명확하게 분간한다. 남한테 일체 피해는 주지 않지만 인정미도 없다.

마음이 어두우면 천지분간이 안되지만, 세상 이치를 밝은 태양처럼 훤하게 꿰뚫고 있으면 만사가 순조롭고 성공한다.

해가 어디에 걸려있는지를 봐서 행동의 정도를 결정해라. 밝게 비추고 있는지, 어둠이 곧 올 것인지, 예의에 어긋난 것을 숨겨 줘야 할지, 밝힐지, 어둠을

틈타 나쁜 사람이 뺏으러 올지를 잘 생각하고 대비하며 행동해라. 뜨거운 햇살은 모든 것을 태우고 말라버리게 하니 지나치지 않게 강도와 세기를 조절해야 한다.

1) 먼동 트기 전 새벽

먼동이 떠오를 것이라 생각하고, 아무런 준비도 없이 길을 나섰는데 생각보다 빨리 밝아지지 않아 새벽 어둠 속에서 방향감각을 못 잡고 헤맨다. 먼동이 트기 전 새벽이 가장 어둡고 헤맬 수 있다는 것을 깜박하고 있었다. 선견지명을 길러야 한다. 유비무환의 정신으로 대응책을 준비하는 것이 필요하다. 행동을 지금 하지 말고 훤하게 밝아질 때까지 기다려라. 섣불리 움직였다가 다칠 수 있다.

2) 대낮

해가 중천에 떠올라 훤한 대낮이니 사물을 제대로 분별할 수 있어 매우 좋다. 전성기에 해당되니 왕성하게 움직여 일을 매듭지어야 할 것이다. 높고 낮고, 길고 짧고, 위와 아래, 왼쪽과 오른쪽에 놓여야 할 물건들도 기회가 될 때 반듯하게 해놓는 것이 아주 좋은 처세가 될 것이다.

3) 석양

해가 일몰 직전으로 황혼녘이고 석양이 비치는 시간이다. 이제 다 끝났다는 한심스럽고 슬픈 생각이 들어 한숨만 쉬고 있으니 좋지 못하다. 그동안 과거 삶을 회상하면서 지금 현재를 인정하여 받아들이고 주위 사람들을 편안하게 대해 주면 서로 덜 힘들 것이다. 시간을 타임머신을 타고 되돌릴 수 없으니 흘러간 과거에 연연해 하지 말고 지금 이 시간을 행복하게 살도록 최선을 다하자.

4) 저녁

조금 전까지는 밝았는데 갑자기 깜깜하게 어두워지니 어찌해야 할지 모른다. 암흑기에 들어갔으니 조용히 몸이나 보전하고 있어라. 밖으로 나다니면 안 된다. 어둠 속에 숨겨진 위험이 있을 수 있다. 익숙한 것조차 어두운 생각에 가려서 합리적이고 정확하게 파악할 수 없는데 익숙하지 않은 것은 오죽하겠느냐! 바깥일에 관심두지 말고 식구들하고 즐겁게 술 한잔하면서 담소를 즐기고 위로해 주는 시간이 되라.

5) 한밤중

지난 시간이 좋았고 그냥 무의미하게 흘려보낸 것이 아쉽고 한탄스러워 눈물이 비 오듯 한다. 반성하고 새로운 희망을 가지는 것이 좋다. 어둠이 지나면 밝은 내일이 다시 올 것이다. 지난 삶에서 무엇이 부족했고, 흐트러졌으며 잘못됐는지를 알아 반성하고 고쳐라. 생각과 행동을 지금보다 더욱더 좋게 업그레이드(up-grade)해라.

4 물

뭔가에 빠져서 고생하는 마니아처럼 허우적거려서 눈물 흘릴 정도로 괴롭고, 고통스러운 것이 피가 탁한 체질이다.

어리석은 함정에 빠져서 깊이도 모르면서 가볍게 자만하여 고생을 자처하는 체질이다. 어려울수록 진실한 마음이 변하지 않도록 지켜야 하고 위험에서 빨리 벗어나야 행복해진다.

급하고 멧돼지처럼 저돌적으로 밀어붙이는 성격을 바꿔야 한다.

귀가 발달되어 있어 감언이설의 달콤한 유혹에 쉽게 넘어간다. 여기저기 온갖 이야기를 다 듣고 불필요한 생각의 늪에 빠져 허우적거린다. 샌드위치처럼 중간에 끼여 고생하는 차남 역할로 이러지도 저러지도 못하여 머뭇거리는 사이 일은 더 깊이 진행된다.

물의 깊이를 가늠할 수 없는 것처럼 도무지 속을 알 수 없고, 겉으로는 잔잔해 보이나 안으로는 욕망의 물결이 요동치고 있다.

무슨 생각을 가지고 있는지 체크가 되지 않는다. 저 어렵고 험한 곳을 어찌 헤쳐 나갈지 우려와 걱정이 많이 된다. 마음이 복잡하여 괴롭다. 여러 갈래의 물이 강과 바다로 흘러들어 왔으니 정리하는 것에 시간이 걸리며 고생한다. 물속을 짐작만 하고 속단하여 행동부터 먼저 하는 성미 탓에 자기 생각에 빠져 불합리한 선택으로 고통받는다.

탁한 피와 관련이 있어 머리가 맑지 않으니 판단 자체가 흐릿하다. 내 몸속 전체에 흐르는 피의 양과 순환 정도를 모르듯이 정확한 규모를 알기 어렵고 곳곳에 숨겨진 배반, 시기, 질투, 이중성, 복잡다단함을 생각지 않고 발걸음부터 한 결과로 힘들어 한다.

깨끗한 피가 세포 조직 곳곳을 윤택하게 영양공급을 해주듯이 막힘없이 흘러가고 싶다.

아름다운 선남, 선녀같이 생각하여 속 시커먼 것을 알지 못해 나중에 곤란에 빠질 우려가 있는 체질이다.

겉으로는 머리를 숙여 공손해 보이나 겉과 속이 전혀 다르므로 조심스럽게 살펴야 한다.

　웅덩이에 빠지기 쉽고 얕은 물이라고 생각하고 그냥 들어갔다가 낭패를 본다. 물이 낮은 곳으로 흐르듯이 자신을 낮추고 순리에 따라 살아가야 행복하다.. 가시가 많은 꽃이나 나무는 잘못 건드리면 손을 다치고 옷이 찢어질 수 있다. 자신의 자리에서 잘못된 처사로 아래로 축 쳐질 수 있으니 매사에 신중을 기해야 한다. 항상 덕을 생각해서 자신과 사람들에게 도움이 되는지를 따져 보고 행동해야 후회가 없다.

　위험하고 어려운 처지에 있으니 움직이지 말고, 어려움이 해결될 때까지 있어라. 아무리 어려워도 사람들에게 신용과 믿음을 잃지 않아야 재개할 발판이 만들어진다. 허우적거리지 말고 조용히 내공을 쌓고 있어라. 어려움이 겹겹이 있으니 빠져 나가려고 발버둥 칠수록 늪에 더 깊이 빠진다.

1) 함정에 빠진 단계

　깊은 웅덩이에 빠졌으니 한눈팔고 나쁜 인간의 말을 믿었던 자신을 원망해라. 생각보다 어려움이 커진다. 빠져 나오려면 힘들다. 어렵고 힘들다고 인간의 기본 도리조차 지키지 않으니 무슨 희망이 있으리오. 아무리 어렵더라도 할 일, 안 할 일은 가려야 나중이 있다.

2) 함정 탈출 초기

　큰 구덩이에 빠져 적극적인 노력으로 숨을 좀 쉬게 되었지만 완전히 어려움이 해결된 것은 아니다.

3) 함정 속 불안 단계

큰 웅덩이에 빠져 살려고 발버둥 치다가 더 깊은 늪에 빠졌으니 불안해하지 말고 가만히 있어라. 합리적 판단조치와 구해 줄 사람이 필요하다. 사람이 소중하다. 평소 잘해야 주위에 사람이 많아 어려울 때 구세주가 되어 줄 수 있다.

4) 간절함이 최선의 방책이다

큰 웅덩이에 빠져 있으므로 나를 도와줄 힘 있는 사람에게 보잘것없는 정성이라도 아무도 모르게 전달하면 마음을 받아줄 수도 있다. 생각, 입장이 다른 사람끼리 큰 웅덩이가 중간에 가로 막고 있어 서로 더 힘들다.

5) 평소 지원군을 만들어 놓아야 힘들 때 힘이 되어 준다

큰 웅덩이를 메워 줄 특단의 조치 없이 그저 평범한 이야기로 위로하면서 시간만 흘러가고 있다. 여러 사람의 관심과 도움이 있다면 어려움에서 벗어날 수 있어 허물이 없을 것이다. 과감한 지원책이 있다면 고통에서 해방될 수 있을 것이다.

6) 덕을 베풀지 않고 살면 모두 외면한다

큰 어려움을 당하고 있는데 긴 세월 동안 아무도 도와줄 사람이 없다. 밧줄로 몸이 묶여 아무도 모르는 험한 곳에서 큰 고생을 하고 있으니 인생을 잘못 살았음이다. 덕을 베풀지 않고 혼자 독차지하려고 했으니 누가 도와주리오!

5 천둥

뭔가 표현하고 움직이고 싶고, 격렬하게 자신의 입장과 그동안의 어려움을 참고 견딘 것에 대하여 말하고 싶은 것이 스트레스를 잘 받는 체질의 숨겨진 속마음이다. 천둥이나 우레 같은 갑작스러운 폭탄선언에 주위 사람들은 '왜 저러나?' 하고 어리둥절하기도 한다. 갈대처럼 이리저리 흔들려 살아왔다. 허망한 욕심을 버리고 멈추라는 하늘의 경고를 사람들에게 퍼붓는다. '나를 더 이상 힘들게 하지 말아 달라'고 경고한다.

왕성한 활동을 통해서 소극적이고 참고 있었던 마음을 드러내는 것은 좋지만 지나치면 사람들을 잃어버릴 수 있다. 참고 있던 숨겨진 재능도 어느 순간에 드러내기 시작하여 발군의 실력을 보인다. 그 깊이와 변화의 정도, 지혜, 통찰력을 가늠할 수 없다.

발이 발달되어 있어 실천력이 뛰어나나 어디든지 가려고 하며, 발로 직접 뛰고 확인해야 직성이 풀리는 사람이다.

장남 역할이라 위로 나아가려고 한다. 스트레스를 참아 오느라 힘들었지만 발전을 위한 노력의 일환이다.

어느 시점에 가면 무성한 신록의 계절처럼 변화를 확실히 느낄 수 있다.

결단력이 뛰어나고 장애물에 연연해서 주저앉아 있지 않고 한 발자국이라도 나아가려는 노력이 대단하다.

새순처럼 돋아나고 늘 자신의 본래 모습을 버리지 않고 사시사철 푸른 대나무 같은 성품을 추구한다.

잘 감동하고 갑자기 울어서 스스로 당황하고 사람들도 어리둥절하게 한다. 이것저것 따지지 않고 성급한 행동과 말을 하여 통제 불능인 경우도 있다.

갑작스럽게 천둥 치듯이 성을 내니, 모든 사람들이 공포에 떤다. 차분히 가라앉도록 기다려야지, 맞대응하면 절대 안 된다.

화를 더 돋우니 성질 고약한 것을 부추기는 꼴이다. 평상심을 지키고 안정하고 기다려라.

살아가면서 어떤 일 때문에 놀래서 손에 쥐고 있던 욕심 덩어리를 놓쳤다면 뒤도 돌아보지 말고 천둥소리가 들리지 않는 곳으로 몸을 피해라. 남의 잘못된 일을 타산지석으로 삼아서 나의 허물을 빨리 고쳐라.

천둥이 친다는 것은 지금 잘못하고 있으니 절대로 그렇게 하면 안 된다는 경고다. 자신을 되돌아보고, 주위 상황을 살펴봐서 흐트러진 것을 바로 잡아야 한다. 이 경고를 무시하지 말고 언행의 위험경계선으로 생각해서 처신해라. 조심하고 살아야 집안이 편안할 것이다. 많은 것을 잃기 전에 교만, 나태, 마음의 흥분, 분노, 원망을 가라앉히고 겁만 주고 그만둬라. 큰소리 한번으로 그쳐라. 고함질러 정신이 번쩍 들게 해라. 두려워하면 나중에 여유로운 웃음을 지을 수 있다. 민심, 사람들의 눈을 두려워해라. 눈앞의 이익만 보지 말고 멀리 내다봐라. 어려움이 있을 것이라 생각하고 하던 일, 하고자 하는 일을 멈춰라.

1) 당황 초기 단계

천둥이 친다. 뭘 잘못했는지 빨리 확인해 보고 제대로 해야 미래가 편안할 것이다. 지금 하는 행동은 잘못된 것이니 똑바로 고쳐라. 지나친 욕심, 급한 마음, 상황을 주시하지 못한 편협함, 감정적 대응을 없애고 자제해라. 나중의 어려움을 두려워해라. 두려워하는 사람만이 웃을 수 있다.

2) 당황 지속 단계

잘못된 사람의 말을 믿고 일을 추진하여 천둥이 친다. 그 책임을 져서 많은 투자금을 날려 버렸다. 그 사람이 접근하기 힘든 안전지대로 피해라. 손실 본 투자금에 대하여는 마음 비우고 있어라. 조금 시간이 흐르면 얻는 것이 있을 것이다. 잘못되었다고 바르게 하려고 당장 노력하지 말고 기다려라. 마음의 평정이 없이 요동칠 때 지나친 행동과 막말은 더 큰 어려움에 빠지게 한다.

3) 경고등이 켜진 단계

천둥이 여러 번 계속 치니 정신을 차릴 수가 없다. 잘못된 판단, 행동, 투자로 어려움이 크다. 경고를 따라 제대로 조치하여 재앙이 생기지 않도록 해라. 잘못된 것을 계속하면 안 된다. 정신 차리고 천둥처럼 최대한 신속하게 대응해야 한다. 빨리 대처해라.

4) 대응단계

천둥이 왔다 갔다 하면서 험악한 분위기다. 많은 것을 잃을 것 같지만, 잃은 것은 없고 뒤치다꺼리할 골치 아픈 일은 있다. 여기저기 분노의 함성이 들려 처리하느라 정신이 없다. 합리적 대응하면 짜증 나고, 불만 있다고 다른 사람에게 이야기하면 곤란한 일만 더 생긴다. 크게 많이 잃지는 않을 것이다. 정신 똑바로 차리고 부드럽고 합리적으로 처리해라.

5) 경고 반성 단계

천둥이 쳐서 겁내고 떨고 있다. 억지로 진행하면 나쁜 결과가 올 것이다. 화가 자기에게 닥칠까봐 잔뜩 긴장하고 겁먹고 있다. 주변까지만 오고 자신에게는 다행히 오지 않았다면 허물이 생기지 않도록 잘 처신해라. 나를 도와줄 동조자를 구하려고 하면 자신만 안전하려고 한다는 나쁜 소문이 돌 것이다. 가만히 할 일만 하고 있어라. 문책성 인사가 있을 것이라는 소문에 자기도 다칠까 봐 떨고 있다. 관련된 사람이 문책당하고 자신은 무관했다면 몸 사렸다는 의심 받지 않도록 해라.

6) 무대응이 상책이다

천둥이 땅으로 기어 들어간 것처럼 거의 들리지 않는다. 고함지르고 분노해도 상대가 듣지 않고 고칠 생각도 없다. 경고도 아무 소용도 없다. 혼자서만 흥분하고 있으니 스스로 가라 앉혀라. 방법을 달리해서 징계해라. 상대가 겁내거나 두려워하지 않으니 내 입만 아프다. 꾸중할 때가 이미 지나버렸다. 때를 놓쳤다. 때가 지나서 이야기하면 감정만 상하고 기분도 안 좋아지니 다음 기회를 기다려 한꺼번에 강하게 어필해라.

6 바람

영향권에 들어가고 싶고 틈새까지 파고들고 멀리까지 가서 마음의 변화를 일으켜 존중받고 서로 소통하면서 시원한 바람결처럼 살고 싶은 것이 잘 체하거나 수분, 독소가 쌓이는 체질이 원하는 바다. 가지가 바람에 꺾이고 잎이 떨어지는 것처럼 이마는 넓은데 머리카락이 너무 적다.

뭐든 해야 생기가 돌고 삶의 의미를 두는 체질이다. 가만히 있지 못하여 분주함과 부지런함이 있다. 마음만 바빠 혼자 설치기도 한다. 한꺼번에 멀리까지

가려고 하고, 높이 오르려는 급격한 변화의 욕망이 불어서 순식간에 자세가 돌변하기도 한다. 처세를 잘하고 손놀림이 빨라 좋은 이미지를 쌓는다.

알을 품고 숨어 엎드리고 있다가 병아리를 부화하며, 땅속을 쪼아서 지렁이를 잡아먹는 닭처럼 자신에게 유리한 바람이 불기를 기다린다.

넓적다리가 넓고 커서 지속적이고 체력이 좋다. 장녀 역할을 하여 일을 잘 계획하고 항상 뒷감당을 한다.

사람들에게 바람 불어 마음을 요동치게 만들 정도로 공손하고 낮추면 마음속 깊이까지 감동의 물결이 흐르게 한다.

오행으로는 목이다. 곡선과 직선이 적절히 섞여서 변화를 이끌어 간다. 돌직구를 날릴 때도 있지만, 부드럽고 간드러지는 애교와 뛰어난 친밀감과 경계하는 마음을 허물어 버리는 탁월한 수완을 보인다.

나아감과 물러남이 바람처럼 빨라서 간혹 헷갈릴 때도 있다. 감정기복이 심해서 어느 장단에 춤춰야 할지 애매하다.

결단성이 없어 바람에 휩쓸리는 점도 있어 나중에 후회한다. 유행을 쉽게 타서 옷이 자주 바뀐다.

눈의 흰자위가 많아 욕망이 타오르나 지혜는 부족하고 멀리 내다볼 줄 모른다.

이익과 명예를 뒤쫓다가 허탈에 빠지기도 한다. 잘 먹고 과식하여 정력이 주체할 수 없을 정도로 좋아서 한때의 기분으로 바람을 피워보지만 바람이 지나고 나면 왜 그랬는지 이유조차 모른다. 수양버들이 바람에 쉽게 흔들거리는 모습이다.

일단 엎드리고 자신을 숙일 줄 알고 쌓아두고 싶은 욕망을 절제하여 단출하게 살려고 마음만 먹으면 행복해지는 체질이다. 내가 먹은 음식이 지나치면 내 것도 되지 않고 배가 아프고 설사, 구토하듯이 욕심을 줄여야 심술보 소리를 듣지 않는다. 욕심이 담긴 말과 행동으로는 누구와도 소통이 지속될 수 없다는 것을 깨달으면 인생이 홀가분해진다.

마음이 거칠고, 차별하며 자기 성질대로 하면 바람 잘 날 없다.

겸손해야 상대가 나의 이야기를 받아주고 들을 준비가 되어 소통을 시작할 수 있다. 자기를 낮춤으로 인해서 바람이 틈을 통해 사람들의 마음속 구석구석을 여기저기 통하며 들어가듯이 훈풍으로 간다.

'예, 알겠습니다.' 하고 순종하며 따르는 것도 중요하지만, 저 사람이 내가 따를만한 인물인지를 먼저 확인해야 한다. 한번 일시적으로 겸손하고 그쳐버리면 안 된다. 끊임없이 지속적으로 겸손하면서 훌륭한 인격자를 모시고 행동이나 처신의 잘못된 부분을 지적받는 것이 좋을 것이다.

1) 소통하는데 필요한 자세

소통해야 할지, 말아야 할지를 결정해야 하니 군인과 같은 곧고 굳으며 의리를 지키는 마음가짐으로 결정하는 것이 이롭다. 우유부단하지 말고 분명한 의사결정과 행동방침을 정해라.

2) 진심이 있어야 진짜 소통이다

옛날 사극이나 드라마에 어머니들이 새벽에 맑은 물 떠놓고 하늘에 '잘되게 해 달라'는 기도를 지극정성으로 하듯이 마음을 쓰고, 정성스럽게 모셔야 좋고 허물이 없을 것이다. 상대와 가까운 사람 중에서 믿을 만한 사람들을 많이 내세워 당사자에 대한 칭찬, 좋은 평가, 잘되라고 밀어주는 마음이 있어야 한다. 내 진심이 인정받고 상대가 마음을 달리 먹고 평가를 좋게 할 수 있도록 떠받들어라. 흡족하게 느끼도록 최선을 다해라.

3) 소통으로 얻는 이익은 많다

후회스럽지 않게 최선을 다해서 지극하게 모시니 얻는 이익이 세 가지나 된다. 좋은 평판, 칭송, 신뢰가 쌓여 삶에 큰 재산이 된다.

4) 소통은 배려다

경우, 예의, 직책, 상황, 형편에 맞게 처신해야 좋으며 후회가 없을 것이며 불리한 것도 사라질 것이다. 처음에는 무시하고 차갑게 대하지만, 나중에는 훌륭한 가치를 알아준다. 만약 일이나 말, 상황이 바뀌게 된다면 그 이유를 충분히 설명해서 납득시켜야 한다. 일이 끝난 후에는 만족도, 불편함, 개선점, 더 좋은 아이디어 등을 물어보고 '양해해 주고 좋은 결과 나오게 힘써 주셔서 감사하다'는 말을 해라. 문제 해결 능력을 키우는 좋은 기회가 될 것이다. 그렇게 해야 괘씸하고 무시당했다는 느낌을 지워버리고 좋은 인상을 가질 것이다.

5) 거짓 소통을 하지 마라

진심으로 하지 않고 건성으로 흉내만 내는 것이 빈번하다. 보기에 거북스럽고 불편하다. 얼굴에 쓰여 있고 말속에 묻어 있고, 행동 하나하나에 스며들어 있으니 바보가 아닌 이상 상대도 분명히 느끼고 불쾌함을 속으로 참고 감추고 있다. 도움 줄 사람을 적으로 만드는 것은 인생을 실패할 수 있는 잘못된 걸음걸이다. 내 기분에 사로잡혀 있지 말고 먼저 죄송하다고 사과해라. 진심으로 대해라.

6) 지나친 아부는 하지 마라

적당히 겸손해야 할 위치에 있는 사람이 지나치게 겸손해 한다. 본래 가지고 있던 명성, 날카로운 판단력을 잃어버려 신뢰를 주지 못할 행동을 했다. 이치에 맞고 바른 이야기를 하더라도 위신과 권위가 서지 않으므로 좋지 못하다. 지나친 겸손은 편안함을 넘어 무시와 가볍게 여기는 마음을 키운다. 적당하게 편의를 봐주고 원칙과 주는 선물, 돈도 어느 선을 넘어서는 절대 안 된다.

웃음거리가 되지 않기 위해서는 소인배의 입맛에 너무 맞춰 주면 안 된다. 자기도취와 자만심을 올려줘서 안하무인이 되고 우습게 생각하여 여러 사람 앞에서 망신당할 수 있으니 조심해야 한다.

7 산

우뚝 솟은 산처럼 무게중심을 잡고 묵직하게 존재감을 가져야 한다는 것이다. 현실 인식을 확실히 하고, 자기 위치와 본분을 망각하지 않으며 바위처럼 단단하여 빈틈이 없고, 산 정상에서 사방을 시원하게 둘러보아 속이 탁 트이는 삶을 살고 싶은 것이 열 많은 체질이 원하는 삶의 방식이다.

정상까지 빠르게 올라왔으니 안전하게 내려갈 일만 남았다. 정상 정복이라는 자기 만족과 완성을 한 후에, 새로운 시작으로 다른 코스를 통해 내려가야 하는 색다른 경험과 개척이 있어야 삶이 지루하게 느껴지지 않는 체질이다. 싫증을 빨리 느끼는 체질이다. 다양한 변화의 리듬이 필요하다. 개처럼 주인을 알고 주인 이외에는 함부로 사람이 집안으로 들어오지 못하도록 으르렁거려서 엉뚱한 사람이 못 들어오게 발걸음을 그치고 멈추게 한다.

손이 발달되어 원하는 것을 손에 쥐려는 욕망이 늘 꿈틀거리고, 손맛이 매우 세서 반갑다고 등을 두드리면 '아야!' 소리가 날 정도로 아프다. 악수도 너무 세게 해서 손가락이 아플 정도다.

어리광이 심하여 무조건 칭찬해 주고 대접받아야 하는 막내 역할이다.

정상을 지키고 차지해야 한다는 마음이 앞서 뒤도 돌아보지 않고 혼자 가며, 자기 목표 이외에는 관심을 두지 않고, 사람들을 받아들일 마음의 폭이 좁아서 비집고 들어가려면 힘들다.

오로지 전진만 있을 뿐이라는 생각이 앞서 계속 나아가지만, 중간에 발을 헛디뎌 삐거나 다치면 오도 가도 못하는 상태에 있을 수 있다.

정상에 꼭 올라가야 한다는 마음만 생각하지 컨디션을 살피지 않아 산속에서 퍼져서 힘들어 하기도 한다. 기분에 좌우되어 성급하게 결정하여 스스로 위험에 빠질 수 있으니 묵직한 산처럼 요지부동하는 마음도 필요하다.

마음에 매듭과 분별하는 생각이 많아 마음결이 고르지 못하고 울퉁불퉁하여 이야기를 듣다보면 가슴이 답답하게 막히고 앞에 큰 산이 버티고 있는 것같이 숨이 막힌다.

무리한 등산으로 다리가 풀려 휘청거리듯이 위태위태해 보인다.

욕심이 많아 불필요한 짐을 배낭에 잔뜩 넣어 '헉헉'거리면서 올라가니 안타깝다. 태산처럼 흔들리지 않는 마음으로 온갖 날짐승과 들짐승, 풀, 나무, 들을 받아주고 안아줄 수만 있다면 인간사에 모든 사람이 우러러 보는 큰 산이 될 것이다.

의무감도 책임감도 훌훌 벗어던지고 산에 들어가 사는 것처럼 자유인으로 살자. 본분사를 잊지 말고 그칠 줄 알고 만족할 줄 알면 잘 사는 인생이다.

산이 막고 있으니 그쳐야 할 때다. 그만둬야 한다. 나설 때, 할 때, 밀어붙일 때, 신뢰할 때, 추진할 때가 아니다. 그만둬라. 위, 아래 모두 적으로 가득차서 나를 도와주지 않을 뿐만 아니라 배신하고 있다면 그곳에 가도 모습조차 볼 수 없다. 마음을 접어라. 허물이 없도록 그만둬야 한다. 나 자신이 지켜야 할 본분을 잃지 말고 하던 일이나 잘해라. 평소와는 다른 환경이 만들어지니 마음 상하지 않도록 해라. 과거의 열정과 기억, 체력은 전적으로 믿지 마라. 실질적 이익이 없고 등 돌리고 있는 사람에게 매달리지 마라. 편안하게 때가 아니라고 생각하고 물러나라.

1) 멈춰야 된다고 생각되면 바로 실천해라

그쳐야 할 때다. 발을 딛지 않고 있으니 허물이 생기지 않도록 나중에라도 움직여서는 안 된다. 생각에 그쳐야지, 실천하면 안 된다. 예상 밖의 일들이 생겨 내 마음을 괴롭힐 것이다. 생각한 바와 실제는 전혀 다르다. 함부로 움직이지 마라. 아이템을 바꾸고 생각도 바꿔라. 실행하고자 하는 프로젝트가 현실과 너무 동떨어져 있어 세상 사람들의 관심을 얻을 수 없는 것을 고집하지 마라.

2) 주위 사람에 떠밀려 갔더라도 아니다 생각되면 바로 멈춰라

발을 내딛어서 그 일에 관여하기 시작했지만 실제 부딪혀보니 생각과는 전혀 달라서 멈칫하며 종아리에서 멈춰 더 이상 나아가지 말아야 한다. 잘될 일이 아닌데도 불구하고 억지로 따르면 마음이 괴롭고 몸도 힘들다. 그 자리에서 그만하고 물러나야 뒤탈이 없을 것이다. 관여하지 말고 더 이상 진행하지도 마라. 그만둬라. 지금 당장 멈춰서 깊이 들어가지 마라.

3) 중심 역할을 하고 있어도 맞지 않는 것을 계속 할 수는 없다

지지기반, 기초를 만들어 준 것에서 그만 만족하고 내려와라. 몸이 두 동강 날 지경이니 아찔하다. 핵심사업, 조직, 사람이 완전히 망가져 다치기 전에 한시라도 빨리 벗어나라. 핵심인물이라고 띄워주니까 기분이 좋아 '헤벌레' 입 벌리고 침 흘리며 우쭐하다가는 자신이 망가져서 회복될 수 없다. 위험한 시기다. 빨리 손 떼라. 상황 대처 능력, 유연성이 부족하여 생각이 굳어 있고, 행동이 재빠르지 못하지 않은지 되돌아봐라. 엉덩이가 무거워 그냥 있으려고 하니 답답한 노릇이다. 인연의 끈을 끊어버리고 빨리 빠져 나와라.

4) 소인배가 되지 마라

자신을 돌아보며 반성하면서 주위 사람들에게 자신의 생각을 강요하지 않고 있다. 잘못이 생기지 않도록 조심해라. 전체적 관점과 현실적 상황을 제대로 판단해야 허물이 없을 것이다. 자신에게서 그쳐라. 남 비방, 신세 한탄, 책임 전가, 관리 소홀 등의 생각을 가지고 다른 사람을 나무라지 마라. 그만둬라.

5) 분해도 참아라

입에서 그쳐서 말을 내뱉으면 안 된다. 말조심해야 다음이 있다. 전후좌우 사정을 잘 생각하고 미래를 위해 입 다물어라. 입 열면 후회할 일이 생길 것이다. 입도 뻥긋하지 마라. 묵묵히 있어라. 그것이 복이 될 것이다. 큰 산을 넘으려면 묵언해라.

진실되게 묵직하고 믿음직스럽게 그쳐 있으니 좋다. 참을 줄 아는 사람에게 미래가 보장된다. 지금의 불합리, 불만, 차별대우, 쓰이지 못함, 채택되지 못함 등에 휘둘려 감정폭발하지 마라. 묵묵히 자기 일만 하고 있어라. 눈여겨보고 있다. 채점관이 후한 점수를 듬뿍 줘서 미래에 큰 상이 있을 것이다.

순간의 분함을 참지 못하고 감정이 폭발하면 다시 찾을 사람이 없다. 인생의 가장 큰 후원자가 될 태산같이 소중한 사람을 잃어버려 방패막이 되어줄 사람이 줄어든다.

8 연못

　인생을 즐기고 싶고 좋은 곳에서 맛있는 음식을 먹는 입의 즐거움과 성적 오르가즘을 비롯한 순간적 향락과 즐거움, 기쁨을 누리고 싶은 것이 **호르몬 부족, 체액, 조직액이 부족한 체질**이 부러워하는 삶이다. 오래가지 못하고, 연못처럼 말라서 없어지는 줄 모르고 순간의 즐거움에 빠져서 술, 담배, 노름, 섹스에 탐닉할 수도 있다. 건조해서 비늘이 일어나고 비듬이 생기기도 한다. 연못과 저수지가 미래를 위해 물을 저장해 두어 필요할 때 베푼다. 물을 먹을 수 있고 농사도 지을 수 있는 것처럼 나중의 행복을 염두에 두는 것이 필요한 체질이다.

　외유내강으로 두려움, 공포를 주지 않으나 나름 고집이 있는 양처럼 내공을 길러서 외부의 유혹에 망가지지 않도록 조심하고 또 조심해야 한다.

　입이 발달되어 수다 떠는 것을 좋아하고 뭐라도 먹어야지 잠시도 가만 두지 않는다.

　미식가로서 입에 맞는 음식이 있으면 배탈 나는 것도 생각하지 않고 막 먹어 댄다.

　잘 웃고 자기하고 싶은 대로 해야 직성이 풀리는 막내딸 역할이다.

　남을 칭찬하고 비위를 잘 맞춰줌으로 인기가 좋고 입담과 넉살도 좋아 '헤헤' 웃으니 인상도 좋아 보인다.

　말도 너무 많으면 쓸 말이 없다고 했듯이 불필요한 농담으로 같이 있는 사람들을 즐겁게 하지만, 농담의 당사자는 자존심이 상하여 기분이 나쁘다.

　연못의 물이 일정하게 차 있어야 안정감을 주듯이 밖으로부터 늘 인정받고 싶은 욕구로 오버액션도 서슴지 않고 한다. 연못의 물을 한꺼번에 다 써버리면 어려움이 닥치듯이 호르몬이 소모되지 않도록 최대한 몸을 보전해야 건강하고 윤택한 삶을 유지할 수 있다.

연못가 정자에 둘러앉아 같이 술잔을 기울이고 마음을 터놓고 화목하니 보기에도 너무 좋다.

일시적 즐거움과 향락을 버리고 진정한 즐거움인 인격수양과 정신수양을 실천한다면 영혼의 업그레이드로 영원히 즐거움과 만족을 느끼지 않겠는가?

기쁨이다. 사람들을 기쁘게 하기 위해서는 바깥으로는 부드럽게 대해 주고 속으로는 변함없는 원칙과 신념으로 자신을 지키고 사람을 편안하고 기쁘게 하는 외유내강이 필요하다. 부드럽게 웃으면서 대해 주는 것을 연습해라. 자기가 가지고 있는 재능, 몫, 좋아하는 것, 물건, 돈, 시간, 공간을 나눠 같이 공유하고 잘 되게 도와주면 아주 기뻐한다.

1) 화합이 기쁨을 만든다

기뻐할 때다. 주위와 조화를 이루며 화기애애하게 지내니 좋다. 불평불만하지 않고 만족하며 어느 한쪽으로 편협하거나 집착 경향, 고집스러움, 융통성 부족으로 치우치지 않으니 좋다.

서로 믿고 의지하며 즐거워하니 행복하다. 후회 없도록 신뢰를 잘 지켜라. 마음과 마음이 통하고 생각의 코드가 일치하니 불협화음이 생길 수가 없다. 믿음이 지속되도록 노력해라.

2) 립 서비스는 곧 들통난다

억지로 마지못해 참석해서 웃으려고 하니 좋지 않다. 하기 싫은 일은 그만두던지, 왔으면 서로 어울려 기쁨을 진심으로 나눠야 한다. 하기 싫은 일을 억지로 하지 마라. 주위 사람들을 불편하게 하면 다른 사람의 흥도 깬다. 그만두고 가만히 있어라. 목적을 가지고 아부하지 마라. 속 보인다. 아부를 심하게 하니 눈살이 저절로 찌푸려진다. 입으로만 나불거리고 인상은 굳어있으니 보기에 민망하다. 하려면 제대로 해라. 불편한 존재, 얄미운 존재다.

3) 눈앞에 이익을 위해 마음에 들려고 애쓰는 꼴이 보기 민망하다

장삿속으로 자기 이익을 위해 온갖 아부와 칭찬을 하면서 기쁘게 해주려고 애쓰고 있으니 동조하지 말고 가까이 하지 마라. 같이 상종할 인간이 못 된다. 이익을 위해 여기 붙었다, 저기 붙었다 하는 덜된 인간이다. 한마디라도 편들지 마라. 같이 몰락하기 싫으면 멀리 떨어져 있어라.

4) 내가 좋다고 억지로 끌고 가지 마라

기뻐하려고 하는 때다. 억지로 끌고 와서 기쁘게 하려고 하니 경우에 맞지 않고 마음도 불편하다. 자발적 참여로 즐기도록 해야지 강제성이 있어서는 안 된다.

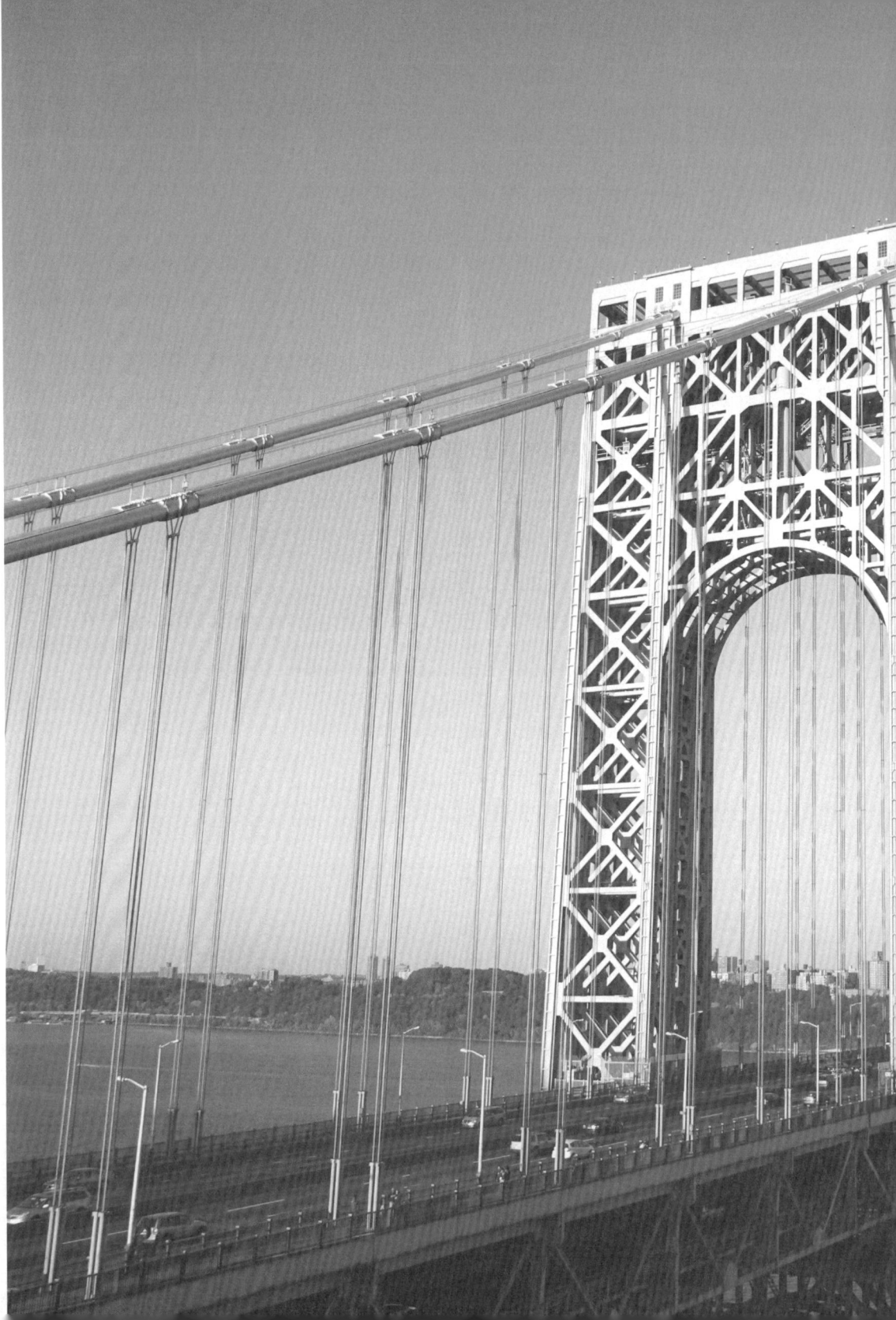

성격 따라 나타나는 감정들

1. 분노
2. 분노 조절 장애
3. 불평불만
4. 담쌓기
5. 미움
6. 감정기복
7. 괘씸, 두고 보자
8. 열등감
9. 자폐 성향
10. 우울
11. 슬픔과 비관
12. 고독
13. 미련을 버리지 못하는 성격
14. 의심과 불신
15. 편견
16. 고민
17. 복잡
18. 불편한 과거의 기억
19. 불안과 두려움
20. 완벽주의
21. 강박증
22. 고정관념
23. 집착
24. 기대
25. 조급증
26. 우월감
27. 과대망상
28. 남 눈치 보는 성격
29. 망설이는 성격
30. 소심함
31. 의지박약 성격
32. 질투심

성격 따라 나타나는 감정들

▶▶▶ 한의학에서는 사람의 마음을 7가지 감정으로 분류하여 병으로 연결시키고 있다. 7가지 감정은 모두 마음속에서 한순간에도 올라왔다, 내려갔다, 머물렀다, 강해졌다가 약해지기도 하고 약해졌다가 세게 치받쳐 올라와 삶을 괴롭히기도 한다.

모든 것은 마음먹기에 따라 달라진다고 해서 '일체유심조'라고 하지만 우리 삶이 그렇게 뜻대로 흘러가지 않고 편치 않아 감정의 파도 속에서 허우적거린다. '마음을 편히 먹어라', '좀 내려놓고 살아라', '여유를 찾아라', '자신을 챙겨라', '쉬어 가면서 해라', '뭐가 그렇게 급하냐?', 마음을 좋게 먹어라', '잊어버려라' 등의 이야기를 주위 사람들에게 늘 카운셀링하고 산다. 정작 자신의 일이 되어버리면, 많은 사람들에게 했던 위로, 격려, 용기를 북돋워 주는 말들이 귓속에 들어오지 않고 끙끙대며 괴로워하는 것이 우리네 삶이다.

『금강경』에 '모든 일어나고 있는 것은 언젠가 허망하게 사라지고, 내가 왜 그렇게 힘들어 했고, 자신을 괴롭히며 쓸데없는 시간과 체력을 낭비했는지를 알면, 생명의 밝은 진리를 맛볼 것이다'라고 했다. 그 순간에 빠져 있으면 어느 누구의 조언도 마음에 와 닿지 않고, 어두운 동굴 속에서 한숨과 분노, 슬픔으로 자신의 초라함과 어리석음을 뼈저리게 느끼고 산다.

고독과 외로움과 가슴 후벼 파는 아픔을 혼자 안은 채 눈물을 흘리며 세상을 탓하고 사람들이 관심을 가져주지 않음을 한탄하며 자신의 못남을 계속 생각하며 불편하고 고통스러운 나날을 보낸다.

'일기일회(기회는 한 번 밖에 없는 게 인생이다)'라고 했는데 내 삶의 에너지를 부정적이며 마이너스로 쓰고 있으니 결국 남는 것은 망가진 정신과 몸이다. 지나친 감정은 병으로 나타나 괴로워했던 시간의 몇 배에 해당하는 오랜 세월 동안 내 삶을 고통 속으로 몰아넣는다.

행복해질 것인가? 고통의 거친 바다에서 어떻게 살아야 할지, 어디로 가야 할지, 무엇을 염두에 두고 살아야 할지, 이 순간을 벗어나기 위해 해야 할 일이 무엇인지, 내가 추구해야 할 최선의 행동은 무엇인지를 곰곰이 생각해 보자.

내 몸의 세포 하나하나가 모두 순간적인 마음 씀씀이에 영향을 받아 상승되기도 하고 하락되기도 한다. 아파봐야 나만 불쌍하다. 마음부터 좋게 다짐하고 웃으며 살아야 건강을 유지하며 행복하게 살 수 있다.

행복의 파랑새는 늘 우리 집안에 있다는데, 파랑새 타령을 밖에서 정신없이 찾고 있으니 어찌할꼬!

'잘 되는 일은 잘 되어서 감사하고, 안 되는 일은 안 되어서 고맙다'라는 생각이 들면 공자께서 50세를 왜 하늘의 뜻을 조금 알기 시작했다는 뜻의 '지천명'이라고 이야기하셨는지 약간 이해가 될 것이다.

안된 일은 시기적으로 내공을 쌓고 준비를 더 철저히 하라는 하늘의 뜻이고, 잘된 일은 교만하지 말고 성실하게 임해서 자신의 가치를 인정받고 그릇을 키워서 많은 것을 담으라는 뜻이겠지!

병 중에서 마음의 병이 가장 크고, 고치기도 힘들다는데 여러 가지 감정이 몸에 어떤 이상을 가져오는지 살펴보자.

1 분노

화를 너무 잘 내는 사람들과 같은 공간에 있으면 불편하고, 언제 또 폭발할지 몰라 불안하다. '열 받아 죽겠네', '성이 난다', '부셔버리고 싶다', '속에서 천불이 난다', '머리 뚜껑이 열린다', '눈에서 불이 난다', '얼굴이 후끈 달아오른다', '손이 부들부들 떨린다', '이가 갈린다', '한 대 치고 싶다', '욕이 튀어나온다', '때려 치워', '문을 쾅 닫고 고함지른다' 등의 감정표현을 한다.

화를 내면 머리에 찌꺼기 피가 확 올라와 뇌혈관, 눈의 망막, 수정체에 영향을 준다. 압이 올라 핑 어지럽고, 감정조절이 안되고, 머리도 아프고 눈이 뿌옇게 된다. 얼굴도 붉게 달아오르고 심하면 목에서 피가 올라온다. 다음날 아침에 코피가 심하게 터지며 귀가 멍멍해 진다.

모세혈관이 확장되어 얼굴의 실핏줄이 터지고 기관지 모세혈관도 상해서 가래 속에 피가 섞인다.

가슴이 답답하며 옆구리가 결려 사진을 찍어봐도 도무지 병명이 나오지 않아 더 답답하다. 고요하게 가라앉지 않으니 정확한 사고와 판단이 되지 않고, 뒷골이 자주 당겨 업무 중에 계속 손이 가서 만져줘야 하고, '뚜둑' 소리가 나도록 목을 좌우로 돌려 보지만 개운치 않다.

폐, 기관지, 횡격막을 긴장시켜 숨도 가쁘고, '후' 하고 숨을 거칠게 내쉬어 보지만, 시원치 않다. 분을 풀지 못해 갑자기 돌발성 난청, 불면, 안압 상승으로 눈 통증, 단기 기억력 상실, 졸도, 심하면 뇌혈관 이상(뇌출혈, 뇌동맥류, 뇌경색, 일과성 뇌허혈)으로 중풍이 와서 언어장애와 손발마비증상이 오기도 한다.

먹은 것이 잘 내려가지 않아 목, 가슴속이 막히고 답답한 느낌이 있어 손으로 두드리기도 하고, 물이나 시원한 음료수를 마셔야 겨우 내려간다. 반복되면 위염과 역류성 식도염이 생긴다.

화를 낸다는 것은 받아들이고 인정하는 마음이 부족한 것이므로 심장의 관상동맥이 좁아져 협심증, 더 나아가서는 심근경색이 올 수 있다.

장에서 음식을 받아들이는 작용이 되지 않아 과민성 장증후군이 생겨 스트레스만 받으면 배 아프고, 설사하고 시원치 않은 무른 변을 자주 본다.

눈은 늘 충혈되어 있고, 정수리에서 후끈후끈 열이 올라 김이 나는 느낌이며 귀에서 열이 나고 통증이 있고, 눈이 빠질 듯이 아프다.

뇌신경이 자주 흥분되어 손 떨림, 얼굴 떨림, 눈꺼풀 떨림이 자주 나타난다.

뒷목, 가슴, 등, 옆구리, 허리에 담이 잘 걸리고, 눈썹 사이, 눈꺼풀, 눈 바로 아래, 손등에 푸른 정맥이 튀어나와 순환에 문제가 있다. 간에 영향을 줘서 지방 분해 작용이 떨어져 지방간이 오고, 성난다고 술을 과음하여 알코올성 간염 또는 간 기능 이상, 간경화가 온다. 예전에 비해 지혜와 여유가 부족해져 조급증이 생기고 잦은 실수로 일의 능률이 떨어지고, 뭐든지 감정적으로 대하기 쉽다.

쓸개즙 분비에도 영향을 줘서 담석증, 담도 막히는 증상, 담낭염 등이 생기고 합리적 결단과 정확성이 떨어지고 좋아하고 싫어함이 심해져 인간관계도 원활치 못하다.

성장기에 불만이 안으로 쌓여 있다가 자기를 무시한다고 느껴지면 용수철이 튀어 오르듯이 욕하고 공격적인 태도를 취하며 안 해도 될 막말까지 해버려야 직성이 풀린다. 마음이 송곳같이 뾰쪽하거나 칼날같이 서 있어 어느 누구의 말도 귀에 들어오지 않고 화가 머리끝까지 난다. 괜히 주위 사람들에게 분풀이를 해서 기분을 망치고, 인간관계도 망가뜨린다. 분풀이 당한 사람은 또 다른 사람에게 화풀이를 하게 되는 악순환의 고리가 이어진다.

1) 화낸 이유를 생각해 보자

내가 옳다고, 바르다고, 완벽하다고 생각하지는 않았는지 살펴보고, 그렇다면 먼저 미안하다고 사과하는 연습부터 하자.

2) "모든 것은 내 잘못이다." 하는 마음을 계속 연습하여 자신을 낮춰보자

화는 위로 올라가는 것이고, 이해와 용서는 기운을 아래로 내려 내 생명을 안전하게 지켜 준다. 위로 올라가는 것이 강하고 자주 반복되면 일찍 하늘나라로 올라가는 사다리가 빨리 만들어진다. 오래 살고 싶으면 내 잘못이라고 생각하고 자신과 다른 사람을 넓은 마음으로 용서하자.

3) 평소 사랑하는 마음을 연습하자

모든 사람은 불쌍하다. 아프면 고통스럽고, 겉으로 보기에는 행복해 보이지만 속은 곪아 터진 사람이 많다. 자신의 삶과 식구들을 제대로 봐라. 성 잘 내는 본인을 만나 '얼마나 힘들고 고통스럽겠는가?'를 한번이라도 조용히 생각해 보았는가? 행복하게 해준 것도 별로 없으면서 요구사항이 많고 불만은 어찌 그리도 많은지, 예끼 이 양반아, 냉정하게 네가 한 행동과 말을 되씹어 보자 성난다고 투덜대고 거칠게 대해서 다른 사람의 가슴에 대못을 얼마나 많이 박았는지? 송곳은 얼마나 찔러댔는지, 이제야 정신이 드는지, 용서를 구해야 된다. 본인도 살고, 주위 사람도 살리는 길을 알았으면 냉큼 실천해야 된다. 기회 봐서 해야지 하면 속골병 다 들어 좀 있으면 수술날짜 잡아 간병해야 할 처지다. 그래도 미적거리고 있으면 과거의 분함이 열매를 맺어 여럿 괴롭힌다. 후딱 빨리 용서를 해야한다. 미안하면 미안하다, 잘못했으면, 잘못했다고 바로 이야기해라.

4) 모든 사람이 나를 가르쳐 주는 스승이다

어떤 사람이 나를 화나게 만들었다면, 그이의 마음속에 내가 말하고 행동, 표정지었던 것 중에서 마음에 들지 않는 것이 분명히 있어서 그렇다. 그 사람 자체가 톡하면 터질 것만 같은 분노의 시한폭탄을 가지고 사는 사람일 수도 있지만, 나의 여러 모습에 기분이 언짢아 그럴 수도 있고, 자기 입장을 이해해 주지 않는 뉘앙스를 풍기거나 무시한다는 생각이 들었을 수 있다.

예전에는 툭하면 화를 냈는데, 세월이 갈수록 화를 덜 낸다는 소리를 들으면 인격이 성숙되어 가고 있다고 볼 수 있다.

자기감정을 소모하고 기분 나빠하면서 나의 고칠 점을 지적해 주는 화낸 스승님께 감사의 마음이 들기 시작하면 인품이 고매한 쪽으로 에스컬레이터를 타고 올라가기 시작했다.

모든 사람이 나를 훌륭하게 이끌어 주고 가르쳐 주는 선생이라는 생각을 가지면 고개는 자연히 숙여지고, '죄송합니다', '미안합니다', '잘못했습니다'라는 말이 저절로 입에서 나오게 되니 또한 흐뭇하지 않은가?

5) 화를 내면 몸 안에 독을 퍼뜨리고, 명랑하고 활발한 생기를 없애고 자율신경과 뇌신경을 흥분 긴장시키고, 좋지 못한 호르몬이 많이 나오고, 핏속에 독소가 생겨 몸 곳곳이 아프게 된다

화를 자주 내면 병이 생길 가능성이 높아지고, 주위 좋은 사람들이 하나둘씩 떨어져 나가 같이 밥 먹을 사람이 없어지고, 때맞게 필요한 충고를 해 줄 사람들이 사라지니 외롭고, 실패할 확률이 높아진다.

참으면 병이 되니, 평소 기쁘고 잘해 주었던 추억을 떠올려 웃고 넘기자. 자신도 완전하지 못해서 실수와 잘못을 하지 않는가!

누구나 순간적 실수를 할 수 있으니 '허허' 웃고, '괜찮아, 다음에 잘하면 되지' 하고 어깨라도 가볍게 두들겨 주고 지나가자.

상대를 위해 용서를 해주는 것이 아니라 자신의 건강을 위해 이해해 주는 것이다.

몸을 불태우고 정신을 어지럽히고 생명을 단축시키는 분노의 불길을 빨리 잡지 않으면 내 생명과 다른 사람의 생명까지 앗아간다. 독기가 꽉 찬 눈은 사람들이 모두 피하고, 내뱉는 말은 독설이라 상처를 깊게 만들고, 인간관계와 사회관계를 파괴하여 내 편을 없애고 적을 가장 빨리 늘리고, 시비 거는 사람으로 낙인 찍혀 마주치지 않으려고 슬슬 피하며, 거친 행동은 기피대상 1호로 지목되게 한다.

'옳다, 틀리다'라는 것은 자신의 기준이지, 모든 사람들이 인정할 수 있는 합리적 기준은 아니다. 시시비비를 따지는 마음부터 놓아라. 손해 보지 않겠다는 악착같은 마음도 쉬어라. 하늘이 부여한 총량제가 적용되는 것이 우리네 인생이라, 하나하나 따져도 나가야 할 것과 들어오는 것과 머물러 있는 것의 전체

량은 변하지 않는다. 손해 볼 때가 있으면 이익이 있을 때도 있는 게 인생이다. 세계적으로 가장 뛰어난 비즈니스를 자랑하는 중국 상인들을 봐라. 손해 봐도 준다. 다음 기회에 다시 찾아와 줘서 단골이 되면 더 큰 이익이 생길 수 있다는 것을 아는 지혜가 있다.

마음속에 밉고 원망스럽고 죽여 버리고 싶고 한 대 때리고 싶은 나쁜 마음이 들기 시작하면 내 삶이 괴로워지는 불행의 역으로 기차가 방향을 틀었으니 재빨리 알아차리고 용서의 역으로 선로를 변경해야 행복해질 수 있다.

『무문관』에 서암언이라는 분이 '날마다 주인공'하고 자신을 부르고 '예' 하면서 '눈을 제대로 뜨고 옳게 보았느냐!', '남에게 속지 말아라' 했다.

미움과 분노, 원망을 중심으로 살아가면 사람들에게 휘둘려 자신의 생명을 상하게 하는 불행한 삶이니, 속지도 말고, 속이지도 말고, 밝은 광명과 행복이 충만한 빛으로 자신을 가득 채우며 살아가야 건강하고 오래 살 수 있지 않겠는가?

환자케이스

30대 초반 남성으로서 다혈질이라 쉽게 화를 내고 공격적이다. 몸에 열이 많아 집에서는 겨울에도 반팔을 입는다. 6년 전부터 건선이 생겨 고생하고 있다. 전신에 버짐처럼 생긴 것이 팔, 다리, 배, 등으로 퍼져 있고, 특히 손등까지 있어서 밖에 외출할 때는 반팔, 반바지를 입을 수 없다. 가렵기까지 해서 긁어서 피가 나오기도 할 정도이다. 진맥을 해 보니 분노와 미운 감정이 많아 열이 안으로 쌓여있고 원래 체질이 열이 있다. 열이 많은 데다가 술도 과음했으니 열독과 주독이 만들어져 독이 배설되지 못해서 피부에 건선이 생겼다. 두 가지를 약속해 주면 치료를 해주겠다고 했다. 첫째는 모든 잘못이 나에게 있으니 미안하다는 말을 먼저 해야 할 사람은 자신이고, 화가 올라오는 순간에 알아차려서 어떻게 하면 잘해 줄 수 있을까를 생각해서 행동하고 말해라. 그렇지 않으면 치료가 안 된다. 이 마음은 치료하는 의사가 대신 할 수 없는 일이니 자신의 성격을 바꾸지 않으면 치료가 안 된다. 치료가 빨리 안 된다고 원망하지 말고 자신의 병이 분노와 미움에서 왔다는 것을 반드시 알아야 한다.

둘째는 술을 끊어라. 술 마시고 나면 더 가렵고 심해지지 않느냐? 치료될 때까지 술을 먹지 않을 것을 약속하기로 하고 시작했다. 얼마나 걸리면 치료가 될지를 물었다. 두 가지를 잘 지키면 바르게 호전될 것이고, 그렇지 않으면 약 효과가 더딜 것이라고 했다. 보기 흉할 정도로 심했던 건선이 호전되고 성격도 부드러워져 부인에게 감사의 인사를 들었다.

"이제 행복이 무엇인지 알게 해주신 선생님의 고마움을 생각합니다." 하는 말에 "부인의 이해심 많은 마음 덕분에 좋을 치료를 할 수 있었으니 복이 많은 분이시네요." 하고 덕담을 했다.

2 분노 조절 장애

'욱' 체질, '불칼' 체질, '예측불허' 체질, 감당하기 곤란한 체질로 다른 사람을 불안하게 만들고 이만큼 화낼 일을 저렇게 크게 화를 내며 통제가 안 된다. 자기 성질대로만 살고, 늘 얼굴이 벌겋게 달아올라 있으며 극단적으로 화를 내, 두 번 다시 안 볼 것처럼 욕이 장난이 아니다. 농담 자체가 아예 안 되고 자기에게 관심을 지나치게 주면 안 되는 사람으로 '툭' 하고 터질 것만 같은 불안하고 위험한 그대다. 보상심리가 강해서 존중해줘야 하고, 적당한 관심을 가져줘야 하는데, 무시한다는 생각이 들면 물불 안 가리고 엎어버려야 직성이 풀린다. 의리를 지켜야 한다는 생각에 과잉행동을 하는 눈꼴사나운 사람으로, 자기밖에 나설 사람이 없다고 생각하는 성향도 있다.

자랄 때 말도 안 되는 이유로 벌 받아 잘한 일도 제대로 인정받지 못해 파괴 본능이 있어 아무 상관도 없는 사람에게 분풀이를 한다.

1) 자기보다 약자라고 생각하고 배려해 주자. 모든 사람들은 아픔과 고통을 가지고 있다는 마음을 잊지 말고 불쌍히 여기자. 다른 사람에게 화풀이 한다고 근본적으로 해결되지 않는다. 어리석은 짓은 그만두자. 왜 죄 없는 사람을 괴롭히고 인생을 망가뜨리느냐! 그럴 이유도, 권한도 없다. 내 인생이 소중한 만큼 남의 인생도 귀중하니 존중해 줘야 한다.
2) 내 자신을 따뜻하게 타이르자. 훌륭하다고 칭찬받았던 모습을 마음에 떠올려 보자.
3) 조용히 이야기해 풀자.
4) 사랑하고 존경하는 사람의 얼굴을 떠올려 그분에게 자문을 구했다고 생각해라.

지금 내가 어떻게 해야 할지를 곰곰이 생각해 봐라.
5) 숫자를 1~100까지 세라.
6) 호흡을 길게 내쉬고, 호흡이 짧은지, 긴지를 알아차리는 데 집중해 보자.
7) 넉넉한 자신이 너그럽게 이해해 줄 수 있다는 대범함을 실천하자.
8) 어릴 때 상처 받았던 자존심을 어루만져 주자. 다른 장점도 많다는 것을 생각하고 찾아 보자. 내가 고통받았던 느낌을 다른 사람에게 묻지도, 따지지도 않고 폭력을 행사하는 것은 사람이 할 짓이 아니다.

3 불평불만

부정적 언어와 표정으로 냉소적이고 비판적이며 거칠고, 자기 잘난 체 한다. 욱하는 성미가 있고 무시한다고 생각한다. 성질나면 손에 잡히는 것을 던진다. 자기 분에 못 이겨서 전화 끊을 때 수화기를 '꽝' 소리 나도록 내려놓는다.
맘에 안 드는 말을 들으면 욕부터 마음속에 떠오르고 한 대 때리고 싶어 한다. "너희들이 뭘 알아?" 하고 욕이 나온다. 매사가 짜증스러우며 다른 사람이 웃는 것만 봐도 비웃는 듯 보인다. 사람들이 많이 있어도 화를 못 참는다. 씩씩거리고, 걸음걸이도 '툭툭' 걷는다. 감정을 가라앉혀 차분히 이야기하자고 해도 손을 크게 휘저으며 목소리 톤이 높아져 고함을 지른다. '꼴 보기 싫으니 저리 가라'고 소리치며 대놓고 불평을 늘어놓고, 마음에 균형 감각이 없어 기분 따라 오락가락한다. 도무지 자기 컨트롤이 되지 않아 여러 사람 불편하고 기분 나쁘게 만든다. 비위 맞추기 힘들다.

1) 무엇이 불만인지를 곰곰이 생각해 본다.

2) 불만을 느끼는 것이 내 자신의 문제는 아닌지 체크해 본다.

3) 삶에 찌들어서 여유가 없지는 않는지 본다.

4) 남의 단점만 보고 있지는 않은지를 생각해 보자.

5) 웃으면서 이야기하고, 최대한 목소리를 가다듬어 부드럽게 대한다.

6) 당사자와 직접 해결한다.

7) 부정적인 사람과 대화하면 불쏘시개 역할을 한다. 일단 나를 화나게 하는 사람과는 최대한 접촉하지 말고 조용히 있어라.

8) 상대의 아픔과 고통을 최대한 생각하고 배려한다.

9) 나 자신을 좋게 생각하고, 역할을 잘 하도록 스스로 격려한다.

10) 불만주의자에게는 사람이 안 붙는다. 나이 들면 나의 불평불만으로 옆에 있어야 할 식구조차도 저 세상에 먼저 갔거나 살아있어도 근처에 오기 싫어한다.

11) 100% 만족은 없다. 자신에게도 만족이 안 되는데 다른 사람 통해 만족되겠는가?

12) 어떤 상황에서라도 최대한 즐겁게 즐겨라.

13) 자신의 불만을 남에게 전염시키지도 말고 전염되지도 마라.

14) 똥 피하려다가 똥차 만난다. 지금 주위에 있는 사람을 소중히 여기고 잘 대해 줘라. 별 사람 없다. 나 자신도 장단점이 있듯이 모든 사람이 다 부족한 부분이 있으니 서로 어울려 산다. 괜히 토사구팽시켜 봐야 엉뚱한 인간을 만나 ' 아! 옛날이여' 하는 생각이 든다. '구관이 명관이다'라는 말은 그냥 생긴 게 아니다. 상대를 대하는 내 방식부터 다정다감하게 바꿔보고 불만의 원인을 허심탄회하게 이야기하고 고칠 수 있는 시간을 주자. 내가 고쳐야 할 부분은 어떤 것이 있는지부터 먼저 물은 후 상대에 대한 불평을 간결하고 부드러운 말씨로 달래 보자. 옐로

우카드를 준 후에도 그대로이면 어쩔 수 없지 않느냐. 레드카드를 내어 아웃시킬 수밖에 없다. 그때까지만 기다려 보자.

자신부터 확실하게 다른 모습을 보여 주자. 내 마음대로 모두 따라 줘야 한다는 생각은 상대에 대한 인격 침해다. 내가 꼭 올바르고 맞는다는 마음을 가지고 상대를 고치려고 대하면 반발이 심해지고 오히려 역효과가 난다. 도저히 안 되는 습관은 인정해 주고 적당히 포기도 해주는 것이 내 인생에 득이 된다. 어차피 안 바뀔 것을 가지고 불만을 터뜨려 봐야 내 인생만 괴롭고 주름만 늘어나고 화병으로 여기저기 고장 난다. 자신도 성인군자가 아니고 시간이 지나면 왜 내가 그렇게 심하게 닦달하고 매일 불평하면서 살았나 하고 후회할 날도 온다.

자라면서 환경적으로 그럴 수밖에 없었던 태생적 한계가 거의 모든 사람들에게는 있다. 부유하게 자란 사람은 어려운 처지를 이해하지 못하고 뭐든지 아껴 쓰는 것을 중요시하지 않을 수도 있다. 가난하게 자란 사람은 남부럽지 않게 좋은 환경과 스펙을 보면 열등감도 느껴지고 시기하는 마음도 생겨 곱게 넘어가지 않는 경우도 간혹 있을 수 있다. 배고프게 자란 사람은 먹는 것만 보면 허겁지겁 달려들어 배를 채워야 정신이 들고 심리적 안정이 되어 대화를 나눌 여유가 생긴다. 형제자매가 많은 집에서 자란 사람은 행동 패턴이 빨라야 하나라도 더 먹고 가질 수 있으니 고스란히 식사, 일, 운동 등에서 모두 나타난다.

자라온 환경이 다르고 부모나 친척, 사회로부터 봤던 것, 들었던 것이 차이가 나니 그 사람을 마음 깊이 이해해 주고 내 잣대로만 평가하지 말자. 불평해 봐야 내 인생만 손해다. 혈액순환도 안 되고 자율신경 조절도 안되고, 뇌신경을 곤두세우니 건강에 좋을 리 없다. 자신을 행복하고 건강하게 하려면 인상 쓰고 입 튀어나오고 불편하게 살아서는 안 된다. 자신의 마음창고에 너그러움을 꺼내 쓰면 행복이 저축된다.

4 담쌓기

가장 좋지 못한 의사표현 방법으로 상대방에 대한 담쌓기가 있다. '말해 봐야 소용없다. 상대하지 않겠다. 너 없어도 살 수 있다', '어이가 없다', '말이 안 통한다', '내 입장을 조금도 생각해 주지 않아 분하다', '사람 좀 되라' 등의 의미를 가진다. 극단적이고 폐쇄적, 상대 인정하지 않기, 냉혈한으로 당하는 사람은 속 터진다. 인격적 결함이 많다. 서운함의 또 다른 모습이기도 하다.

내가 먼저 잘못했다고 한다. 누군가 하나는 숙여 줘야 해결되지 둘 다 똑같이 하면 영원히 성벽에 갇혀 지낸다. 속 터져 죽겠다고 해라. 장점과 잘해 준 점을 리얼하게 표현해라. 주위 식구들의 도움을 받아라. 간접적인 지원으로 감정이 풀리게 해야 한다. 급하게 풀려고 하면 더 꼬인다. 어느 정도 시간이 흐르고 마음이 풀렸다 싶으면 적극적 담 허물기를 해라. 같이 동행할 모임이나 약속을 만들어라. 몸으로 부딪혀라. 진수성찬을 대접하라. 식구들과 술을 같이 마셔라. 예전에 사이좋고 행복하게 지냈던 것을 잊지 마라. 내 욕심만 차리려고 하지 않는지 잘 살펴봐라. 오해한 부분, 지나치게 막말한 부분을 솔직히 인정하고 사과해라. 시간을 늘려봐야 담 높이만 높아지고 두께는 더 두꺼워진다. 화해하고 행복하게 살아라.

'안 보면 되지, 너 말고도 사람 많고, 인간 같지 않은 너하고는 상대하기 싫다'는 독한 마음이 하나씩 올라올 때마다 벽돌이 계속 놓여진다. 모르는 사람도 잘 사귀어서 서로 도움 주고받고 하는데 부모, 형제, 자매, 부부, 친구, 동료끼리 그렇게 살아봐야 남는 것이 무엇 있나.

　차근차근 감정 내세우지 말고 진심으로 서로 위했던 과거의 마음은 어디에 내동댕이쳐 버리고 다시는 안 볼 것처럼 막말과 넘어서는 안 될 선을 넘어버리느냐! 잘했다고 우기는 자신도 훌륭하고 괜찮은 인격을 가진 사람은 절대 아니다. 인격적인 사람이 지금 이런 행동을 하고 있나? 불효막심하고 우애라고는 찾아 볼 수 없고 존중하고 따뜻하게 이해해 주려는 마음은 어디 한 곳이라도 존재하지 않는다. 잘한 거 하나 없다. 남한테는 웃으면서 살살거리는 이중인격자다. 집에 있는 남편, 부인, 식구들을 매일 지나가는 행인 1, 행인 2로 생각하면서 인사 한마디 하지 않는 사람이 제대로 된 사람인가. 자기가 설혹 잘했고 옳다고 하더라도 그렇게 괴롭혀서는 안 된다. 가장 아끼고 소중한 사람들을 힘들게 하는 것은 병이라는 결과를 낳아서 고통을 직접 눈으로 봐야 하고 겪을 수밖에 없다. 잘못한 게 없어도 내가 잘못했다고 빌고 담을 무너뜨려야 서로 병에 걸리지 않고 건강하게 살 수 있다. 담을 쌓는 것은 몸에 큰 병을 쌓는 시작이다. 안 좋은 일을 여기저기 떠벌려 확대하지 말고 묵언하고 넘겨라. 담쌓아 봐야 고통과 불쾌감만 높아진다. 진정한 지혜를 가지고 인생의 소중한 가치를 아는 사람은 어찌 해야 할까? 가슴에 손을 올리고 잘 생각해서 인생을 살아가자. '남편, 아내, 식구들이라는 보물을 오랫동안 건강하고 행복하게 간직하기 위해서 나는 어떻게 해야 할까?'를 늘 마음에 두고 살자.

5 미움

　세상 사람들이 서로 미워하지 않고 아끼며 좋아하고 다독여 주면서 살면 태평성대가 따로 없을 것이다. 내가 아무것도 주지 않아도 꼴 보기 싫은 사람이 있고, 온갖 것을 다 바쳐도 밉지 않아 계속 주고 싶은 사람이 있다.

　세상살이를 하다 보면 이런 사람, 저런 사람을 만나야 하고 같이 어울려 지내야 하는 것이 기본이다. 내 마음에 미워하는 사람이 많아질수록 인간관계의 폭이 좁아지고, 불쾌지수가 높아진다. 많은 사람들에게서 배울 수 있는 기회가 줄어들고, 옳은 이야기를 해도 귓등에 스치기만 하는 안타까운 일들이 자꾸 생긴다. 옳고 그름을 떠나 그 사람 자체가 밉고 싫으니 아무리 도움 되는 일도 받아들여지지 않아 나중에 후회한다. 마음에 미움이 많을수록 미워할 수밖에 없었던 과거 삶의 한 장면이 여러 사람 속에 그림자처럼 겹치니, 괴로움이 이만저만이 아니다. 아버지, 어머니, 삼촌, 형, 동생, 누나, 언니, 친구 등의 미워하는 사람과 누군가가 비슷하게 생기거나, 버릇만 같아도 똑같이 생각하여 못되게 굴고 싶은 마음이 치솟는다. 어느 누구를 미워하는 마음이 없어지지 않으면 성장한 후 가정생활, 사회생활 속에서 만나는 사람 중에서 그 대상만 바뀔 뿐, 머릿속 깊숙이 박혀 있는 부정적인 것은 그대로 있다. 내 마음속에 있는 미워하는 에너지를 버리고, 이해하고, 용서해 주지 않으면 삶이 결코 유쾌하지 않다. 나 자신을 위하여 툭툭 털어내야 훨씬 삶이 가볍고 행복할 것인데, 죽어도 잊을 수 없고 용서할 수 없다고 계속 이야기하며 살아가는 것이 우리의 모습이기도 하다.

　내가 행복해지기 위해서 어떻게 하는 것이 가장 좋을지를 곰곰이 생각해 보면 지혜로운 답이 나온다. 지나간 과거를 붙들고 툭 쏘아붙여 봐야 서로가 괴롭다. 상대방이 철이 덜 들고 생각이 짧아 감정적으로 흥분하여 삶이 괴로웠을 때 힘겨운 마음을 나에게 나타냈고, 그로 인해 내 영혼은 찌그러지고 고통스러웠지만, 지금의 내 삶이 행복해지기 위해서는 상대의 부족하고 거친 마음을 이해해 주는 것이 첫걸음이다. '왜 그렇게 했을까?'를 그때의 여러 가지 환경에 비추어보면 약간의 이해와 수긍이 갈 만한 것도 있을 것이다. 이해의 폭을 넓혀 입장을 바꿔서 '나라면 어떻게 했을까?'를 생각해 본다면 지난 일을 보는 내 마음이 달라질 것이다. 미움의 크기가 클수록 매사가 짜증스럽고 불편하며, 투덜거리고 마음 씀씀이가 거칠어지고, 피부와 머릿결도 푸석거려진다. 내 삶의 범위와 폭, 깊이가 예전과 달리 좁아지고 불편해졌다면 내 안에 미움이 어느새 가득차기 시작한 것은 아닌지를 점검하여 용서와 너그러운 이해로 청소해 내야 건강하고 행복한 삶을 계속 살 수 있을 것이다.

『회남자』「무칭훈」에 '하나의 미운 일은 그냥 넘어가나, 쌓이면 원한이 된다'고 하였으며, 『회남자』「태족훈」에 '손가락이 굽어져 있으면 펴려고 노력하지 않는 사람이 없으나, 마음이 미움으로 가득차 있는 것은 없애려고 노력하지 않는다'고 했다. 『노자 도덕경』 42장에 '간혹 덜어 내려 해도 더해지는 경우가 있으며, 간혹 더하려 해도 덜어지는 것이 있다'고 했다. '어쩔 수 없는 경우도 있을 수 있겠구나'라는 마음으로 삶을 살면 미워하는 마음이 적게 생기고, 오해보다는 이해하는 넉넉한 마음이 생길 것이다.

'미워하면 무슨 소용이 있나, 가고 나면 울고 말 것을'이라는 노랫말도 있듯이 내 삶을 아름답고 행복하게 가꾸기 위해서는 좋게 보고, 그냥 웃어넘기고, 마음에 담아 두지 않는 것이 필요하다. 미워하는 마음의 에너지가 옅을수록 내 삶은 훨씬 가볍고 자유로워질 것이다. 평생 누굴 미워하고 산다는 것은 참으로 괴롭고 힘든 일이다. 도저히 용서할 수 없는 일을 용서해 주는 사람은 마음 그릇이 크고 훌륭한 사람이다. 우리는 다른 사람에게는 '용서해 주고 살자'라고 항상 이야기하지만, 정작 자신의 일에서는 사소한 일에서도 자존심 상해하고, 미워하는 감정을 숨기지 않고 그대로 다 드러낸다. 미움은 마음속에 독기를 만들어 필요 이상의 화를 내게 하는 뿌리가 된다. 독기가 쌓여 신경이 긴장되고, 호르몬에 변화가 오고, 혈액이 오염되며 스트레스로 병이 생긴다. 결과적으로 내가 가졌던 미움 때문에 건강까지 이상이 생기니, 참으로 안타까운 일이다. 미워 보이는 사람에게 차츰 편하게 대해 주고, 웃어 주며, 친절하게 알려 주고, 배려해 주는 모습이 늘어날수록 내 영혼은 자유롭고 행복해질 것이다. 내 삶이 행복해지는 길은 화해하는 것이다. 가훈으로 '가화만사성'을 많이 쓴다. 화목하려면 미워하지 말고 화해해야 할 것이다. 미운 사람에게 떡 하나 더 줄 수 있는 큰마음을 가진 사람이 늘 건강하고 여러 사람들을 기쁘고 편하게 해준다.

6 감정기복

감정기복이 심하다는 것은 마음이 변덕스럽다는 의미가 되기도 한다.

삶의 애환이 많아서 마음에 차곡차곡 쌓인 것이 꽤 된다고 볼 수 있다. 내 삶이 괴롭고 힘들고 말 못할 사정이 많아 꾹 참고 살았다. 웃어도 웃는 게 아니고 손뼉 치고 맞장구쳐도 즐거운 것이 아니다. 마음 한편에 자리 잡고 있는 분노, 미움, 원망과 우울, 슬픔, 신세 한탄과 나도 행복하고 즐겁게 살고 있다는 간절한 소망이 뒤엉켜서 기쁜 일에도 눈물이 펑펑 쏟아지고 환하게 활짝 웃는 것이 아니라 피식하고 웃는 둥 마는 둥 한다. 인생의 낙이 없으니 마음을 지탱해 주는 중심이 약해져 있다. 화를 내야 하는데 너무 서러워 울어버리기도 하고 자신의 신세타령 때문에 화를 안 내도 될 일에 버럭 고함부터 지른다. 자신이 살아왔던 지난 삶이 험난했지만 꿋꿋이 잘 견뎌 왔고, 최선을 다하려는 마음을 잊지 않았으니 대단한 사람이다. 그 정도도 화 안내고 살 수는 없지만 화낸다고 내 마음이 풀리는 것은 아니고 더 갑갑해지고 과거의 나쁜 일들이 드라마 시리즈처럼 터져 나오니 자신을 다독이고 뭐든 좋게 좋게 넘어가는 것이 현명하지 않을까? 세상에서 내가 가장 불쌍하다는 잘못된 마음부터 고쳐먹자. 여러 어려움 속에서도 웃고 사는 사람들이 얼마나 많은가? 자기 생각에 갇혀서 어둠 속으로 몰아붙이면 코너에 몰린 비참한 자신이 더 보기 싫다. 내가 자신을 인정하고 사랑하지 않는데 누가 날 사랑해 줄까? 어느 누구도 슬픈 얼굴 짓고, 한숨 쉬고, 예상할 수 없는 변덕쟁이에게 마음을 여는 사람은 없다. 내 속의 어둠을 털어버리기 위해서는 웃을 일을 찾고 내 존재를 통해 봉사하면 기쁨과 감사함의 에너지가 가득 찰 것이고 '어떻게 하면 즐겁게 살까?'를 찾아보자. 그동안 참고 사느라 진짜 고생 많았다. 격려의 박수를 보낸다. 앞으로는 과거에 힘든 것을 떨쳐 버리고 행복하고 기쁘게 살자.

분노에서 우울, 비관까지 감정 변화의 폭이 크다. 어떤 마음이라도 휘둘리지 말고 '나는 행복하다'에 포커스를 맞춰 셀프 코칭해라.

7 괘씸, 두고 보자

얼마나 분했으면 '두고 보자, 괘씸한 인간 얼마나 잘 먹고 잘 사는지 보자'는 마음이 들까? 세상에 별 인간 다 있으니 자기밖에 모르는 덜된 사람을 마음에 두고 있어봐야 괴로운 것은 나 자신이다. 다시는 그런 인간에게 당하지 않기 위해서는 사람 보는 눈을 키워야 한다. 너무 믿고 자신처럼 양심적이고 예의바르고 경우 있을 거라는 착각을 한 것은 바로 나다. 상대를 정확히 보지 못한 것은 나의 실책이다. 인생수업료 냈다고 생각하고 조심해서 살자. '남 괴롭히고 끝까지 잘 되는 사람 못 봤다'는 말을 자주 듣는다. 남한테 똑같은 행동은 하지 말자.

1) 과거는 바꿀 수 없고, 괜히 그런 마음을 가지고 있으면 스스로 독기를 품고 있어 비슷한 상황이나 연관된 이미지를 가진 사람들에게 퍼붓게 된다.
2) 인간관계를 망치고 힘들게 하며, 내 얼굴 표정이 늘 웃음 없이 굳어 있어 보는 사람의 마음이 불편하다.
3) 복대로 사는 것이 우리네 인생이다. 나뿐만 아니라 다른 사람에게도 나쁜 짓을 많이 했다면 삶이 평탄치는 않을 것이다. 하늘이 알아서 할 일을 내가 괜히 마음의 독심을 품어봐야 내 건강만 나빠지고 행복하지 않다. 화살을 두 번 맞는 어리석음에서 벗어나자.

죄 중에 가장 억울한 것이 괘씸죄다. 우연히 아무 생각 없이 한 말이나 행동이 눈에 거슬려 엉뚱한 피해를 입는 경우도 흔하다. 높은 사람을 모시는 사람일수록 이 죄에 걸려들 확률이 크다. 매사 조심하고 자신을 낮추는 것이 나를 지키는 일이다. 상대가 콤플렉스를 가지고 있는 사람이라면 특히 더 조심해야 한다. 아픈 부분, 드러내고 싶지 않은 과거를 건드리면 괘씸죄에서 벗어날 수 없다. 가혹하리만큼 보복하는 것이 이것이다. 말을 최소화하고 예의를 술자리에서조차도 깍듯이 지켜야 내가 산다.

8 열등감

성장 과정에 있어서 사람마다 중요시여기고 갖고 싶고 인정받고 싶은 것이 다르다. 형제, 자매, 친구, 주위 사람들과 비교하여 성적, 판단력, 일처리 능력, 사교성, 재치, 말솜씨, 키, 얼굴 생김새, 집안 환경에 따라 자신이 남보다 못하다고 하는 생각이 든다. '모자란다'라는 생각이 마음에 계속 남아 있으면 콤플렉스로 자리 잡아 성장 후에도 늘 따라다니며 괴롭힌다. 자신이 훨씬 나은 것도 많은데 보고 싶어 하고 원하는 부분만 따로 떼어 내어 잣대를 대니 어찌할 도리가 없다.

한 부분만 비교하여 마음에 주눅이 들기 시작하고 많은 사람들에게 들킬까봐 두렵다. 선생님이 질문할까봐 눈을 피하고 고개를 숙이고 열심히 책 보고 있는 학생처럼 불편한 환경을 피하려고 한다. 누나는 공부를 엄청 잘해서 명문대학에 진학하고, 자신도 잘해서 명문대학에 갔어도 누나보다 머리가 나쁘다고 생각하는 것이 지속되어 남아 있다. 누나와 같은 학교를 나왔거나 누나의 이미지가 연상되는 경우에는 어릴 때의 생각에 사로잡혀 무조건 자기보다 뛰어나다는 오류를 범하여 결정하는 데 있어서 실수를 하기도 한다.

자기보다 잘났다고 스스로 여기는 사람들에게 무조건 따르거나 또는 정반대로 공격적이고 많은 사람들 앞에서 망신을 주고 자기가 더 뛰어나다는 소리를 듣고 싶어 오버를 하기도 한다. 어릴 때 입어 보지 못한 옷, 신발, 갖고 싶었던 것들을 부러운 눈으로 쳐다보고 마음에 담아 둔 것이 어느 순간 튀어 나온다.

열등감을 오래 간직한 채 성인이 되어 자신을 과소평가하고 외부노출을 꺼려하는 소심한 성격을 만들고, 어려운 일이 닥치면 당황하고 불안하게 하며, 힘든 일에 쉽게 자존감이 무너져 우울, 비관을 하기가 쉽다.

무슨 일이든지 남들도 하는데 내가 못할 이유가 없다고 생각하자. 많은 사람들 앞에서 떨리지 않는 사람 없고, '똑같은 사람인데 최선을 다해서 능력을 계속 높이면 되지' 하는 생각을 하자. 나약하고 현실도피하려고 '어떻게 빠져나갈까?' 하는 궁리만 하는 사람이 되지 말고, '까짓것 부딪혀 보자' 하는 마음으로 살자. 내가 언젠가는 넘어야 할 산이다. 이번 기회에 확실히 넘어 보자.

1) 자신에 대한 평가를 냉정히 수용하여 부족한 것은 노력하여 채우도록 하자.
2) 완전한 사람은 없다. 아무리 뛰어난 사람도 결점으로 인한 열등감이 있다. 사람은 다 똑같은데 머릿속에든 사상과 철학이 다르다. 남다른 노력으로 자신만의 내공을 쌓고 브랜드 가치를 높이자.
3) 자기 확신을 갖고 충분히 해낼 수 있다고 셀프 코칭하자.
4) 남에게 도움 되는 일을 하여 보람을 느끼며 땀의 대가와 자존감을 높이자. 내가 가진 것이 이것도 있고 저런 것도 있는데 이런 점만 보충하여 지금보다 더 괜찮은 사람이 될 것이라는 마음을 먹자.

9 자폐 성향

스스로를 가두어 버리는 자폐 성향을 가지면 세상에 대한 적응력이 낮고 자기 열등감에 빠져 허우적거린다. 자신이 가진 좋은 점, 잘할 수 있는 것은 아무것도 없다고 생각한다.

쓸모없는 존재라 여기고 어떤 일이건 사람이건 무조건 피하고 본다. 사람이 다 똑같지는 않다는 것을 잊고 산다. 좋은 사람도 많다. 사회봉사하는 사람도 많고, 헌신적이고 이타적 삶을 소중히 여기는 사람도 많다. 얼굴, 눈동자, 목, 어깨, 팔, 다리의 몸이 굳어져 있어 자기 세계의 틀에 오랫동안 숨어 있다. 답답하고 숨막히는 생각에서 빨리 벗어나야 한다.

1) 발전하도록 자신의 능력을 확장한다. 어느 누구도 잠재된 능력을 알 수 없다. 한 가지라도 잘할 수 있는 것을 발굴하여 삶을 보람되게 살면 된다.
2) 자기계발서, 자기경영서, 성공학을 공부한다.
3) 명상을 통해 자신의 약점을 바꾸고 긍정적 자기 암시를 매일 수십에서 수백 번 실천한다.
4) 사람들에게 기쁨을 주려고 노력한다.
5) 같이 어울릴 수 있는 등산, 운동 등을 하여 외톨이 생활에 종지부를 찍어야 한다.
6) 봉사단체에서 봉사를 통해 자존감을 높인다. 지나친 자기 비하와 그로 인한 위축이 마음에 오래 머물러 뿌리내리지 못하게 여러 사람을 적극적으로 도와줘라. 혼자 있으면 더 심해진다.
7) 집에만 있지 말고 가벼운 산책이라도 계속해 바깥활동의 빈도수를 늘린다.

10 우울

　많은 사람들이 우울증을 자신도 모르게 가지고 있으며, 식구들조차 전혀 눈치 채지 못하고 지내다가 어느 날 갑자기 우울로 인한 여러 가지 일들로 놀래기도 한다.

　'기분이 울적하다', '기분이 별로다', '사는 게 재미가 없다', '귀찮다', '즐거운 일이 없다', '되는 일이 왜 이리 없지?', '앞으로 희망이 없다', '바람이라도 쐬러 갔으면 좋겠다', '집안에만 틀어박혀 있으니 갑갑해 미치겠다', '아는 사람도 없고 하루 종일 답답하다', '너는 왜 이리 웃음이 헤프니?', '사는 게 별게 있나?', '못 죽어서 살지', '누가 내 속을 알아주겠나', '요즘 한숨이 자주 나오네' 등의 우울한 표현을 자주하는 사람을 눈여겨봐야 한다.

　시간을 내서 다독여 주고, 희망과 용기를 줘야 할 사람이다.

　얼굴빛이 어두워져서 웃음을 잃고 어깨를 축 늘어뜨리고 고개를 푹 숙이고 있으며, 간간이 쉬는 한숨과 먼 곳을 자꾸 바라보는 모습이 안쓰럽다.

　갑자기 말수가 줄어들고, 밥만 먹고 일어나며 슬픈 노래 가사를 혼자 흥얼거리며 코미디 프로는 시끄럽다고 보지 않는다.

　말할 때 마다 목에 뭔가 걸려 있는 느낌이 들어 '어어'라는 소리가 자신을 불편하게 하고 주위 사람들도 신경 쓰이게 한다. 가슴이 답답하여 창문 가까이에서 밖을 시원하게 바라봐야 하고, 사람들이 많이 모이는 시장, 백화점은 가기 싫고, 계모임을 비롯한 대인관계를 적극적으로 하지 않고, 혼자서 하는 취미를 즐긴다.

　밥맛도 떨어지고 맛있는 것도 별로이고, 즐거운 이야기도 별로이고, 움직이는 것도 별로다. 모든 게 별로다. 사는 것 자체가 행복하다고 느껴지지 않아 매사에 의욕이 없고 뭘 해야겠다는 생각과 계획도 세우지 않고 그저 드러누워 하루 종일 TV만 보고, 음악만 듣고 있으니 보는 사람을 애태우게 한다.

자기 만족감이 떨어지니, 콤플렉스가 많아져 어두운 생각이 머리에서 떠나지 않는다. 사람들과 어울려도 표정이 무덤덤하고 무슨 반응이 없으니 갑갑하고 부담스럽고, '무슨 불만이 있나?' 하고 별 생각이 다 들게 한다.

스트레스 받으면 잘 울고, 머리가 멍해져 아무 생각이 안 나고, 옆구리와 배가 그득하게 가스 차는 듯 불편하며, 숨을 크게 내쉬어야 좀 시원해진다. 호흡이 자연스럽게 안 되는 느낌이 많아 가슴을 앞으로 내밀고 어깨를 펴도 계속 답답하다.

생리 때가 되면 유방이 팽창되는 듯한 통증이 있고, 멍울이 생기기도 하고 없던 생리통이 생겨 고통스럽다 하고, 입과 턱 주변에 갑자기 여드름이 나온다.

미간에 팔자주름이 여러 개 생기거나, 깊게 패이고 얼굴이 환하고 빛나는 느낌이 없다.

트림, 방귀, 딸꾹질이 자주 나오고, 대변을 보고 나도 아랫배가 묵직하여 시원치 않고, 식사 후 속이 갑갑하여 커피, 콜라, 사이다를 마셔야 내려가는 느낌이 든다.

가족여행, 단체여행에서 혼자만 가지 않고 집에서 시간을 보낸다.

"그동안 열심히 잘 살아왔는데 해놓은 것도 없고, 나이는 들어가고, 체력은 떨어지고, 몸도 아파서 우울해요."

요즘 사람들이 흔하게 하는 말이 '마음이 우울해요'다. 젊을 때는 자식 키우고 열심히 일하느라 자신을 돌아볼 겨를도 없이 바빴다. 정년이 되어 지난 일을 돌아볼 때 '내 자신이 대견스럽고 열심히 살았구나' 하는 긍정적인 평가를 하면 훨씬 덜 우울해지고, '일에 파묻혀 자신을 잊어버리고 산 것이 너무 허무하다.

왜 그렇게 살았는지 후회스럽다'라는 부정적인 생각을 가지면 더 우울해진다. 어린 시절이건, 나이가 들었건 자신에 대한 좋은 평가는 행복의 뿌리를 튼튼하게 해주고 활짝 웃는 꽃을 피운다. '인생은 미완성'이라는 노래가 유행했듯이 100% 만족되는 삶이란 현실 세계에서는 존재할 수도 없고 존재하지도 않는다.

주위 사람들을 기쁘고 행복하게 해주겠다는 마음의 샘물이 막히지 않기 위해서는 조금씩 쌓여 가는 불편한 감정의 찌꺼기를 제때 걷어내 주어야 한다. 남편, 부인, 자식, 친구, 선후배 중 어느 누구 한 사람이라도 자신의 속마음을 터놓고 이해해 주는 사람이 한 사람이라도 있다면 우울증이 옅어질 것이다. 만약 잘못한 일이 있더라도 심한 비난보다는 차분히 앞으로 나아가야 할 방향과 생각의 교정을 해줄 수 있는 사람이 있다면 비관의 늪에 허우적대지 않고 바로 빠져나올 수 있으리라! 힘들고 지쳐서 의기소침해 있을지라도 사랑과 격려로 포근히 안아주고 등 두드려 주면서 '참 대단하구나, 고생 많았다, 더 잘될 거야' 라는 한마디 말에 용기를 얻어 어둠의 긴 터널을 빠져나오는 밝은 빛이 될 것이다. 우울증은 누군가 나의 가치를 인정해 주고, 삶의 보람을 느끼고, 희망을 갖고 사는 사람에게는 드물다. 열심히 일한 노력의 댓가를 인정해 주고 '고생했다'라는 말을 해줄 때 마음속에서 우울증의 싹은 결코 자라지 않는다. 자신 스스로도 '열심히 살았어, 잘했어'라는 생각을 계속 반복적으로 해야 한다.

갱년기가 되면 신체의 변화에 따른 집중력, 기억력, 판단력, 행동력, 의지력 등이 떨어져 '내가 왜 이렇게 되었지', '나도 늙었구나'라는 우울한 생각이 생기기 시작한다. '그동안 외조, 내조, 자식 키우기, 직장일, 집안일 하느라 고생했구나'하며 자신을 되돌아보고 인생 2막의 새로운 시작을 위해 무엇을 준비해야 할지를 생각하는 중요한 시점이다. 인생 100세 시대를 위해 건강하고 행복하게 살기 위해서는 마음가짐을 어떻게 하고, 무슨 운동을 하고, 가족의 행복에 좋은 영향을 미치고, 서로 부담이 되지 않도록 하기 위해 무슨 노력이 더 필요할지 고민해 보아야 한다. 나이가 들면 이 정도는 불편하고 약간의 기능이 떨어진다는 것을 이해하고 인정하는 것은 자연적인 변화를 편하게 받아들이게 해준다. 마음이 편해야 몸도 편하다. 우울하면 기억력과 집중력이 떨어져 건망증, 치매가 빨리 올 수 있고, 면역력이 떨어져 감기를 달고 살며, 식욕이 떨어져 예전에 그렇게 맛있게 먹던 음식도 쳐다보기도 싫고, 우스개 소리도 귀찮은 소음으로 들리고, 얼굴이 어두워 웃음기가 별로 없다. 살기 싫다는 마음이 생겨버리면 그 마음의 틈으로 기운이 슬슬 빠져나가 꼼짝도 하기 싫다. 식구들도 귀찮고 다른 사람을 만나기는 더 싫다. 내 마음을 알아주고 위로해 주는 사람이 아무도 없다는 생각이 들면 매일 술과 친한 친구가 되어 취하지 않으면 잠도 오지 않는다. 목에는 가래 같은 것이 딱 달라 붙어 답답하고 밀폐된 곳에 가면 숨이 막히고, 검사상 갑상선 물혹, 유방 물혹, 위, 장용종, 자궁근종 등이 곳곳에 나타난다. 협심증, 당뇨도 앓기도 하고 몸이 차가워져 추위도 유난히 많이 탄다.

　우울증을 앓는 사람에게는 자신의 존재 가치와 보람을 느낄 수 있는 봉사활동이 필요하다. 사람들의 행복에 뭔가 기여할 수 있다는 것은 큰 기쁨이다. 우울의 반대이자 치료약은 기쁨과 즐거움, 희망이다. 방구석에 혼자 웅크려 앉아 있는 것보다 자신의 에너지를 긍정과 희망 에너지로 바꿔보면 삶이 즐거워질 것이다. 또 즐겁게 노래를 부르고 춤을 추자. 노래가사도 어둡고 칙칙한 것 말고 밝고 즐거운 것을 선택해서 시간 나는 대로 흥얼거리고 일하고 운동하자. 자신을 좋게 보는 마음 연습을 계속 하자. 잘한 것, 칭찬 받은 것, 기쁜 것, 행복한 일을 계속 떠올리고 자신을 다독이자. 집안에만 있지 말고 사람들과 일부러라도 만남을 갖고 어울리자. 대신 자신을 비난하고 잘못을 들추고 부정적이고 어두운 시각을 가진 사람은 끊어라. 늘 웃는 얼굴로 즐겁고 편하게 대해 주는 사람에게 맛있는 식사를 대접해 주자. 시간이 없어 못 배웠던 것을 배워 보자. 꽃꽂이, 서예, 궁도, 댄스, 노래, 사물놀이, 글쓰기, 사진 찍기 등의 취미를 만들어 나도 해냈다는 성취감을 맛보자. 교회, 절, 성당의 종교생활을 열심히 해서 지금 현재 내가 가지고 있는 모든 것과 주위 사람들에게 감사의 마음을 키워보자. 만나는 사람마다 반갑게 활짝 웃으며 인사하는 습관을 갖자. 다른 사람을 기쁘게 해주기 위해 내가 무엇을 할 것인지를 생각하자. 내가 기쁘려면 나를 알아줘야 하는데 쉽지 않은 일이다. 오히려 나부터 주위 식구를 즐겁게 해주려 노력할수록 우울의 고통에서 빨리 빠져나올 수 있다는 것은 진리다. 하기 힘들더라도 삶을 행복하기 위해서 열심히 노력해 보자. 웃음과 친해져 보자. 억지로라도 웃으면 행복 호르몬이 나온다. 자신을 위해 '하하 호호' 손뼉을 치며 크게 웃는 사람에게는 우울증이 얼씬도 하지 못한다.

11 슬픔과 비관

우리가 살아가면서 부딪히는 많은 문제 중에서 뜻하지 않는 어려움이 닥치면 주저앉아 버리는 경우가 많다. 자신의 잘못이라고 확대 해석하면서 자책하여 무능과 무관심을 탓한다. 신경을 썼더라도 겪을 수밖에 없는 일이지만 자신이 한없이 작게 느껴져 서글프다. 늘 옆에 있던 가족이나 친했던 사람들이 어느 날 갑자기 없어짐으로 인해 생기는 상실감과 허탈함, 인생무상은 슬픔 그 자체다. 생기 없는 눈동자, 허공만 바라보며 하염없이 흐르는 눈물, 고뇌에 차서 머리를 싸매는 두 손, 답답한 가슴, 조용하면 더 떠오르는 여러 추억들, 사람들의 대화 속에 연상되는 울고 웃고 손뼉 치며 같이 지냈던 영상들이 오랜 시간 동안 지워지지 않고 머리를 맴돈다. 살아있는 자신이 미안하고 비참하게 느껴지는 괴로움과 있을 때 잘해 주고 챙겨주지 못했다는 안타까움이 가슴 한편에 자리 잡고 있다. 비관 속에 빠져 살면서 그 많던 웃음과 유머, 생기발랄함은 어디론가 멀리 가버리고 한숨과 그리움이 늘어만 간다. 자신이 가진 능력과 그릇을 과소평가하여 스스로 몰아붙이며 아무것도 잘 하는 것이 없다는 착각 속에서 괴로워하며 희망을 잃어버리고 슬픔과 고독에 갇혀 사는 사람도 있다. 남들이 평가하는 객관적 조건은 다들 부러워하는데 스스로 점수를 매기는 것이 후하지 않을 뿐만 아니라, 엉망으로 생각하며 어둠과 슬픔의 늪에 빠져 버린다. 자신의 단점, 모자란 점만 확대 해석하여 계속 초점을 맞추니 스스로 어둠을 키워나간다.

자신의 부족한 점과 상대의 뛰어난 점만을 단순 비교하면 한없이 작은 모습 밖에 보이지 않는다. 순도 100%의 장점만 가진 사람만 있는 것도 아니고, 100% 단점만 있는 사람도 없다. 장단점을 같이 가지고 있는 것이 우리의 모습이고 단점은 줄이려고 계속 노력하고 장점은 더 좋게 키우려고 하는 것이 일상적인 삶의 걸음걸이다. 지나친 자책은 자신의 삶을 불행하게 하고 그늘진 모습을 쳐다봐야하는 주위 사람들의 불편함과 고통도 만만치 않다. 자신을 좋게 바라보고 약간의 장점이라도 인정해 주는 모습은 나를 지키는 가장 기본적인 자세다.

비관을 하면 살고 싶은 생각이 없어지므로 먹는 것이 줄어들고, 잠이 통 오지 않고, 의욕이 없어지고, 생기가 없이 멍해지면서 건망증이 자주 오고 어깨가 움츠러들고, 앉아 있을 때나 걸을 때 고개를 푹 숙이고 걷는다.

말은 모깃소리처럼 들릴락말락하게 하고, 예, 아니요 등으로 짧게 단답형으로 말하며, 말하기 자체를 싫어하며 혼자 있기를 좋아한다. 뇌혈관계에도 영향을 미쳐 혈액 흐름이 약해지고 피가 엉켜 덩어리가 많아지고 혈관벽도 얇아진다.

식도, 위, 장벽이 약해져서 생마늘, 매운 고추, 양파, 식초가 든 음식, 겨자 등을 먹으면 속이 아려서 힘들어 한다.

자궁내막이 얇아져서 착상이 잘 되지 않고, 생리혈이 갑자기 늘어나 감당하기 힘든 경우도 있다.

팔팔했던 기운이 눈 녹듯이 갑자기 없어져 힘이 부족하여 벽이나 의자에 기대어 앉아 있고, 그나마 오랫동안 있으면 힘들어 자리를 빨리 일어나서 쉬고 싶어 한다.

심장의 근육에 무리를 주어 펌핑력이 떨어져 가슴이 답답하고 혈액순환이 덜되어 손발이 저리고 차다.

시신경에도 영향을 미쳐 갑자기 시력이 떨어지고 안구건조가 생기기도 한다. 잘 안 먹고, 수면부족과 운동부족으로 인해 볼 살이 빠지고, 눈이 쑥 들어가고 근육량이 줄어들어 살이 한두 달 사이에 4~5 kg 이상 빠져 예전에 입던 옷이 헐렁해져 입을 수가 없다. 그리고 좋아하던 신 김치, 신 과일이 보기도 싫고, 단 음식이 당긴다. 짧은 시간에 눈에 확 띄게 몸의 변화가 와서 모든 사람들이 '요즘 어디 아프냐? 얼굴색이 안 좋다! 살이 왜 이리 많이 빠졌느냐' 하고 걱정 어린 말을 한다. 다리에 힘이 없어 걷다가 발이 잘 걸리고 넘어지려고 하며 푹 주저앉으려고 휘청거리는 듯한 느낌이 있다.

폐기능에 부담을 줘서 들숨과 날숨이 자연스럽지 못하고 경사진 길에서는 숨이 많이 가빠지고 면역력이 떨어져 감기에 자주 걸리므로 기침, 가래가 나온다. 공기가 탁한 곳에 들어가면 많이 답답하여 숨쉬기가 불편해 빨리 맑은 공기를 마셔야 편해진다.

1) 살아있음에 감사하자. 즐겁고 행복한 사람들을 가까이 하고 만남의 시간을 늘려

행복 바이러스에 감염되자.

2) 희망을 가지고 살자. 근심 걱정해 봤자 늘어나는 것은 주름과 한숨뿐이다. 자신이 지금 가지고 있는 건강 상태, 일, 취미, 가족, 친구에게 감사하며 살자. 기죽지 말고 가볍게 생각하자. 남 괴롭히고 사기 치고 속이지 않고 양심적이고 성실하게 살아온 자신이 대견스럽지 않나! 어둡고 불편한 역경을 순리대로 살면서 헤쳐 나가다 보면 좋은 날도 있지 않겠나!
3) 자기 자신을 칭찬하고 격려하자.
4) 어려운 사람들 방문해서 마음 나누기를 하면 사는 것이 또한 즐겁지 아니할까?
5) 즐겁고 유쾌한 노래를 듣고 따라 부르고, 노래교실에도 나가보자.

12 고독

외로움을 많이 느끼고 폐쇄적 성향이 있고 소외감을 가지고 있다. 삶에 대한 희망이 적고 주위 어느 누구도 자신에게 관심, 사랑, 애정이 없다고 느낀다. 사람들과 인간관계를 맺는 것이 귀찮고 왕따를 당했다는 생각에 사로잡혀 있어 사회성이 위축되어 있다. 자신을 알리기도 싫고 다른 사람의 이야기에 공감하지도 않고 인정받고 싶은 마음도 없다. 현실 도피적이고 염세주의 경향이 있다. 모든 일이 거추장스럽고 무의미하게 느껴진다. 자신의 철학, 가치관, 인생관이 이해받지 못한다는 생각으로 마음의 문을 닫고 산다.

1) 자기 존재에 대한 긍정적인 평가를 하고 콤플렉스를 버리자. 과거의 불쾌한 기억도 놓아버리자. 너무 민감하게 반응하지 말자.

2) 억지라도 사람들이 많은 모임에 참석하다 보면 마음에 맞는 사람 있다. 당태종 이세민과 최초의 여황제인 측천무후의 사랑은 중국역사를 뒤흔들었다. 당태종이 측천무후에게 '자기, 한 사람이라도 나를 알아주는 사람이 있다면 행복하다'라는 유명한 말을 했다. 살아가면서 누구 한 사람이라도 자신을 진정하게 알아주고 이해주는 사람이 있다면 고독은 영원히 사라질 것이다.

3) 자연을 벗삼아 살아라. 인생의 궁극적 의문에 관심 있는 사람은 고독이 공부에 도움이 된다.

4) 취미생활을 해라. 또 다른 재능을 발견하게 될 것이다.

5) 자신이 하고 싶은 공부를 해라. 평생 공부하는 즐거움은 무엇과도 바꿀 수 없다. 우리가 알고 경험한 것은 일부분밖에 되지 않는다.

6) 다른 사람의 이야기를 들어주고 기분을 맞춰 줘라. 경청을 잘해 주면 친구가 생겨 고독할 시간이 줄어든다.

7) 이루고 싶은 일들을 만들어라.

8) 종교생활을 해서 영혼의 레벨을 높여라.

13 미련을 버리지 못하는 성격

미련을 버려야 편해진다. 옛 생각, 옛일, 옛 인연은 이미 흘러가 버렸다. 지난날의 잘 나가던 시절도 잊어버리고, 지금 현재에 잘 살려고 노력해라. 질질 눈물 짜고, 버리지 못해서 괴로워하는 마음을 계속 끌지 마라. 합리적 마음의 칼로 선을 확실히 잘라라. 그리고 버려라. 옛 시절 속에서 뭔가를 배우기만 하면 된다. 더 행복한 시절을 만들기 위해 뼈저린 교훈을 간직하고 다시는 같은 실수나 어려움, 비이성적 판단을 하지 말자. 뒤탈이 나지 않도록 부드러우나 확고하게 정리해라. 다른 사람도 더 이상 미련을 두지 않게 해주는 것이 서로 좋은 일이다.

　냉정하고 현실적 계산을 해서 좋지 않은 인연을 정리하는 것이 본인 인생에 도움이 된다. 자기 실속도 못 차리고 옛 인연에 꺼들려 다니면서 삶을 낭비하지 마라. 남 주기는 아깝고 내가 하기는 싫은 인간들의 희생양이 되지 마라. 의리 있다는 자아도취에 빠져 한심한 배려를 할수록 상대의 농간에 휘둘려 인생을 망친다. 손해 끼치는 사람은 끝까지 손해 끼친다.

　야무지고 깔끔하게 정리해라. 정에 좌지우지되어 판단력이 흐려지면 나쁜 상황에서도 결단을 내리지 못하여 인생이 절단난다. 상대가 능글맞고 이기적이며 엉큼하고 사리사욕을 챙기는 사람이라면 시간을 끌고 미련을 가질수록 후회막급이다. 과거의 달콤했고 기분 좋았던 것에 미련을 두지 말고 현실을 직시하고 어디로 가야 할지를 단호하게 결정해라. 머뭇거리지 마라. 세상은 넓고 사람은 많고 눈 씻고 다시 찾아보면 좋은 사람도 꽤 된다. 자신을 붕 띄워주는 아부에 흔들리지 말고 인정에도 말려들지 말고, 새로운 세상으로 나아가라. 인생이 달라질 것이다.

14 의심과 불신

　간혹 의처증과 의부증이 있는 부부를 만난다. 의심병으로 의심을 가득 실은 눈빛과 못 미더워 하는 말투로 '할 수 있겠니?' 하는 비아냥거림이 있다. 오해에서 비롯한 잘못된 확신과 자기 입장에서 불안한 생각으로 상대를 의심하고,

잘못된 정보를 듣고 그릇된 판단을 한다. 믿을 수 있으면 편안해지고, 믿으면 행복해진다.

　자신에 대한 배짱을 가져라. 네가 가면 어디로 갈 것인가? 최상의 서비스로 대해라. 감동시키고 확신시켜라. 불필요하게 따져서 마음 상하게 하지 마라. 더 도망간다.

　스스로 불편함과 경계심을 가져서 스트레스 양이 많아지며, 건전한 인간관계가 파괴된다.

　예전에 친한 사람에게 속아서 힘들었던 기억이 늘 따라다녀 남을 믿지 못한다. 나를 흉보고 있다는 착각이 들어 이야기 도중에 화장실도 잠시 갔다 오지 못한다.

　심리적 안정을 얻지 못한 어린 시절을 보내서 사랑, 보살핌, 관심이 부족하여 신경질적이고 불안하며 자기 방어심리로 자신의 좋지 못한 점이 다른 사람에게 들킬까봐 오히려 의심한다.

　세상을 살다보면 보지 말아야 할 장면도 보게 되고, 굳이 경험하지 않아도 될 일을 겪으면서 사람에 대한 애정과 신뢰가 무너지는 것을 느끼게 된다. 자기 자신 외는 아무도 믿지 않는 극단적 불신으로 정직과 성실, 공평함으로 착실하게 살고 있는 사람조차 도매금으로 넘어가는 경우도 허다하다. 지조와 철학을 가지고 이익과 명예에 눈 하나 깜빡하지 않는 사람도 있지만, 수완과 애교 하나로 많은 사람들의 마음을 다치게 하는 능력가라고 자칭 일컫는 인간도 존재한다. 순진하고 세상에 때묻지 않은 고귀한 정신을 가진 사람을 가장 빠르게 망가뜨려 천진난만하고 맑은 영혼을 무참히 짓밟고 이용해, 먹고 버린다.

　사기 치고 나쁜 짓 하는 사람들의 가장 큰 공통점은 입안의 혀처럼 부드럽게 살살 녹이면서 어느 시점이 되면 마수를 드러내어 큰 이익을 삽시간에 상대가 눈치 채지 못하게 취한다. 오로지 상대를 위한 최고의 배려인 것처럼 교묘히 포장해서 속이려고 달려드니 안 당할 재간이 없다.

어느 중소도시에서 실제 있었던 일이다. 주상복합을 지으면 상가 분양팀이 따로 있다. 30대 초반 남성이 이 팀에 소속된 직원이었다. 매일 분식집에 식사를 하다 보니 주인 아주머니와 친해졌다. 두 달이 흐른 후 저녁식사를 하러 와서 '아주머니께서 저한테 따뜻하게 대해 주셔서 특별하게 대박날 상가 하나를 남겨 놓았다. 조금 있으면 다른 사람이 계약하려고 올 텐데 지금 바로 계약해라. 월세 받거나 직접 들어가서 분식집을 하면 아주 좋을 것이다'라는 감언이설로 꼬였다. '이 총각, 정말 나를 생각해 주는 구나' 하는 마음이 들었다. '진실 되게 사람을 대했던 자신의 후덕한 성품 덕이다'라는 기쁜 마음으로 흐뭇하기까지 했다. 이 좋은 것을 추천해 주는데 빨리 계약해야지 하고 덜컥 계약서에 도장을 찍었다. 제일 좋은 곳이라고 믿고 며칠 뒤에 가서 확인해 보니 어이가 없다. 가장 나쁜 구석진 곳에 분양 안 되고 남은 것을 땡처리하고 가격도 더 받아 챙겼으니 젊은 사람의 양심과 배려를 믿고 고마워했던 마음은 한순간에 무너졌다. 세상 인심을 탓하며 순간적 실수를 후회하면서 '나쁜 인간을 믿은 내가 잘못이구나!' 하고 살고 있다.

의처증과 의부증은 오랫동안 부부 사이를 힘들게 하고 갈등의 골을 깊게 하는 원인 중 하나다. 나이 드신 어머니께서 얼굴과 눈두덩이 시퍼렇게 멍이 들어 오셨다. 어떻게 해서 다치셨느냐고 물으니 계단에서 발을 헛디뎌 넘어지셨다고 하셔서 그럴 수도 있겠지 생각했다. 약간 의심스러운 것은 넘어지면 의식적으로 손을 짚는 것이 기본 행동 패턴인데 '손목, 팔, 손가락은 괜찮으세요?' 하고 물으니 이상이 없단다. 맥을 잡으며 우울증도 심하고 마음속에 원망이 많이 쌓여 있다고 말씀드리니 남편이 권투를 좋아한단다. "권투 선수 하셨어요? 누구랑 자주 싸우시나요?" 하고 이야기하니, 자신이 권투상대란다. 눈이 동그래져 "연세가 꽤 되실 건데 아직도 때리세요? 지금도 맞아서 오신 거죠?" 하니 눈물을 펑펑 쏟아내신다. 젊을 때부터 의처증이 있어 시장도 혼자 못 가게 하고 외출도 마음대로 못 하는 생활을 했단다. 시장 가서 다른 남자랑 눈이라도 마주치고 아는 사람에게 인사라도 한 날에는 잠을 재우지 않고, 언제부터 알았던 남자냐, 무슨 관계냐, 몇 번 만났느냐 하는 고문을 수도 없이 계속하여 달달 볶는다. 농한기에 동네 사람들 다 가는 여행 한번 마음 놓고 가지도 못하고 이웃집 마실도 편하게 못 간다. 눈에서 잠시라도 보이지 않으면 찾아서 난리다. 너무 사랑해서 그럴까 하고 생각했지만 적대감을 갖고 눈이 뒤집혀져서 때리고 욕하는 것을 보면 그것은 아니라는 생각이 든다. 나이 들면 덜하겠지 하는 마음의 희망을 가지고 살아왔다. 나이 들수록 더 심해진다. 뒤끝이 오래가고 요구대로 들어주지 않으면 분개하여 반찬투정부터 옷 입는 것, 머리 모양까지 사사건건 시비를 걸고 몰아붙인다. 융통성이 없어 정해진 것과 해도 된다고 인정한 것 이외에는 아무리 옳은 것도 용납이 안 된다.

"어머니! 다음번에 오실 때는 바깥 어르신을 모시고 오세요. 한약으로 치료될 수도 있을지 모르니 진찰이나 한번 해 봅시다." 했더니 "그동안 누구에게도 말 못하는 사정을 선생님께 털어 놓으니 속이 후련합니다. 매사에 간섭하고 까칠하게 대해서 서럽고, 누가 못된 짓 하라고 해도 하지 않는 천성을 가진 사람을 의심하니 미치고 팔짝 뛰겠어요." 사람이 그래서 쓰겠느냐? 하고 따지면 며칠간 밥도 안 먹고 단식투쟁과 아무 말도 하지 않는 묵언과 발에 걸리는 것은 툭툭 차고 다니는 불안감 조성, 술이 만취되어 들어와서는 한번만 더 그렇게 하면 약 먹고 그냥 죽어버리겠다는 우격다짐까지 한다. 한참 지난 후 모시고 와서 진맥해 보니 분노와 원망이 가득 찼다. 어릴 때 어머니가 집을 나가서 몇 달 동안 돌아오지 않아서 분노가 원망으로 변하고 사람들은 모두 거짓말쟁이이고 믿을 수 없다는 고정관념이 무의식 깊숙이 박혔다. 강제적으로라도 독점해야 한다는 욕구가 만들어져서 수단방법을 안 가리고 부인을 통제하고 압력 행사하여 누가 뭐라고 해도 한 치의 틈도 주지 않고 살아가겠다는 의식이 박혔다.

"요즘 같은 세상에 이렇게 험하게 사람을 대하는데도 도망가지 않고 내조하고 자식들 훌륭하게 키운 것은 어머니께서 바깥 분을 진심으로 존경하고 사랑해서 그렇다. 백 번 천 번 믿어도 되는 보증수표이니 이제 편하게 여행도 같이 가고 주위 사람들과도 같이 가게 해 드리세요. 살아온 지난 삶을 생각해 보세요. 잘해 준 것이 얼마나 되는지? 자식 모두 합친 것보다 어머니가 훨씬 낫지 않으시냐? 건강하고 오래 살아야 바깥 분이 외롭지 않다. 지금부터 잘해 드리세요." 하니 "미안하다." 한다. "매일 '미안하다' 3번씩, '고맙다' 10번씩 하시고 사세요." 하니 그렇게 하신다고 다짐한다. 바르고 합리적인 생각은 건강한 정신에서 나온다는 한의학이론에 근거하여 정신을 안정시키고 건강하게 하는 약을 처방했다. 한참 후 어머니께서 오셔서 선생님 덕분에 의처증이 없어졌다고 손뼉을 치며 고맙다고 하신다. '일찍 모시고 왔으면 고생이 빨리 없어졌을텐데' 하는 말씀도 곁들이신다.

1) 이성적으로 문제를 바라보고 이유 없이 의심하지 말자.
2) 자신감을 키우고 늘 긍정적 자기 암시로 자신에게 좋은 평가와 이미지를 만들자.
3) 의심은 의심을 낳고, 나중에는 자신도 믿지 못하는 어리석은 삶을 살게 된다. 자신의 판단과 결정부터 믿고, 세상에는 착한 사람도 많다는 것을 잊지 말고 살자.
4) 예전에 속았던 기억들은 살아가면서 조심해야 할 경계로 삼고, 왜 속았는지를 깊이 생각해 보고 관점을 넓히고 깊게 해라.

5) 확실하게 검증하고, 시간을 보내면서 점검한 후 믿을 수 있다라는 생각이 들면 행동하고 신뢰해라.

15 편견

우리는 세상을 살면서 많은 사람을 만나고, 여러 가지 일을 겪고, 다양한 뉴스, 정보, 이야기를 듣고 살아간다. '나'라고 하는 존재 속에는 지금까지의 직, 간접적인 경험들이 녹아들어 있다. 이러한 경험을 통해 자리 잡은 생각은 설익은 것도 있고, 나름대로 체계화된 것도 있고, 이것은 나하고는 전혀 상관없다고 느껴지는 것도 있다. 세상을 대하고 일을 하면서 직접 부딪히는 현장 속에서 생각이 혼란스러울 때도 있고, 거칠게 느껴질 때도 있고, 무력감이 확 밀려올 때도 있지만, 똑바른 생각과 판단으로 자신 있게 임할 때도 많다.

생각이란 세월이 가면서 바뀌고 또 바뀌는 것으로, '절대 그렇다, 그렇지 않다'라는 아주 단정적인 입장에서 세상의 풍파를 겪으면서 '그럴 수도 있지 뭐'라고 한발 물러날 줄 아는 넉넉함을 가지게 된다. 지금 내가 바라보고 있는 시각이 항상 옳다는 자기 확신과 신념에 찬 사람도 많지만, '혹시 잘못 판단하고 있지는 않나?' 하는 의심을 품는 사람도 있다. 또한 여러 사람들을 만나서 이야기하다 보면 어느 특정한 생각에 사로잡혀 상대의 이야기는 전혀 귀담아 듣지 않는 사람도 있다.

편견을 가지고 산다는 것만큼 자기 삶에 마이너스가 되는 일도 없다. 다른 사람까지 삶을 힘들고 불편하게 할 수 있는 가능성이 많다. 편견은 제대로 된 평가보다 더 크게, 넓게, 높게 또는 더 작게, 좁게, 낮게 점수를 매겨서 사실과는 차이가 나게 된다. 편견은 왜곡과 불합리와 실수를 낳는다. 편견을 갖게 되면 현실적인 가치를 정확하고 합리적이고 객관적 시각으로 보지 않고 가치의 판단기준이 '자기와 친한가, 이익이 되는가, 편한가?'가 된다. 세상 사람들이 모두 틀렸다고 해도 자기는 맞는다고 목에 핏대를 세우며 강조하는 꼴은 우습기도 하고 안타까워 보이기도 하다. 어떤 음식, 직업, 일, 물건, 돈, 명예, 권력, 사람에 대하여 편견을 가지고 대하면 불필요하고 현실에 맞지 않는 생각의 벽이 생겨 곳곳에서 불평과 잘못된 표현, 행동이 나타나서 자신도 불쾌해지고, 주위 사람들의 분위기도 이상하게 만든다.

본질을 바라보는 연습을 꾸준히 해야 편견의 큰 덩어리가 깨져 홀가분한 대자유인이 될 수 있다.

생각이 비딱한 사람은 매사에 정확하고 바른 사람을 못마땅해 하고 잘난 체하고 있다는 부정적인 평가를 하는 경우가 있다. 자기가 바르지 못하다는 마음은 전혀 가지지 않고 오로지 남의 탓만 하며 지내고 있다.

『금강경』에는 우리가 가지고 있는 편견을 아상, 인상, 중생상, 수자상의 4가지로 표현했다. 아상이란 내 자신이 살아오면서 만든 우월감, 열등감, 자기 존재감, 경험, 생각의 틀을 통해 자신을 위주로 세상을 대하는 모습이다. 자신을 바로 보고 따뜻하게 생각하고 세상을 통해 항상 자신이 배우고 다듬어 간다는 마음이 있으면 훨씬 여유롭게 이해심이 많아질 것이다. 인상이란 모든 것을 다른 사람 탓으로 돌려서 비난, 원망, 분노하면서 삶을 낭비하는 것이다. 속담에 '잘되면 자기가 잘나서 그렇고, 못되면 세상 탓, 조상 탓, 부모 탓이다'라는 이야기가 있다. 잘못된 것에 대한 화살을 오로지 남의 탓으로 생각하니 옆에 있는 사람들은 참으로 갑갑하고 불편하다. 중생상이란 우리가 공자나 다른 훌륭한 사람처럼 살면 손해 본다는 생각이다. 요즘 '착하면 손해 보고, 이용당한다'

라는 이야기가 심심치 않게 들린다. 또 어느 생각이 집단적으로 퍼져나가 이념을 만들고, 엉뚱한 주장을 펴는 논리적인 근거가 된다. 직업, 사회적 위치, 재산, 타고 다니는 차, 아파트, 가족관계, 친구, 활동범위 등을 통한 선입관과 잘못된 판단도 있을 수 있다. 수자상이란 나이와 경험에서 출발하는 편견이다. '나보다 나이가 많은지, 경험이 풍부한지'와 같은 가치 기준으로 본질과 전혀 다른 판단을 하게 되는 경우이다. 합리적이고 사실에 맞는지가 판단의 기준이 되어야 하는데, '나이도 어린 것이 뭘 안다고'라는 생각으로 묵살해 버린다.

『회남자』「설림훈」에 '가족 간은 서로 믿고 아끼지만 간사한 사람이 이간질하면 부모와 자식 사이도 서로 의심하고 싸우게 된다'라는 말이 있다. 이간질, 부추김, 비난에 흔들리지 않기 위해서는 편견의 조그마한 틈을 없애도록 마음을 터놓고 생각을 자주 나누어야 한다. 『한비자』「해로편」에 '마음이 담담하여 흔들림이 없으면 무엇을 가져야 하고 어떤 것을 버려야 할지의 기준이 분명하고, 행복하고 고요하면 미래에 화가 될 것인지, 복으로 계속 남을 것인지를 꿰뚫는 지혜가 생긴다'고 했다.

본래 자기 모습을 항상 지키고, 지혜를 기르고 세상 보는 안목을 키워서 욕망의 늪에 빠지지 않고, 사람을 신중히 사귀어 나중에 분통 터질 일은 없도록 하고, 불필요한 비교로 어둠 속에 들어가지 말자. 편견을 버리고 정견(바른 생각, 합리적 생각, 희망적 생각, 자신을 믿는 마음)을 가지면 더 좋은 삶을 살 것이다.

『논어』에 세 사람이 같이 일하거나, 만나면 반드시 나의 스승이 될만한 인물이 있다고 했다. 두 사람이 만나면 의견 대립이 별로 없고, 의견 조정도 잘되는 편이다. 세 사람 이상이 모이면 내 의견에 동조하는 사람과 반대하는 사람으로 나뉜다. 편이 갈라지게 되어 언쟁이 일어날 수도 있고, 감정이 상하고, 인간관계에 금이 가는 경우도 흔한 게 세상사다.

내 생각이 옳다고 믿는 사람일수록 사소한 의견 충돌에서 극단적 말을 내뱉어, 듣는 사람의 마음을 많이 상하게 한다.

사람마다 얼굴이 다르듯이 생각의 틀이 각양각색으로 차이가 있다. 똑같은 일이나 물건을 두고도 보는 관점이 다르고, 보고 싶은 것과 강조하고자 하는 것이 천지 차이다.

부정적인 면을 보는 사람도 있고, 가급적 좋게 보려는 사람도 있고, 근본적인 것을 다루는 사람도 있고, 전체적 관점을 유지하는 사람, 부분적 면을 꼭 집어 꺼내는 사람이 있다.

어느 쪽이 맞느냐? 하는 것은 잘 생각해보면, 각자 나름대로 일리가 있다. 다양한 측면에서 자세히 살펴봐서 내가 못봤던 것을 알게 된다면 그분이 스승이다. 혹평을 하건, 좋은 평을 하건 배우고 느낄 것이 있을 것이다. 평소 보지 못했던 생각, 사상, 이념, 인품을 볼 수 있는 좋은 기회도 될 수있다. 감정이나 자존심을 건드려서 기분 나쁘게 말하고 행동하는 사람 속에서도 '저렇게 하면 안되겠구나'를 마음속에 새기면 큰 교훈이 된다.

자신을 보잘것 없는 사람으로 대한 아픈 기억으로 열심히 노력하고 분발해서 발전의 원동력으로 삼는 사람도 있다.

보수와 진보, 대기업과 중소기업, 강자와 약자, 부자와 그렇지 못한 사람, 기득권과 새로 진입하려는 그룹, 청년층과 장년층, 여당과 야당, 공직자와 시민단체, 사장과 직원, 생산자와 소비자, 우호적 그룹과 비판적 세력 등이 한데 어우러져 세상을 살아가고 있다.

서로 비판을 위한 비판을 일삼는 경우도 있지만, 서로 잘되기 위해 격려하고 도와주는 경우도 많다. 서로 손잡고 발전을 위해 노력하고 나아가야지, 발목을 잡고 뒤로 미끄러지게 하고 넘어지면 결국은 자신도 넘어진다.

현실과 감정의 차이를 냉정하게 인식하지 못하고, 감정적 공격으로 상대를 인정하지 않고 눈살이 찌푸러질 정도로 막말하는 경우도 있다.

『대학』에 '내가 좋아하는 사람이나 단체일지라도 잘못된 것을 바로 알아야 하고, 싫어하더라도 아름답고 잘하는 것을 인정해야 한다'고 했다.

『논어』에 '여러 사람이 맞다고 하거나 잘못되었다고 해도 자세히 잘 살펴서, 눈으로 확인하고, 대화해 보고, 지난 행동과 말을 통해 검증한 후에 결론을 내라'고 했다.

『소학』에 '세상을 다스리는 데는 3명~5명의 현명한 인물이 필요하고, 국가는 7명의 훌륭한 사람이 있으면 좋은 정치를 펼수 있다'고 했다.

다른 편에 있는 사람도 능력이 뛰어나고, 지혜로우면 천거하고, 설득해서 같이 일하면 더 나은 결과가 나올 것은 분명하다.

인사철이 되면 이편저편을 나누어 능력과 전혀 상관없는 자기사람 심기가 곳곳에 벌어지고 있는 것이 세상 풍경이다.

발전하기를 원한다면 다른 편 사람도 능력에 합당한 직책과 권한을 줘야 한다는 것은 순진한 생각일까?

예스맨만 자기 주위에 있으면 옳다는 생각이 더 굳어져 잘못된 판단으로 회사나 조직에 막대한 손실을 초래하기 쉽다.

까칠한 다른 편이 있으므로 여러 관점에서 보고, 보완할 수 있고, 문제점을 미리 체크할 수 있어 얼마나 좋은가?

긴장도 되고, 다시 한번 생각하게 만드는 환경도 만들어 준다. 생각의 치우침을 교정해 주는 다른 편을 아끼고 존재의 가치를 인정해 주는 것이 자신을 지켜 주는 보호막이 된다.

다른 편을 인격적으로 대해 주고, 마음에 감동을 주면 자신의 말과 행동, 처신까지 코치받을 수 있는 기회가 제공되리라.

세상에서 항상 옳은 판단을 하는 사람은 흔치 않다. 현명한 사람도 그릇된 판단을 할 수 있는 가능성이 있다. 아주 중요한 일에 감정이 먼저 앞서지 않고, 현명하게 판단하며, 자신의 이익을 버리며, 세상 사람들을 도우려는 마음을 가지려면 다른 편의 거슬리는 이야기도 새겨듣고 한번 더 점검하는 것이 좋은 방안이 나오게 하는 길이다.

다른 편에 서 있는 사람도 인정하고 배우자.

16 고민

세상을 살아가면서 고민 없이 사는 사람이 몇이나 될까? 끊임없는 선택을 통해서 행복한 삶을 꿈꾸며 살아가고 있다. 이렇게 하는 것이 좋을까? 저것이 나을까? 어떻게 해결하는 것이 최선의 방법일까? 후회 없는 선택일까? 하는 마음이 어느 누구에게나 다 있다. 정답을 모르고 미래가 어떤 결과로 다가올지를 아무도 알 수 없는 것이 인생이다. 정해진 답이 있다면 그 길을 아무런 생각 없이 가면 되지만, 답은 여러 개가 될 수도 있는 것이다. 이것을 선택하면 저것이 걸리고, 저것을 선택하면 이것이 문제가 된다. 상대가 바라는 것과 내가 해줄 수 있는 것의 차이가 클수록 선택하기가 어렵다. 인간관계에 있어서도 내 마음대로 바꿀 수 없는 환경, 예를 들면 배우자, 배우자의 부모, 자신의 부모, 형제, 자매, 직장 동료, 상사 등이 삶을 힘들고 불행하게 할 때 어떻게 해야 벗어날 수 있을까? 하고 전전긍긍하게 된다.

내 자신도 마음대로 컨트롤하기 힘든데, 주위 사람을 어찌할 도리는 없고, 그대로 참고 있으려니 고통스럽다.

고민이 많아지면 생각이 복잡해져서 주위의 웃음소리도 귀에 거슬리고 사람들이 많은 곳에 가면 머리가 아파지면서 정신이 없다. 말이 많은 사람이나 개인사를 궁금해 하는 사람과는 만나기 싫고, 한적하고 조용한 곳에서 혼자 있고 싶다. 생각하는 로댕처럼 턱을 괴면서 깊은 생각의 세계 속으로 들어간다. 대화 도중에도 자기 생각에 빠져 이야기의 흐름과 전혀 다른 행동을 보이기도 한다.

평소에 이야기도 잘하고 웃음이 넉넉했던 사람이 말수도 줄어들고 활짝 웃지 않고 대답 또한 명쾌하지 않다. 고민을 많이 하면 피에 덩어리가 많이 생겨 근육, 관절에 스며들어 여기저기가 쑤시고 아프다.

위가 압박을 많이 받아 잘 체하여 트림, 방귀, 꼬르륵 소리, 더부룩함이 많아진다. 뇌신경에 부담을 주므로 머리가 맑지 않고 지끈거리며 아프다. 심장에도 영향을 미쳐 가슴이 콕콕 쑤시며 한 번씩 쪼이는 듯한 느낌이 있고, 답답하다. 자궁의 생리혈도 많이 엉켜서 평소보다 덩어리가 많이 나오고 유방에도 몽우리가 생겨 아프기도 한다. 장이 과민성 변화가 와서 조금 과식하거나 스트레스를 받으면 설사, 복통, 변비, 시원치 않은 변, 묵직한 아랫배, 가스가 많아져 불편하다. 옆구리에 뭐가 붙어 있는 듯한 묵직하고 불편한 느낌이 있고, 어깨도 무거워 짐을 지고 있는 기분이 든다. 내가 노력해도 어쩔 수 없는 일은 고민한다고 해결되지 않으니 그냥 포기하고 인정하는 것이 편하다. 할 수 있는 범위 내에서 최선을 다하고 용쓰면서까지 잘하려고 할수록 몸은 망가지고 후회는 많아지고 고민과 회의는 늘어난다.

순리대로 하는 것이 가장 좋은 방법이다. 옛말에 천석꾼은 천 가지의 고민이 있고 만석꾼은 만 가지의 고민이 있다고 했으니, 평범하고 소박하게 싸우지 않고 고민 없이 사는 것이 진정한 행복이다. 밥이 들어가도 목에 걸리는 느낌이 드니 고민하지 않고 편하게 밥 먹는 것이 잘 사는 길이다.

17 복잡

내가 처해 있는 현실과 가고자 하는 미래 사이에 갭이 존재하여 갈등과 갑갑함으로 며칠 밤을 하얗게 지새우기도 한다. '기회주의자와 소신의 사이에서, 명예냐 실리추구냐, 사람이냐 돈이냐, 방패막이가 되어 줄 것인가, 인내는 쓰지만 그 열매는 달다는 격언을 믿어야 하나' 등으로 방황하며 상황판단을 명확히 하려고 노력한다. 현실에 안주할 것인가? 아니면 박차고 나갈 것인가의 여러 생각으로 방향을 잡지 못해 어제는 '예스', 오늘은 '노'다. 내일은 어떻게 마음이 변할지 나도 내 자신을 모르겠다. 밉상으로 보여도 따질 것은 따질 것인지, 속내를 다 드러내야 할 것인지, 상대가 내 입장을 조금이라도 이해하고 받아줄 수 있을 지가 복잡한 셈으로 머리가 지끈거린다.

'이럴까? 저럴까? 이것도 해야 하고, 저것도 해야 한다'는 마음이 뒤섞여 힘들고 고민이 많다. 생각이 많고 복잡하다. 이치에 합당하게 의사 결정해야 나중이라도 서로 복잡하고 불편한 관계가 되지 않는다. 신중하고, 여지를 남겨 두고, 표현하고, 처리하는 것이 훨씬 적게 후회할 수 있다.

단순하게, 편하게, 좋게, 미래지향적으로, 자신이 나중에라도 후회하지 않도록, 불필요한 생각들을 가지치기해서 정리하여 단순구도로 만들어 가라.

한꺼번에 처음부터 끝까지 다 잘하고 완벽하려고 하지 말고, 3단계로 끊어서 한 단계씩 해결한 후 다시 결정하는 생각 시스템을 만들어라. 처음, 중간, 마무리의 3단계별로 세부적인 계획을 세워 처리하면 한 번에 잘못될 수 있는 기회 상실의 위험에서 벗어날 수 있고, 중간에 다시 확인, 교정의 단계를 거칠 수 있어 완성도와 만족도를 높일 수 있다.

18 불편한 과거의 기억

과거의 힘들고, 어렵고, 불편하고, 불쾌했고, 자존심 상했던 일들이 파일처럼 년, 월, 일, 몇 년도 어느 계절, 장소까지, 옆에 있었던 사람까지 명확하게 정리되어 갑자기 생각이 떠올라 마음이 괴롭고 불편하다. 과거의 일은 좋건, 싫건 어느 누구도 바꿀 수 없다. 과거에 발목 잡혀 자신을 괴롭히는 어리석음을 계속 할 것인가? 자신과 다른 사람을 이해, 용서해 주고, 자신을 가다듬어 잘 할 수 있는 계기로 삼아라.

생각이 올라올 때마다 '나는 훌륭하다'라는 생각의 지우개로 마음에 틀어박혀 있는 곰팡이 나고 칙칙하고 어두운 흔적을 치워라. 자신을 긍정적으로 점수를 매기고 좋게 평가해라.

사람은 늘 변하고, 과거가 있어서 오늘이 더 아름답고 벅찬 행복을 느낄 수 있다.

19 불안과 두려움

　불확실성의 시대에 살고 있는 우리는 '어떻게 될까' 하는 막연한 불안과 두려움이 많다. 뜻밖의 장소에서 일어나는 도무지 이해하기 힘든 뉴스거리를 보면서 불안과 두려움이 밀려온다.

　운동이 부족하신 사람들에게 등산을 권하면 무서워서 못 가겠다고 한다. '묻지마 행동'이 늘어나면서 낯선 곳이나 인적이 드문 곳에서는 머리가 쭈뼛 서면서 경계의 눈초리로 주위를 둘러보고 누가 뒤따라오는지를 살피고 다녀야 하는 험악한 세상이다.

　알파고가 등장해서 바꿀 혁명적 변화가 많은 인류에게 편리함과 합리적 결정을 하는데 큰 도움이 되기도 하겠지만 없어질 직업들이 꽤 된다고 하니 두려움을 느끼는 사람들이 많다.

　타고난 병약한 몸 때문에 자주 아프고 고통스러워서 제명대로 살 수 있을까? 하는 것이 걱정되는 사람도 많다.

　옛날에 뭘 먹고 탈이 나서 두드러기도 나고, 배도 엄청 아팠고, 고열이 났으며 장염으로 고생했던 기억이 지워지지 않아 늘 먹는 음식 외에는 안심이 안 된다.

　어느 장소에 누구랑 같이 갔을 때 안 좋은 일이 있었다는 생각으로 그곳의 지명만 들어도 온몸이 오싹해짐을 느끼기도 한다. 고통스러운 기억이 잠재의식 속에 남아 있어서 트라우마를 만들어 그것은 절대로 하지 않는다는 신념체계를 만들어 행동이 자연스럽지 못하게 된다. 어릴 때 아버지가 술만 먹고 들어오면 고함지르고 물건을 부수고 했던 모습이 남아 있어 술 한잔 편하게 마시지 못하고 술에 대하여 두려움을 가지고 살아가는 경우도 있다.

　과거는 이미 흘러가 버렸고, 과거에 매여 있으면 지금 당장에 필요한 선택을 제대로 할 수 없고, 미래에 대해서도 합리적 대비를 할 수 없다. 과거에 좋지 못한 기억과 경험의 두려움에서 빨리 벗어날수록 선택의 폭이 넓어지고 삶의 자유를 만끽하며 살 수 있다.

두려움은 뇌에 영향을 미쳐 뇌세포의 활성화를 방해하므로 집중력, 기획력, 판단력을 떨어뜨리고 머리가 텅 빈 듯이 멍해지고 우왕좌왕하게 되어 불안정하다. 심장에 부담을 줘서 가슴이 많이 뛰고 조금만 긴장해도 가슴이 덜컹 내려 앉고 텅 비는 느낌을 받는다.

신장 기능에 압박을 줘서 사구체가 피와 단백질을 걸러주는 역할이 약해지므로 혈뇨와 단백뇨가 나오고 신장 위축이 오기도 한다. 쓸개에 부담을 주어 담즙 분비에 이상이 오고 결석, 담도 막힘, 담낭염 등이 올 수 있다.

정신적으로는 공황장애가 나타나 운전하는 것도 겁내고, 비행기도 못 타고, 터널 안에서는 죽을 것 같아 통과하기 전에 미리 자려고 한다. 배짱이 약해져서 앞으로 차고 나가는 추진력이 떨어지고 매사에 겁이 많아져 주춤거린다.

식사도 많이 하면 탈날까 두렵고 사람들이 자신이 한 일이나 이야기에 대하여 비난하면 어쩌지 하는 생각이 들어, 하고 싶은 일이나 이야기도 잘하지 못하고 주눅이 든다. 어떤 일을 겪고 나서는 소심해지고 용기가 없어지고 해낼 수 있다는 자신감이 없어져 두려움이라는 어둠의 벽이 두껍게 자리 잡아 주저앉는 경우가 있다.

세계적인 음악가와 홈런 제조기로 소문난 야구선수, 명연설가도 모두 두려움을 느낀다고 하니 발전하고 잘하려고 애쓰는 우리가 두려워하고 긴장하는 것은 당연한 일이다.

두려움은 자신이 가진 능력의 50%밖에 발휘하지 못하게 하는 인생의 좀벌레다. 사람은 똑같으므로 내가 두려운 것은 다른 사람도 그렇다. 두려움이라는 안개가 퍼져서 사방천지가 깜깜해지기 전에 자기 확신이라는 태양의 빛을 강렬하게 비춰야 한다. '뭐든지 잘될 것이다, 되는 대로 하면 되지' 하는 마음으로 두려움이 내 삶을 휘어잡기 전에 밝음의 힘을 키워야 한다.

사소한 것도 크고 무겁게 생각하는 마음을 버리고 심각한 것도 가볍게 여기는 마음을 연습해야 한다.

실수도 두려워 말고, 비웃음도 그냥 넘기고 다음에 잘할 수 있는 발판으로 여기면 훨씬 두려움의 그늘에서 벗어날 수 있다.

환자 케이스

60대 남성으로서 큰 상처를 받은 후 불안과 두려움이 심해져 무슨 일이든지 자신감이 없고 안절부절하여 괴롭다. 불안한 것이 오래되어 면역기능도 떨어져서 기침이 두 달이 되어도 낫지 않고 잠을 못잘 정도로 많이 나온다. 가슴 통증이 심하여 쪼이고 꾹꾹 찔러서 '이러면 내가 죽을 수도 있겠구나!' 하는 마음이 하루에도 수십 번 든다. 하루하루를 보내는 것이 겁난다. '오늘도 무사히 지나가서 빨리 밤이 오면 좋겠다!'는 생각이 밀려온다. 잘한다는 곳에서 6개월간 약을 먹어 봤지만 증상은 호전되지 않고 그대로 있어서 힘들고 지친다.
가슴이 두근거리는 증상이 자주 와서 쿵쿵거리는 소리가 귀에 들릴 정도이다. 검사를 다 해봤지만 아무런 이상이 없다고 한다.
"행복해지기 위해서는 어떻게 마음을 쓰고 나 자신을 리드해야 할까? 생각해라. 심장 자체는 이상 없다는 것이 검사 결과로 나왔으니 아무 걱정 말고 죽는 것 하고는 관련이 없다. 긴장된 신경을 편하게 안정되도록 하면서 심장을 도와

> 주는 치료를 하면 통증이 우선 없어지고 그 다음으로는 불안감과 가슴 두근거림이 치료될 테니 걱정 안 해도 된다. 믿고 치료하면 되니 압박감을 줄 수 있는 활동을 최소화하고 생각을 가볍게 가져라." 했다.
>
> 한방약으로 치료해서 통증이 거의 없어지고 불안감이 줄어들어 인상이 확 펴져 "이제 살 것 같다." 한다. "선생님의 말씀이 어머니의 손길처럼 따뜻하고 고맙다." 하면서 "행복하게 살 수 있도록 최선의 노력을 다 하겠다." 한다.

20 완벽주의

완벽주의 성향을 가진 사람을 우리는 주위에서 많이 보고 접한다. 까탈스럽고 까칠하며 비판적이며 옳다고 강요하며 몰아붙인다. 자존심이 엄청 세서 얼굴이 굳어 있고 눈이 충혈되어 있고 날카롭다. 잠시도 뭘 안 하면 못 배긴다. 시간관념이 철저하여 약속시간을 약간이라도 어기면 불쾌하게 생각한다. 자책하는 경향이 있으며 잘못하고 부족한 것과 틀린 것 위주로 생각한다. 압박감과 부담감을 자신에게 줘서 한 치의 실수도 용납하지 않는다. 타인에게도 압박감과 부담감을 주고 상대의 반응에 따라 엄청난 스트레스를 받는다. 생각이 유연하지 못하고 경직되어 있다. 이것은 반드시 이렇게 해야 하고 저것은 꼭 저렇게 되어야 한다는 고정관념이 강하다. 옛날의 성과나 행동에 집착이 강하다. 제때에 뭘 준비하고 있어야 하지 조금 늦으면 불호령이 떨어지고 급하여 화를 잘 낸다. 자기 마음대로 안 되면 성질을 부린다. 틈이 없어 숨이 막히며 불편하며 인간미가 없다. 남 눈을 많이 의식해 부자연스럽고 실수할까봐 늘 긴장한다.

완벽주의자의 장점으로는 끝장정신이 있어서 책임감이 뛰어나고 성실하여 누가 보건 안 보건 맡은 일을 깔끔하게 처리하여 뒷손이 안 간다. 자기 검증과 비판이 확실하여 기준과 체계를 세우며 성과와 효율이 뛰어나다. 자기 일을 대충대충, 건성건성으로 하는 사람만 존재하면 세상은 발전할 수 없다. 완벽주의자들은 자신이 늘 모자라고 채우고 연구해야 할 것이 산더미 같이 쌓여 있다고 여긴다. 끊임없이 노력하고 생각하여 더 나은 방향으로 전진하기 위해서 몇 배의 열정과 시간투자를 시키지 않아도 자발적으로 한다. 세상 발전의 원동력이며 성공하는 사람이 가지는 공통점 중 하나다.

1) 다 똑같은 사람이다. 누구나 실수하면서 살아간다. 큰 실수만 안 하면 된다.
2) 너그럽게 대하고 친절하게 가르쳐 줘라.
3) 유머감각을 만들어라. 실없는 사람이라는 것도 한 번씩 보여줘라. 틈이 없으면 사람들이 비집고 들어올 수 없다. 외톨이 전문가보다는 멀티형이 되는 것이 인생에 도움이 된다.
4) 편하게 사람들이 접근하도록 일상생활 속 에피소드를 공유해라.
5) 인간적으로 되기 위해 노력해라.
6) 삶이란 것이 지름길로만 갈 수 있는 것이 아니라 사정에 따라 예기치 못한 장애물을 만날 수 있다. 그때 상황에 맞는 가장 좋은 방법을 선택해서 목표지점을 잃지 않고 가면 된다.
7) 지금 이만큼도 충분하고, 열심히 잘한 것이다. 남보다 열심히 잘 살았고 많은 성과도 이루었다. 여유를 좀 가져도 될 만큼 잘했다.
8) 억지로라도 쉬어라. 뇌, 심장, 간의 과부하가 걸려서 탈이 날 수 있다. 휴식을 제대

로 해서 재충전해야 오랫동안 일할 수 있고, 다른 사람에게도 도움이 되는 삶을 살 수 있다.

9) 기대치를 낮춰라.

10) 척 하지 마라. 있는 그대로 드러내고 평가받아라.

11) 현실과 이상의 왜곡된 차이를 줄여야 편안해진다.

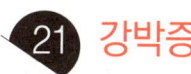

완벽해야 된다는 압박과 부담으로 융통성이 부족하다. 자기중심적이며 상황 변화를 무시하고 자기 원칙 중심만 내세워 앞뒤가 꽉 막혔다는 혹평을 간혹 들을 수 있다. 외골수, 고집불통, 답답한 인간이라고 이미지가 고착될 수 있다. 기대치가 높고, 자기통제가 지나치고, 깨끗하려고 유난 떨고 결벽증이 있다. 스트레스에 약하고, 생각지도 못한 일에 대한 대응이 약하여 부드럽지 못하다. 자기주장만 하고 남 말 듣지 않아 좋은 방안이 있어도 안 듣는다. 문과 가스밸브는 잘 잠갔는지, 돈과 열쇠는 제대로 챙겼는지 등이 생각에서 떠나지 않아 주위 사람에게 묻고 또 묻고, 확인하고 또 확인한다. 집 아닌 곳에서는 대·소변도 못 보고, 바깥식사도 잘 못한다. 일에 쫓기고, 다 끝낸 일에도 마음을 계속 쓴다. 헬스·운동을 해도 자신이 정해놓은 프로그램대로 하려고 하며 물건 하나도 제자리에 있어야 하고, 몸살감기로 드러누워 있어도 청소는 해야 직성이 풀린다. 식구들이 1분 1초도 제 시간에 들어오지 않으면 닦달한다. 식사도 균형 잡힌 비율을 지키려고 하고 항상 바른 생활하는 모범생으로 살려고 한다. 술 한잔도 용납이 안 되고 얼굴은 항상 근엄한 표정이며 걸음걸이, 앉는 자세 하나도 흐트러짐이 없다. 자신의 방식을 강요하여 주위 사람들을 불편하게 하는 경향이 있다.

다른 사람이 한 일은 몇 번이고 확인해야 마음이 안심되고, 책임져야 할 일은 다른 사람에게 미루려고 해서 '네가 해라'라고 한다. 명예가 손상될까봐 불안해 한다. 밥값도 같이 내거나, 자신이 내야 편하다.

식사하는 동안 음식에 대한 잔소리가 많고 간혹 직원이나 주방장, 주인을 불러 야단치기도 하여 분위기가 싸해져 식사를 같이 하는 사람들을 어리둥절하게 만든다. 퇴근하고 바로 식사준비가 안 되어 있으면 온갖 짜증을 다 부린다.

애들 장난감 하나라도 흐트러진 꼴을 못 보고 부인이 청소를 깨끗이 했는지 손으로 여기저기를 검사하고 이곳은 먼지가 남아 있어 다시 해야겠다, 청소 안 하고 뭐했느냐고 다그친다.

손도 씻고 또 씻어야 하고, 식당이나 회사에서도 화장실 손잡이도 휴지를 감아서 열고, 앉기 전에 휴지부터 깔기 시작한다. 자신이 쓰는 물건이 정해진 곳에 있지 않으면 찾느라 정신이 없고, 누가 손댔느냐고 몰아붙이는 꼴이 어이없기도 하다. 형제, 자매라도 허락 없이는 자기 옷, 신발, 핸드백, 화장품은 절대 손 못 대게 한다.

시간을 알차게 보내야 한다는 생각으로 무슨 일이든지 뚜렷한 목적의식과 성취목표가 있어야 움직인다. 짧은 시간에 많은 것을 이루어야 된다는 마음이 앞서 허둥대고 여유라고는 찾아 볼 수 없다. 자신이 생각해서 무의미한 일에 신경 쓰지 않으려고 하며 그런 일을 하는 사람을 경멸하기조차 한다. 무개념 인간이라고 생각하고 배울 것이 없다고 하찮게 여긴다. 휴식은 시간낭비라는 관념이 강하여 뭐든지 찾아서 배우고 공부하며 잠시도 쉬지 않는다. 주위 사람들과 느슨한 분위기 속에서 식사하고 담소를 즐기는 것 자체가 불편하고 식구들이 목을 쪼이듯이 느끼는 압박감은 전혀 생각지도 못한다. 잠까지 줄여 가며 일을 열심히 하고 일중독이 심하여 오로지 머릿속은 일뿐이다. 심장마비로 밤새 '안녕' 하는 경우가 이런 성격의 사람이다.

다른 사람을 가르치려고 하고 자기 페이스대로 끌고가고자 하는 욕망이 강한 스타일이다. 만나면 훈계하고 잘못된 것을 꼬집어 지적하며 지적이고 독립적이며 학구적이고 분석적이며 논리 정연하여 자신이 이해되지 않는 것은 씨알도 먹히지 않는다. 자신이 똑똑하고 잘났다는 자아도취에 빠져 있어 지적인 우월감과 허영심으로 상대를 낮추어 보는 성향도 있다.

절제가 뛰어나 자신이 해서는 안 된다고 생각하는 일은 어느 누가 권해도 하지 않는 점은 높게 평가할 만하고, 자기 관리가 뛰어난 사람이라 할 수 있다. 획일적이고 균형감각이 부족하며 임기응변 능력이 떨어지고 딱딱하게 굳어 있어 유머감각도 없어 같이 사는 사람은 성실 빼고는 만족도와 호감도가 떨어진다고 불평한다.

이루어야 할 목표가 있으면 끈질긴 노력과 온갖 유혹에도 끄떡하지 않는 불굴의 인내심으로 꼭 해내고 마는 집념의 사람이다. 장단점 없는 사람이 어디 있나! 애먹이는 것 없이 묵묵히 자기 일을 하고 땀 흘리지 않고 얻는 것에는 관심이 없는 사람이니 큰 장점을 가졌다고 할 수 있다.

압박감으로 여유 없이 살아가는 모습이 안쓰럽기도 하지만 이 사람 덕분에 허술하게 넘어갈 일들을 다시 한 번 체크할 수 있으니 존재의 의미가 크다고 볼 수 있다. 억지로라도 쉬게 해야 건강하게 오래 지낼 수 있으니 일에서 벗어나 한적한 곳으로의 여행을 간혹 계획하는 것도 이 사람을 지켜 주는 현명한 방법이 될 수 있다. 남과 비교해서 심리적 부담을 느끼지 않도록 마음을 써야겠다.

1) 아무리 노력하고 애쓴다고 하더라도 될 일 되고, 안 될 일 안 된다.

2) 지금 이런 판단이 나중에도 정답은 아니다. 시간이 지나면 똑같은 일이라도 보이지 않았고 생각지 못했던 관점이 떠올라 전혀 다른 답이 나오기도 한다.

3) 부족함 점이 모두에게 있으니 좋게 넘어가자.

4) 편안하게 하자. 다른 사람의 삶과 생명도 소중하게 존중해 주자. 스트레스 많이 주면 몸이 아프다. 몸을 탈나게 하면서까지 할 정도로 중요하지는 않다. 중요한 일일수록 뇌파가 안정되어야 좋은 아이디어가 생각나 훌륭한 결과를 만들 수 있다.

5) 누구나 실수도 할 수 있다. 처음부터 완벽하게 100% 만족할 정도로 일을 해내는 사람은 없다. 자신도 예전에는 허둥대지 않았나! 모든 일은 과정을 거쳐야 된다. 인생에 있어서 건너뛰기는 나중에 무너질 원인을 만드는 일이다. 과정을 지켜보고 친절히 알려 주고 지도해 주자. 사람을 키우자.

6) 여지와 여유가 필요하다.

7) '그럴 수도 있지!'라고 가볍게 생각해라. '꼭, 반드시 그래야 된다'로 방점 찍지 말고, '다음에 잘하면 되지 뭐, 지금까지 잘했는데 그 정도만 해도 훌륭해!'라고 하자.

8) 자신 스스로 잘해야 된다, 상대에게도 잘해 줘야 된다는 생각을 버려라. 다음에 더 잘해 주면 된다.

9) 체면 차려야 하고, 자존심 지켜야 하고, 밉보이면 안 되고, 틀리면 안 된다는 생각을 놓고, '그럴 수도 있지, 다음에 잘하면 되지, 욕 좀 얻어먹으면 되지' 하고 가볍게 툴툴 털어 버려라. 욕 얻어먹을 생각을 하면 선택지가 넓어진다. 말 못했던 것도 표현할 수 있고 눈치 보느라 차 한잔 못했던 답답함도 풀 수 있고 한 박자 쉬고 여유롭게 할 수 있고 피곤하면 좀 졸 수도 있다. 강박증 심한 사람들이여! 욕 얻어먹고 살자! 이것이 가장 좋은 해결책이다. 체면이고 뭐고 다 버리고 욕 얻어먹으면 오래 사는 타입이 자신임을 꼭 알아라.

22 고정관념

　꼭 그렇게 해야 되는 답답한 생각을 자유롭게 걸림 없는 마음으로 바꿔 살자. 전문가라고 너무 확신하지 말고 다양한 측면에서 분석, 이해하며 자신과 전혀 다른 분야 사람들과 교류하는 것이 답이다.

　정반대의 행동을 하고, 평소 싫어했던 것을 해보자. 또 다른 것을 느낀다. 싫어했던 음식도 먹어보고, 평소 좋아하지 않았던 운동, 취미생활도 해 보고 나와 전혀 성격이 다른 사람도 만나보자. 안방 차지하고 자기 생각에 갇혀 있기보다는 반대로 실천해 보고 느껴보자.

　나를 괴롭히고 힘들게 한 것이 바로 내 자신이라는 깨달음을 얻으면 삶이 한결 자유롭게 가벼워진다. 내 생각의 틀로 세상을 바라보고 판단하고 확신한 것만이 꼭 올바른 것은 아니다. 나를 벗어나서 훨훨 날아보자. 좋은 일 해야 된다, 착한 일 해야 한다는 어릴 때 교육받았던 맑은 마음을 지니고 살아가는 것도 좋지만, 도와주지 않아야 될 소인배를 착한 심성으로 뿌리치지 못하고 배려해 줘서 중요 보직을 맡겼다면 남을 괴롭힐 권한을 내 스스로 주었으니 과연 잘한 일일까?

　바르게 살자는 생각으로 남의 사소하고 누구나 할 수 있는 잘못을 공개 비판하여 매장하는 일에 앞장섰다면 그 사람의 인생이 좋게 바뀔 기회를 박탈한 것은 아닐까? 내 생각만큼에서만 옳은 일이지, 몇 년이 지난 후 내 생각의 그릇이 크게 자라서 돌이켜 봤을 때 과연 그때도 후회하지 않을 자신이 있을까?

　생각은 바뀌는 것이고 상대를 따끔하게 혼내는 것도 살리는 길이 될 수 있고, 덮어주고 묵묵히 지켜보는 것도, 생각이 교정되도록 타이르는 것도 진정 위하는 길이 될 수 있다. 내 생각에 갇혀 옳고 그름의 고정관념이라는 잣대만 들이대고 재단해 버리면 에러가 발생할 여지가 많다.

그 사람의 인생과 관계되는 중차대한 결정은 다양한 사람의 지혜를 빌려서 종합적으로 바라봐야 평소 지나쳤던 좋은 점과 잘못을 사심과 편견 없이 바로 볼 수 있다. 내 자신도 여러 사람의 다면적 평가를 허심탄회하게 서운한 마음 없이 받아들였을 때 객관적 자신의 모습을 볼 수 있다.

나는 이런 성격이고, 저런 것을 싫어하고 좋아한다는 고정관념에서 벗어날 때 누에가 허물을 벗고 나방이 되어 걸림 없이 날듯이 영혼의 구김살로 인한 왜곡과 오류가 없이 행복하게 살 수 있다.

23 집착

삶을 살아오면서 우리 모두는 강하게 뭔가를 하고 싶은 것들이 마음속에서 하나둘씩 생겨난다. 과거에 바라던 것이 안 되어 강렬한 욕망으로 자리 잡기도 하고, 미래에 이루고 싶은 강한 소망이 마음 한편에 고이 간직되기도 하며, 지금의 현실이 어둠워 벗어나고 싶어 또 다른 세계를 꿈꾸기도 한다. 마음이 한 곳에 오랫동안 집중되면 이루고 싶은 의지가 강해지고, 삶이 힘들고 괴로울수록 꼭 그렇게 해야겠다는 집념이 생긴다. 이러한 집착은 성공을 만들어 주는 기초가 되어 활짝 꽃 피고 열매 맺어 행복한 삶을 만들어 주기도 한다. 훌륭하고 긍정적 삶의 에너지로 작용되어 절제와 노력으로 한눈팔지 않고 쭉 한길로 나아가는 힘이 된다.

그러나 집착이 좋지 않는 방향으로 가면 외골수 같은 고집으로 흘러 잘못된 자기 확신으로 여러 사람을 힘들게 한다. 어느 한쪽으로 치우친 집착이 자신을 지배하면 어느 누구의 이야기도 귀에 들어오지 않고 자신의 주장만 펼치니, 주위 사람들의 답답함과 스트레스 강도를 높여 울화통이 터지게 한다. 잘못 입력된 생각의 틀은 어느 상황에서나 대화가 통하지 않으며 일방적으로 밀어 붙이는 압력을 행사하고, 당연히 그렇게 해야 하는 것이며, 스스로가 옳다고 하는 자기 세계에 빠지게 된다. 특정 음식, 색깔, 집, 환경, 운동, 철학, 세계관, 가치관에 집착해서 '그것은 옳고, 저것은 나에게 맞지 않다'라는 한쪽으로 치우친 집착 속에서 살아간다. 어느 누구도 그렇게 하라고 강요하지 않았지만, 스스로 꼭 이렇게 해야 한다는 집착의 한편에는 살아오면서 받은 상처와 갖고 싶은 욕망과 되고 싶은 자신의 모습에 대한 꿈이 서려 있다.

집착이 특정 사람과 관계되는 일이 되면, 그 대상이 겪는 괴로움은 이만저만 큰 것이 아니다. 어느 누구와도 다 괜찮은데, 오직 그 사람과의 관계만큼은 편치 않은 마음으로 집착하게 되어 시시콜콜 간섭하고 의심의 눈초리로 바라보니 기분이 유쾌하지 않다. 집착의 대상이 돈이 되어버리면 오로지 돈이 삶의 목적이 되어 모든 것을 돈으로 보고 판단하니 인간미란 찾아볼 수가 없다. 돈을 위해서는 양심이고 뭐고 따지지 않고 행동하니 눈살이 찌푸려진다. 돈으로 사람을 평가하고 대하니 기분이 언짢다. 권력에 집착하면 수단과 방법을 가리지 않고 그 자리를 차지하고 지키려고 하니, 보기에 안쓰럽다. 그 자리에서 내려오면 아무도 찾아주는 이 없고, 인정해 주는 사람도 없다. 체면과 예의에 집착하면 자신이 대접받지 못했다는 서운함이 늘 따라다니고, 사람들의 단점만 보이며, 속으로는 불편하지만 겉으로는 헛웃음을 짓고 괜찮은 척해야 하니 감정 정리하는 데 시간이 걸린다. 서운함이 쌓이고 자신이 소외되고 무시당했다는 혼자만의 생각으로 분노와 원망감이 부글부글 끓어올라 마음이 불편하고, 얼굴은 굳어지고 화난 표정이 된다. 인상 좋다는 옛 이야기는 어디로 가버리고 '요즘 힘든 일 있나', '내가 기분 나쁘게 한 일 있나', '스트레스 받을 일이 많나',

'몸이 안 좋나' 등의 유쾌하지 못한 인사를 자주 듣게 된다.

집착은 마음을 자유롭게 하지 못하고 장애물에 걸려 넘어지게도 하며, 과격함과 대범하지 못함, 톡 쏘아 붙이는 마음, 초조함, 긴장감이 생기게 한다.

『금강경』에 "마음에 걸리는 것이 있으면 버려라. 그러면 평화롭고 행복한 삶이 있을 것이다." 했다. 집착이 강할수록 뭔가를 이룰 수 있지만, 이룬 후에는 마음을 풀 줄도 알고, 여유롭게 살 줄도 알아야 한다. 내가 해냈다고 다른 사람까지 똑같은 잣대를 강요하지 않아야 식구들과 주위 사람들이 편하게 느끼고 존중해 줄 것이다. 과거의 힘들고 괴롭고 고통스러운 일에 집착하여 오늘을 소중히 보내지 못하고, 과거의 늪에서 허우적대면 인생을 낭비하는 것이다. 흘러간 옛날은 아무도 바꿀 수 없으니 어쩌란 말인가? 과거의 잘못에 집착하여 사람들을 몰아붙이고 욕해 대면 그 사람들은 괴로워서 어떻게 살아가나! 집착하는 생각의 그림자가 많아 여기저기에 걸려서 살아간다.

갖고 싶은데, 갖지 못한 것에 대한 생각은 잠재의식, 무의식 속에서 기회를 엿보고 있다가 어느 순간에 불쑥 올라와서 욕심이라는 커다란 집착을 만들어낸다. 엉뚱한 집착은 그것이 무엇이 되었든지 자신의 삶을 힘들게 하고, 다른 사람의 삶에 불편함과 고통을 주는 것이다. 이러한 집착이 자신의 삶을 아름답고 행복하게 만들어주는 좋은 작용이 되기 위해서는 목표 자체가 올바르고 합리적이어야 하고, 자신과 다른 이의 행복을 추구하는 마음으로 간직되어야 한다. 마음속에서 자리 잡고 있는 집착이 씨앗으로 남아 있다면, 그 씨앗이 좋은 것인지, 나쁜 것인지를 잘 살펴보고, 버릴 것은 버리고, 키울 것은 키우는 지혜가 있어야 삶이 훨씬 순리대로 살아가게 되어 부드럽고 여유로우며 행복할 수 있을 것이다.

자신의 속을 훤하게 들여다보고, 집착 덩어리가 커지지 않게 잘 다스리는 사람이 진정한 자유인이고 행복한 사람이다.

24 기대

기대가 크면 실망도 크다. '내가 널 어떻게 키웠는데 이럴 수 있느냐'고 원망과 분노 섞인 말이 오갈 때쯤에는 부모와 자식 사이에 큰 틈이 벌어진 것이다. 부모의 보상심리가 지나쳤거나 자식이 부모의 가슴에 대못을 박은 일을 벌인 후이다. 고생하면서 온갖 어려움을 견뎌 내고 자식 제대로 키우려고 안간힘을 썼다. 남들 다 가는 외국 여행 한번 가 보지도 못하고 폼 나게 외식 한번 제대로 못하면서 자식 잘 되라고 애쓴 결과가 너무 허무하다.

'잘 키워 주셔서 감사하다'란 한마디만 들어도 그동안의 맺힌 마음이 풀어질 것이다. 오히려 '다른 부모는 좋은 차에 강남 아파트까지 다 사주는데 부모 잘못 만나 이 고생을 한다'는 푸념까지 늘어놓으니 기가 막힌다.

아버지 돌아가시고 어머니 홀로 계신 집의 장남 이야기는 우리에게 많은 것을 생각하게 한다. 1남 2녀의 장남인 A씨는 60대 초반이다. 아버지가 돌아가시기 전에는 매주 주말에 본가에 들러서 문안인사도 여쭙고 아버지를 모시고 목욕탕에 가서 등도 밀어 드리고, 어머니가 아프다고 하면 꼭 모시고 오는 효자로 보였다. 몇 년 전 아버지가 돌아가신 후 시골의 땅을 유산으로 몽땅 다 받을 것이라 생각했는데 어머니가 50%는 장남에게 상속해 주고 나머지 50%는 딸 두 명에게 준 것이 화근이 되었다. 어머니 생각으로는 장남은 형편이 괜찮고 사업체도 운영하니 부자라고 생각하였다. 딸 둘은 형편이 약간 어려우니 고생하는 것이 안쓰러워 보여서 나누어 주었다. 그런 후에는 어머니에게 막말을 하고 전화 한 통화조차 하지 않고, 손자가 보고 싶어 아들 집에 가면 문 열어 주는 사람이 아무도 없다. 한심스럽고 서러운 마음으로 눈물을 매일 흘리면서 "내가 헛살았구나! 충분히 이해해 줄 거라 믿었는데 정말 슬프다!" 하는 말씀을 달고 사신다. 울화가 생겨서 가슴이 불덩이 얹어 놓은 것같이 화끈거리고 얼굴에 열이 술 먹은 사람처럼 올라오고 뇌혈관이 막히기 시작하여 머리가 아프고 치매처럼 정신없이 조금 전 일도 깜빡 잊어버리며 손발이 뻣뻣하게 저려서 중풍 발생 가능성이 있다. 어머니를 다독여서 아들이 괜찮은 사람이니까 마음이 풀릴 때까지 기다려 보자고 말씀 드렸다. 중풍이 오지 않도록 예방해 주는 것은 한약으로 해줄 수 있지만 온갖 풍상 겪으시며 살아온 지난날의 믿었던 아들이 등 돌리고 찾지 않는 고통은 어찌해야 좋을까? "돈이 죄지, 사람이 죄겠습니까?" 하시고 우시는 어머니의 모습은 '인생의 마무리를 어떻게 지혜롭게 해야 할지'를 생각하게 한다.

욕심은 끝이 없고 해준 것은 온데간데없고 좀 나누어 준 것만 가지고 서운해 하는 아들을 보면서 "제가 욕심 많게 키운 것이 잘못이지요. 알지도 못하는 형편 어려운 사람들에게 도와줬으면 복이라도 될 것인데 후회스럽다." 말씀하신다.

1) 내가 받는 것보다 해줄 수 있었다는 것에 만족해라.
2) 베풀고 살면 에너지 보존법칙에 의해 자신과 가족들에게, 특히 자식들에게 더 큰 것을 받을 기회가 돌아온다.
3) 꼭 그 사람에게 대접, 인정, 감사 인사를 받아야 한다는 생각을 버려라.
4) 나 자신에게도 기대치를 낮춰라. 비범함도 있지만, 평범함의 비율도 높은 것이 나 자신이다. 탁월한 선택도 잘 하지만, 틀린 적도 가끔 있어 오히려 인간적이다.

5) 상대에게도 바라는 기대치를 버리거나 확 낮춰라. 과거에 상대에게 했던 일은 당연히 해야 할 것을 한 것이니 잊어버리는 것이 서로 속 편하다. '내가 이만큼 해줬으니 최소한 이 정도는 기본으로 하는 것이 도리다'라고 생각하는 순간 원망이 싹트고 스트레스 받을 일을 스스로 만들었다고 보면 된다. 스스로를 괴롭히지 마라. 생각해서 챙겨주면 고맙고 안 해줘도 그만이다.

25 조급증

허둥대고 조급하여 서두른다. 보는 사람이 정신이 하나도 없다. 옆에 있는 사람까지도 불안하게 만든다. 몰아붙여서 가만히 있을 수가 없다.

1) 여유를 가지고 한숨 또는 반숨이라도 돌린 후 결정하고 실행해라.
2) 미리 준비해서 마음의 평정과 느긋함을 유지하라.
3) 이것은 잘 하고 충분하게 하고 있으니 '저것만 보충하면 되겠네!'라는 생각을 가질 필요가 있다.
4) '내가 가진 것, 해놓은 것이 많구나' 하는 생각을 해라.
5) 중요도에 따라 속도 조절, 순서 조절을 하는 것이 좋다. 급하게 서둘러서 잘된 결정은 많지 않다. 찬찬히 생각하면서 주위도 편안하게 배려해 주며 안 보이는 곳에서 혼자 땀 흘리며 깔끔히 해내라.

26 우월감

1) 소년등과는 늘 조심해야 한다. 빠른 출세, 좋은 학교 졸업, 떨어져 보지 않는 입학, 취직시험으로 자만심에 빠져 자신이 대단하게 보인다면 무너지는 것은 한순간이다.
2) 인기 만점으로 모든 사람들이 자신을 좋아한다는 착각을 가지고 있다.
3) 능력 있는 사람으로 만능맨이라는 자부심이 있다.
4) 잘못된 성장 배경으로 객관적 인식이 결여되어 있다. 과다 칭찬, 혼나지 않은 어린 시절로 인해 무엇을 잘못하고 있는지를 진짜 모르고 우쭐대고 있다.
5) 허풍으로 평가가 지나치게 후하고 잘난 척 하는 마음이 있다. 어디서든지 허세를 부려야 자존감을 살렸다고 생각한다.
6) 콤플렉스를 감추기 위해서 문화적 허영심, 지적인 과대포장을 하거나 어려운 문자 쓰기 등으로 훌륭한 인품을 가진 것처럼 행동한다.

- 바람을 빼라. 허풍, 과대포장, 모르는 것을 아는 체, 잘하지 못하는 것을 잘하는 척하는 것을 내려놓고 있는 그대로 평가받는 것이 정신건강에 좋고 나중에 사람을 실망시키지 않는다.
- 똑같은 사람이다. 직업이 다르고 사는 형편이 다를 뿐이지 삶의 철학이나 건전한 생각, 이해심, 배려는 나보다 훨씬 나을 수 있다.
- 자기보다 잘난 사람들을 생각하고 겸손해져라.
- 인사를 90°로 해라. 몸을 숙이고 낮추는 연습을 해야 마음도 빨리 겸허해진다.
- 다른 사람을 칭찬해라. 칭찬한 일들은 흔쾌히 박수를 쳐 줘라.

- 배우겠다는 마음을 내라. 3살 어린애에게도 배울 일이 있다. 배운다는 마음은 자신을 올바르고 인품과 기품 있는 사람으로 만드는 길이다.

27 과대망상

　자기주장 너무 강해 다른 사람 이야기는 아예 들으려고도 하지 않고 고집불통이며 무조건 자기를 따르라고 하는 우격다짐을 한다. 자기와 다른 의견은 아예 무시해 쓸데없는 소리로 치부하고 질투심 강하고, 자신을 아주 똑똑하고 대단한 인물로 착각한다. 잘되면 내 탓이고 안되면 네 탓이라고 여긴다. 극단적 언어를 사용하여 기분 상하게 하는데 따라갈 사람이 없다. 거품과 허세가 잔뜩 낀 사람이다. 언젠가는 민낯이 드러날 수밖에 없으니 바깥의 명성과 안의 알맹이가 일치할 수 있도록 노력해야 한다. 자기 가치보다 지나친 명성은 곧 사라지는 허망한 것이다. 냉정하게 자신을 돌아볼 줄 알고, 있어야 할 자리로 돌아가야 비웃음과 냉소에 찬 시선을 벗어날 수 있다.

1) 다양한 의견이 있을 수 있다는 것을 인정해라.
2) 다른 주장도 일리가 있을 수 있다는 전제로 생각해라.
3) 내 자신이 모든 것을 완벽하게 파악할 수 없다. 다른 사람 의견과 관점으로 보충할 수 있는 기회라 생각해라.
4) 상대를 존중하면서 일을 진행해라.
5) 급하고 빠른 톤, 큰 톤으로 이야기하지 말고, 천천히 낮은 톤으로 조곤조곤 의견 교환해라.

6) 상대에게 배울 것이 있다는 확신으로 대해라.

7) 뭐든지 줄려고 하는 마음을 연습해라.

8) 너 때문에 주위 사람들은 기가 막힌다. 문제는 자신이라는 것을 자각해라.

9) 어릴 때 상처 받은 적대감을 다독여 줘라. 상처 없이 자란 사람은 극히 드물다.

10) 다른 사람의 이야기로 손해 보는 것이 아니라 이득이 된다고 생각하고 잘 들어라.

11) 자신을 아는 공부를 해라.

12) 진짜 똑똑한 사람은 늘 배우고 자신이 뭘 잘못하고 있는지를 알아채고 바꾸려 노력하는 사람이다.

13) 자기보다 나은 위치, 역할, 인격 가진 사람과 친하게 밥 먹고 술 마셔라.

28 남 눈치 보는 성격

'잘 안되면 어쩌지'를 먼저 생각하고 '내가 할 수 있을까'를 항상 염두에 두고 망설인다. '해봐야 뭐하냐' 하고 비관적이며 남 탓을 항상 하며 남 눈치를 본다. 조금하다가 안 되면 그냥 그만두고 자신이 깨어지기 싫은 보호심리가 있다. 방어심리가 강하여 나 자신의 나약하고 부족한 모습을 보여주지 않으려고 안간힘을 쓴다. '골치 아픈 것은 하기 싫다'는 생각이 있으며 발전하고 싶은 생각이 없다. 현실안주형으로 아무 일 없이 그냥 흘러갔으면 하는 바람이 있다. '내가 안 하면 주위 사람이 해주겠지' 하고 생각한다. 엄격하게 억눌려 자란 환경으로 자기표현이 분명하지 않다는 것이 습관화되어 있다.

형제, 친구로부터의 열등감이 있어 자신감이 부족하고 용기가 없으며 주눅 들어 있다. 남한테 피해 주는 일만 아니면 무조건 해라.

1) 잘못되도 좋다고 생각하고 밀어붙여라.
2) 장점을 크게 생각해라.
3) 다른 사람도 하는데 내가 못할 것이 없다 생각해라. 하고 싶은 대로 하고 사는 것이 인생이다.
4) 미리 시뮬레이션을 해서 문제점과 부족한 점을 잘하는 사람에게 물어보고 배워라.
5) 어릴 때 정당한 평가 못 받고 위축된 마음을 자기 칭찬과 확신으로 채워라.
6) 실패한 것을 계속 염두에 두지 말고 잘할 것이라 믿어라.
7) 단순 무식으로 무장하고 행동부터 먼저 해라.

29 망설이는 성격

적극성이 떨어지고 자신감이 없으며 남 따라 장에 가서 시키는 대로 하는 것이 편하게 느껴진다. 자기 판단이 부족하며 남들과 부딪히는 것을 일부러 회피하고 책임지는 것에 대한 두려움이 있어 무대응, 무반응, 무행동적 성향이 있고, 감정을 깊숙이 숨긴다. 편안한 것이 좋다고 인간관계를 맺는 것을 귀찮게 여기고, 이렇게, 저렇게, 결정 못하는 망설임으로 오늘 일을 늘 미루는 습관이 있다. 불만과 반항을 숨겨 놓고는 엉뚱한 곳에 '네가 뭔데 나한테 이래라 저래라 하느냐'고 짜증 낸다. '나중에 하면 안 되나' 하고 들릴듯 말듯 혼자 하는 듯한 말투가 일상화되어 있다.

1) 일단 움직인다. 백 번 생각해 봐야 소용없다. 아무리 좋은 생각도 실천하지 않으면 무슨 의미가 있나?

2) 책임감을 갖고 솔선수범한다.

3) 다른 사람과 더불어 행동한다.

4) 실패에 대한 두려움을 솔직히 표현하고 도움을 적극적으로 받는다.

30 소심함

중국을 여행하다 보면 미끄러운 대리석 앞이나 계단에 소심(小心)이라는 단어가 자주 눈에 띄는 것을 볼 수 있다. 미끄러우니 조심하고 계단에 넘어지지 않도록 신경 쓰라는 뜻의 소심은 주의를 당부하는 말이다.

사람의 성격은 다양하여 대범하고 결정이 빠르고 활동적이며 의사표현이 직설적인 사람도 많지만, 소심하고 신중한 선택을 고심하며 덜 활동적이고 자기표현을 많이 하지 않는 사람도 꽤 있다. 인간 자체가 완벽하지는 않으니 장단점은 모두에게 있는 것이고, 시대적 상황, 살고 있는 환경, 직업, 가족관계에 따라 여러 면으로 나타나고 그에 따른 평가도 사람마다 다를 수 있다.

부모가 강한 성격이고 자식이 소심하다면 겉으로는 말을 잘 듣는 사람으로 보이더라도, 성장 과정에서 늘 실수에 대한 꾸중, 불편함, 압박감으로 자기 생각을 제때 드러내지 못하고 끙끙대면서 속으로는 불만이 쌓인다. 시간이 지나 성인이 되고 난 뒤에는 쌓였던 것이 폭발하여 서로 힘들게 지내는 경우도 많고, 공황장애 같은 불안, 초조, 두려움의 고통을 겪기도 한다. 어떤 일을 결정할 때 혼자 하는 것이 두려워 다른 사람에게 의존해야 하는 경우도 있다. 세상을 살면서도 강한 사람을 만나면 안절부절해 어쩔 줄 모르고, 자기 뜻과 달라도 표현하지 않고 불만을 안으로 삭힌다.

부부 중 한 사람이 강하고 다른 한 사람은 소심하다면 소심한 쪽의 상처는 살아갈수록 커지고 깊어진다. '뭘 그런 걸 가지고 기분 나빠하느냐, 다른 사람도 모두 마찬가지다. 별 사람 있냐, 몇 년, 몇 십 년이 지난 옛날 일을 아직도 따지느냐, 그냥 넘어가도 될 일 가지고 자존심을 상해하느냐, 뭘 그리 좀스럽게 생각하느냐' 등의 일상적인 대화 속에서 서러움과 분함은 계속 쌓여만 간다. 강한 사람 입장에서는 별일도 아닌 것 같지만, 듣는 사람 입장에서는 '가슴에 대못을 박는다'라는 생각이 든다. 소심한 사람의 여린 마음을 헤아리지 못하는 남편, 아내가 미워지는 것은 당연하다. 시부모와 며느리, 처가와 사위의 인간관계도 마찬가지다. 빠르고 용감하게 자기주장을 강하게 펴는 것도 필요하지만, 욕망에 사로 잡혀 급하게 서두르고, 이것저것 앞뒤 재보지도 않고 덤벼드는 무모함, 상대의 감정은 아랑곳하지 않고 마음대로 말하고 행동하는 사람들 속에서 소심한 사람은 흐느껴 울고 있다. 착하고 여린 사람이 상처 받고 스트레스가 쌓여 울화병이 생긴다.

  소심한 사람은 다른 사람의 눈빛, 표정, 말 한마디, 사소한 행동 하나에도 마음이 쓰이고 '왜 그럴까? 혹시 나 때문에 그런 것은 아닐까?'라는 생각이 앞선다. 툭툭 내뱉는 말에도 신경을 쓰니, 스트레스가 많다. 그러나 그만큼 사람들의 마음을 헤아려 주고, 배려하고, 깊이 생각해서 말하고, 자기중심보다는 다른 사람 위주의 생각을 많이 하는 교양 있고 착한 사람이 소심한 사람 중에는 많다. 인격을 수양하고 자신을 성찰, 반성하는 성향이 많고, 세상을 살면서 헛된 욕심으로 남을 괴롭히지 않고, 덤벙대지 않고 차분하게 분수를 지키며 산다. 돌다리도 두들겨 보고 건너는 신중함은 실패의 쓴맛을 보지 않고 안정적으로 살아가며, 덤벙대는 저돌적인 사람들이 보지 못하는 세세한 부분까지 보는 통찰력으로 실수나 잘못을 미리 예방하는 지혜로움도 갖추고 있다.

성격 따라 나타나는 감정들

<u>어떤 일에 미리 궁리하고 주춤거리며 부담스러워하는 경향</u>이 있어 선뜻 앞으로 나서지 못하고 과감하게 행동으로 옮기지는 못하지만, 신중함과 깊은 생각이 몸에 배어 있어, 여러 가지 경우를 통합적으로 고려하여 오늘보다는 내일의 문제점을 집어낸다. 섬세함과 부드러움이 있고, 감정적인 말을 절제하고, 상대의 입장에서 생각하는 배려의 정신은 인간관계의 깊이를 더해 준다. 사람을 사귐에 있어서도 넓고 얕은 것보다는 한 인간의 정신세계까지 깊이 이해하는 속 깊은 사람이다. 어렵고 힘들고 괴로울 때 언제나 힘이 되어 주고 위로가 되고 비밀까지도 지켜 주는 사람이 많다. 자기를 되돌아 볼 줄 알고, 자신이 싫어하고 괴로운 것을 다른 사람에게 요구하지도 않으니, 편안한 사람이다. 한순간의 기분에 의해 큰일을 만들지 않고, 평정심을 유지할 줄 알고, 칭찬에 들뜨지도 않고, 자신의 무게를 지키면서도, 상대의 기분을 상하지 않게 하는 묵직함을 갖추고 있다.

『회남자』「인간훈」에 "수수를 심은 사람은 피를 수확할 수가 없고, 원망을 만든 사람은 좋은 덕을 기대할 수가 없다." 했다. 말의 절제, 행동의 절제는 소심함에서 비롯한다. 만일의 경우를 생각하고 오해의 소지가 있는 말이나 행동을 하지 않는 사람은 어려움의 첫 계단에 발을 딛지 않는 현명한 사람이다. 소심한 사람이 가지고 있는 조심성은 힘한 세상살이에 큰 장점으로 작용한다.

소심한 사람 곁에는 합리적이고 따뜻하며 본질을 볼 줄 아는 대범한 사람이 있어야 균형과 조화를 이루어 서로 보지 못한 부분을 이야기해 주고 생각을 넓혀 주고 용기와 격려를 줄 수 있으니, 삶이 한결 가볍고, 편하지 않겠는가? 소심함이 지나쳐서 꼼꼼하고 답답해져 자기 세계 속에 갇혀 버리지 말고, 세심함과 배려와 깊은 연구심으로 세상을 아름답게 하는 데 일조하는 것이 어떨까?

31 의지박약 성격

　혼자서는 아무것도 못하는 연약한 의지박약으로 독립심이 없다. 자존감이 무너져 있어 자기 판단에 대한 확신이 서지 않는다. 누군가가 나 대신 결정해 줘야 안도감을 느낀다. 사소한 것도 이럴까 저럴까 고민하여 보는 사람이 답답하다. 어디를 가도 누군가가 있어야 하는 분리불안증도 있다. 혼자 있는 것이 불편하다. 실패로 인해 자존심이 상하고 사람들의 손가락질과 입방아가 겁난다.

1) 자신감을 길러라.
2) 실패를 두려워 마라.
3) 결정도 혼자, 책임도 혼자, 인생은 자기 몫이다. 혼자서 걸어가면서 사는 법을 익혀라.
4) 자신을 믿어라.
5) 어려운 일은 하나라도 해내라. 해낸 일에 대하여 후한 점수를 주고 한발자국씩 계속 나아가면 못할 일이 없다.

32 질투심

자기보다 못한 사람이라고 여겼는데 더 좋은 자리에 있거나, 잘살 때, 더 칭찬받을 때, 잘났다고 뻐길 때에 질투심이 생긴다. 자신보다 너무 잘났고 여러 여건도 좋을 때도 마음에서 질투가 올라온다.

단점을 보충하고 자신의 훌륭한 점을 기억하고 비교하지 말고 자신의 몫에 충실하면 된다. 내 것도 아닌 것을 가지고 왈가왈부하는 것 자체가 인생의 난센스다. 내 할 일만 잘 하면 된다.

안분지족하자. 내 능력만큼 누리고 사는 것이 인생이다. 더 누리고 싶으면 정당한 방법으로 능력을 키우는 데 최선을 다하자. 지금의 모습도 결코 나쁘지 않다. 만족하고 웃고 행복하게 살면 복이 올 날도 있다.

노력하면 더 나아질 수 있다. 부러우면 그 사람보다 열 배 더 노력해라. 질투라는 부정적 에너지로 좋은 인상을 비뚤어지게 하지 말고 노력과 인정이라는 긍정적 에너지로 자신의 역량과 그릇을 키우자.

성격체질 행복체질

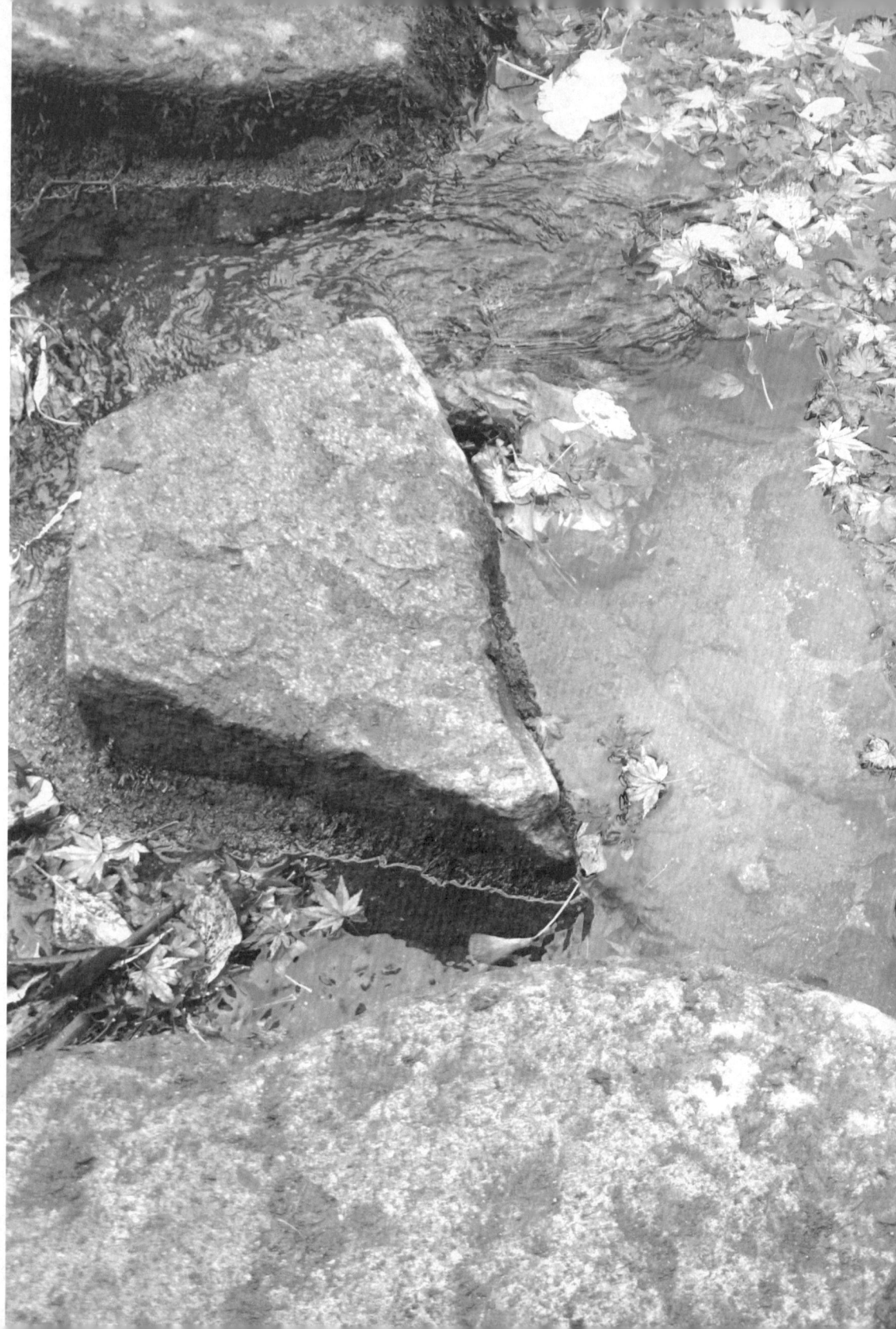

감정에 따른 좋은 음식과 나쁜 음식

1. 분노
2. 우울
3. 고민
4. 놀람
5. 초조, 불안
6. 긴장, 위축, 압박감

감정에 따른
좋은 음식과 나쁜 음식

▶▶▶ 요즘 따라 '신 음식이 당기네. 단것이 먹고 싶네. 청양고추 넣고 매콤한 찌개 잘하는데 없나?' 등의 음식에 대한 특별한 생각이 날 때가 있다. 입이 쓰기도 하고, 단내가 풀풀 나기도 하고, 텁텁하기도 하고, 짠맛이 나기도 한다. 몸 상태에 따라 먹고 싶은 맛이 있고, 싫은 맛이 있다. '예전에는 신 김치를 그렇게 잘 먹더니 요즘은 통 먹지 않네'라는 말을 식구들이나 지인들에게 듣는다면 내 몸의 건강 상태가 바뀐 것은 없는지 체크해봐야 한다. 입맛도 변하는 것이다. 옛날보다 좋아졌거나 나빠진 점이 있을 것이다.

몸은 정밀한 센서가 있어 컨디션에 따라 당기는 것이 있고 별로인 것이 있다. 임신했을 때 새콤한 과일이 당기는 것은 태아의 건강을 위해 간에 많은 영양이 필요해서다. 생리 전에 단 음식이 당겨 커피에 평소보다 설탕을 2~3배 듬뿍 넣고 먹는 것은 긴장을 풀어 주고 체력 소모를 보충해 주기 위해서다. 갱년기에 평소 잘 먹지 않는 쓴 나물에 손이 가는 것도 얼굴, 전신에 후끈 달아오르는 열을 빼내기 위한 것이다. 학생들이 매운 양념치킨을 좋아하는 것은 쌓인 스트레스를 풀기 위해서 자주 찾는 것이다. 남편이 요즘 자주 꿀물을 부탁하는 것은 회사에서 심적 압박을 많이 받고 업무 부담으로 마음이 조급해져 있기 때문이다. 피로도 많이 쌓여 여기저기 근육이 뭉치고 나른하여 꿀물로 뭉친 근육을 풀어 주고, 기운을 보충하기 위해서 저절로 당기는 것이다.

머리가 아프고, 후끈후끈 열이 나는 사람은 쓴맛의 음식으로 열을 내려야 하고, 매운 음식을 먹으면 더 불편해진다. 머리가 쪼이듯 아픈 경우는 매운 음식으로 긴장된 신경, 혈관을 풀어 주고, 혈액의 흐름을 빠르게 해줘야 하며, 신 음식을 먹으면 더 힘들다. 머리가 무겁고 무언가 붙어 있는 느낌이 있는 경우는 신맛을 먹어서 불필요한 독소를 없애야 하고, 단맛을 먹으면 묵직한 느낌이 많아진다. 머리가 시린 느낌이 들고 찬 바람 쐬면 더 아픈 사람은 매운 음식을 먹어 열을 발생시키고 순환을 좋게 해야 하며, 쓴맛을 피해야 체온이 떨어지는 것을 막을 수 있다. 머리가 터질듯이 아픈 경우는 신맛을 먹어서 혈관의 지나친 팽창을 조절해 주고, 신경 흥분을 가라앉혀야 하고, 매운맛을 먹으면 더 아파진다. 머리에 압이 차는 느낌이 계속 들면 죽염 같은 짠맛으로 기운을 아래로 빼주는 것이 좋고, 매운 음식은 좋지 않다.

신맛은 해독, 방부제 역할, 진통, 설사를 멎게 하는 작용(특히 매실)을 하고 식욕을 좋게 한다. 쓴맛은 가래, 기침을 없애고 위도 튼튼하게 해주며 해열, 흥분을 가라앉히고, 소염제 역할을 하므로 몸에 염증이 자주 생기는 사람은 자주 먹는 것이 좋다. 단맛은 피로를 회복시켜 주고, 체력을 보강해 주며, 살을 찌게 하는데, 심장이 자주 두근거리며 빨리 뛰는 사람에게 좋다. 모든 해독제에는 단맛의 감초가 들어간다. 중금속, 농약 중독, 약물 과다복용으로 인한 해독에는 단맛이 탁월하다. 옛 어른들이 단호박에 감초, 대추를 넣고 푹 고아 먹는 것은 영양보충과 독소 배출, 부기를 빼주는 탁월한 효과를 지혜롭게 활용한 것이다. 매운맛은 열을 나게 하고 땀도 흠뻑 나게 하며, 피부를 촉촉하게 해주고, 혈액순환을 잘 되게 하며, 목에서 그렁그렁 가래소리가 나는 것을 없애 주고 소변을 잘 나오게 한다. 짠맛은 몸 안에 뭉쳐 있는 지방 덩어리, 혹 불순물을 부드럽게 없애 주고, 염분의 농도를 조절해서 물이 많이 당기게 한다.

    우울한 사람에게는 기운을 안으로 끌어들이는 신맛이 좋지 않으므로 술을 마셔도 오미자주, 매실주 같은 것은 좋지 않고, 매운 음식을 먹어 바깥으로 기운을 발산시켜 주는 것이 좋다. 화를 잘 내는 사람은 매운 음식을 먹으면 열을 더 받으므로 좋지 않고, 신맛의 음식으로 위로 치솟는 분노를 안으로 가라 앉혀야 한다. 흥분을 잘하면서 얼굴이 벌겋게 달아오르는 사람은 쓴맛의 음식으로 열을 내려야 하고, 매운 음식을 먹으면 좋지 않다. 성격이 조급한 사람은 단맛으로 편안하면서 충족된 느낌이 들게 해야 하고, 매운 음식은 더 급하게 한다. 성격이 물러 터져 답답한 사람은 쓴맛의 음식으로 긴장을 시켜야 하고 단맛은 주위 사람들의 속을 더 뒤집어 놓는다. 불안해 하는 사람들은 짠맛의 음식으로 긴장된 신경을 안정시켜야 하며, 단맛의 음식으로 심장을 강하게 해주고, 매운 음식은 심장박동을 빨리 뛰게 하므로 좋지 않다. 해산물(특히 굴, 해삼)의 짠맛이 간도 맞고 몸에도 좋다. 몸이 자주 붓고 구토가 나는 사람은 짠맛·단맛이 좋지 않고, 신맛·쓴맛이 좋다.

    우리 조상들의 최고 지혜인 비빔밥은 다섯 가지 맛을 가장 좋게 섭취하도록 하는 영양식이다. 인생의 쓴맛, 단맛, 짠맛, 매운맛, 신맛을 다 맛보고 달관의 경지에 오른 사람들은 무슨 맛을 좋아할까? 단맛만 있는 것이 인생이 아니고, 그렇다고 쓴맛만 있는 것도 아니다. 맛 중의 최고의 맛은 담백한 맛이다. 사람도, 일도, 인생도 담백하게 살면 오랫동안 행복하고 건강할 것이라고 노자, 장자가 이야기 했지만, 달면 삼키고 쓰면 뱉는 것이 현실이다.

달콤한 말솜씨에 넘어가고, 쓴 이야기는 자신에게 가장 좋은 약이 되는데도 듣지 않는 것이 사람들의 인지상정이다. 장자의 『남화경』에 '좋고 싫어함이 다른 것은 그 사람의 마음속의 생각이다'라고 말한다. 세월 따라 좋아하고 싫어하는 음식 맛, 사람, 일, 취미, 운동도 달라지니 한쪽으로 치우치면 모두 병을 만든다. 겨울의 첫머리에 아름다운 단풍과 노랗게 물든 은행잎이 떨어지고 앙상한 가지만 있는 나무를 보면서 담백한 사람이 그리워진다.

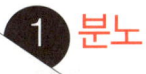

1) 좋은 음식

- 육류: 오리, 돼지
- 해산물 및 패류: 문어, 홍합, 가리비, 굴, 다시마, 김, 다슬기

홍합은 시원한 국물과 함께 탕으로 끓여 내어 직장인들에게 포장마차에서 인기가 좋은 소주 안주이다. 화가 나면 얼굴이나 피부에 빨갛게 뾰루지 같은 것이 올라올 때 피부 트러블을 없애 주는 데 좋다. 굴은 화가 치밀어 올라서 얼굴이 뻣뻣하게 굳고 손발의 감각이 무뎌지는 사람, 땀이 흠뻑 나는 경우에 좋다.

- 곡물 및 견과류: 찹쌀, 녹두, 메밀, 보리, 옥수수, 도토리, 밤, 은행, 아몬드
- 채소류: 가지, 오이, 토마토, 호박, 두부, 당근, 표고버섯, 죽순
- 과일류: 체리, 앵두, 비파, 멜론, 아보카도, 자두, 딸기, 수박, 매실, 오렌지,

모과, 배, 사과, 키위, 석류, 감, 포도, 바나나, 파인애플, 레몬, 참외, 살구
- 기호식품: 후추, 된장, 청국장, 간장, 식초, 설탕, 비타민 C, 신맛이 강하고 탄닌성분이 많이 함유된 와인, 녹차, 홍차, 장미차, 두유
- 기타: 찔레꽃, 작약차, 인동초차, 결명자, 진주 가루, 박하차, 박하사탕, 대나무 진액, 대나무 잎, 헛개나무, 뽕잎, 연밥, 박하사탕은 옛날에 울화병이 있는 사람들이 가장 좋아했던 것이다. 입에 물고 있으면 입안뿐만 아니라 가슴까지 시원해지는 느낌이 들어 즐겨 찾았다.

2) 나쁜 음식
- 육류: 닭, 달걀, 양고기, 개고기, 옻닭
- 채소류: 부추, 옻
- 기호식품: 꿀, 엿, 생강, 후추, 마늘, 파, 고추, 양파, 와사비, 커피, 코코아

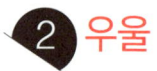 우울

1) 좋은 음식
- 육류: 닭, 소, 양고기, 개고기
- 어패류: 새우, 오징어, 장어, 미꾸라지, 복어
- 채소류: 연뿌리, 피망, 양파, 방풍나물
- 과일류: 멜론, 귤, 유자, 대추
- 기호식품: 비타민 C, 생강, 파, 마늘, 고추, 후추, 락교, 커피, 코코아, 막걸

리, 스파클링 또는 단맛이 많은 와인
- 기타: 인삼, 계피, 결명자, 대나무 잎, 천궁차, 치자전, 울금, 칡즙, 작약, 연잎차, 창포 달인 물

2) 나쁜 음식
- 곡류 및 견과류: 밤, 은행, 찹쌀, 도토리
- 채소류: 고구마
- 과일류: 감, 파인애플, 레몬, 비파
- 기호식품: 청국장, 콩, 된장, 두부, 식초, 간장, 신맛과 탄닌 성분이 많은 와인, 장미차
- 기타: 산수유, 죽순, 우슬, 황기

 고민

1) 좋은 음식
- 육류: 오리, 꿩고기
- 채소류: 파, 마늘
- 과일류: 귤, 유자, 오렌지, 무화과, 살구
- 기호식품: 와사비, 단맛이 많은 와인, 녹차

2) 나쁜 음식
- 해산물: 문어, 오징어
- 곡류 및 견과류: 찹쌀, 도토리, 은행, 밤
- 과일류: 감, 석류
- 기호식품: 콩, 된장, 꿀, 엿, 대추, 장미차, 탄닌성분이 많은 와인, 사케, 청주, 고민이 많을 때 정종이나 사케(찹쌀로 만든 것)를 평소 주량만큼만 마셔도 빨리 취한다. 끈적끈적한 찹쌀 기운으로 생각의 통로가 더 엉켜서 알콜 분해가 늦어지므로 고민이 깊을 때는 줄이거나 따뜻하게 데워서 몇 잔 하는 것이 훨씬 좋다.

4 놀람

1) 좋은 음식
- 육류: 돼지 심장, 양고기
- 견과류: 잣
- 과일류: 배
- 기호식품: 장미차
- 기타: 귤 껍찔, 복령, 용안육, 울금, 계피

2) 나쁜 음식
- 커피

5 초조, 불안

좋은 음식
- 백복신, 더덕, 연밥, 잣, 감초, 배, 하눌타리, 대추, 오디, 치자전, 장미차, 청국장, 사케, 청주

6 긴장, 위축, 압박감

좋은 음식
- 복령, 하수오, 계피, 대추, 오디, 청국장, 유자차, 꿀, 생강차

스트레스 정도를 알 수 있는 테스트

1. 가볍고 심한 정도를 체크해 보자. 가벼운 증상부터 심한 증상까지 반응점이 다 다르다.

1) 가장 가벼운 반응 시작 단계: 아랫배의 단전을 누르면 아프고 가만히 있어도 묵직하거나 뭉치는 느낌, 뭔가 있는 듯한 기분이 들기 시작한다.
2) 배꼽 양쪽 2cm 부위가 볼록 튀어 오르거나, 누르면 아프다.
3) 배에서 바로 올라가는 옆구리 부위가 평소 자주 뻐근하고 그득하여 불편해서 자꾸 만지거나 두드리게 된다.
4) 손으로 가슴뼈 중앙 부분 주위를 누르면 아프거나 답답하고, 스트레스를 받으면 숨쉬기가 불편하면서 묵직하거나, 쪼이거나, 터질 듯 하거나 쿡쿡 찌르는 통증이 온다.
5) 가슴의 쇄골과 가슴뼈 가장 위쪽이 만나는 곳의 위, 아래를 손가락으로 누르면 엄청 아프다.
6) 어깨의 불룩하게 높은 곳이 자주 뭉치고 굳어져 아프다.
7) 턱 아래 3cm 지점의 근육인 흉쇄유돌근을 누르면 아프고 딱딱해져 있다.
8) 뒷골이 뭉치고 굳어져 자주 만져줘야 한다.

9) 심한 단계: 눈꼬리 옆의 살을 만져보면 아파서 '아' 하는 소리가 나올 정도이고, 머리까지 아프다.

2. 가볍고 심한 정도에 따른 건강 상태

1) 부모로부터 받은 에너지가 축적되지 못하고 부족하거나, 생활습관(음식, 운동, 수면, 음주, 흡연, 노동 등)이 좋지 못하여 원기가 부족해져 스트레스에 이길 기본 체력이 떨어지면 아랫배 단전과 배꼽 양쪽 2cm부위에 증상이 나타난다.
2) 기본체력이 떨어지므로 활동 폭이 줄어들고, 대인관계나 일상생활도 최소화함에 따라 자신을 바라보는 눈이나 상대, 세상을 이해하는 폭이 좁아지기 시작하면 옆구리에 증상이 나타난다. 자신에 대한 부정적이고 어두운 생각이 생겨 처한 입장, 처지를 비관하고 그런 자신을 이해해 주고, 위로해 주지 않는 식구, 친척, 주위 사람을 원망하며 불평, 불만을 가지기 시작한다.
3) 마음속에 좋지 못한 생각이 의식세계에 박혀 삶이 괴롭고, 짜증스럽기 시작하며, 복잡한 생각과 자신감 상실, 세상이 결코 자신의 편이 아니라는 냉정한 현실을 인식하며, 자신을 진정으로 아껴주고 위하는 사람이 없다는 고독한 외로움이 밀려오고, 모든 것을 귀찮게 생각한다. 사는 것이 지치고 힘들고 스트레스를 많이 받아 가슴이 답답해지고, 통증도 오고 숨쉬기 불편해지고, 평소 잘 하던 일을 생각만 해도 가슴이 철렁 내려앉고 콩닥콩닥 뛰며, 한숨을 계속 쉬고, 가슴을 두드려 줘야 좀 시원해지는 것 같다. 심장에도 과부하가 걸리는 시기다.

4) 마음에 맺히는 것이 심해지면 칸막이가 생겨 마음의 벽이 만들어진다. 목, 인후, 식도에 물, 음료수, 차, 음식이 원활하게 넘어가지 않고, 걸려서 힘들어 하며 들숨과 날숨이 둘 다 자연스럽게 되지 않고, 사람 많은 곳이나 시끄럽거나 어두운 곳에 들어가면 갑갑해서 숨이 막혀 빨리 밖으로 나와야 속이 편하다. 자신도 모르게 무의식적으로 스스로를 어둡고, 우울한 쪽으로 몰고 가게 되며, 슬프고 분노하게 되어 스스로의 삶이 한스럽게 느껴져 서럽다는 신세타령을 하기 시작한다. 현실과 자신이 추구하고자 하는 삶의 모습이 하늘과 땅 차이라는 사실에 흐느끼며, 누구에게도 말 못하는 괴로운 속사정을 품고 산다. 정신적 피로와 '살아서 뭐하나?' 하는 회의와 비관이 들기도 한다. 쇄골에 증상이 나타난다.

5) 사는 것 자체가 귀찮고 힘든 것이 한두 해 된 것이 아니라 억지로 살며 버티고 있다. 삶의 무게에 힘겨워하고, 삶에 낙이 없고, 자신의 위치, 역할과 식구들 때문에 의무와 책임감을 느끼고 견디지만, 축 쳐진 어깨는 마음만큼 힘들고 무겁다. 어깨에 증상이 나타난다. 내 삶의 짐을 누가 덜어줄 수 있으리오! 하나씩 내려놓아야 하겠다는 생각은 들지만, 막상 '누가 대신할 수 있을까?'라는 마음이 밀려오면, 부담감이 크게 느껴진다. 혼자 짊어지고 가지 말고 나눠서 가면 훨씬 덜 힘들 것인데 쉽진 않네!

6) 생각지도 않았는데, 무의식적으로 불쑥불쑥 튀어나오는 부정적인 생각들이 삽시간에 머리 전체를 꽉 채워버려 기분 나쁘고, 살기 싫다. 해도 너무 한다는 생각이 치밀어 올라와 손에 잡히는 것을 던져 깨부수고 싶고, 싸움이라도 한판하고 싶고, '나 건들지 마라! 폭발할 지경이다'라는 생각이 든다. 흉쇄유돌근에 반응이 나타난다.

7) 스트레스가 극에 달해 뇌 에너지 체계까지 바뀌어 부정적이고 우울, 비관,

원망, 미움, 분노가 습관화, 고정관념화되어 늘 좋고 행복한 순간에도 자동적으로 떠올라 즐겁고, 기쁜 것이 하나도 없다. 뇌혈관, 신경, 호르몬 체계가 망가지기 시작해서 갑자기 건망증이 생기고, 생각한 것과 말로 표현되는 언어가 일치하지 않고, 말하는 사람은 좋은 뜻으로 했는데, 자신은 왜곡되게 받아들여 좋은 인간관계가 파괴된다. 상황에 전혀 맞지 않게 버럭 화를 내어 주위 사람을 어리둥절하게 하며 나중에 자신을 되돌아봐도 어이없기는 마찬가지다. 쌓고 쌓인 스트레스를 풀지 않으면 건강에 치명적이다. 뒷골에 반응이 나타난다.

8) 삶 자체가 너무 괴롭고 힘들다. 태양의 밝은 빛이 짙은 구름에 가려져서 깜깜해지는 것처럼 살아가야 할 의미와 한 조각 희망조차 없다. 눈꼬리 옆에 반응이 나타난다. 뇌혈관에 심하게 이상이 올 수 있으며, 치매가 올 가능성이 높다. 사는 것이 괴로워 바보처럼 모든 것을 까맣게 잊어버리고 싶다는 생각이 쌓여 자식, 친척, 식구들도 몰라보고, '누구세요'라고까지 말하게 되는 치매가 걸릴 수 있으니, 자신을 긍정적으로 좋게 바라보고 과거 삶의 역사에 대한 평가를 훌륭하다고 하지 않으면 모두를 힘들게 하는 병이 올 수 있다. 과거의 마음 한 점이 이렇게 커질 줄 몰랐을 것이다. 마음 단속을 잘하여 외길, 샛길, 침침한 길, 미로에 빠지지 말자. 마음이 모든 것을 결정하니 행복도 불행도 어떻게 마음먹고 받아 들이냐에 달려 있다. '마음 잘 먹고 살자'라는 말을 나 자신과 주위 사람들에게 늘 달고 살자.

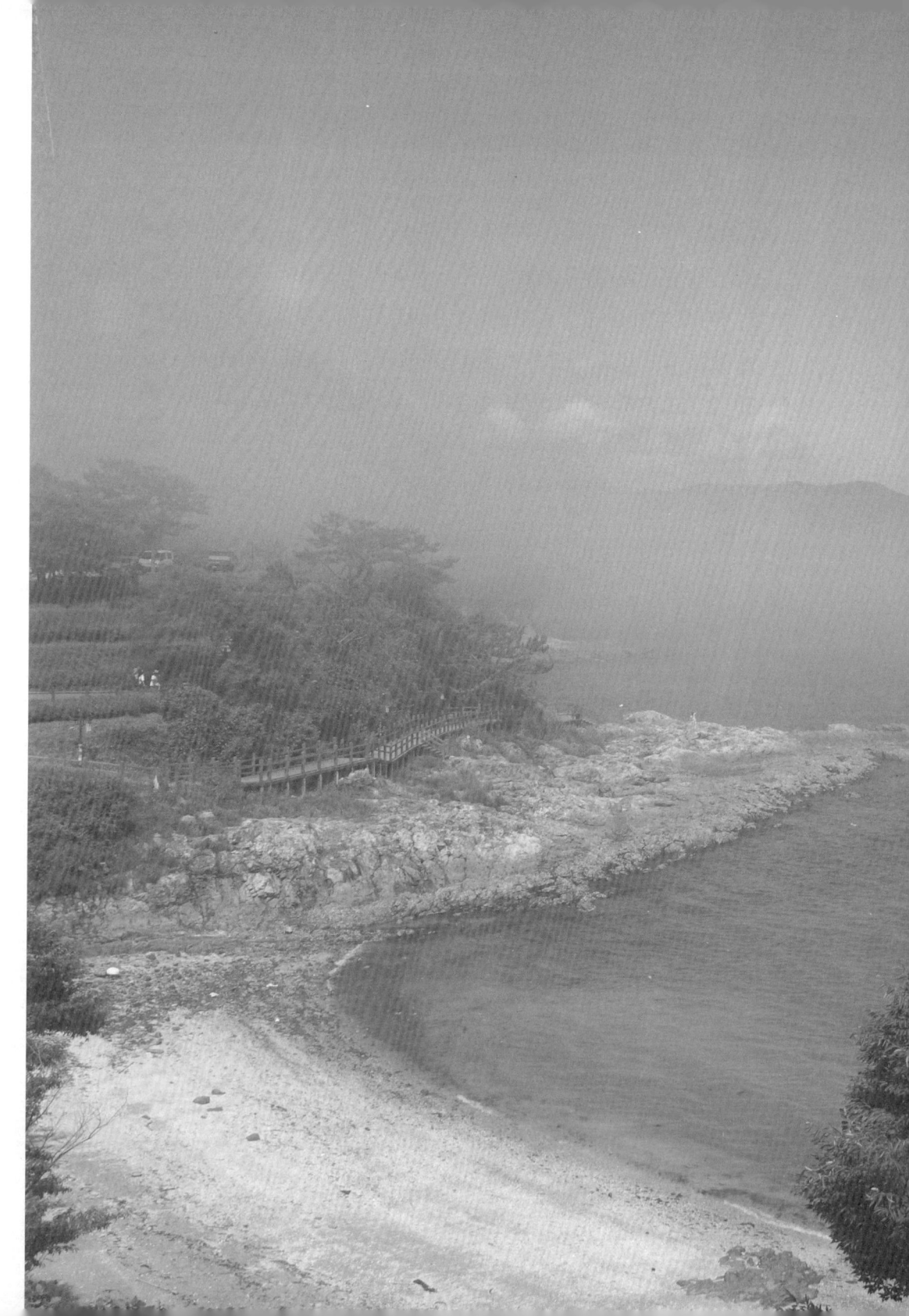

성격 바꾸기

마음농사 1
마음농사 2
마음농사 3
1. 관점을 정리하자
2. 봉사
3. 용서하기
4. 사람을 알고 관계 유지해라
5. 똑같은 실수 두 번 하지 말기
6. 나누고 살자
7. 집착을 버리자
8. 가정을 화목하게
9. 인간관계를 잘 하자
10. 복 짓는 마음을 연습하자
11. 변화에 적응하자
12. 자신의 그릇을 알자
13. 공경하는 마음으로 살자
14. 지혜를 기르자

성격 바꾸기

마음농사 1

행복하고 즐겁게 살기 위해서는 마음농사를 잘 지어야 한다.

마음이 바뀌어야 성격이 달라지고 내 자신을 바라보는 눈과 세상을 대하는 관점을 예전과는 차이가 나고 더 깊고 넓고 세세하게 바라보고 인정할 수 있다. 내가 달라지지 않으면 아무것도 바뀌지 않고 늘어가는 것은 원망, 분노, 남 탓, 환경 탓, 비관, 욕뿐이다.

다른 사람을 바꾸려고 애쓰는 노력의 10%만 자신을 냉정하고 차분하게 따져보고 고치려고 해봐라. 삶이 달라지고 행복 만족도가 올라간다. 내 자신도 바꾸기 힘들어 끙끙대고 무의식, 잠재의식에 박힌 대로 습관적인 행동, 말, 생각을 하면서 사는데 다른 사람을 나의 역량과 그릇, 수양 정도로 달라지게 한다는 것은 불가능하다. 단점을 지적할 때도 좋게 하는 것도 아니고 지혜롭게 감화시키는 것도 아니며, 감정이 앞서고 거친 말이 우선 튀어나오니 효과는 빵점 내지 마이너스다. 안 하는 것보다 못한 결과니 입 다물고 가만히 있는 것이 에너지 소모나 낭비를 줄이는 길이다.

내 마음의 에너지 레벨이 높아지면 주위 사람들을 바라보고 대하는 방식이 달라져 스트레스도 줄어들고, 인간관계도 훨씬 좋아진다. 마음농사를 잘 짓기 위해 필요한 것은 땅, 물, 태양, 바람의 네 가지가 필수적이다.

땅은 넓을수록, 높낮이가 없이 균형 잡힐수록, 비옥할수록 농사가 잘 된다. 땅처럼 마음을 넓고 넉넉하게 쓰고, 감정의 급격한 변화와 변덕, 사람 따라 차별하고 옳다, 그르다 시시비비를 따지지 말고, 내 마음에 꼭 든다, 들지 않는다는 싫고 좋은 생각을 접고 균형감각과 현실감각을 잊지 않아야 한다.

삶의 경험과 생각을 더 나은 삶에 이르도록 하고 이해심이 풍부해지고 그릇이 해가 갈수록 커지게 해라. 내공을 쌓아 놓지 않으면 살면서 갑자기 닥치는 어려움과 고통에 지진이 오듯이 그간의 좋았던 삶을 뿌리째 흔들 것이다. 남에게는 늘 좋은 충고와 따뜻한 위로를 하고, 마음을 '풀어라, 놓아라, 좋게 생각해라, 잊어버려라'를 진심을 다해 했는데 막상 좋지 못한 일이 나의 일이 되어버렸을 때 마음의 중심력이 얼마나 약했는지, 내공을 키우는 일을 얼마나 소홀히 했는지, 얼마나 강하다는 착각 속에 살았는지를 깨닫게 된다. 하루아침에 무너지는 마음을 바라보며 '참 헛똑똑이로 살았구나!' 생각하며 밀려드는 허무함과 어둠, 텅 빈 마음창고를 어쩔 줄 몰라 우왕좌왕 헤매고 있다. 내 마음을 점검하는 큰 계기가 되니 어둠과 칙칙한 그늘에서 빨리 벗어날수록 삶의 무게는 한층 가볍고 욕심이 줄어들고 사람들과 자신에 대한 기대치가 낮아져 자유로운 영혼에 다가가게 된다.

땅에 자라나는 잡초를 뽑아버려야 하듯이 생각마다 올라오는 어둡고 부정적이고 파괴적이며 자신의 욕심에만 갇혀 버리고 편견과 아집으로 올라오는 생각을 그 순간에 알아차려서 좋은 생각으로 돌려야 한다. 잡초가 무성한 땅에는 정상적으로 식물이 자랄 수 없다. 잡초 같은 해가 되는 생각이 계속 번지도록 가만히 두는 것은 마음밭을 황무지로 만드는 것이다. 꼭 필요한 생각이 내 삶의 주인공이 되어야 꽃도 피우고 열매를 맺어 행복한 결실을 이룰 수 있다. 과감하게 합리적으로 생각의 밭을 관리하는 것이 나를 지키는 유일한 길이다. 내 마음밭에서 자란 잡초의 씨앗이 주위 식구, 친구, 동료에게 옮겨 가지 않도록 뿌리를 뽑아야 한다. 억세고 거칠고 주제파악 안 되는 잡초 속에 살면 삶이 망가지는 것은 시간문제다. 잡초 하나가 생겼을 때 가볍게 여기고 계속 습관화되어 버리면 삽시간에 마음밭이 잘못된 생각으로 가득찬다. 나쁘고 좋지 못한 생각 하나를 가벼이 여기지 말고 왜 이런 마음이 생겼는지를 살펴보고 부정적인 감정이 많이 쌓이는 신호는 아닌지를 확인해서 반성하고 바로 잡아야 한다.

둘째로는 태양처럼 밝고 따뜻하고 환한 마음이 있어야 한다. 햇빛이 잘 비치지 않는 그늘에서는 식물이 잘 자라지 않고 곳곳에 습기가 차서 눅눅하고 기분이 좋지 않다. 이끼가 끼고 꽃도 활짝 피지 않고 피다가 말듯이 그늘진 마음은 내가 가진 잠재능력을 온전히 발휘하지 못하게 한다. 살아가면서 그늘진 것이 마음 한편에 자리 잡아 밝은 듯하나 어두운 것이 드러나 비판적이면서 부정적이다. 환한 웃음보다는 냉소를 품은 얼굴이 여러 사람들을 불편하게 한다. 살면서 생긴 그늘은 언젠가는 내 삶을 힘들게 하는 것이므로 그 자체를 감사함 마음으로 바꿔야 자유로워진다. 굴레에서 벗어나지 못하면 사람들을 옳음과 그름의 흑백논리로 몰아붙이고, 말하고 행동하므로 번민하고 괴롭게 하는 중요한 원인이 된다.

강남에서 '어도초밥'을 하여 성공한 50대 배정철 사장님의 개인사는 많은 것을 느끼게 해준다. 시골에서 자라면서 배곯는 것을 식은 죽 먹기처럼 하면서 형편이 어려워 중학교도 중퇴했으며 제대로 먹지 못했으니 면역력이 떨어져 자주 아팠다. 14살 때 고열이 나서 의식을 잃고 한 달간이나 누워 있어 모두가 살아나기 힘들구나 하고 있었는데 한 달 후부터 정신이 들면서 미음을 약간씩 먹기 시작하여 겨우 살아났다.

성장기에 영양부족으로 비쩍 마르고 어지러워 앉아 있을 수 없었다. 수업료 낼 돈도 없고 입에 풀칠하기도 어려운 형편이라 학교를 중퇴하고 몸을 추스른 후 식당에 취직하면 밥은 굶지 않을 것이라는 생각에 허드렛일부터 배우기 시작하여 차츰 인정받아 요리를 배웠다.

몇 년 후 부도난 식당을 인수하여 열과 성을 다하여 손님들을 모시고 가장 싱싱한 재료와 정성스런 손맛으로 땀 흘려 일했다. 연말이 되면 찾아주신 손님들에게 일일이 손 편지로 감사의 인사를 올리고 메뉴를 더욱더 개발하여 인정받았다. 소년소녀가장 돕기와 희귀병, 암을 앓고 있는 어린이, 형편이 어려운 중·고등학생들에게 장학금 주기, 혼자 계신 어르신 점심 대접하기 등으로 세상에 감사하는 마음을 갖고 있다. 부모를 원망하고 탓하는 사람도 많은데 어머님께 자기를 낳아주시고 어려운 환경에서도 꿋꿋이 잘 키워주셔서 고맙다고 매일 손편지를 올려 103세로 장수를 하고 계신다.

어느 누구보다도 훌륭한 사장님을 가끔 뵈면 생각하는 바가 많다. 세상은 이런 사람이 많을수록 행복해질 텐데, 불평불만이 쌓일수록 자신도 힘들고, 지켜보는 주위 사람들은 더 고통스럽다. 밝은 생각이 자신을 구제하고, 나아가 많은 사람들에게 덕을 베푸는 좋은 계기가 되었으니 하나의 생각이 참으로 중요하다!

셋째로는 농사짓는 데 물이 필수적인 것처럼 지혜의 물이 필요하다. 물이 부족하면 벼가 말라 비틀어지고 밭작물도 타들어가고 생명도 유지하기 힘들다. 가정에서도 밥 지을 물과 요리, 샤워, 화장실, 청소하는 데 모두 물이 없으면 생활이 되지 않는다. 만물을 윤택하게 해주고 갈증을 없애 주며, 생기를 주는 물은 소중하다. 지혜의 물은 우울, 비관, 고민, 복잡한 심사, 성내고 분노하고 원망하고 괘씸하며 욕심내고 어리석음으로 생기는 불덩어리를 사그라들게 하고, 깨끗이 씻어 준다. 물처럼 순리대로 흐르고, 흐르는 곳마다 혜택을 주는 마음은 우리 삶에 매우 중요하다.

지나친 욕심의 불이 이글거려서 뿌옇게 탁해진 마음을 냉정함과 순리라는 물로 식혀서 제정신이 번쩍 들게 해야 정상적인 삶의 경로에서 벗어나지 않는다. 욕심에 눈이 가려지면 순리라는 것이 도무지 보이지 않고, 생각나지도 않는다.

논에 물이 너무 가득차서 벼가 물에 잠기면 그해의 농사는 다 망쳐진다. 적당히 채웠을 때 절제라는 순리를 따라야지, 지나치면 그동안 노력한 것이 물거품이 된다. 욕심이라는 저수지를 가득 채우기만 바빠서 정작 자신의 그릇이 어느 정도 되는지는 짐작도 하지 않고 합리적 계산은 더욱 하지 않는다.

물은 내 그릇보다 많이 담기면 흘러나가 버리고, 다시 주워 담을 수 없다. 자기 그릇보다 넘친 재물, 일, 명예, 권력이 담기면 얼른 주위 사람들에게 골고루 나눠주고, 좋은 일에 쓰이도록 노력해야 한다.

저수지의 둑이 넘치고 터져 버리면 자신이 그동안 애써 모았던 것들이 한순간에 없어진다. 지나쳤던 것이 여러 사람들에게도 피해를 주니 절제라는 단어를 잃어버리면 낭패를 본다. 삶에 물꼬를 잘 틔워주고 물길을 잘 만들어 주고 연못, 저수지, 댐의 수위를 눈여겨 살펴가면서 수위조절을 정확히 하는 사람은 눈물이 흘러 연못을 만드는 일이 없을 것이다.

많은 이에게 좋은 마음을 쓰고, 도움을 주고, 지혜를 주고, 욕망의 갈증을 근원적으로 풀어 주는 덕을 베풀어 덕의 비가 촉촉이 내리도록 하면 얼마나 좋을까? 명경지수처럼 흔들리지 않는 물이 되어 자신을 비추고 세상사를 제대로 드러나게 해주면 굴절과 오해의 늪에 가려 잘못된 판단과 행동을 하는 일이 없을 것이다. 아래로만 흐르는 물처럼 자신을 낮추면 강이나 태평양 바다처럼 마음이 넓어져 온갖 세상사의 좋지 않은 것이 흘러 들어와도 정화되어 늘 맑고 깨끗한 물이 될 것이다.

넷째로는 바람처럼 소통이 필요하다. 자신과의 소통뿐만 아니라 세상, 타인, 식구들, 직장, 사회와의 소통은 살아가는 데 아주 중요하다. 바람이 통하지 않으면 환기가 되지 않아 축축하고 곰팡이 피고, 냄새도 나듯이 마음도 환기가 필요하다. 생각의 창문과 출입문, 대문을 잠그고 살아가면 아집이라는 먼저 덩어리가 구석구석 만들어지고, 스스로 폐기능이 떨어져 기관지염, 폐렴을 달고 살듯이 마음도 자신과 세상에 대한 면역력이 거의 없어진다.

표현하지 않고 혼자서 꾹 참고 있으면 병이 되고, 자신이건, 주위 사람이건 표현하지 않는 사랑은 사랑이 아니다. 자식, 부모, 형제, 자매, 동료들과 감정소통이 없으면 매일 보는 남남이다. 무슨 생각을 하고 살아가는지, 어떤 것을 중심 가치로 생각하는지, 무슨 계획, 희망, 포부가 있는지, 스타일이 어떻게 바뀌고 있는지를 도무지 알 수 없으니 관심사를 알 수도 없고, 의견을 나눌 수도 없다.

식구들 모임에도 밥만 먹고 헤어지니 왜 모였는지 이유조차 분명하지 않고, 마음을 나누고 정을 쌓아야 하는 가족 종합 통장은 적립이 전혀 되지 않으며 세월만 흘러간다. 어느 날 갑자기 일이 생기면 의아스럽고 황당하기까지 하다. 생각을 전혀 알지 못했고, 눈곱만큼의 마음 정보조차 주고받지 않았으니 당연하다.

'서운하다, 괘씸하다, 분하다, 그럴 수 있나?'라고 목청 높여 보지만 아무런 의미가 없고 메아리 없이 허공에 날아가는 허탈함만이 남는다.

　내 자신의 내부에서 계속 들려오는 신호를 무시하고 지나쳐 버리면 병이라는 고통과 아픔의 시간이 밀려온다. 소통하지 않고, 내 생각에 파묻히고, 바쁘다는 현실에 떠밀려서 결국 병실에 누워 지금까지 살아온 자신을 차분히 생각해 보는 시간이 왔을 때 참으로 어리석은 자신의 모습이 보이기 시작한다. 나를 위하고 자족의 행복을 생각하며 열심히 달려왔다고 자부심을 갖고 생활했지만, 병원 신세를 지고 있는 자신의 현실을 무엇인가? 누가 그렇게 만들었을까? 자신, 식구들, 회사 동료, 사장, 세상 중 누가 나를 이렇게 만들었지? 과연 누굴까?

　내 몸과 소통하지 않고, 내팽겨진 내 마음에 쌓인 독과 곰팡이, 먼저 덩어리는 누구의 것인가? 마음이 힘들고 불편하며 기분 나쁜 것이 자꾸만 쌓여 간다. 사소한 일에도 짜증 내고, 참을성이 없어지고, 세상사는 재미가 없고, 일하는 것이 무의미하고, 과연 내가 필요한 사람인가 의심이 들면서 내면의 진짜 나와 소통하라고 계속 지적했지만 무시하고 그냥 지나쳐 버렸다.

　매일 일에 찌들려 사느라 남편, 아내, 자식, 부모님, 형제, 자매, 동료가 무엇에 괴로워하고 힘들어하며, 어떤 것을 바라는지를 소통하지 않았다가 명예퇴직 후 같이 지내보니 완전 남 같은 생각이 들어 후회스럽다. 돈만 벌어주면 할 일 다 했다고 여겼는데 '밥만 먹고 사는 게 인간이 아니다'라는 말이 뼛속 깊이 마음의 한기를 동반하면서 사무친다.

　갑작스럽게 매서운 바람은 모든 사람을 움츠러들고 추워서 벌벌 떨게 하듯이 뜻하지 않은 분노, 거친 말, 험악한 분위기, 비난은 먹은 것을 체하게 하고, 심장을 놀라게 하고, 뇌신경과 몸 전체의 자율신경을 긴장시키고, 근육을 뻣뻣하게 만든다.

　바람이 셀수록 마음이 약한 사람은 뿌리가 흔들리고 몸통이 부러지고, 가지와 잎이 흔적 없이 떨어지듯이 중풍으로 쓰러진다. 악취가 심한 바람이 계속 불면 불쾌감이 생기고 머리가 터져 나갈 듯이 아프며 숨이 막혀 도저히 그곳에 있을 수 없듯이 인간관계가 끊어진다. 두 번 다시 보고 싶지 않은 블랙리스트에 올라간다. 인간의 기억 속에서 특히 기분 좋지 않았던 것을 오랫동안 간직하므로 한번 무너진 신뢰를 회복하기는 쉽지 않다. 자신과 남에게 태풍의 위력을 보여주는 끔찍한 성질머리가 아니라 행복하고 기분 좋은 선선한 바람이 되면 추억으로 깊이 간직되지 않을까?

마음농사 2

마음농사를 잘 짓기 위해서는 우리는 구체적으로 어떻게 해야 할까? 우선적으로 오픈 마인드가 되어야 한다. 내가 살아가면서 말하고 행동하고 생각하는 것이 대체적으로 옳다고 볼 수 있지만, 경우에 따라서는 편협하고 자기중심적으로만 생각하고 제멋대로 행동하여 충분히 사람들을 언짢게 했을 수도 있다.

어떤 이는 살아가면서 주눅이 많이 들고 신경과민이 되어 보통 넘기고 그냥 지나칠 수 있는 일도 되새김질을 몇 번 해야 겨우 넘어간다. 마음의 필터가 일반적인 사람이 2개라고 하면 이런 사람은 10개 정도가 되어, 자기 자신이 그렇게 쉽게 넘어가지지 않고 자신을 괴롭히고 압박감으로 다가온다. 세상이 잘못된 것이 모두 자기 잘못인 것처럼 느껴져 얼굴은 늘 심각하다.

대충 넘어가면 될 일도 소화시키기 힘드니 마음의 소화력은 물론이고, 위장의 소화력도 섬세하고 약하다. 남들은 1~2시간 만에 먹은 것이 소화되는데, 이런 사람은 5~6시간 그득한 느낌이 계속된다.

어느 방향으로 치우치면 한쪽은 지나치고, 다른 한쪽은 부족한 현상이 나타나는 것은 자연의 이치다. 생각의 균형추가 정중앙에 있지 않고 자기 생각대로 눈대중을 하니 현실과 전혀 다른 계산이 나온다. 실상과 동떨어진 생각은 고정관념을 만들어 자기합리화를 시킨다. 자신이 지금 고통받고 힘들다는 것은 답이 틀렸거나 답은 맞는데 어느 단계를 올라가기 위해 뚫고 나가야 하는 장벽일 수 있다. 둘 다 현실적 방법론에 있어서는 새롭고 더 나은 방법이 필요하다.

내가 옳고 정직하며 바르다는 생각에 걸려 있으면 다른 사람의 좋은 이야기들이 들리지도 않고 받아들이기도 싫고, 잔소리한다고 생각하니 짜증스럽다. 고통의 원인은 지나친 욕심, 희망 없이 자기를 몰아붙이는 성격, 자신을 너무나 초라하게 여기는 모습, 남이야 어찌되던 말든 내 이익만 챙기려는 성격, 남들이 가진 것은 다 가지고 싶고, 더 좋은 것을 맘껏 누리고 싶은 욕망, 소유욕, 명예, 권력, 지위, 이성에 대한 집착, 과거의 행복하지 못한 모습에 대한 후회 또는 채우고 싶은 보상심리, 자신의 그릇보다 과대평가된 기대심리, 꼭 이래야 된다는 강박관념, 가지지 못한 것에 대한 미련과 아쉬움, 나보다 못한 사람이 더 잘 된 것은 능력과는 상관없다는 세상 탓, 자신을 잘 도와주고 후원해 주지 않아 뜻을 펴지 못했다는 가족에 대한 원망, 형제자매간에 차별대우를 받았다는 서러움과 괘씸함, 심리적 열등감과 어리석음, 시대를 잘못 타고났다는 어두운 생각, 순간적 충동에 따른 정신적 괴로움, 건강치 못한 몸, 직업적 불안, 삶의 만족도가 떨어져 방황, 배우자의 공격적 성향, 잘못된 행동 등이 있을 수 있다.

고통에서 헤매지 않으려면 마음의 근육을 길러야 하고 좋지 못한 굳은살을 녹여 좋게 만들어야 하고, 거칠고 굴곡이 많은 결을 다리미질 잘 해서 부드럽게 펴야 하며, 과거의 얼룩이 심하게 묻어 있는 곳은 깨끗한 물로 씻어 내고, 움

푹 팬 곳은 사랑과 인정의 살로 채워 주어야 한다.

고통을 만드는 못된 버릇은 빨리 없애도록 노력해야 한다. 독화살을 맞아 썩고 있는 살은 과감히 도려내야 새살이 돋는다. 어느 누구의 삶도 아니고 내 삶이 소중하다. 나의 자유를 묶어서 꼼짝 못하게 하는 잘못된 인연의 밧줄을 과감히 끊어 내라. 합리적 인간관계가 되도록 자신의 선택방식을 바꿔서 서로 윈-윈, 해피-해피할 수 있도록 노력해라. 부족하지 않은 사람이 없다. 지구가 오죽하면 23.5도로 기울어져 있을까? 바로 서 있어도 우리 생각에 바로 서 있는 것이지, 사실은 비스듬하게 있는 것이다. 나 자신도 부족한 부분이 있고, 다른 사람도 부족한 것이 존재하니 서로 도와가며 가르쳐 주며, 배우고 사는 것이 인생 아니겠는가?

부족하지 않으면 잘못되고 틀린 길을 걸어갈 사람이 아무도 없겠지만, 똑바로 걷고 잘 걸어가고 있다고 생각하며 사는 것이 우리네 삶이다. 길이 어디에서 굽어지고, 휘어지고, 끝나고, 낭떠러지가 있고, 가파르고, 진흙길, 자갈길, 암벽이 있는지 알지 못하고 걸어간다.

먼저 갔다 온 사람의 이야기를 듣지 않고 자기 고집으로 맞는다고 우기며 가다가 경험하고 나서야 그때 말을 잘 들었으면 헛수고는 하지 않았을 텐데 하고 후회하는 게 우리 인생이다. 후회하지 않게 살기 위해서는 실상을 정확히 이해하고 확인하고 파악하는 것이 필요하며 좋은 사람과 나쁜 사람을 잘 구분하여 불필요한 인연에 꺼들리지 않고 어둡고 비관적인 말을 하는 사람도 가까이 하지 말고 항상 행복하게 사는 길이 무엇인가를 생각하고, 양심에 거리낌 없이 내일, 몇 년 뒤, 수십 년이 흐른 후에도 떳떳해야 한다.

자신에게 너무 잘하라고 압박 넣지 말고, 다른 사람에게 잘해 줘야 한다고 용쓰지 말고 편하게 그냥 되는 대로 해라. 모든 사람을 나의 스승으로 여겨서 모나게 튀어나온 곳은 깎아 내고 부족하게 들어간 부분은 좋은 행동과 습관, 말로 채워라. 잘 났다는 교만한 마음과 모자란다는 열등감을 완전히 도려낼 때, 오픈 마인드는 저절로 되어 내 삶은 시간이 갈수록 업그레이드되어 눈이 맑아지고 얼굴은 빛이 나고 몸은 향기롭고, 말은 고와지고 행동은 겸손해져서 『주역』에서 말하는 겸겸군자가 되어 만인이 좋아하고 따를 것이다.

그 다음으로는 자신을 돌아봐라. 내 마음을 가만히 들여다보면 어릴 때부터 지금까지의 경험과 생각이 고스란히 남아 있다. 〈어쩌다 어른〉이라는 TV 프로의 제목처럼 그렇게 어른이 되어 있을 뿐이다. 어린애 같은 마음이 남아 있어서 자기 부인이 어머니처럼 포근하고 넉넉하게 대해 주길 바라고, 남편이 아버지처럼 자상하고 사랑하는 마음으로 친절하게 해줬으면 한다. 어릴 때의 부모로부터 사랑을 덜 받고 자라면 평생 허기진 마음을 채우기 위해서 사람들을 찾아다니느라 애쓰고, 상처 받으면서 또 찾아다니는 모습이 안쓰럽다. 학교 다닐 때 친구들로부터 받은 모욕, 멸시, 갖고 싶었던 것을 못 가져서 부러워했던 마음, 공부에 대한 우월감 또는 열등감, 집안 형편이 달라 생기는 부유함과 가난함, 선후배로부터 인정 받음과 소외감, 몸무게와 키, 조기 성숙 등으로 생기는 분별심, 칭찬과 벌 등 과거에 있었던 생각의 흔적은 모래밭에 새긴 것처럼 빨리 없어지기도 하지만, 마음의 바위에 선명하게 쓰인 글자처럼 지워지지도 않아 괴롭다.

자라면서 형제자매간, 사촌 간, 이웃 간에 생긴 많은 일들 속에 남아 있는 괴로움과 뿌듯함, 차별에 대한 분함, 오해에서 비롯된 누명들이 앙금으로 남아 있다. 마음의 앙금과 흔적은 자존심을 건드리는 일이 있을 때마다 폭발하여 감당하기 곤란하고, 좋았던 사이를 순식간에 흔들어 버리는 폭탄이 된다. 자신이 갖지 못했다는 것에 집착할수록 삶의 고통은 더 커지고, 그것만 채우면 다 될 것 같았지만, 또 다른 부분을 채우려고 발버둥 치며 급하게 달려가는 모습을 사기꾼이 보고 잠재된 욕망을 부추기면 자기 꾀에 스스로 넘어가 그동안 모았던 것을 잃어버리는 어리석은 삶을 겪게 되는 경우도 있다. 욕망에 목이 마르면 누가, 왜, 무엇을 바라고 그런 미끼를 던지는지를 알지 못하여 순간적 실수를 하게 된다. '고진감래'라는 말을 흔히 듣고 위로할 때도 많이 쓴다. '고생을 많이 했으니 이제 좋은 일만 있을 것이다'라는 따뜻하고 마음이 실린 말을 듣고는 '참 고생 많이 했지만, 희망이 보인다'라고 좋아한다. 이와는 반대로 '감진고래', '락진우래'가 있다. '달콤한 즐거움이다.' 하고 나면 고통이 뒤따라 올 것이다. 즐거움에 미쳐서 자기 본분과 양심을 잃어버리면 근심스러운 일이 반드시 온다'라는 이야기는 술을 먹을 때나, 말할 때, 행동할 때, 사람들과 인간관계를 할 때마다 깊이 새겨야 한다. 술을 마시고 취하여 즐거움에 빠지지만 지나치게 되면 인생에 돌이킬 수 없는 실수를 하게 되고 계속 음주의 즐거움이 생활화되면 알코올성 간염, 지방간, 간경화, 중풍, 만성피로 등의 근심과 고통이 온다. 순간의 즐거움만 생각하고 눈 깜빡할 새 닥쳐오는 병은 생각지도 못하고 계속 2차, 3차로 술을 즐기니 기억력 감퇴와 치매에 걸릴 확률이 높아지고 면역체계가 파괴되어 암이 올 가능성도 많아진다.

   장수하려면 지혜와 밝음이 있어야 한다. 과연 내 자신을 진정으로 즐겁고 이롭게 하는 행동인지, 말인지, 인간관계인지를 잘 살펴봐야 하지 않을까? 마음에 남아 있는 찌꺼기와 불편해 하는 먼지와 화 덩어리가 수북이 쌓여서 두꺼운 벽을 만들어 헉헉대고 있지 않은지를 살펴봐라. 자신의 어떤 부분이 지나친지, 부족한지, 습관화되어 매너리즘에 빠져 있는지를 돌이켜 보고 바꾸려고 노력해라. '무엇이 문제인지', '어떤 것이 훌륭한지'를 냉정하게 살펴보고 문제가 있다면 해결방법을 찾아보고, 훌륭한 점은 더욱더 좋게 발전시켜 보자.

그 다음으로는 깨달아라. '이렇게 해야겠구나!', '내가 그동안 잘못 생각하고 살아왔구나!', '이런 좋은 능력이 있는데도 스스로 그릇을 인정하지 않고 줄여 놓았구나!' 하고 깨달아라. 순간적으로 올라오는 좋지 못하고 불편하고 짜증 나는 마음을 알아차리고, 깨달아서 '이렇게 살면 안 되지, 생각하면 안 되지' 하는 생각을 해라.

좋은 마음으로 조절하고 바꾸지 않으면 세포에 주름살이 가고 독이 쌓여 결국에는 병이 온다. '아프고 괴롭게 살래? 마음 좋게 바꿔 먹고 행복하게 살래? 그동안의 고통스럽고 불편했던 삶의 방식을 고집해서는 안 되겠구나!' 하고 깨달아라. 자신에게 말하는 방식, 인간관계에 있어서 대화 방식, 행동 패턴, 어떤 것을 선택할 때의 근시안적 시각, 음식 습관, 사람을 대하는 고정관념과 환경에 대한 대응, 시시비비에 대한 침묵 또는 싸움 등의 예전에 했던 것에 대하여 훨씬 행복하고 만족스러운 방법으로 나아가야 하겠다는 점을 깊이 생각하고 실천하라. 내 삶이 달라지기 위해서는 어떤 것을 해야 할지를 깨달아라.

그 다음으로는 평화와 안정, 지혜의 삶으로 들어가라. 몸을 위해서는 온갖 맛있고 귀한 음식, 건강식품을 찾아서 부지런히 먹지만, 마음을 위해 우리는 무엇을 먹고 있나? 행복하게 살기를 바라면서 옆에 있는 사람들에게 해를 끼치고, 화나게 하고, 거칠고, 괴롭히고, 압박 주고, 자존심 긁고, 기분 나쁘게 하고, 막말하고, 싫다는 말 반복해서 하고, 독기에 가득찬 말을 수시로 내뱉는다. 듣는 사람은 가만히 있나, 바보도 아닌데. 또 퍼붓고, 주고받기를 계속하니 과연 평화를 바라는 사람이 해야 할 말인가? 행복하게 살기를 원하는 사람이 해야 할 지혜로운 행동인가? 여러분 자신에게 물어봐라. 계속 고해야 할까? 스톱 해야 할까? 영원한 행복과 안정된 삶을 살고 싶은 사람은 답을 알 것이다.

'상대를 기쁘고 행복하게 하려면 내가 어떻게 말하고 행동해야 할까?'를 잊지 말고 순간의 기분 나쁘고 분한 것을 참고 행복해질 수 있고 관계 개선이 좋게 되는 쪽으로 선택하는 사람이 지혜롭고 삶의 주인공이 될 수 있는 사람이다. 사랑으로 사는 사람이 주위 사람을 움직일 수 있고, 행복하게 하는 사람이다.

마음농사 3

세 가지 보배를 잘 간직하고 살자.

우리는 살아가면서 자기 인생에 가장 소중한 보배를 지니고 산다. '목숨보다 귀한 것은 없다'라는 생각으로 몸이 아프면 만사가 귀찮아지고 하던 일도 주춤하며 우선 몸 돌보기부터 한다. **'몸이 있어야 가족도 있고, 일도 있다'**라는 말은 누구나 수긍하는 이야기이고, 아파서 누워 있으면 제일 먼저 깨닫는 것이다. 일상의 삶에 다람쥐 쳇바퀴 돌듯이 주어진 역할을 묵묵히 하다 보면 쌓인 것도 많고 풀 것도 많다. 하고 싶은 말이 목까지 올라와도 꾹 참아야 하는 것이 우리의 모습이다. 기 센 사람, 경우도 맞지 않게 자기주장만 옳다고 하는 사람들 속에서 마음이 여린 사람들은 매일 치이고 또 치이며 살아간다. 무심코 던진 돌 하나에 연못 속에 있던 개구리는 최소 중상이다. 습관화된 억압하고 무시하는 말속에서 오늘도 속이 상한다. 매일 똑같은 사람을 봐야 하는 것도 괴로운 일이다. 아양을 떨고 헛웃음을 웃어 보며 비위를 맞춰보지만 그 순간뿐이라는 생각은 늘 떠나지 않는다. 변화되지 않는 사람에게 기대하는 것 자체가 무리지만, 꾸역꾸역 참으며 다니는 것도 괴롭다. 밥을 먹어도 소화가 되지 않고 긴장하느라 머리가 띵하며 뒷골이 당기고, 가슴이 답답하여 두근거린다. 피로가 계속 쌓이고 사소한 일에도 짜증이 늘어 가족들을 당황, 불안, 공포, 긴장, 불쾌하게 하며 마음속에 불만이 쌓이게 한다.

'내가 건강하고 행복하게 살기 위해서는 어떻게 해야 할까?' 내가 아무리 옳아도 상대가 틀렸다고 하면 틀린 것으로 봐야 한다. 양심을 속이지 않고 일을 그르치지 않는 범위 내에서는 생각을 바꿔야 한다. 단, '제가 이렇게 시키는 대로 했으니 그 책임도 사장님, 부장님이 지셔야 합니다'라는 말은 꼭 해야 한다. 한두 번 이렇게 하면 결과가 당연히 나쁠 수밖에 없으니, 그들의 생각이 바뀌도록 기다려야 한다. 상황논리에 따라 그때의 환경조건이 무리할 수밖에 없는 경우가 많다. 새벽까지 야근해야 하고, 꼬박 밤을 새워야 하고, 피곤한데도 먼 거리까지 가야 할 경우도 많다. 몸은 과거를 기억해서 손상된 만큼의 보충이 있어야 원래대로 돌아올 수 있다. 보충 없이 계속 무리를 하면 억지로 쉬게 하니, 고통이 크다. 그렇게 부지런하게 일하고 사회생활을 하던 사람이 입원해 누워 있으면 참기가 보통 힘든 일이 아니다. 과로가 되더라도 열심히 일하는 게 훨씬 낫고 즐겁다. '건강한 것이 최고다. 건강하시게'라고 어르신들은 누굴 만나도 첫 번째로 말씀하신다.

둘째로는 건강하려면 마음이 평화로워야 한다. 평화롭게 마음먹기 위해서는 자기 만족과 긍정이 있어야 한다. 자신에 대한 콤플렉스, 불평, 불만, 과소평가와 주위 사람들에 대한 비딱한 시선, 원망, 지나친 기대, 의존, 대접받기 원하는 마음을 가지고 있으면 자기 만족이 생기지 않는다. 바라는 바 없이 주는 마음을 연습하면 행복해지는 지름길이다. 이런 사람을 바보라고 취급하는 게 요즘 세상인가 보다. 돈이나 물건 말고도 좋은 마음을 주는 것은 누구나 할 수 있다. 기쁘게 대해 주고 밝게 웃어 주면 자신의 마음속에 있는 우울과 어둠이 빨리 사라지고 평화로워진다.

매사에 여유롭고, 느긋하고, 이해심이 많아 스트레스를 적게 받고, 만나는 사람들이 편안해 하니 서로 좋다. 부드러운 말 한마디로 위로해 주고, 진심으로 아끼는 말 한마디, 따뜻하게 손 한번 잡아 주는 사람으로 살면 삶에 지친 이들에게 행복 에너지를 주리라. 욕심이 없고 사람들의 존재 가치를 인정해 주니 마음이 울적할 땐 언제나 생각나는 사람이리라. 그의 목소리만 들어도, 아니 생각만 하여도 위안이 되는 사람이 많아질수록 세상살이도 힘겹지 않으리라.

세 번째 보배는 부지런함이다. 자기 일이건, 다른 사람일이건, 세상사건 열심히 최선을 다하는 사람은 그가 어디에 있어도 꼭 필요한 사람이다. 게으른 사람치고 뭘 제대로 이루는 경우는 드물다. 자기가 그 자리에서 꼭 해야 할 일을 하지 않고 남에게 미루는 사회는 불행한 세상을 만든다. 늘 반복되는 일상사에 최선을 다하기는 어지간한 마음의 중심이 없으면 해내기가 쉽지 않다. 소홀하기 쉽고, 그냥 지나칠 수 있는 일에 마음이 흐트러지지 않게 묵묵히 실천해야 한다. 부지런함이 나를 지켜 주고 세상에서 인정받고 아웃되지 않는 유일한 길이다.

『노자 도덕경』에 세 가지 보배에 대한 이야기가 나온다. "인자하고 자애롭게 사람들을 대하여 주위 사람들을 행복하게 해주는 것이 하나요, 돈, 힘, 권력, 시간, 정력, 물건을 낭비하지 않고 절약하여 검소하게 지내는 것이 둘이요, 감히 세상보다 앞서서 설치지 않는 것이 셋째다." 사람들에게 사랑을 베풀면 좋아하고 칭찬하는 사람들이 많아 어려울 때나 여러 사람들의 도움이 필요할 때 누구나 손잡아 주고 잘되게 도와준다. 사람들을 무시하고 함부로 대하고 지금 넉넉하고 높은 자리에 있다고 깔보고 으시대면 실수가 생긴다. 말을 아끼고 시간을 알차게 보내고 왕성한 정력을 봉사하는 데 쓰면 자신을 지켜 준다.

　세상이 인정하지 않고, 때가 무르익지 않았는데도 자기 욕심, 판단만 믿고 앞서 나가면 호응을 얻을 수 없다. 충분히 이해하고 받아줄 환경이 되었을 때에 세상에 나아가면 일은 쉽게 이루어지고 뜻을 펼칠 수 있다. 너무 앞서 나가다보면 여러 어려움에 부딪혀 망가지고 깨어져서 고통스럽다. 불필요한 일에 마음 쓰지 말고 자신의 일에 최선을 다하고, 무리한 욕심과 남들과 비교하는 마음을 버리고 평화로운 마음으로 살려고 노력하며, 끼니 거르지 않고 규칙적으로 몸을 움직여 일하고 운동하며 웃고 즐겁게 사는 것이 세 가지 보배 아니겠는가!

1 관점을 정리하자

　자신을 중심으로 나 자신을 어떻게 보고 있느냐, 자신이 다른 사람과 세상을 어떤 관점으로 보느냐, 주위 사람과 사회에서 나를 어떤 시각을 가지고 보느냐는 매우 중요하고 시각차가 많이 있을 수 있다.

　소크라테스는 '너 자신을 알라'라는 명언을 남겼고, 훌륭한 사람들은 자신을 바로 알기 위해서 노력한 사람들이다. 『대학』에 있는 '수신제가치국평천하'라는 말이 우리가 흔히 쓰고 있는 '수신이 안 되었는데 다른 것은 볼 것도 없다'라고 한다. 자신을 다스린다는 것은 가장 힘든 일이라 공자께서도 극기복례를 할 수 있는 사람이 사랑을 실천하는 인격자라고 했다. 자신 속에 숨겨져 있는 나쁜 욕심 덩어리와 엉뚱한 욕망, 쓸데없는 생각, 악한 마음, 이기심을 극복하여 밝고 행복한 본성을 회복하는 극기복례는 인생살이의 고난과 어려움에 빠지지

않고 당당하게 살 수 있는 기본이다. 수신이 되기 위해서는 격물, 즉 일이나 사물의 레벨을 아는 공부를 우선 해야 한다. 우리가 격이 맞지 않는 행동을 하고 있다는 이야기를 많이 한다. 품격, 인격, 성격을 제대로 알지 못하고 행동하여 물의를 빚기도 하고 화젯거리가 되기도 한다.

자신의 직업에 대하여 숙련도, 이해도, 응용력, 정보력은 어느 정도의 레벨이 되는지를 알고, 계속 나아가면 내공을 쌓을 수 있다. 자신의 성격이 귀가 얇아 남의 말에 흔들리는지, 고정관념으로 굳어져 있는지, 아무리 옳은 이야기를 해도 비위가 상하면 감정적으로 대응하며 무시하는지, 매너리즘에 빠져 만사를 귀찮아 여기는 현실안주형인지, 남들은 성공했다고 해도 끊임없이 노력을 계속하는 타입인지, 성급한 판단으로 근시안적으로 사물을 보는지, 순간의 이익보다는 먼 미래를 생각하는지가 미래에 레벨이 올라갈지, 떨어질지를 결정하게 되는 것이다.

귀해지고 천해지는 것은 인격수양에 달려 있는데 어느 레벨의 지위에 올라가면 교만해지는 것이 일반적인 모습이지만, 벼가 익을수록 고개를 숙인다는 것처럼 겸손해지려고 노력하는 사람도 있다.

누가 더 많은 협력자를 얻을지는 물을 필요도 없다. 교만하여 아는 체, 잘난 체 하면 무시당하는 느낌이 들어 주위 사람들이 하나둘씩 거리가 멀어지고 지위를 이용하고자 하는 아첨꾼과 덜된 인간들만 득실거려 우쭐거리게 되니 자리 보전이 오래 갈 수는 없다. 사람은 누구나 자기에게 좋은 말만 해주는 사람을 가까이 두고 싶어 하는 것은 인지상정이라고 할 수 있지만, 삶이 행복하고 후회스럽지 않기 위해서는 싫은 소리를 자주 하는 사람을 멀리하지 않아야, 독단적이고 좁은 생각을 교정할 수 있는 기회를 얻을 수 있다. 기분이 일시적으로 나쁘더라도 나중에 큰 약이 되는 사람을 한두 사람이라도 제대로 인정하고 의논한다면 험난한 인생 여정에 돌부리에 걸려서 넘어져 다치는 일은 없을 것이다.

만 명의 사람이 아무리 옳다고 하더라도 지혜로운 한 사람이 제기하는 문제점을 그냥 지나쳐 소홀이 여긴다면 옳다고 등 떠민 만 명이 나중에는 가장 강하게 욕하고 비판하는 사람으로 바뀌는 것도 흔히 볼 수 있는 일이다. 내가 가진 지혜가 부족하다면 지혜롭고 멀리 내다볼 줄 아는 사람의 의견을 듣고, 중요한 것을 결정하는 것은 자신의 모든 것을 똑바로 지키는 일이다.

소견이 좁고 편협한 사람의 이야기는 어느 한 면만 부각하여 보는 경향이 많아 이면에 숨겨져 있는 실상을 보는 눈이 매우 부족한데 그 생각을 따라 중요한 것을 결정하여 행동한다면 크나큰 마음의 고통과 깊은 어려움 속에 빠지는 일이다.

자기인생도 제대로 못 살면서 남의 인생에 이래라 저래라 코치하는 사람이 많다. 듣고 쓸 말도 많겠지만 마음에 혼란을 주는 짧은 견해도 있어서 듣고 나면 기분이 별로이고 일에 대한 의심만 커져 냉정함과 객관적 시각을 잃어버려 잘못된 판단의 길로 들어서기도 한다.

'너나 잘해라' 하는 마음도 이때는 필요하다. 중요한 결정은 지혜롭고 현명하고 경험 많아 뭔가를 이룬 사람과 의논해서 자기 스스로 해낼 수 있을지, 무엇을 얻을 수 있을지를 깊이 생각하여 결정하는 것이 자기 신뢰도를 높이는 일이다.

나아가고 물러날 줄 아는 지혜를 길러야 격물이 되고 역사서를 읽으면 격물의 이치를 아는 데 도움이 된다. 두 번째 단계가 치지다. 똑바로, 제대로, 정확한 정보와 현실적인 경험과 문제 해결 능력을 가지고 판단해야 하는 것이다. '선무당이 사람 잡는다'고 어설픈 지식과 경험, 정보로써 원하는 성과를 낼 수 있는 경우는 없다. 에러가 발생되지 않고 안전하고 효율적인 성과를 낼 수 있도록 심사숙고와 오랜 시간의 숙련으로 내공이 다져져야 한다. 알지도 못하면서 덤벙대고 달려드는 것은 고통으로 나아가는 지름길이다. 많은 연구와 고민, 지식의 축적을 통해서 확실히 알고 해야 잘못된 길로 가지 않는다. 목숨을 걸고 장담할 수 있을 정도로 확고한 지혜 체계를 만들어야 한다.

세 번째 단계로는 성의다. 시계가 잠시도 쉬지 않고 계속 돌아가는 것처럼, 밝고 행복한 본성을 닦아서 어느 정도의 훌륭한 인품을 이루었지만 세상살이 속에 살아가면서 자의건, 타의건 마음속에 묻는 먼지 덩어리를 진실한 양심의 소리로 씻어내야 한다.

모든 사람이 훌륭하고 대단한 사람이라고 칭송하더라도 아무도 모르는 내 마음속의 욕망과 욕구불만, 불평, 독한 마음, 치밀어 오르는 욕심을 편안하게 잠재워 파도치지 않게 하는 것이 필요하다. 파도가 심하게 치면 배가 뒤집혀지는 것처럼 인간관계도 그렇게 수십 년간 친하게 잘 지낸 사이가 뒤집혀지고, 삶도 무너지는 것을 볼 수 있다.

잔잔한 물결 속에서 인생이라는 뱃놀이도 있지, 격랑의 파도 속에서는 하루도 편한 날이 없다. 마음의 파도가 일지 않도록 내 마음 단속을 잘 해서 한순간이라도 성심 성의껏 인생을 사는 것이 행복해지는 길이다. 진실과 성실은 어떤 가치보다도 중요하고 미래에 부담 없고 걸림 없이 여유롭게 웃을 수 있고 변함없이 지속되는 자신의 모습을 볼 수 있는 유일한 방법이다.

순간적 흥분과 이익에 눈이 멀어 버리면 나중의 삶은 어둡고 깜깜하다. 성심을 다 해서 열심히 사는 당신의 모습이 가장 멋진 모습이다. 남이야 어찌 되건 말건 사기 쳐서 대박 인생을 노리는 인간에게는 쪽박 인생이 기다리고 있다. 자신을 지켜 주는 최후의 보루는 성실이라는 것을 잊지 말고 유혹에 넘어가지 말자.

네 번째로는 정심이다. 말을 하건, 일을 하건, 사람을 대하건, 물건을 대하건,

항상 바른 마음을 써서 비뚤어진 행동을 하지 않고 쓸데없는 말을 하지 않으며 자신에게 떳떳하고 상대를 속이지 않으며 꾸밈없는 행동을 하는 것이다.

정심의 단계의 이른 사람은 지금보다 더 큰 돈과 이익과 명예가 온다고 할지라도 바르지 않다면 과감히 유혹의 길을 뿌리치고 나올 수 있는 사람이다. 물을 컵에 가득 채워서 조심스럽게 들고 가는 것처럼 양심에 어긋난 일은 누가 보거나 알지 않아도 헛된 욕심에 흔들리지 않도록 조심하는 것이다. 마음을 평화롭고 영원히 행복한 길에서 한 치라도 벗어나지 않게 곧은 마음을 쓰는 것이다. 뇌물, 선물, 좋은 물건, 쾌락, 이익에 꺼들리지 않고 꿋꿋하게 자기 도리를 다하며 마음 한편에서 올라오는 시커먼 욕심 덩어리가 맴돌지 않고 청정하고 오염되지 않은 굴뚝으로 바로 빠져 나가게 하는 것이다.

그을음이라는 흔적조차 없도록 지난번에 기회가 좋았는데 하는 허망한 욕망을 지워버리자. 바른 마음을 쓰면 영혼의 레벨이 올라가서 뛰어난 지혜가 생겨 인생의 오점을 남기지 않으니 여생이 편안하고 즐겁다.

격물치지, 성의정심이 되면 자기 절제가 가능해져 집안을 화목하게 하고 세상에 도움이 되는 자신의 모습을 그려 볼 수 있다. 수신이 전혀 안 된 사람이 세상에 나아가 명성과 부를 얻는 세상은 많은 사람들이 가짜의 현란한 말과 광고에 속은 것이다. 재앙은 주체할 수 없는 욕망에서 만들어지고, 우환은 분수에 넘치게 가지려고 하는 데서 생긴다. 수신도 되지 않고 높은 지위에 오르면 사람들에게 좋지 못한 영향을 미친다는 것은 뻔한 일이다.

자신이 다른 사람과 세상을 어떤 관점으로 보는가도 인생살이에 중요하다. 철부지처럼 세상물정을 모르는 어린애 눈인 동관으로 순진하게 보기만 하면 영악하고 나쁜 사기꾼들의 먹잇감이 되기 쉽다. 맹자의 성선설을 맹신할 필요도 없고, 순자의 성악설을 신봉할 필요는 더욱 없다.

인간 세상에는 착한 사람도 많고, 못된 인간도 꽤 있다. 착해 보이지만 속은 시커먼 양심불량 인간이 있고, 겉은 무뚝뚝하고 거칠어 보이지만 마음은 따뜻하고 양심적인 사람이 있어 겉만 보고 판단하면 실수를 하기 쉽다.

사람은 계속 겪어 봐야 속을 알 수 있다. 가장 기분 좋게 이익을 줘 보고, 기분 나쁘게 손해를 보게 해 보고, 술을 실컷 먹여 보는 세 가지 관문을 어떻게 통과하는가를 보면 숨겨진 속내를 알 수 있다. 겉으로만 보고 제대로 판단한다는 것은 쉽지 않은 일이다. 번지르하고 기분 좋게 아첨하는 사람들에게 쉽게 넘어가는 것이 우리네 인생이다.

이익을 보려고 똥파리처럼 붙어 다니는 인간을 조심해야 땀 흘려 모은 재산을 엉뚱한 사람에게 뺏기지 않는다. 좋은 일에 쓰면 복이라도 되지만 사기꾼에게 넘어가면 자신의 어리석음으로 두 눈을 찌르고 싶을 정도의 괴로움과 고통의 세월을 감수해야 한다.

세상을 좌클릭, 우클릭으로 삐딱하게 보는 사관이 있다. 편견과 아집, 고정관념으로 자기식대로 보고 남의 올바른 이야기는 귀동냥도 안 하는 안하무인이다. 주위 사람들이 균형을 잃고 편벽적이고 비합리적 시각 때문에 괴롭지만 자신은 오히려 다른 사람이 틀렸다고 하니 미칠 지경이다.

자신을 당당하게 드러내 놓지 않고 숨어서 살금살금 엿보는 규관(窺觀)이 있다. 뒤에서 엿듣고 있다가 앞뒤 문맥 자르고 말을 와전시켜 문제를 만드는 사람이다. 자신의 좁은 소견으로 옳고 그름의 시비를 고집하여 사람들을 황당하게 만든다. 논리구조가 단순하여 자기 생각만 반복적으로 강조하고 합리적 방안을 사리에 맞게 제시하면 그것은 너 생각일 뿐이라고 오히려 반박하는 어처구니없는 시각을 가지고 있다. 넓은 생각과 탁 트인 사고로 세상을 읽고 이해하면 서로 좋으련만 그렇지 못해서 답답하다. 경청하는 습관과 독서를 통해서 규관을 빨리 벗어나야 행복한 삶을 살 수 있을 것이다.

  살아가면서 꼭 필요한 관점이 실상관이다. 현실에 정확히 기초해서 표면에 나타난 현상만을 중시하는 것이 아니라 그 일이 일어나게 된 본질적인 문제를 제대로 파악하여 실상을 읽어내는 사람은 휘둘리지 않고 균형추가 작동되어 사는 사람이다. 중심이 잡혀 있어 내면의 평화 속에서 나오는 지혜의 소리를 예리하고 분명히 들어서 실상을 파악하므로 포장된 현실의 얄팍하고 화려한 껍질을 벗겨 내는 수완을 발휘한다. 자신이 어느 정도인지도 실상을 정확히 알고 행동하므로 지나침과 부족함이 없는 중용을 몸소 보여 준다. 세상과 다른 사람의 실상을 분명히 판별해 내어 원성을 듣는 일이 없다.

  오랜 시간의 반성과 성찰, 수양으로 내공을 기르는데 치중한 결과물이지 하루아침에 실상관을 가지는 것은 아니다. 탁한 사람, 욕심 많은 사람은 그런대로 잘 대해 주고 소박하고 정신세계를 아름답게 추구하는 사람은 걸맞게 마음을 써 주니 실상을 훤히 꿰뚫고 있는 지혜로운 사람이다. 나타난 현상의 숨겨진 진실과 변화되어 나갈 모습까지 실상을 잘 알아차리는 눈밝은 이다.

  실상관은 세상과 사람, 사물에 대하여 제대로 보는 정관이다. 바로 본다는 것이 얼마나 힘든지는 경험한 사람은 알 것이다. 지금은 제대로 봤다고 생각했는데 시간이 지난 후에는 정답이었던 것이 오답으로 되는 경우도 흔히 볼 수 있다.

  내가 지금 알고 있는 만큼, 생각한 만큼에서 올바르게 봤다는 착각 속에 살고 행동하고 있다. 그렇게 사랑하고 좋아하고 내게 꼭 맞는다고 생각했는데 왜 헤어질까? 보고 싶은 것만 보고 똑바로 보지 못한 부분이 더 커서 그렇지 않을까? '살아보니까 영 딴판이더라'는 말을 내뱉기 시작하면 판단착오에 따른 고통의 그림자가 내 삶을 어둡게 한다. '좋아 보여서, 괜찮다고 생각돼서, 멋있어서, 매력적이어서'라는 시각은 어디로 가 버리고 '내가 왜 저런 인간을 만나서

이 고생이야?', '성격이 너무 안 맞아 도저히 맞출 수 없네', '포기하고 살기에는 내 인생이 너무 아까워' 하는 마음이 꽉 차 버린다. 바로 본다는 것은 상대의 장단점을 같이 보고 인정하는 것이고, 아울러 내 자신의 훌륭한 점뿐만 아니라, 못난 부분까지도 스스로 알고 존중하면서 살겠다는 것이다. 시각이 고정화되어 내가 옳다고 여겨질 때 삶은 행복이라는 기찻길에서 벗어나는 것이다. 살아보면 서로 안 맞고 싫증나기도 하고, 자존심을 긁어서 꼴 보기 싫기도 하지만 곁에 있어서 행복할 때도 있었다. 하나도 행복한 순간이 없었다고 이야기하는 사람은 애당초 시작을 하지 말았어야 했다.

　괴롭고 힘든 것을 누가 시켜서 한 것은 아닐 테고 자신이 선택한 길이라는 것은 분명하다. 부부의 상당수가 상대를 잘 만나서 행복하게 살고 있다고 생각하지 않는 것이 많은 환자를 통해 얻은 결론이다. 서로 의지하면서 정을 나누고 사는 사람이 훨씬 많다는 것은 사실이다. '그래도 이런 좋은 점은 있지 않느냐' 하면 고개를 끄덕인다. 가족끼리라고 속을 다 알고 제대로 보고 있다고 생각하면 큰 오산이다.

　진료할 때 "원망하는 마음이 많이 쌓여있다." 하면 "정말 그랬어?" 하고 놀라는 배우자 또는 자녀, 부모를 보면서 '한 지붕 아래 살아도 서로를 제대로 보지 못하고 사는구나!' 하는 씁쓸한 생각이 든다. '선생님이 제 마음을 알아주신다'고 하면서 눈물을 흘리는 사람을 보면서 진정한 가족의 의미와 역할을 생각하게 된다.

　주위 사람과 사회에서 나를 어떤 시각을 가지고 보는가도 중요하다. 자신을 객관적으로 냉철하게 평가할 수 있는 사람은 드물다. 자신에게 한없이 너그러운 것이 우리의 일반적인 모습이다. 자기의 큰 허물은 적게 보이고 다른 사람의 작은 허물은 크게 보이는 왜곡된 의식체계를 가지고 있어서 다른 사람을 가르치려고 하고, 배우는 마음은 적고, 야단치는 것이 흔하다.

주관과 객관 사이에는 언제나 갭이 존재한다. 자신을 객관적으로 볼수록 성찰할 수 있는 기회는 많아지고, 내공은 세월이 갈수록 쌓여 간다. 사기 치고 나쁜 짓 하는 인간들의 뇌구조는 일반적인 우리와는 다르다. 도저히 돈 주고 하라고 해도 양심에 찔려서 못 할 일을 얼굴 표정 하나 안 바꾸고 죄의식 없이 하는 인간들이다. '당연히 그럴 것이다.' 하는 상식선에서 생각하거나 행동하면 큰 실수를 해서 굴곡진 삶을 덤터기를 쓸 수 있으니 그런 류의 기본도 안 된 인간들은 아예 상종을 말아야 인생이 편안하다.

자신의 머리가 뛰어나다고 생각하는 사람 중에서 특히 자신의 평가가 지나쳐서 교만이 하늘을 찔러 잘못된 행동을 하는 경우가 많다. 자신의 능력보다 과대평가하는 모습 속에서 세상이 자신을 인정해 주고 알아주지 못한다는 오만함이 배여 있다.

자신보다 부족하다고 생각되는 사람들이 뛰어난 역할을 하면 자존심이 상해서 못 견뎌 하니 스트레스가 많아 탈이 난다. 자신이 가지고 있지 않은 성실함과 겸손, 연구심, 벤치마킹하려는 의욕, 목표의식, 세상의 코드를 정확히 읽는 힘이 있기 때문에 세상이 인정해 주는 것이다. 공부 머리 따로 있고, 사회 머리 따로 있다는 이야기는 심심치 않게 듣는다.

지식을 저장하는 능력보다 알고 있는 지식을 확장해서 세상에 필요하게 쓰는 능력이 더 중요하다는 것은 누구나 다 아는 이야기이다. 자신을 바로 보는 사람이 인생을 잘 사는 사람이다. 바로 볼 수 있도록 독서와 사색, 경청하는 습관을 일상화하자.

삶을 살아가는 데 '어떤 관점으로 세상을 바라보며, 자신에 대하여 어떻게 생각하는가'는 매우 중요하다. 똑같은 세상사를 바라보는 관점에 따라 긍정과 부정, 애매모호함, 이기적, 이타적, 돈, 이익, 명예의 무게 중심이 달라지고, 고정관념으로 굳어진다. KBS 드라마 〈징비록〉에 조선통신사가 왜국의 사정을 살피러 간 내용이 있었다. 핵심 인물 두 명 중 한 명은 도요토미 히데요시의 감추어진 야망과 권력욕을 냉정하게 바라본 반면, 또 다른 한 명은 자기에게 무례하고 오만하게 대한 것에 분노하여 감정적으로 봤으니, 우리나라 침략 가능성에 대하여 정반대의 관점으로 판단했다. 나라의 존망마저도 관점에 좌우지 되니, 미래를 내다볼 수 있는 혜안을 가진다는 것은 매우 중요하며 이를 위해 노력해야 한다.

인생관, 가치관, 국가관, 역사관 등 모든 부분에서 관점의 중요성을 알 수 있다. '삶의 가치를 어디에 둘 것인가?'는 한 사람의 인생을 지배하고, 그에 따라 가족의 행복과 더 나아가 사회의 안녕에 큰 영향을 끼친다. 사람에 따라서는 평생 돈을 목적으로 사는 경우가 많다. '왜 내가 돈을 많이 벌어야 하는지', '돈을 많이 벌어 삶을 어떻게 살 것인지'가 명확하지 않은 경우도 있다. 돈을 버는 데만 일생을 다 보내고, 남들 다 가는 여행 한번 편하게 다녀오지 못하고, 맛있는 음식도 돈이 아까워 먹지 못한다. '누구를 위해, 무엇을 위해 사는지'가 의문이 드는 경우다. 몸을 무리하게 써서 여기저기 아파 끙끙대면서도 타고난 부지런함과 돈 욕심으로 쉬지를 못한다. 미래에 자식들 편하게 살라고 물려주지만, 자식들은 부모가 그렇게 힘들게 번 줄은 꿈에도 생각하지 못하고, 돈 귀한 줄 모르며, 유산 때문에 자식들 간에 원수가 되는 경우도 자주 본다. 멀리서 넓게 바라보지 못하고 앞만 보고 달려온 결과인 것이다. '왜 해야 하는지', '나의 능력과 지혜, 안목, 지식으로 충분히 감당할 수 있는지'를 따지지 않고 개인적 욕심을 채우기 위해서 많은 사람들을 희생시키고, 세상도 어지럽히는 인물이 가끔씩 있다. 자기 이익을 먼저 챙긴 후 다른 사람을 생각하는 사람이 중요한 위치에 있게 되면, 그가 속한 사회는 이익에 눈 먼 세상이 된다.

　율곡 이이 선생께서 지은 『성학집요』에 '세상을 아름답게 가꾸고 사람들을 행복하게 하려는데 뜻을 둔 사람은 명예와 이익에 관심이 없다'라는 구절이 있다. 그들은 오직 자신이 세상에 긍정적인 영향을 미칠 수 있는지, 지혜가 있어서 먼 미래까지 바라볼 수 있는지, 개인적 욕심과 주위의 부추기는 명예욕에 흔들리지 않고 중심을 잡는지에 집중하고 마음을 쓴다. 부귀에 생각을 둔 사람은 어떤 것도 못할 것이 없다. 수단과 방법을 가리지 않고 먹을 수 있을 때 양껏 먹고, 돈 벌 수 있을 때 양심이고 뭐고 할 것 없이 벌어들이면 그만이다. 모든 사람이 손가락질해도 아랑곳하지 않는다. 자신만 부자로 살면 되고, 다른 사람들이야 어찌되건 말건, 상관없다는 철면피의 삶을 살고도 당당하다. 지금 이 순간도 제대로 보지 못하니, 십 리, 백 리 앞길을 어찌 생각하겠는가?

　장자 『남화경』에 우리 모두가 아는 '우물 안 개구리' 이야기가 나온다. 앞, 뒤, 위, 아래, 좌, 우를 골고루 살피고 생각할 줄 모르는 개구리의 생각이 퍼져 있는 세상은 자기 목소리만 높아 다른 사람의 입장, 형편은 도무지 생각하지 않는 불편한 세상이다. 자신의 생각 없이 남의 것을 베끼고, 인터넷에 올라온 글이라고 무조건 믿고 상대를 비방, 공격하는 세상은 생각, 관점의 힘이 얼마나 필요한지를 절실히 느끼게 해준다.

　'세상이 나를 어떻게 보는가?'와 '내가 세상을 어떻게 보는가?' 사이에는 많은 차이점이 있을 수 있다. 사람들이 몰라줘도 꿋꿋하게 최선을 다하여 자신의 길을 가는 사람이 있고, 조그마한 일이라도 세상이 알아주고 자신을 칭찬해 주길 바라는 마음으로 설쳐대는 사람도 있다. 둘 다 장단점은 있겠지만 가장 본질적인 것은 '자신에게 떳떳하냐?'이다. 나중에 시간이 흐른 뒤 후회와 미안함이 있다면 그것은 그다지 올바른 일은 아닐 것이다. 사람과 세상에 대하여 따뜻한 관점으로 바라보고 사는 사람과 비관적인 시각으로 사는 사람이 느끼는 삶의 피로도와 만족도는 천지 차이일 것이다. 지나친 비관도 낙관도 아닌, 정관(시기와 형편에 적당하고, 다른 사람을 행복하게 해주며 자신도 기쁜, 합리적이고 바른 생각)으로 살면 후회가 없으리라!

❷ 봉사

　시간이 남아도 노름하고 휴대폰, TV만 보고 보내는 사람이 있고, 빠듯한 생활 속에서도 주말에는 시간을 내어 고아원, 양로원, 장애인 시설, 봉사단체 활동으로 의미 있게 보내는 사람이 있다. 각자 생각하는 바는 다르겠지만, 삶의 보람은 많은 차이가 있을 것이다. 나로 인해 많은 사람이 행복할 수 있다는 것이 얼마나 기쁘고 즐거운 일인가! 초롱초롱한 눈망울 속에 세상의 따뜻함과 인간적인 훈훈함, 희망을 심어 줄 수 있다면 그 애들이 커서 세상을 어지럽히는 나쁜 일은 하지 않을 것이다. 연세 드신 어르신에게 아들, 딸처럼 인간적인 교류를 하면서 힘든 부분을 도와드리면 정에 감동하여 눈물을 글썽이는 모습은 내 삶의 존재의미를 긍정적으로 보게 되는 좋은 계기가 될 것이다. 장애인들에게 따뜻한 손길, 눈길 한번 주면 얼마나 좋아할까! 한 주, 한 달을 살아가는 삶의 큰 밑천이 되어 뿌듯하고 행복한 삶이 된다. 봉사단체에 가서 홀로 계신 어르신들에게 청소, 밥, 반찬 만들기, 설거지도 하고 말동무 되어 주고, 운동도 같이 하면 외롭고 적적한 인생길에 큰 버팀목이 되어 줄 것이다. 내면의 아름다움이 커져 가는 것을 느끼고, 매사에 감사하고 이해심이 넓어지고, 사는 게 보람되어 자신을 긍정적이고 밝게 변화시켜 우울하고 슬퍼할 틈을 주지 않는다.

에너지와 시간을 좋은 일에 쓰고 살면 기쁜 일이 많아질 것이다. 자신의 삶을 아름답고 건강하며 얼굴에서 밝은 빛이 돌게 해주는 봉사라는 천연화장품을 아낌없이 쓰는 사람은 나이보다 10살은 젊어 보일 것이다. 봉사를 잘 하는 사람은 소리 소문 없이 조용히 하는 사람이지 '내가 좋은 일 하네' 하고 자랑하러 다니는 사람은 복이 줄어들고 진심으로 우러나와서 하는 것이 아니라 빛이 덜 나게 되는 것은 당연한 일이다. 진심으로 봉사하는 사람에게는 늘 행운이 따른다.

옛날 어려운 시절에 거리 곳곳에 거지들이 많았다. 지나가는 사람들에게 '적선 한 푼 합쇼' 하고 찌그러진 그릇 하나를 내밀었다.

주위 사람들 중 크게 좋은 일이 있으면 '그 사람 적선을 많이 해서 그래', 안 좋은 일 있으면 '평소 적선 좀 하지', 어려운 일 있었지만 가볍게 넘어가면 '마음이 고와 사람들 도와주고 적선한 덕택이지'라는 말 많이 한다. 요즘 시대에는 연말 구세군의 자선냄비, 불우 이웃 돕기, 봉사 활동, 재능 나눔, 기부, 장학재단, 사회 복지 시설 등으로 적선을 하는 사람이 꽤 많다.

'할아버지가 적선하면 손자가 받는다'라는 말이 있다. 삼성 그룹의 창시자이신 이병철 회장의 부친은 경남 의령에서 천석꾼이었다. 밥 먹고 살기 힘든 시절에 가장 힘든 사람이 아기를 갓 낳은 산모였다. 지금의 70~80대 어머니들도 먹을 것이 없어 며칠 굶어 젖이 통 나오지 않아 젖배 곯린 사람이 많을 것이다. 그는 의령군내의 산모에게 미역 큰 다발과 쌀 한 가마니를 아무런 연고 없어도 보내 주었다.

도움이 절실히 필요할 때 이런 은혜를 베풀었으니, 얼마나 감사했을까? 감사의 눈물을 흘리면서 그가 잘되게 해달라고 빌었을 것은 당연한 일이다.

적선한 공덕이 쌓여서 관상학으로 봤을 때 거부가 되는 거북등처럼 생긴 이건희 회장이 태어났다.

적선하지 않는 부자는 3대도 못가지만, 적선하는 부자는 자손만대로 내려갈 것이다.

자기가 가진 것 1%라도 나누고 살면 세상은 더 행복해질 것이다. 예전보다 풍부해졌는데도 마음은 더 가난해진 세상에 아무런 댓가 바라지 않고 봉사하는 누군가가 있어 세상은 더 아름답다. 적선으로 운명을 바꾼 이야기를 담은 원료범 선생(명나라 때 장군으로 임진왜란 때 우리를 도와줬다)의 『음즐록』이 있다.

당시 사주, 관상을 보았는데, 모든 큰일들이 딱딱 맞았다. 단명할 것이라는 이야기를 듣고, 고민하던 중 운곡이라는 지혜 높은 이를 만나 '운명은 하늘이 주지만, 자신의 노력에 따라 바뀐다. 적선을 많이 해라'는 말을 듣고 하루하루 좋은 일을 실천했다. 그 후로는 예언한 대로 되지 않고 나쁜 일은 오지 않았고 다복하고 장수했다.

『주역』 곤괘에 '좋은 일을 많이 한 집안은 반드시 많은 경사가 있을 것이고, 좋지 않은 일을 많이 한 집안은 반드시 남은 재앙이 있을 것'이라고 했다. 『명심보감』 「계선편」에도 같은 내용이 있다.

"자기를 내세우고 자랑하는 적선은 양덕으로 산더미 같은 눈도 한나절 햇빛에 다 녹듯이 빨리 없어지고, 남모르게 하는 적선은 음덕으로 뿌리 깊게 내려 자손만대로 열매 맺고 꽃피워 세상을 행복하게 하리라."

찬물 한 잔도 공짜 없다. 베풀고 살자. 생색내지 말고….

3 용서하기

삶에서 나에게 모질게 대하고 잘못한 사람을 용서한다는 것은 쉽지 않은 일이다. 말이 쉬워 용서지, 큰마음을 먹지 않고는 '용서'라는 말을 쉽게 떠올릴 수 없다. 이런저런 행동과 말을 해서 내가 이렇게 아프고 힘들었고 가슴에 못이 박혀 있는데 어떻게 그냥 넘어갈 수 있겠는가! 상대는 한두 번 찾아와서 말로만 용서해 달라고 무릎 꿇고 빈 것밖에 없어 매일 한동네나 회사에서 얼굴을 마주쳐야 하는 관계라면 불편함이 이만저만이 아니다.

목소리도 듣기 싫은데 저 사람을 봐야 한다는 고통도 크다. 용서라는 것은 상대를 위해서 하는 것이 아니라 내 자신이 행복해지기 위해 하는 것이다. 용서 안 하고 살면 삶이 결코 행복하지 않고 인상이 밝게 펴지지 않는다. 마음속에 박혀 있는 미움을 털어 버려 진심으로 용서해 줄 때 스트레스로 인해 흥분되었던 신경과 세포 조직, 오장 육부가 리듬을 찾아 정상적으로 활동한다. 가족 간에도 서로 편하다 보니 감정표현이 거침없이 나와서 상처 주는 말을 스스럼없이 한다. 기분 좋을 때는 그냥 넘어가지만 힘들고 울적할 때는 폭발하여 크게 싸운 후 밥도 같이 안 먹고 말도 거의 안 하는 냉전의 시간으로 들어가고 결국 남 보듯이 담 쌓고 사는 경우도 있다. 용서하는데 상대가 이 정도의 반성을 해야 한다는 전제조건이 깔리면 하기 힘들다.

어느 정도 반성의 표시를 한다고 하더라도 마음속의 앙금이 완전히 가시지 않아 안으로 잠재의식 속에 쌓여 있다. 훌륭하고 넉넉한 사람이 대인배답게 용서해 주고 살면 내 삶이 유쾌해진다. 찌지고 볶고 살아봐야 느끼는 것은 한숨과 분노뿐이다. 어찌하든지 용서하고 사는 것이 행복한 길임을 잊지 말자. 용서하기 전에 아무도 없는 집안, 바다, 강가에 가서 실컷 욕하고 고함지르고 날려 보낸 후, 넓은 마음으로 대인배의 훌륭한 모습을 보여줘라. 상대도 깊이 반성했고 괴로운 시간을 가졌으니 바뀔 것이다. 빨리 벗어 던져야 홀가분하게 살 수 있다.

진정한 용서란 자신의 실수한 경우에 비춰봐서 상대를 이해해 주는 것이다. '역지사지'의 자세가 필요하다. 『서경』에 '덕을 베푸는 사람은 잘되고, 힘으로 밀어붙이는 사람은 망한다'라고 했으니 덕으로 원망하는 마음을 풀고 용서해 주자.

④ 사람을 알고 관계 유지해라

해가 되는 사람, 신뢰하기 힘든 사람, 똑같은 실수를 반복하는 사람, 비밀을 쉽게 다른 사람에게 전달하는 사람은 과감히 끊어라.

겉과 속이 다르고, 이익에 엎어지는 사람, 높은 사람과 같이 있으면 무시하는 사람, 경박스럽고 은밀한 이야기도 아무런 부끄럼 없이 이야기하는 사람은 사귀지 마라.

티 내지 말고 사람 많은 곳에서는 그냥 무심코 대해라.

주위에 있는 사람들이 군자 같은 대인배인지, 소인배인지를 알고 대응해야 삶이 피곤하지 않다. 사람은 겉으로 드러나는 모습과는 달리 성격적인 반응, 모든 것을 결정하는 본질적 의식구조가 있다.

말만 듣고 판단하면 실수를 할 수 있으니 어떤 행동과 습관을 가지고 있는지를 잘 살펴봐야 한다. 사람의 마음을 아는 데는 눈동자를 자세히 관찰하는 것이 좋다. 맑고 빛이 나고 깊이가 있어 보이면 양심이 바른 사람이다. 꼭 해야 할 행동이나 일을 하지 않고 중간에 그만두는 사람은 앞으로 핑곗거리를 만들어서도 힘들고 불편한 일은 피하려고 할 것이다. 너그럽게 해야 할 일을 야박하게 굴고 인정사정없이 몰아붙이는 사람은 문제를 일으킬 소지가 있다고 볼 수 있다. 소인배는 자신이 무엇이 잘못되고 틀린지, 부족한지를 알지 못해서 반복하는 성향을 가지고 있어 통제하지 않으면 결과를 책임지는 고통을 당한다. 어떤 행동을 하고 있는지를 살피고, 왜 그런 행동을 하는지를 알아봐야 하고, 무엇을 즐기는지를 챙겨 보고 다각도로 판단해야 실수가 없다. 유방의 신하 한신 장군에게 괴통이 사람 보는 법에 대하여 이야기했다. 귀하게 될 것인지, 천하게 될 것인지는 뼈의 생김새에 나타나고, 좋은 일이 있을지, 걱정스러운 일이 있을지는 얼굴 생김새와 눈빛, 얼굴 색깔에 드러나고, 성공할지, 실패할지의 성패는 오직 결단을 어떻게 하느냐에 달려 있다고 했다.

　대인배는 고정관념이나 경험에 집착하지 않고 합리적인 판단에 따라 행동하고 변화되는 상황에 맞춰서 융통성 있게 처신하고, 일의 마무리를 보고는 어떻게 시작이 되었는지를 알며, 목적과 목표를 보면 결론이 어디로 갈지를 아는 지혜가 있다.

　소인배는 우선 눈앞의 이익에 현혹되어 멀리 생각하지는 못하고 덥석 행동부터 조급하게 하고 본다. 세상에는 큰일할 사람이 있고 작은일할 사람의 그릇이 있는데 능력 밖의 것을 탐내는 사람이 소인배다. 대인배가 갖추고 있는 성품은 너그러우면서도 꼿꼿하게 원칙을 지키고 조심성 있게 처신한다. 사람들을 공경하며 다재다능하면서도 세밀하고 따뜻하다. 불필요한 말을 하지 않고 청렴결백하고 지나침은 단호히 배격하고 정의롭고 의리를 지키며 강직하다.

　자신을 되돌아봐서 옳지 못하다면 평범한 사람이 아무 지적도 하지 않고 넘어간다고 할지라도 가슴이 내려앉고 오금이 저릴 것이다. 옳다면 수많은 사람들이 막고 반대하더라도 자신의 길을 꿋꿋하게 걸어간다. 자신의 중심과 원칙, 도리를 지켜서 감정적으로 흐르지 않도록 한다.

　소인배는 어느 한쪽으로 마음이 몰려 있어 편견을 가지고 있으므로 무엇을 추구하는지를 금세 알 수 있다. 마음에 중심이 없어 한쪽으로 편 가름하고 조심성 없이 말하고 개인적 욕심을 채우고 교만과 사치스러운 마음을 나타낸다. 사적인 욕심과 명성을 위해 공적인 일로 포장하고, 잘못된 것을 정당한 것처럼 만들어 사람들을 현혹하며 속이므로 모두 그런 줄 알고 넘어간다. 세상을 어지럽히고 집안을 망하게 하는 사람이 소인배다. 외부의 압력에 쉽게 굴복하고 이익이라는 유혹에 그냥 넘어간다. 현명하지도 않으면서 똑똑한 체 해서 여러 사람들의 판단을 흐리게 하고 잘못된 선택을 해서 손해를 보인다.

　소인배가 모인 곳은 시끌벅적하고 자기 자랑을 늘어놓고 남의 험담과 참견을 하느라 침을 튀겨가며 말하고 듣는 사람은 정신이 하나도 없다.

　대인배는 불필요한 신경을 쓰지 않고 남의 일에 간섭하지 않고, 고요히 마음을 가라앉히고 자신을 다스리는 수양에 힘쓴다. 소인배는 겉모양을 치장하느라 노력하고 대인배는 겉보다는 속마음을 다스리느라 애쓴다. 대인배는 밖으로 드러난 것을 보고 그것에만 매몰되어 정신줄 놓고 있지 않고 드러나지 않은 진짜 본질을 파악하고 자신을 지켜 흘러가는 물처럼 편안하게 산다. 근시안적 시각이 아니라 강함 속에 있는 부드러움, 부드러움 속에 있는 강함, 영광 속에 숨겨진 욕됨, 욕됨 속에 숨겨진 좋은 일을 볼 줄 아는 눈을 가지고 있다. 상대가 강하게 밀어붙이면 부드럽게 풀어 줄줄 알고, 부드럽게 대하여도 고수해야 할 원칙은 강직하게 지킨다. 영광을 누리고 있어도 욕됨이 될 처신을 일체 하지 않는다. 심하게 한쪽으로 치우치는 폐단이 없고 허풍과 과대포장으로 명예와 위신을 세우려고 하지 않으며, 태만과 무사안일의 매너리즘에 빠지지 않는다.

소인배는 양심의 눈을 버리고 우선 이익되는 것을 급히 취한다. 욕심이라는 바깥으로 향하는 옆길로 빠져서 언젠가는 본래의 바른 길로 돌아와야 한다. 지금의 달콤함은 나중에 후회와 체력 소모, 시간과 돈, 기회 낭비라는 결과를 가져온다.

  소인배의 듣기 좋은 소리와 입맛이 당기는 순간적 쾌락, 보기 좋은 외모에 속아 넘어가서 후회막급이다. 욕심을 채우려고 혈안이 되어 채울 것이 무엇인지, 왜 채우는지, 채워서 뭘 할지를 모르고 막무가내로 탐낸다. 채웠다는 생각이 일어나면 교만이 싹터서 그동안 쌓아 놓은 것이 무너진다. 교만함의 먼지가 자신을 뒤덮어 눈앞이 뿌옇게 가려지기 전에 먼지를 털어내야 자신이 산다.

  대인배는 모든 것이 상대적이라는 것을 안다. 어려움을 겪는 것을 즐기며 가볍고 쉽다고 여기면 어려움이 만들어질 것이라는 것을 알며, 뭔가를 이루어 놓아도 생색 않고 현실과 이상이 조화롭게 되도록 한다. 집착과 욕심, 이기심, 삿된 마음을 비우고, 실속을 차리고, 삶의 질을 생각한다. 곁가지와 외부적 화려함, 일시적 기쁨, 잔머리 굴리는 일, 일방통행적 공격과 대립, 테크닉에 마음 두지 않고 내면의 영원한 행복과 안락함, 충만한 양심, 화합과 조화, 포용과 쌍방통행의 소통, 공평함에 마음을 두고 살려고 한다.

  억지로 얻으려고 하면 실패하고 악착같이 지키려고 하면 잃는다는 것을 안다. 잘못이 있는 사람에게 훈계보다는 스스로 깨닫고 돌아오도록 기다리고 공부시킨다.

  하나를 비우면 다른 하나를 좋게 채울 수 있고, 하나를 잘못 채우면 삶의 중요한 한 축이 무너진다는 것을 안다. 무엇을 채우고 비울 것인가를 현명한 지혜로 알아서 삶의 질을 바꾸고 미래의 행복을 열어 간다.

  욕심으로 향하는 문을 닫고, 지나친 즐거움의 길목을 지나가지 않으면 죽을 때까지 후회 막심함이 없이 환하게 투명한 삶을 살 수 있다는 것을 안다. 욕심과 순간적 짜릿함, 쾌감을 위하여 무리한 행동을 하면 죽을 때까지 명예회복과 신뢰를 얻을 수 있는 기회가 없다는 것을 뼈저리게 각인하고 있다.

아주 큰 그릇을 갖추고 있지만 어디 좀 모자란 사람처럼 항상 양보하고 히죽 웃고 넘어간다. 속이 꽉 차있지만 입 다물고 평범한 것처럼 보이고, 옳다 그르다 하는 표현도 하지 않는다. 행동은 미래를 내다보는 한 수를 둔다.

재능도 어느 경지를 넘었지만 하는 것이 단순하고 어설퍼 보인다. 어느 한순간에 걸작을 만들어 내어 사람들을 놀래킨다.

큰 길을 알고 가는 사람이라, 이익에 휘둘리지 않으므로 "예, 알아서 하세요." 하니 "뭐 저런 사람이 다 있지?" 하고 의아스러워 한다. 맑고 밝은 마음자리가 잘 지켜지고 있어서 어느 한순간이라도 탈선이라는 예측할 수 없는 행동은 없고 무한한 신뢰를 할 수 있는 사람이다. 결점이 눈에 띄어도 눈감아 주고, 잔소리하고 싶은 생각이 없으므로 입 다물고 있고, 기쁨, 슬픔, 성냄 등의 모든 감정을 초월해서 마음속에서 우러나오는 조화로운 빛으로 사람들의 마음속에 숨어 있는 미움, 복수심, 원망, 질투심이나 악하고 붕 떠있는 감정들을 관용의 용광로에 녹여 버린다. 대인배와 함께 있으면 푸근하고 편안해져서 시간 가는 줄 모르고 이야기하고 있다.

올바른 생각을 가지고 사는 사람을 만나서 함께 갈 수 없다면 오히려 과격하거나 고집이 있는 사람과 같이 하는 것이 낫다. 과격한 사람은 용감하게 밀어붙이는 과단성이 있어서 안 되는 것도 되게 할 수 있는 기회를 얻을 수 있다. 고집이 있는 사람은 하지 않아야 할 일은 절대로 하지 않는 마음이 있으니 엉뚱한 결과를 빚어내지 않는다.

소인배는 자신의 허물은 그냥 두고 남의 결점과 단점만 보고 지적하며 바꾸려하는 것이다. 다른 사람에게는 엄격한 기준으로 대하고 요구하면서 자신이 맡아서 책임져야 할 일은 가볍고 소홀하게 여긴다. 참을성이 없어서 화를 많이 내고 조금 어려운 일은 불평불만이 이만저만이 아니고 기분 나쁘면 금세 얼굴빛이 달라진다. 위험한 행동을 아무런 조심 없이 안일하게 행동하며, 재앙이 될 일을 자신에게 이익이 된다고 여기며, 자신의 삶을 망칠 일을 즐겨 찾아서 하는 어리석은 사람이다. 잘못한 일이 있어도 그대로 두고 변명거리를 늘어놓는다.

대인배는 잘 나갈 때 더 조심하고, 사소한 것이라도 삼가며, 순리에 어긋나는 일은 일체 하지 않고 잘못된 일이 있으면 지체 없이 바르게 고친다. 항상 공경하고 조심하는 마음을 잊지 않는다. 무례한 행동을 하지 않으며, 어떤 순간이라도 예의를 지키고 상대를 존중해 준다. 일도 사리에 맞게 누가 봐도 수긍할 수 있는 수준에서 처리한다. 나태해지는 것을 막고 의리가 상하지 않도록 처신한다. 무슨 일을 하든지, 누구를 만나든지 두려워하고 조심하며 신중하게 말이나 행동을 한다.

독하고 악한 마음이 올라오지 않도록 마음 챙김을 단단히 한다. 마음을 고요히 가라앉혀 행동의 방향이 맞느냐 틀리느냐를 항상 살핀다. 끊임없이 성찰 공부에 힘쓴다. 마음이 깨어 있어 자신의 마음 쓰는 것을 세세하고 객관적으로 본다. 공부도 두루두루 넓게 하고 깊이 찾아서 스스로에게 물어서 해결되지 않으면 아는 사람에게 물어서 알아낸다. 조심조심 깊이 생각하고 최선, 차선, 그 다음을 분명히 알고 그런 후에 열심히 행동으로 옮긴다.

어제 잘못했으니, 오늘부터 바로 해야 되겠다는 마음가짐을 가지고 기질과 성격을 바꾼다. 다른 사람이 열 번 하는 일을 천 번씩 연습하며 완전히 숙달한다. 경청하므로 다른 사람의 지혜를 많이 받아들여 지혜가 높고 밝은 안목을 갖춘다. 언행이 일치하고 겉과 속이 다르지 않고 담담하게 일을 처리하고 항상 여유롭다. 현재 가지고 있는 것에 만족하므로 더 갖고 싶은 마음이 없다. 악인도 너그럽게 포용한다. 소인배는 사랑하고 미워하는 감정이 시시각각 변하니 종잡을 수가 없다. 소인배의 근심거리는 분수를 모르는 욕심과 지나친 이익 추구에서 생긴다. 뭘 하고 싶은 유혹을 뿌리치지 못하는 것이 가장 큰 화근이 된다. 대인배는 마음이 선해서 재앙도 복으로 바꿀 수 있다. 소인배의 말만 듣고 판단하면 사실과는 다른 일을 당하고 소인배에게 모든 것을 맡기면 후회할 어려움이 생긴다.

소인배는 덕을 베푸는 데 인색하면서 과분한 사랑을 받고 있고, 재능이 부족한데도 높은 자리를 차지하고 있으며, 공을 세운 것도 없으면서도 보상을 받는 사람들이다. 처음은 온갖 것을 다 줄 듯이 하지만, 조금 지나면 입 닫고 그냥 넘어간다.

영광과 욕됨의 책임은 자신에게 있으니 소인배들 가려서 사귀고 잘 다스려야 한다. 허용 범위와 한계치를 미리 정해두는 것이 소인배의 관리에 필요하다.

잔머리와 잔재주로 달콤하게 유혹하는 소인배의 말은 사람들을 곤란에 빠뜨리게 하는 독이 된다. 이치를 알지도 못하고 삶의 지혜를 깨우친 것도 없으니 무슨 도움이 되겠는가? 불편한 사람이 옆에서 정신 혼란하게 하면 평소 잘 하는 것도 안 된다. 소인배를 가까이 하여 의심하지도 않고 믿고, 소홀히 넘어가 버린 점에 재앙이 숨어 있다가 나온다. 어떤 일이 생기면 변명에 급급하고 책임 회피하며 잠수해 버리는 소인배를 믿으면 궁지에 몰릴 수 있다는 것을 잊어버리지 말자. 하늘이 만드는 재앙은 정신을 똑바로 차리면 피할 수 있지만, 자신이 만든 재앙은 벗어날 수가 없음이 안타깝다.

우리는 좋은 사람들을 보고 가끔 '저 사람은 훌륭해서 성인군자 같다'고 한다.

하는 짓이 사람 같지 않은 경우에 '소인배가 그렇지 뭐'라고 한다. 군자가 많은 세상은 태평성대라서 살기 편하다. 소인배가 우글거리는 세상은 고달프고 몸을 사려야 한다.

소인배는 편 가르기를 잘한다. 내 편 네 편에서 시작하여 우리 고향 출신, 집안, 보수, 진보의 이념까지 틈만 나면 입에 거품 물고 악쓰면서까지 내 편이 아닌 사람들에게 거침없이 독설을 날린다.

군자는 갈라진 편을 우리라는 인격체로 하나 되게 한다. 소인배들을 끌어안아 서로 화합시켜 주고, 좁고 얕은 생각을 알아듣기 쉽게 설명해 주고, 이해시켜 마음을 고쳐먹게 한다.

소인은 '자기가 잘났고, 올바르다'고 생각한다. 세상에서 자신이 제일 잘나서 다른 사람 얘기를 들을 필요가 없고, 올바르고 똑똑해서 다른 사람을 꾸짖는 마음이 항상 앞선다.

버럭 화부터 지르고 시작하는 게 소인배의 기본 행동 방식이다.

남의 결점부터 먼저 보고, 자기 말만 하고, 자기 기분에 따라 잘해 줬다가 못해 줬다가 해서 도무지 종잡을 수 없다. 기준이 자신이라서 자기 멋대로 하니, 주위 사람들이나 식구들이 늘 불안하다.

어제는 그냥 넘어갔던 일이, 오늘은 꼬치꼬치 캐묻고 따져서 사람 피곤하게 하는데는 선수 중 선수다. 군자는 자신을 낮추고, 사람들 속에서 배우려고 하고, 즐거움을 주려고 항상 노력한다.

소인의 얼굴은 항상 화난 얼굴이거나, 처음에는 웃다가 조금 있으면 찡그러지고 입이 툭 튀어나오고, 고개를 휙 돌려버린다. 눈은 뭔가를 살피고, 욕심으로 이글거리며, 눈빛은 탁하고 독기가 있다. 입은 자주 빈정대는 모습이거나 툭 튀어나와 거친 말을 스스럼없이 하고, 다른 사람을 배려하는 마음이 눈꼽만큼도 없다.

 군자는 모욕을 당하거나 무시해도 마음에 변화가 없고 얼굴 한번 찡그리지 않는다. 얼굴과 눈빛은 부드럽고 온화하며 상대의 기분 상태를 헤아려 좋게 풀어 주려고 한다.

 흥분될수록 목소리가 더 작아지며 차분하게, 냉정하게 생각하고 행동한다.

 소인은 조금만 흥분해도 목소리가 커지고, 열부터 먼저 낸다. 소인은 행동 기준이 이익이 우선이고 정의는 뒤로 안 보이게 빼버린다. '양심이 밥 먹여주나'가 늘 따라다닌다.

 군자는 정의가 우선이고, 이익은 최소한으로 취하거나, 많이 가져가지만 정당한 방법과 양심에 어긋나지 않게 한다. '양심이 찔려서 안 되겠다'와 '누가 보든, 안 보든 내 마음이 안 편하면 안 된다'가 마음속에 자리 잡고 있는 기준이다. 소인은 지금 당장을 생각하지만, 군자는 먼 미래를 헤아리고 행동한다. 소인은 물불 안 가리고 자기 것으로 해놓고 보지만, 군자는 바르지 않으면 암만 좋은 기회나 물건이라도 눈도 까딱하지 않는다. 자기 것이 아니라고 생각되면 아예 손도 대지 않고, 눈길도 주지 않는다.

 소인은 많이 가져도 만족을 몰라 베푸는 데 인색하지만, 군자는 적게 가져도 항상 베풀고 배려하고 도와 주려는 마음이 앞선다.

 소인은 다른 사람에게 엄격하고, 자신의 잘못에는 너그럽고 변명이 늘 따라다니고, 남 탓부터 먼저 한다.

 군자는 자신의 잘못이나 행동, 말을 반성하고, 다른 사람에게는 한없이 너그럽고, 친절하게 잘못을 가르쳐 줘서 기분 상하지 않게 한다. 상대가 잘못했다 하더라도 자신부터 먼저 살펴본 후에 부드러운 말로써 깨우쳐 준다.

 소인은 친한 사람도 시간이 지나면서 적으로 만들고, 군자는 적도 자신과 세상을 도와주는 사람으로 만드는 탁월한 인격을 갖추고 있다. 소인은 해가 갈수록 외톨이가 되지만, 군자는 사람 부자가 된다. 소인은 자기 밖에 모르니 놀부 심보가 얼굴에 덕지덕지 붙어, 갈수록 꼴사납지만, 군자는 사람들을 존중해 주고 행복하게 해주어 얼굴이 환해지고 빛이 난다.

내 속에는 군자와 소인이 각각 몇 퍼센트씩 있을까? 숨겨진 군자의 싹을 틔워 열매 맺게 하면 인격이 날로 좋아져 많은 사람들을 기쁘고 행복하게 해줄 것이다.

구석지고 어둠 속에 꽁꽁 숨어있는 소인의 종자를 자기반성과 넓은 마음의 삽으로 파내어 버리면 내 삶의 정원에는 은은한 군자의 향이 널리 퍼지리라.

배신을 할 사람이 주위에 있는지 잘 살펴서 자신을 보호해라.

배신을 잘 하는 관상을 보면 인중이 바르지 않고, 말할 때 입이 심하게 삐뚤어진다. 눈은 남모르게 힐끔 쳐다보기를 잘 하고 옆으로 쳐다보는 경향이 많고 뱀눈처럼 독기가 많다. 목소리는 초조한 듯이 흩어지고 때로는 갑자기 가늘어지기도 한다. 혀가 아주 얇아서 말할 때 심하게 떨리는 경향이 있다.

자신이 사기를 당할 사람인지 확인해 보고 자신을 지켜라.

사기를 당하는 사람의 관상을 보면 자기 욕심에 스스로 넘어가는 사람으로 살보다는 뼈가 발달되어 있고, 코에는 살이 없다. 얼굴의 다른 부위는 높은데 코만 낮다.

귀가 얇아서 당하는 사람은 귀가 뒤집어져 있거나 콧구멍이 들려 있거나 눈이 힘없이 퍼져 있거나 짝눈이거나 눈이 크고 둥글다. 목소리에 힘이 없고 턱이 아주 빈약해 보인다.

5. 똑같은 실수 두 번 하지 말기

실수는 한 번으로 족하다. 두 번 이상하면 습관화되어 고치기 힘들고 여러 사람을 불편하게 만든다. 상대가 듣기 싫어하는 말을 반복하는 것은 그 사람에게 스트레스를 주고 기분을 나쁘게 해서 미운 감정이 싹트고 심리적 방어벽을 만들어 슬슬 피하고 싶은 기피증이 생기게 한다. 한두 번 해서 듣지 않으면 정확하게 현재의 문제점이 무엇이고, 계속되면 미래에는 어떤 영향이 미칠 것인지를 납득시켜서 행동을 바꾸게 하는 것이 지혜로운 사람이 할 일이다.

비난하고 몰아붙이면 반발하는 마음이 생겨 계속하는 경우도 있다. 술만 많이 마시면 옆 사람한테 시비 걸고 주먹다짐하며 집도 찾아가기 힘들 정도이고 길에서 자고 있어 식구들이 찾아나서야 하고 다음날 일어나지 못해 출근을 못한다면 어찌해 할까? 심지어는 자기 집이 아닌 남의 집 문을 새벽에 두드리고 문 열어 달라고 고함지르고 있다면 민폐를 끼치는 사람이다. 정상적으로 일도 못할 정도로 몸에 부담을 준다는 것은 지혜로운 행동으로 볼 수 없다. "내 돈 주고 술 마시는데 네가 무슨 상관이야?" 하고 식구들에게 적반하장으로 큰소리친다면 인격을 의심해 봐야 하고 그동안 식구들이 받은 부당한 스트레스는 셀 수 없을 만큼 많았을 것이다. 적당하게 마실 자신이 없는 사람으로 봐야 하니, 아예 금주해야 노상 강도에게 뒷통수 맞아 뇌진탕으로 고생할 일도 없고, 길에서 겨울 추운 날씨에 동사할 염려도 없어지고, 남의 집에 함부로 들어가 다른 사람을 놀래게 하고 소란 피우는 일도 없다. 술만 마시면 일을 쉬는 사람을 직장에서 누가 신뢰할 수 있겠는가. 안정적인 직장생활을 위해서도 금주해야 한다. 자기 사업을 한다고 해도 그 정신으로 얼마나 오래 버틸 수 있겠으며 몸이 망가져서 중풍, 간경화, 간암, 망막출혈로 실명이 올 가능성이 높다. 상대가

싫어할 행동도 하지 말고, 자신을 망칠 일도 두 번 다시 안 하는 사람만이 행복을 지킬 수 있다. 한 번은 애교로 봐 줄 수 있지만 두 번 이상은 용서가 안 된다. 똑같은 실수는 한 번이면 족하다. 제발 제정신을 차려서 똑바로 살아가야 삶이 건강해질 수 있다.

돈도 한 번 빌려줘서 안 갚으면 다시는 그 사람과 돈거래하지 마라. 인정에 꺼들리고 변명에 넘어가면 힘들게 번 돈을 뻔뻔스러운 인간에게 그냥 갖다 바치는 꼴이다. 역사는 늘 되풀이된다. 남의 돈을 자기 돈처럼 생각하고 마음대로 쓰는 사람은 순간적으로 이용하고 나면 '배 째라'고 큰소리친다. 신용을 지키지 않는 사람을 두 번 다시 상대하는 것은 어리석은 일이다. 실수와 배신은 처리 방법이 달라야 한다.

실수는 용서할 수 있지만, 배신하는 사람은 한 번만 용서해 달라고 해서 봐주면 다음에는 더 큰 배신을 하는 것이 모든 역사가 증명해 주고 있다. 내 삶을 뿌리째 흔들 수 있는 큰 배신의 싹을 미리 자르지 않고 넘어가면, 땀 흘려 이루어 놓은 것이 하루아침에 없어질 것이다. 앞에 있는 배신을 잘 하는 성격을 꼭 명심하고 또 명심하라.

배신도 습관이다. 천성적으로 그런 성격이므로 바꾸기가 쉽지 않고 남한테는 자신이 손해 봤다고 하소연하고 다니는 인간이니 조심하고 또 조심해야 한다.

성공과 실패가 사람에게 달려 있으니 똑같은 어리석은 행동은 두 번 다시 하면 자신이 비참해진다.

6 나누고 살자

　자기가 가진 돈, 물건, 음식, 지식, 지혜, 능력을 나누고 사는 사람은 넉넉하고 행복한 삶을 사는 사람이다. 돈도 자신이 벌었다고 다 내 돈이 되는 것이 아니다. 내 그릇에 넘치면 꼭 나갈 일이 생긴다. 갑자기 아프거나 도와줘야 할 식구가 생기거나 쓸 일이 만들어지는 것이 세상 이치다. 아파트에 살다보면 음식이 냉장고에 오랫동안 있다가 상해서 버리는 경우가 있다. 음식이 가득차서 식구들이 다 먹지도 못해서 쓰레기통에 버리는 한이 있어도 주위 사람들과 나눠 먹지 않는 사람이 있는 반면, 자기 먹을 것을 줄여 가면서까지 나누는 사람이 있다. 애들이건 어른이건 관심을 가져주는 사람에게 마음이 쏠리는 것은 당연한 일이다.
　마음이 없으면 돈이 남아돌아도 도박, 주색잡기, 사치품에 탕진하지, 어려운 사람을 도와주지 않는다. 돈에는 꼬리표가 달려 있어서 좋은 일에 쓰면 돈이 알아서 불어나는 일들이 만들어지고, 나쁜 일에 낭비하면 많았던 재산이 어느 순간에 잘못된 투자로 인해 나가 버린다. 있을 때 아끼고 좋은 일에 써야지 탕진하고 나면 쓸 여력이 없다. 준 재벌급으로 호화롭게 살던 사람도 경기가 안 좋아지면서 가지고 있던 모든 재산에 압류 딱지가 붙고 오갈 데 없이 되는 경우도 흔히 있다. 부유하게 살 때 여러 사람 도와주고 사람 관리를 해놓은 사람은 십시일반으로 도와주려는 사람들이 줄을 서서 재기할 발판을 마련하기도 한다. 자기밖에 모르고 무시하면서 으스대고 산 사람은 꼴 좋다고 비아냥당한다. 재능도 필요한 곳에 기부해야 자신의 가치도 지켜지고 세상에 도움 되는 삶을 살 수 있다.
　어릴 때부터 과자, 사탕, 과일, 물건, 장난감 등을 나누는 모습을 보여주고 살면 커서도 보고 들은 대로 나누는 삶이 생활화된다.

나누고 살면 옹졸하고 이기적인 성격이 훈훈하고 인간적인 사람으로 바뀌어 말년이 외롭지 않다. 가족들도 인색하고 자기밖에 모르는 사람을 가까이 하기 싫어하니, 맛있는 음식도 한번씩 대접하고, 힘들 때 진정 어린 위로도 해주고, 필요한 것도 사주면 사람의 발길이 끊어지지 않고 고독한 삶을 살지도 않을 것이다.

따뜻한 나눔의 정신으로 여러 사람들의 마음속 감정 은행에 저축해 놓으면 나중에 복리로 듬뿍 받아 행복할 것이다. 넉넉한 사람은 많은 사람 속에서 즐겁고 웃고 행복하게 살다가 갈 것이고, 구두쇠는 돈 속에서 벌벌 떨다가 써 보지도 못하고 엉뚱한 사람에게 좋은 일시키고 외롭게 살다가 가는 것이 정해진 길이다.

나누고 살면 웃음꽃이 피워서 혈액순환도 잘 되고 컨디션도 좋아서 건강하게 장수하며 살 것이다. 주는 마음을 어릴 때부터 연습시켜라. 나누는 것도 습관이 되어야 하지, 아무리 부자라도 습관이 안 되어 있으면 한 푼도 나누지 못한다. 자식들 교육을 잘 시켜야 커서 부모에게도 마음을 나눠주는 사람이 된다. 자기밖에 모르는 자식은 내 삶의 괴로움이 된다. 고생하고 키운 보람이 있도록 조그마한 것이라도 남에게 주는 마음을 연습시키자.

7 집착을 버리자

돈, 명예, 권력, 이성, 게임, 노름, 술, 담배, 건강, 자식, 친구, 형제, 부모 등에 집착하고 사는 게 우리네 모습이다. 사람마다 집착하는 대상이 다르고 살아가면서 바라는 것이 달라진다. 사는 것이 아무것도 아닌데 천년만년 살 것처럼 집착하여 악착같이 잡고 있느라, 안간힘을 쓰는 모습을 보면 불쌍하기도 하고 '왜 저렇게 살지?' 하는 마음도 들기도 한다. 어느 것 하나 일시적인 만족이지, 영원하게 허기진 자신을 행복하게 해주는 것은 없는데, 수단과 방법을 가리지 않고 애쓰는 모습이 안쓰럽다. 집착이 뭔가를 이루게 하는 원동력이 되지만, 성취 후에는 편안하고 여유로운 마음을 가지면 행복해질 텐데 그렇지 못하다. 돈에 집착하여 그동안 쌓아 놓은 명성을 한순간에 망가뜨리는 안타까운 일들이 많이 있다.

충분하게 가진 사람이 더 가지려고 착취하고 부당한 방법으로 뇌물을 받아서 망신을 당하는 것을 보면서 생각할 바가 많다. '있는 사람이 더 무섭다'는 말이 생각나는 시점이다. 명예를 유지하느라고 온갖 권모술수를 다 써서 자리 보전은 하지만, 하늘이 허락해 준만큼만 가능하다.

집착이 강한 사람은 부하직원이나 주위 사람에게 압박을 주는 성격이므로 인간적 배신감을 느끼는 사람이 어느 순간에 튀어나와 그동안의 가면을 벗겨 버린다. 화려하게 입고 있던 옷을 물어뜯고 살점을 물고는 진흙탕에 뒹굴어 버리니 온몸에 상처와 흙투성이가 된다. 없으면 없는 대로, 있으면 있는 대로 사는 것인데 그렇게 억지로 만들려고 애쓰는 꼴이 안됐다. 그렇게 살지 않아도 될 사람이 집착 하나를 끊어내지 못해 만신창이가 된다.

건강도 너무 집착하여 조금만 아파도 큰 병이 아닌가 싶어 약을 과다복용하는 건강 염려증은 오히려 건강한 삶을 사는 데 마이너스가 된다. 어느 누구도 안 아프고 사는 사람은 없다. 우리들은 무리하면 아프고 감기도 걸리고 잘못 먹어서 식중독, 장염도 생기고, 스트레스 받으면 불면증, 두통도 오면서 산다. 똑같은 사람이지, 신이 아니라 안 아프고 살려면 상당한 지혜와 노력이 필요하다.

노름에 빠져서 집도 팔고 땅도 팔고 월급으로 모은 재산도 모두 날려서 알거지가 되는 사람도 많다. 노름 안 할 것이라는 맹세로 손가락을 자르는 극단적 행동을 해도 성격이 안 바뀌면 노름판을 다시 기웃거린다. 노름에 정신이 팔려 집안일에는 관심도 두지 않아 생활비를 주지 않고 탕진하니 식구들의 건강도 좋지 않은 경우가 많다.

 정신을 차려야 삶이 편안할 것인데 돈이 없으면 꾼들에게 빌려서 하니 빚만 늘어간다.

 게임이나 술독에 빠져서 중요한 일을 챙기지 못해서 직장도 그만둬야 하고, 식구들과 사이도 좋지 않게 되어 뭐가 중요한지를 모르는 사람들이 있다.

 자식에 집착하여 일거수일투족을 간섭하는 것이 사랑하는 일이라고 생각하는 부모도 있다. 자식의 삶을 힘들게 만드는 일이고 나중에는 자기 목소리를 내기 시작하면 불협화음이 계속되고 반복하게 된다. '내가 널 어떻게 키웠는데 나한테 이럴 수 있느냐?'고 고함을 지를수록 부모자식간의 정은 더 빨리 끊어진다. 집착은 자신이 한 행동에 대한 보상을 바라는 기대심리가 깔려 있다.

 결혼을 하면 자식의 배우자에게도 똑같이 집착하여 '아침, 저녁으로 전화 한 번씩 해라', '이것은 이렇게 하고 저것은 저렇게 해라'는 식의 결제를 강요하여 전혀 다른 환경에서 자라온 사위나 며느리 입장에서는 이해하기 힘든 사랑이 되어 가정불화의 씨앗이 된다. 모두가 불행해지는 집착을 들고 있지 말고 저 멀리 버릴수록 삶은 행복해지고 가벼워진다. 모두가 행복해질 수 있는 길은 집착을 놓고 편안하게 사는 것이다.

 결과가 뻔한 집착을 놓지 못하는 것은 헛된 욕망 때문이다. 헛된 욕망이 허망한 결론으로 달려가지 못하도록 버리고 또 버리자. 행복을 누리고 싶은 것이 희망사항이라면 상대의 목을 조르고 가슴을 누르고 숨통을 막히게 하는 말과 행동을 버리고, 알아서 잘할 것이라는 생각으로 간섭하지 말고 살자. 사랑과 집착을 혼동하지 말자. 집착은 괴롭힘의 일종이다. 나쁜 습관에 대한 집착은 자신과 가족의 미래를 위해 지금 이 순간부터 손을 털고 깨끗하게 사는 것이 좋을 것이다.

집착을 놓게 되면 생각이 맑아지고 마음이 편안하게 가벼워져서 욕심으로 뭘 해야 하겠다는 것이 없어지므로 자연스럽게 순리에 따라 살아가게 된다. 생각의 복잡함과 압박감을 풀어 버려서 소박함과 편안함을 느끼고 마음속의 족쇄와 울타리를 허물어 버려라. 우리가 정말 잘 살고 있다고 자부하고 착각하며 살고 있다. 정말 서로 편안하게 살 수 있는 방법은 집착을 놓는 일인데 모르고 산다! 지나치게 집착하면 관계 회복에 필요한 시간과 에너지 비용이 많이 든다. 좋지 않은 감정을 축적해 놓으면 반드시 더 많이 잃을 것이 생긴다. 족함을 알면 욕된 삶을 막을 수 있고 그칠 줄 알면 위태롭지 않을 것이다.

❽ 가정을 화목하게

부부 관계가 좋은 가정도 있지만 그렇지 못한 집도 많다. 부모가 좋은 모습을 보여 줘야 거울이 되어 자식들도 행복한 생활을 할 수 있다는 말을 자주 한다. 지혜롭고 현명한 부모란 어떤 사람일까? 부부 사이란 전혀 다른 환경에서 자라고 생활했던 사람들끼리 만나서 가정을 이룬 것이다. 철학도 다르고 포용하는 정도도 차이가 있고 좋아하고 싫어하는 것도 정반대일 수 있다. 성격도 체질도 전혀 달라서 잠자는 방의 온도를 가지고 서로 부딪힐 수도 있다. 열 많은 사람은 겨울이라도 방에 불을 넣지 않고 자려고 하고, 냉한 체질은 장마철이나 여름에도 따뜻하게 자려고 한다. 사소한 것에서 큰 것까지 서로 다르다.

간혹 부부 싸움을 하다 보면 감정이 격해져서 하지 않아야 될 막말까지 하여 뒤끝이 개운치 못한 경우가 많다. 지혜로운 부부는 자식들이 보지 않는 곳에서 싸움을 하고 들어온다. 자식들에게 좋지 않은 모습을 보이면 성격과 건강에 악영향을 준다.

자신의 배우자와 가족들에게 외면당한 사람이 과연 행복할 수 있을까? 정신건강은 괜찮을까?

밀려드는 고독감과 허무함을 어떻게 달랠 수 있을까? 고독감에서 방황하고 그늘진 마음을 누가 위로해 줄 수 있을까? 매일 밤을 술로 보내지만 늘어나는 한숨과 슬픔은 주체할 수가 없다.

나를 가장 인정해 주고 위로해 주고 아껴 줘야 할 가족들이 내 마음을 아무도 몰라준다면 과연 열심히 잘 살았다고 볼 수 있을까?

가족 간에 서로 아껴주고 감정을 절제하고 희생하면서 따뜻하게 보살펴 주고 챙겨 주면서 아픔을 이해해 주고 등을 토닥여 주지 않았다면 오늘의 나는 존재하지 않았을 것이다.

사람도 편안해야 자주 찾고 인간관계도 오래 가듯이 가정이 편안하고 위로받을 수 있는 곳이 되어야 정신적 안정과 쌓인 피로를 풀 수 있는 안식처가 될 것이다. 서로 열심히 살고 건강한 것에 감사하고 소중히 여겨 말 한마디, 표정 하나라도 기쁘게 해주려고 노력하는 가정은 가장 행복할 것이다.

가족 간에 서로 마음을 알아주지 못해 불편하게 하고 화나게 만들지 말고, 즐겁게 해주고, 편안하게 해주며 이해해 주고 행복하게 해주는 사람이 되자.

- 가족은 멋대로 감정을 표출해서 화풀이하는 대상이 아니다. 상처를 주고 괴롭게 하지 마라. 아픈 기억들이 평생 갈 수 있다.

- 자식, 마누라, 남편은 나와 경쟁 상대가 아니다. 일등 하려고 하는 사람처럼 어리석은 사람은 없다. 상대를 이기려 하고 꺾으려고 할수록 가족구성원은 불편해지고 고통스러워진다. 지는 것이 이기는 것이라는 명언을 반드시 기억하자.
- 좋은 물건과 맛있는 음식을 사준다고 좋은 부모가 아니다. 인격적으로 존중해 주는 부모가 훌륭한 부모다.
- 어려도 인격, 감정이 있다. 어리다고 함부로 대하지 마라.
- 자기 힘든 것만 생각하고 '너희들이 뭐했느냐, 아무 것도 한 것도 없으면서 피곤하다는 말을 하며 사느냐'라는 비난을 하지 마라. 사람은 자기 위치에서 모두 다 힘든 부분이 있는데 비난을 하면 반감만 늘어난다.
- '넌 원래 그런 것 잘 못하잖아', '이런 것도 못하는 바보야' 등의 부정적 단어를 쓰지 마라.
- 말꼬리를 자르지 마라. 중간에 끼어들면 본심을 드러내지 않기 때문에 무엇이 고민인지를 알 수 없다. 끝까지 들어주고 내 생각을 이야기해라.
- TV 보고 게임을 하는 시간을 줄이고 애들, 배우자와 같이 시간을 보내야 돈만 벌어다 주는 기계 취급 안 받는다.
- 독서를 해서 삶의 통찰력, 여러 사람들의 지혜와 에피소드를 재미나게 들려줘라, 미래 삶의 큰 영양식이다.
- 내가 힘들고 고통스러울 때도 내색하지 않고 가족을 행복하고 편안하게 해주려고 노력하자.
- 소중한 가족들에게 내 삶의 특별한 사람으로 특급 서비스를 해줘라. 늘 '고맙다'는 말을 입에 달고 살아라, 어두운 곳을 밝게 해주는 햇빛과 같은 존재가 되라.

- 짜증, 화풀이, 험담, 극단적 표현, 뒷담화, 욱하는 성미, 인격을 무시하는 말이나 행동, 성급하게 쏘아붙이는 것을 하지 마라.
- 자신이 왜 그런 행동을 했는지를 반성하고 고치려고 노력해라.
- '이번 한 번만'이라는 유혹에 넘어가지 마라. 자신을 합리화하는 지름길을 만든다.
- 비난은 적게 하고, 칭찬은 많이 해라. 하루에 두 가지를 배우자와 자식에게 칭찬하고 고마워해라.
- 새로운 모습, 행동, 말을 보여줄 수 있도록 마음속 거울에 자기를 자주 비춰 성찰해라.
- 내 삶에도 사랑이 필요하듯이, 가족, 주위 사람들에게도 내 사랑과 관심이 필요하다.
- 매일 술 먹고 고주망태가 되어 하숙집에 들어가지 말고 내 인생의 가장 중요한 사람들을 챙겨라.
- 더 좋은 부모, 남편, 아내, 직장 동료가 되도록 자신의 모나고 거친 부분을 부드럽고 너그러운 사포질로 다듬어라.
- 누구나 반기는 행복을 주는 사람이 되라.
- 아이들을 꾸짖어야 할 때는 부드럽게 낮은 톤으로 사랑하는 마음을 담아서 해라, '나는 너를 아주 좋아하고 사랑하지만 이런 행동을 했지, 너는 아주 현명하고 지혜로운 사람인데 왜 이런 행동을 했지, 너는 어떻게 생각하니, 앞으로 어떻게 하는 것이 너한테 좋겠니?' 하고 말을 건네라.
- 존경하고 싶은 부모가 되라.
- 자신의 가능성과 장점에 대한 확신을 가지도록 해줘라.
- 부모가 자신에게 대했던 방식, 말, 행동, 습관이 잠재의식화되어 평생을 가

니 부모는 자식들에게 어떤 긍정적 역할을 해줘야 할까?

제갈공명의 자식 사랑

제갈공명이 54세에 아들인 제갈첨에게 보낸 배움과 수신에 관한 편지이자, 세상 사람들에게 전해 주는 처세의 잠언인 『계자서』는 총 86자로 되어 있다. 86자를 시대에 맞게 내용을 재구성해 보면 다음과 같다.

무릇 훌륭한 인격을 가진 사람(군자)은 마음을 차분하게 가라 앉혀 세상과 일, 사람을 대하면서 자신을 닦고 가다듬어야 한다.

마음이 분주해지면 중요한 것을 잃어버리고, 자신이 무엇을 잘못했는지 돌아볼 여유가 없다. 어디로 가고 있는지, 제대로 가고 있는지를 고요히 생각하고 돌아봐야 후회 없다.

자신이 부족하다고 생각하며 덕을 길러야 한다.

세상을 보는 안목, 지혜, 통찰력, 대인관계, 마음을 헤아리는 배려, 이해심이 부족하므로 말과 행동, 생각이 제한적이고 넓거나 세밀하지 못하며, 모르면서 아는 척 하고, 체면치레하느라 돈과 물건을 사치스럽게 쓴다.

어려운 사람의 마음을 생각해 주고 살피지 않고 지나치게 행동한다. 자신이 옳고 잘낫다는 생각으로 사람들의 마음을 아프고 불편하게 한다.

겸손하면 모든 사람으로부터 배울 게 많고, 덕을 쌓아 주위 사람들이 맑고 고운 향기에 흠뻑 빠진다.

담담하게 사물을 관찰하지 않으면 마음속에 생각했던 것을 현실화할 수 없고 마음이 고요하고 편안하지 않으면 멀리 내다볼 수 없는 근시안적 사고와 틀에 묶여 나중에 후회할 일이 생긴다.

욕심이 앞서면 무리수를 두고, 마음이 앞서니 주위 사람들을 몰아붙이고 성질나게 한다. 눈에는 핏대가 서 있고, 성질은 날카롭고 눈앞의 이익과 자리에 연연해서 멀리 볼 수가 없다.

　욕심이 없어야 장단점이 명확히 보이고 내가 가야 할지, 말아야 할지를 알아 민폐를 끼치지 않고, 자신의 삶도 아름답게 유지될 수 있다.

　마음이 불편하고 붕 떠 있으면 요즘 같은 세상에는 사기당하기 쉽다.

　함정, 어려움이 보이지 않으니 살아가는 데 힘든 일이 많다.

　무릇 공부할 때는 마음을 고요하게 집중해야 제대로 할 수 있고, 배워야 재능이 계발된다. 공부하는 사람이 이것저것에 신경 쓰고, 시간낭비해서는 될 수가 없다. 재주가 있어도 훌륭한 선생님에게 배우지 않으면 잔재주에 지나지 않다. 재능을 키워 훌륭한 재목이 되기 위해서는 누군가에게 확실히 배우고 익혀야 한다. 사람, 책, 세상을 통해 매일매일 꾸준하게 공부하여 내공을 키워야 쓰임이 크다.

　배우지 않으면 세상에 널리 쓰일 재목이 될 수 없고, 목표가 없으면 공부를 끝까지 이루어 낼 수 없다. 여기까지 계자서의 내용을 살펴봤다. 사람, 일, 학문의 이치를 아는 데는 태어나면서 아는 사람, 배워서 아는 사람, 힘들게 부딪혀 가면서 노력으로 아는 사람이 있다. 배우고 노력하면서 하나씩 알아 가는 게 우리의 모습이다. 공부의 목표, 삶의 목표가 없다면 나 자신으로부터 올라오는 게으름, 시간 때움, 편안함 추구, 미룸, 딴짓, 힘 낭비 등의 여러 유혹을 어찌 견딜 수 있으리오!

　불끈 주먹 쥐고 오로지 한길로 매진하는 사람이 인정받을 수 있다. 세상에 공짜는 하나도 없다.

　여기저기에 관심사가 많아 자기가 나아가고 해야 할 기본적인 일은 제쳐 두고 곁눈질이 심하고, 주색잡기에 빠져 허우적거리고, 이랬다저랬다 기분 내키는 대로 살고, 해도 너무한다는 이야기를 들을 정도로 처세하고, 분수에 넘치는 사치를 하는 사람은 삶에 중요한 일을 제대로 할 정신이 있을까?

게으르고 자신과 다른 사람을 속이고 합리화하는 변명으로 사는 사람, 모든 게 정리정돈이 안 되어 복잡하고 정신없이 사는 사람이 얼마나 자기 본분에 충실할 수 있을까?

남 탓이 항상 앞서고 세상 탓, 환경 탓으로 세월을 보내고, 술, 노름, 게임 등으로 하루하루를 사는 사람이 자신의 미래를 준비하고 계획하고, 가족을 책임질 생각을 할 수 있을까?

자신을 바꾸려고 노력하며, 세상에 도움이 되려고 힘쓰는 사람은 삶의 알맹이를 얻게 될 것이다.

마음이 사악하고 생각이 깊지 못하여 경솔한 말, 행동, 처신으로 사람들을 기분 나쁘게 하는 사람을 누가 다시 만나고 싶고, 도와주고 싶겠는가?

자기한테 이익되는 사람에게는 온갖 아부를 다하고, 별 볼일 없다고 생각되는 사람에게는 본체만체하는 인간을 누가 좋아할까?

자기 밖에 모르는 이기적인 인간과 마음을 나눌 사람이 얼마나 있을까?

자만심이 가득차서 하늘 높은 줄 모르는 사람과 마주하고 싶은 사람이 얼마나 될까?

이런 사람들은 타고난 성격의 결점을 모르고 살아가니 본인은 아주 편안하게 살겠지만, 주위 사람, 가족들이 힘들고 짜증 나는 삶의 연속이 되게 하지 않을까?

만나면 사람들에게 희망, 행복, 긍정 에너지를 주는 사람이 필요한 세상이다.

성격 바꾸기

나이는 세월 따라 흘러가 버리고, 하고자 하는 마음은 시간이 지나 버려 할 수가 없네.

계획만 하고 실행하지 않고 미루다보니 할 수 있는 기회와 정신력, 체력은 약하고 없어져 버렸네.

지혜로운 사람은 마땅히 해야 할 일을 알자마자 바로 실행하는 사람이다.

더 나은 조건과 환경을 찾고 기다리다 보니 세월은 흘러 힘이 빠지고 나이가 많이 들어 버렸다. 기회는 자주 오지 않는데 너무 많이 재고 머뭇거려 내게 오지 않고 가버렸다. 외롭고 힘들게 살아가며 마음 나눌 이웃, 벗도 없으니 어찌 다시 세월을 되돌릴 수 있으리오!

술 먹을 때는 친구도 많았는데, 어려워지니 모두 떠나버렸네.

무엇을 준비하고 계획하고 실행해야 행복한지는 자신이 가장 잘 알고 있다. 자신을 행복하고 기쁘게 해줄 일을 생각하고, 주위 사람들까지 행복을 나눠 주자.

『격몽요결』에서 보여 준 율곡 선생의 자식 사랑

감사의 계절 5월에 부모, 가족, 스승, 친구들에게 평소 잘 하고 있는지를 되새겨 본다. 또, 성인의 날에 아직도 어른스럽지 못한 철부지로 홀로서기가 안 되어 자신을 괴롭히고 있지 않는지 되돌아 본다. 누구를 만날 때 '그 사람 예의도 바르고 가정교육을 잘 받았어. 훌륭하네', '그 양반 가정교육이 형편없어'라는 얘기를 많이 한다. 세 살 버릇이 여든까지 가는 가정교육의 중요성은 어느 시대에나 같다. 오천원 지폐에 모셔져 있는 율곡 이이 선생은 후손들에게 좋은 지식, 미래를 내다볼 줄 아는 안목, 철저한 자기 수양, 사람들의 삶을 걱정하는 사랑, 나라를 지키려는 애국심 등이 많은 위인으로 지금 이 시대에도 본받아야 할 귀중한 자질을 갖춘 위인이다.

『격몽요결』을 지어서 가정 교육의 기본을 세우는 데도 마음을 쓰셨다.

'격몽'이란 단어는 무지 몽매하여 어리석은 삶을 살지 않도록 깨우쳐 준다는 뜻으로 『주역』의 몽괘에 나온다.

'요결'이란 중요한 내용을 간추려 놓았다는 것이다. 이 책을 지은 이유로는 율곡 선생 자신의 우물쭈물하고 머뭇거리는 습관을 바꾸기 위해서가 첫 번째이고, 공부하여 마음을 맑게 하고, 생각을 바르게 하므로 자신을 다스리고, 집안을 화목하게 하고, 세상을 이롭게 하는 데 두 번째 목적이 있다.

전체적인 내용은 10개의 주제로 이루어져 있는데, 크게 나누면 자신을 어떻게 수양할까, 가족, 사회에 대한 기본 예의는 어떻게 지키는게 좋을까, 합리적인 세상살이는 어떻게 하는게 좋을까로 이루어져 있다.

첫째로는 자신의 수양에 대하여 어떤 마음으로 자신을 다스리고, 어떤 사람이 될 것인가 뜻을 세우라. 지금까지 잘못된 습관이 무엇이며, 왜 그런지, 어떻게 바꾸어야 할까 생각해라. 몸가짐을 어떻게 해야 자신을 소중히 지킬 수 있는지, 실천하지 않으면 아무것도 이룰 수 없다는 것을 강조하셨다.

또, 책을 많이 읽어 자신의 좁은 소견을 넓히고, 부족한 지식을 보충해야 한층 나은 사람이 된다고 하셨다.

둘째로는 가족, 사회에 대하여 부모를 섬기고 공경해라, 제사 지내거나 장례를 치를 때 마음을 다하여 지내라. 집안 식구들과 어떻게 해야 화목하게 지낼까를 고민하셨다.

셋째로는 합리적 세상살이로는 사람들을 대할 때 필요한 몸과 마음가짐, 세상의 변화를 읽는 지혜, 사람들의 기본적인 생각에 맞추는 방법에 대하여 좋은 기준을 마련하셨다. 구체적 내용 중에 오늘날 우리에게 많은 교훈을 주는 것을 간추려 본다.

하나, 고쳐야 할 나쁜 습관 8가지
① 게으르고 아무렇게나 행동하는 것
② 쓸데없는 일로 시간 보내고 차분히 생각하지 않고 덤벙대는 것
③ 남 괴롭히고 이상한 짓 좋아하는 것
④ 남 생각이나 말을 자기 것인 것처럼 자랑하고 꾸며 대는 것
⑤ 쓸데없는 편지쓰기(요즘 말로는 공부, 일 안 하고 카톡으로 시간 보내기, 전화로 잡담하기, 악플쓰기), 취미생활로 시간낭비
⑥ 노름 등 잡기로 시간낭비(요즘 게임도 포함)
⑦ 자기보다 나은 사람에게 배우려고 하기보다는 질투하고, 형편 어렵고 잘 모르는 사람을 무시하는 것
⑧ 욕심을 지나치게 부리는 것(요즘 좋은 명품, 명예를 갖고 싶어 자신을 망치는 행동) 등이다.

우리 자신에게, 자녀들에게도 어떤 습관을 고쳐야 할지 생각해 보고 고쳐나가야 할 것이다.

둘, '자기 몸과 마음을 가다듬는데 어떻게 하는 것이 좋을까'에 대한 9가지 실천 지침
① 발은 신중하고 묵직하게 움직여라. 잘못 발 디디면 평생 후회한다. 무엇이든지 신중하게 결정해서 가야할 곳, 올바른 곳에만 발걸음을 움직여라.
② 손은 공손히 하고, 부지런히 움직여라. 손을 축 쳐지게 있거나, 턱에 괴지

말고, 뒷짐 지지 말고, 옆구리에 전투자세 취하지 말고, 너무 꽉 쥐지도 말고, 공손히 상황에 맞게 안정된 자세를 취해라. 다른 사람을 도와줄 때는 기꺼이 손 내밀어 확실한 도움이 되도록 부지런히 움직여라.

③ 눈은 곱게 뜨라. 사납게 노려보거나, 흘겨보거나, 곁눈질 하지 마라. 보는 사람 기분 나쁘다. 말보다 더 중요한 것이 몸으로 표현되어 상대가 느끼는 감정이다.

④ 입은 꼭 다물고 단정하게 있어라. 비웃음, 말에 혹하고 넘어가게 하는 사기꾼의 웃음, 교만의 웃음을 조심하라.

⑤ 목소리는 조용하게 내라. 큰소리, 고함, 거친 소리, 트림 등 불필요한 소리 내지 말고 얘기해라. 마음이 거칠어 보여 듣는 사람 불안하다.

⑥ 고개는 바로 세워라. 삐딱하거나, 뒤로 젖히지 말고, 앞으로 숙이지 말고 바로 해라. 무시하거나 부담 주는 느낌이 든다. 고개를 바로 해야 척추도 바로 선다.

⑦ 숨은 거칠게 내쉬지 말고 부드럽게 해라. 코로 숨을 들쑥날쑥하면 보는 사람 불안해지고, 자신도 안정되지 않는다.

⑧ 서 있을 때도 똑바로 서 있어라. 한쪽 다리를 굽히거나, 비스듬히 서 있으면 불량해 보이고, 상대 무시하는 것처럼 보인다. 허리 척추와 무릎, 발목에도 체중이 한쪽으로 치우쳐 부담된다.

⑨ 얼굴빛은 단정하고 편하게 해라. 성난 얼굴, 귀찮은 듯한 얼굴, 찌푸린 얼굴, 무시하는 얼굴은 불쾌하게 만든다.

셋, '공부 잘하고 생각을 넓히는 데 어떻게 하는 것이 좋을까'에 대한 9가지 방법론
① 고정관념, 부정적 생각으로 자신이나 남을 보지 말고, 밝게 보면 본래 가

지고 있는 장점을 보고 배울 수 있고, 능력을 발휘할 수 있다.

② 자기 생각으로 걸러서 듣지 말고, 있는 그대로 잘 들으면 '무엇을 말하고 싶은지' 핵심을 꿰뚫을 수 있다.

③ 얼굴빛을 좋게 가져라. 자기와 다른 이야기를 하거나, 싫은 사람, 반대편 사람이라도 좋게 대해 주고 배우려고 해라. 싫은 내색하면 자기 세계에 갇히고, 주위 사람들이 충고하지 않는다.

④ 사람을 대할 때는 공손하게 해라. 사소한 친절에 감동을 받아 자기를 도와주는 사람이 된다.

⑤ 말할 때는 진실하게 해라. 거짓은 언젠가 드러나고 자신의 신용을 떨어 뜨린다.

⑥ 일할 때는 항상 조심하고 신중하게 해라. 덤벙대고 가볍게, 소홀히 생각하는데서 실수와 잘못이 생긴다.

⑦ 의심나는 게 있으면 선생님, 선배에게 묻고 책을 찾아봐라. 모르는 것을 부끄럽게 여기지 말고 여쭤봐라. 공자도 제자들에게 모르는 것을 물어보고 배웠다. 아는 체하면 그 피해가 다른 사람에게도 미친다. 그 분야에 잘 아는 선생님이나 전문가에게 물어보면 실수가 없다. 책을 찾아봐라. 그곳에 의문을 해결해 주는 열쇠가 있다.

⑧ 화날 때 자기 성질대로 하면 나중에 어려운 일을 감당해야 한다. 화날수록 목소리 낮추고, 차분히 생각해서 일처리를 해야 후회 없다.

⑨ 이익이 된다고 생각할 때 자신이 올바른 행동으로 이익 보는지 생각하라. 돈, 명예건 이익이 된다고 생각하는 것이 나중에 자신을 움직이지 못하게 하는 것이 될 수 있다.

넷, 효도와 합리적 처세에 대한 3가지 행동

① 부모님의 키워주신 은혜에 감사하고, 불편하신 데는 없으신지 여쭙고, 공경하며 마음 불편하지 않도록 해라. 효도 받고 싶으면 자신이 먼저 실천해라. 함부로 가볍게 대하지 않고, 어떤 일이든지 의논하고 의견을 여쭤라.

② 친구 사귀는 데 마음 착하고, 행동과 생각이 바르며, 배울 점이 많고, 잘못은 감싸줄 줄 아는 사람을 사귀며, 남 비방하고 험담하며 거친 말, 기분 나쁜 말, 잘난 체 하는 사람을 사귀지 않으며, 겸손한 사람과 사귀라.

③ 세상살이에 있어 양심에 어긋나지 않고, 최선을 다해 사람들에게 이익되게 행동해라.

율곡 선생은 가정교육이 가장 중요하며 자신을 수양해서 세상을 행복하게 하라고 강조하셨다. 자식을 바르게 키우는 것이 우리가 할 중요한 일이다. '자기 마음속에서 일어나는 잘못된 생각이 몸으로 옮겨져 행동으로 나타나지 않도록 조심하라'고 하셨고, '매 순간 자신이 무엇을 잘못한 것이 없는지 반성하라'고 하셨다.

공자 같은 성인도 하루에 세 번 반성했다. 그러면 우리는 하루에 몇 번을 반성해야 허물을 짓지 않을까?

⑨ 인간관계를 잘 하자

- 다른 사람이 싫어하는 일이나 말을 매일 반복하여 인간관계를 악화시키고 있지는 않은가를 살펴보자.
- 사람들에게 늘 배운다는 마음을 연습하고 공경하자.
- 상대를 기분 좋게 해주고 인정해 주었는지를 생각하자.
- 집안에서 기분 나빴던 일을 회사까지 가져가서 동료들에게 감정적으로 대하지 말자.
- 내 기분만 생각하고 상대의 입장을 고려하지 않고 몰아붙이지 말자.
- 내 실수는 숨기고 남의 허물은 과장해서 드러내려고 하지 말자. 한 번한 실수는 다시 반복하지 말자.
- 넉넉한 마음으로 사람을 대하자. 서로 스트레스를 줄이는 길이다.
- 사람은 똑같은 감정을 가지고 있다. 내가 싫은 것은 상대도 싫고 자신이 좋아하는 것은 다른 사람도 좋아한다. 남이 꺼려하는 일은 내가 솔선수범해서 하자.
- 흑백논리와 완벽주의와 성과 위주로 대하지 마라.
- 감정을 절제하여 상대를 기분 좋게 해주자.
- 상냥하고 밝은 인사로 즐겁게 하루를 보내자.

인간관계는 말을 어떻게 하느냐에 달려 있다

말은 우리 삶에 가장 중요한 자리를 차지하고 있다. 사람과 사람이 만나면 말이 오가야 생각과 뜻이 전달된다. 우리 속담에도 '오는 말이 고와야 가는 말이 곱다', '말 한마디에 천 냥 빚을 갚는다' 등 말에 관한 속담이 많다.

똑같은 상황을 보고도 표현하는 방법이 다르고, 사용하는 단어와 억양, 감정이 틀리다. 객관적으로 표현하는 사람도 있지만, 주관적인 관점에서 이야기하는 사람도 있다. 말로써 한 사람을 명예롭게도 해줄 수도 있고, 망칠 수도 있다. '같은 말이라도 좋게 하라'고 우리는 주위 사람에게 많이 권한다. 아래위도 모르고 반말하는 사람, 혼자서 우물우물해서 도무지 무슨 얘기를 하는지 알 수 없는 사람, 속사포 같이 한꺼번에 내뱉어 듣는 사람을 정신없게 하는 사람, 너무 느려 터져 답답해서 좀 빨리 말하라고 다그쳐야 하는 사람, 어려운 전문용어를 써야 머리에 든 것이 많다고 여기는 사람, 거칠게 말하는 사람, 알아듣기 쉽게 차근차근히 말하는 사람 등 많은 스타일이 있다.

스타일은 다양하지만, 말은 자신을 밝게 하고, 다른 사람을 존중해야 한다는 점은 만고불변의 진리다. 요즘 인터넷, 스마트폰이 발달하여 좋은 댓글도 달지만, 남의 일에 이러쿵저러쿵하며 상처·비난 주는 나쁜 댓글도 많이 단다. 마음 약한 사람은 평생 댓글 한 줄 때문에 주눅 들고, 마음이 아프고, 우울증에 걸려 힘들어 할 수 있다.

『노자 도덕경』에 말을 줄이고 자신의 내면을 돌아보는 시간을 가지면 더 행복해질 수 있고, 말은 복과 화를 만드는 문이라고 했다. 『천수경』의 첫머리에 입으로 지은 잘못을 깨끗이 하는 참된 말이 있다. 춘추전국 시대의 『한비자』의 첫 장에 말하기의 어려움이 나오는데, '내 말이 아무리 옳다하더라도 상대가 받아들일 준비가 되어 있는지? 해야 할 적당한 때인지? 어떻게 표현하는 것이 맞는지? 상대의 입장과 자존심이 상하지 않도록 잘 헤아리고 이야기하는지?'를 생각하고 말해야 한다고 했다.

『주역』에 말과 행동은 영예로움과 욕됨의 주인이 되니 신중하지 않으면 안 된다고 했다.

공자의 『논어』와 『노자 도덕경』에 '아름답게 포장되어 듣기 좋은 말을 조심해라'고 했다. 어느 누가 자기를 치켜 세워주는 말에 눈이 가리지 않겠는가? 칭찬과 비난에도 꿋꿋하게 흔들리지 않는 마음을 가질 수 있도록 내공을 키운다면 세상살이가 한결 여유로울 것이다.

예전에 어느 가수의 노래에 '우리는 말 안 하고 살 수가 없나? 날으는 솔개처럼, 권태 속에 내뱉어진 소음으로 주위는 가득차고……'라는 가사가 있다. 마음 공부하는 사람들이 즐겨하는 방법 중 묵언이 있다. 며칠이나 몇 달, 길게는 1~2년 이상 한마디도 안 하고 사는 것이다. 현재를 살아가는 우리 같은 보통 사람은 실천하기 힘들지만, 직장생활을 하지 않는 주말 하루 이틀이라도 식구들의 양해를 구하고, 해봄직도 하다.

'얼마나 많은 말들을 불필요하게, 기분 나쁘게, 자기 생각대로, 이것저것 따지지 않고, 자기정화라는 필터로 충분히, 그리고 부드럽게 거치지 않고 내뱉는지'를 스스로 깨닫는 가장 좋은 방법이다. 자신이 입을 다물고 듣고 있으면 말에 담긴 사람들의 마음도 보이기 시작한다.

모든 인간관계가 틀어지는 것은 말 한마디다. 부모자식, 형제, 이웃, 친구, 동료 사이에 마음 상하게 하는 막말 한마디로 그간의 좋거나 유지되어 왔던 관계가 한순간에 무너진다.

아무리 화가 올라와도 하고 싶은 욕은 30%만 한다고 생각해야 위험수위인 70%를 넘지 않는다. 칭찬해 주는 좋은 말은 120% 정도 할 거라고 여겨야 원래하고 싶은 정도인 100%를 채울 수 있다.

말은 그 사람의 인품이어서, 인품의 품(品) 자에 있는 세 개의 입은 인격을 결정한다. 하나는 화가 많이 났을 때 어느 정도 거칠게 하는지와 더 이상 볼 것 없다는 막

말을 하는지를 봐야 한다. 둘째는 자신이 유리할 때 사람들을 어떻게 대하는지, 즉 거들먹거리며 목에 힘주고 무시하는지를 봐야 한다. 셋째는 불리할 때 그 상황을 잘 지나가게 하기 위해 있는 말, 없는 말을 지어내어 변명, 거짓말, 이간질, 책임 회피, 다른 사람에게 덮어씌우기를 하는지를 봐야 한다.

말은 그 사람의 품격이다. 상황에 따라 앞뒷말이 바뀌고, 반대편에 있으면 이것저것 옳은지, 그른지 따져 보지도 않고 무조건 욕하고, 막말하는 세상에서 우리는 어떻게 해야 할까? 나부터라도 상대를 기분 좋게 해주는 말, 행복한 말을 하자.

'입 좀 다물었으면 좋겠다'라는 사람보다 '같이 말하고 싶고, 위안 받는다'는 행복함을 주는 좋은 인품을 가진 사람이 되자.

10 복 짓는 마음을 연습하자

새해 인사로 가장 많이 주고받는 말이 '새해 복 많이 받으세요'다.

세상을 살아가는 데 가장 필요하고 중요한 것이 복이다. '돈복, 사람 복(인복), 남편 복, 아내 복, 자식 복, 부모 복, 형제 복, 친구 복, 직장 복, 동료 복, 상사 복, 스승 복, 제자 복, 의복.' 이처럼 말 뒤에는 '복'이라는 어미가 붙어야 결과가 좋고 행복해진다.

복은 있다가도 없어지고, 없다가도 생겨난다. 복을 만드는 기초는 덕을 쌓는 일이다. 옛 어른들은 아무도 모르게 음덕을 쌓는 일을 중요시했다. 할아버지, 할머니가 사람들에게 베푼 덕은 손자가 받는다고 믿었다. 당장의 이익과 열매를 바라지 않고 아무런 욕심 없이, 어려운 사람들에게 따뜻한 위로의 말 한마디와 관심을 가지고 자신이 할 수 있는 일들을 묵묵히 행했다. 덕은 상대를 배려해 주고, 이해해 주고, 챙겨 주고, 도와주고, 인정하고, 따뜻하게 대하는 것이다.

봄에 씨앗을 뿌리고, 김을 매고, 거름을 줘야 가을에 수확을 할 수 있다. 마찬가지로 덕의 씨앗을 사람들에게 나눠 주고, 칭찬받길 원하는 마음속의 김을 뽑아내고, 한 번에 그치지 않고 계속해서 좋은 덕을 쌓으면 어느 시기에 몇 배 내지 몇 십 배의 이자가 붙은 복 통장이 손에 쥐어질 것이다. 이러한 덕을 쌓는 과정 없이 복을 받는 경우는 드물다. 혹시 복을 받았다고 해도 일시적으로 잠깐 머물다 나가 버린다. 로또 복권에 당첨되어 수십 억을 타는 경우가 있다. 사람들은 모두 부러워한다. 그들 중 상당한 돈으로 고아원, 양로원을 비롯한 어려운 이웃들에게 덕을 베푸는 사람들도 많다. 하지만 일부는 유흥비, 자기도 모르는 분야에 투자, 사기꾼의 농간에 넘어가는 경우 등 흥청망청 낭비하여 자신과 가족을 망가뜨리는 사람도 있다.

덕을 베푼 사람들은 훈훈하고 마음이 너그럽다. 상대의 입장을 먼저 생각해 주니 만날수록 기분이 좋아 사람들이 많이 따른다. 인색한 사람은 가진 것이 많아도 베풀 줄 모른다. 그가 어려운 일을 당해도 주위 누구 하나 도와주려 하지 않고 고소하다고 말한다. 굳어져 있는 인상과 늘 사람을 경계하는 벽을 쳐 놓고 살아가니 비싼 밥을 사준다고 해도 별로 달갑지 않다. 불편한 사람과 같은 공간에 있다는 것은 숨 막히는 일이다. 십 원 한 장을 따지는 깐깐함은 부를 이루는 데는 큰 도움이 되지만, 넉넉한 때도 그 버릇을 버리지 못하니, 주위 사람들이 '인색한 천성이 어디 가겠는가?'라고 혀를 끌끌 찬다.

복 중에 가장 귀한 복은 행복이다. 행복하기 위해 우리는 오늘도 열심히 살고 밝은 마음, 넉넉한 마음을 먹으려고 노력한다. 행복을 위해서는 '반복'을 하지 말아야 한다. 상대를 기분 나쁘게 하는 행동과 말, 자신의 마음을 어둡게 하는 부정적 생각과 의기소침, 건강에 좋지 못한 습관 등을 반복할수록 삶의 질은 떨어진다.『주역』지뢰복괘에 '불원복'이 있다. 잘못되었다는 것을 알았다면 지금 즉시 원래의 모습으로 돌아와야 된다는 뜻이다. 아무런 어려움과 고통이 없는 편안하고 즐거운 상태를 만들기 위해서는 무엇이 잘못되었는지, 그래서 무엇을 수정하고 보충해야 하는지를 차분히 살펴보고, 그에 맞는 행동을 해야 행복을 찾을 수 있다는 것이『주역』의 큰 뜻이다.

복 많은 사람들을 보고 오복을 다 누린다고 한다. 오복은 장수, 재물, 건강, 덕 쌓음, 삶의 좋은 끝맺음이다.『상서』「홍범편」과 사마천의『사기』「송미자세가편」에 나온다. 모든 사람이 바라는 오복을 누리기 위해서는 덕 쌓음이 가장 중요하다. 덕을 많이 쌓으면 바른 지혜와 안목으로 생각, 행동, 말이 지나침도 부족함도 없는 중용을 지킨다. 이를 지킨 덕으로 많은 사람들이 진심으로 도와줘서 귀중한 정보와 좋은 투자를 알려 주므로 재물을 넉넉하게 쌓는다. 좋은 인간관계를 유지하고, 화목하게 잘 지내니 행복 호르몬인 '엔돌핀'이 항상 충만하여 뇌와 심장은 편안하고 얼굴에는 웃음이 그치지 않으며, 근육은 뭉치지 않아 부드럽고, 혈액순환이 원활하다. 마음속에 독기가 쌓이지 않으니 스트레스를 받지 않는다.

덕을 쌓은 사람이 오랜 시간 동안 세상에 머물수록 많은 사람이 행복할 수 있다. 아무리 높은 뜻과 훌륭한 덕을 쌓았다고 해도 몸이 상하게 되면 역할을 계속할 수 없고, 다른 사람의 도움을 받아야 한다. 돈이 아무리 많다 하더라도 건강을 잃어버리면 정겨운 식사 자리도 같이 할 수 없게 된다. 병으로 시들시들 하면 자신이 가진 복을 누릴 수도 없고 베풀 수도 없으니 건강을 잘 챙겨야 한다. 건강하게 살다가 맑은 정신으로 삶을 마무리 하기 위해 매일 꾸준히 운동하고, 균형 있는 식사, 마음 다스리기, 욕심 내려놓기, 멀리서 바라보기, 순리에 따르기, 주위 사람들에게 매일 한 번씩 '감사하다'는 말하기, 보는 사람마다 덕담 건네기를 한다. 그리하여 떠나갈 때에 온전한 정신으로 '행복하고 감사했다'라는 한 마디를 할 수 있다는 것은 평범해 보이지만 절대 평범하지 않은, 아름다운 끝맺음이며, 삶을 잘 살아왔다는 것이다.

오복의 늘어남과 줄어듦은 오직 마음 씀에 달려 있다. 더 나아가 '덕을 베풀고 사느냐, 모든 인연을 귀중하게 대하고 감사하게 사느냐, 웃으며 사느냐'에 달려 있다.

'참 저 사람은 오복을 누리고 있다'는 말을 간혹 듣는다. 오복 중에 가장 중요한 게 건강한 것이다. 건강해야 일도 할 수 있고, 가정도 지킬 수 있고, 내 자신도 지킬 수 있는 것이다. 건강하지 못하면 아무것도 할 수 있는 게 없다. 아파서 병원에 누워 있는데 무엇을 할 수 있을까? 아무리 좋은 아이디어와 좋은 머리, 지혜, 지식, 안목이 있다 하더라도 할 수 있는 게 없다. 중요한 식구들이 아파 입원해 있으면, 내 삶에 엄청난 영향을 미친다. 신경이 분산되어 나의 역량이 축소될 수밖에 없다. 마음이 평온해야 바른 판단과 행동이 나올 수 있다는 것은 평범한 진리 중 하나이다. 집안 식구들을 비롯하여 직장 상사, 동료들을 다 건강하게 해줘야 할 책임이 있는 게 우리다.

우리가 오복을 누린다고 하는데 저 사람 오복을 다 갖췄다, 참 부럽다 등의 이런 이야기를 많이 한다. 오복 중 첫째가 장수하는 것이다. '저 집안 참 장수하는 집안이다'는 표현을 들어본 적이 있을 것이다. 장수하는 사람들의 집안 특징이 무엇일까? 장수하는 집안의 특징은 화목하다는 것이다. 우리가 가장 스트레스를 많이 받는 곳은 가정 아니면 직장이다. 가화만사성이라고 화목해야 한다. 서로 보거나 전화하면 반갑고, 같이 식사해도 즐겁게 식사하고, 술 한잔 해도 기분 좋게 끝내면 스트레스를 풀어 준다. 화목하지 못하여 제사 때 참석도 잘 안 하고 명절에도 얼굴 보기 힘들고, 만나 즐거운 가족이 아니고 아주 기분 나쁜 가족이 되기도 한다. 서로 싸우고 헐뜯고, 허물을 말하고, '옛날에 네가 이거 잘못했잖아, 너 이거 나한테 잘못했잖아, 건방지게, 재산도 네가 많이 가져갔잖아' 이런 식으로 하다 보면 화목하지 못하다.

  틈만 보이면 무엇을 가져가려 하고 뜯어가려고 하고, 안 보이면 험담하기 때문에 스트레스를 주고받아서 병으로 고생해야 하니 장수를 할 수가 없다. 만나면 열 받게 하고 흥분이 가라앉은 후 곰곰이 생각하면 같은 핏줄인데 참 허망하고 슬프기도 하다. 그래서 장수를 할 수가 없다. 화목하지 못하면 오복을 누릴 수가 없다. 남보다 못하게 된다. 화목하지 못하다는 것은 서로 감정을 참지 못한 것이다. 참을 인이 부족한 것이다. 자기가 하고 싶은 말 다하고, 자기 입장 다 이야기하고, 자기 생각과, 자기가 불편한 것, 자기가 가질 것 다 이야기하고, 참지 못한 것이다. 자기 욕구와 기대치를 다 충족시키려 하고 자기중심적이고 자기 입장에서만 생각하는 것이다. 내 입장에서 '이것이 어떻다, 맞다, 틀리다, 경우에 벗어났다, 자신만 모두 떠맡고 있고 너희들이 한 것이 무엇이 있느냐'는 식으로 결과적으로 참지 못 해서 장수를 할 수 없는 것이다.

  정말 외람된 이야기이지만 집안에 유전되는 난치병이 있었다면 그 집안에 뿌리박힌 내력인 고정관념화된 생각을 바꿔야 한다. 생각이 바뀌지 않으면 어떤 일이 생겼을 때 그 생각 그대로 간다. 딱 지켜보면, 고집 피우고, 냉정하게 벽을 만들어 차단하고 다른 사람의 허물을 용서 안 해주는 등 여러 가지 생각에 있어서 그 집안 대대로 내려오는 생각의 흐름들이 있다. 그 생각의 흐름을 끊어야 된다. 그리고 그 집안 식구들의 먹성이 있다. 좋아하는 음식과 먹는 습관이 정해져 있다. 뭐만 좋아하고 뭐는 절대 안 먹는다. 생활습관 중에 잘못된 습관들이 있다. 집안사람들이 밤을 꼬박 새우는 것을 그냥 가볍게 생각하던지, 몇 시간씩 쉬지 않고 운전을 하거나 중독성 있는 것처럼 무리하는 등의 습관이 기본적으로 배여 있고 일상화되어 있다. 몸살이 나도 청소는 안 하면 안 된다든지, 지고는 못가도 마시고 간다는 술버릇 같은 그런 집안 내력이 있다. 집안의 역사, 그 역사를 새롭게 쓰지 않으면 계속 그 DNA 유전자가 내려가는 것이므로 장수를 할 수 없다. 첫째가 장수이다.

둘째가 살아가는 데 필요한 재물들이다. 생활이 안정이 되도록 경제적인 활동을 하고 내 나이에 적합하게 활동을 하고 있어야 하는 것이다.

셋째가 가장 중요한 건강이다. 우리가 건강을 잘 지켜야 항상 마음이 항상 여유롭다. 건강한 사람은 늘 부드럽다. 나무도 파릇파릇한 나무와 아주 시들시들한 나무하고 비교해 보자. 건강한 나무는 늘 부드럽다. 변화에 대해서 적응을 잘 하고 마음도 늘 여유로운 것이다. 어떤 충격이 가해졌을 때 나도 모르게 팍 튀어나오는 모나고 뾰족하고 거칠고 까칠한 마음은 건강치 못하다는 이야기이다. 요즘 이야기로 이러면 내 자신의 마음이 흐트러져 있는 것이다. 요즘 마음이 쉽게 들뜨고 쉽게 흥분하는 것도 마음이 건강하지 못한 것이다. 건강하기 위해서 우리는 운동도 하고 맛있는 것도 다 챙겨 먹는다. 우리가 내 생각으로 도움이 된다고 먹었는데 또 그렇지 못한 경우도 있다. 많이 먹는 홍삼 같은 경우도 그렇다. 그게 인삼을 찐 것이기 때문에 인삼은 일단은 몸에 열을 도우는 것이다. 몸에 열이 많은 사람들이, 예를 들어 겨울에도 집에 가면 반바지 차림으로 있다면 얼음물을 먹어야 속이 시원하다. 보일러를 안 때고 잔다면 몸에 열이 많은 사람들이다. 이런 사람들이 열을 계속 가하게 하는 음식물이나 건강식품을 먹으면 몸의 균형이 파괴된다. 건강이란 것은 몸이든 마음이든 중심이 잡혀 있고 균형이 잡혀 있는 것이다. 기운이 내가 필요한 만큼 적당하게 들어와 있고,

독소, 찌꺼기, 노폐물 등의 불필요한 것들은 몸 밖으로 나가야 한다. 나가는데 방귀냄새가 독하다. 내 몸에 독소가 있는 것으로 영양을 과잉섭취해서 다 처리가 안 되고 있다는 이야기인 것이다. 바꾸어 이야기하면 내가 먹은 것보다 운동해 주는 양이 부족하다는 의미이다. 몸이 무겁고 붓는다는 것도 다 같은 의미다. 마음이 무겁고 복잡하다면 생각이 정리되지 못한 것이다. 생각의 중심이 안 잡힌 것이다. 건강이 아주 중요하다. 우리 자신은 소우주이고, 자연은 대우주라서 우리 몸에도 사시사철, 즉 춘하추동이 있다. 봄, 여름, 가을, 겨울이 우리 몸에도 일어나서 우리의 삶에도 청춘의 시기가 있었고, 열정을 가진 여름의 시기가 있었고, 뭔가 결실이 있어야 하는 가을의 시기도 있었고, 여태껏 살아왔던 것 중에 내가 번잡하고, 지나쳤고, 불필요했고, 과했던 부분들을 털어내고 씨앗만 남는 겨울도 있는 것이다. 그러면 내 몸도 거기에 따라 다르다. 열량이 달라지는 것이다. 에너지가 달라지고 활동량이 달라지고 또 필요한 음식이 달라지고 또 내가 살아갈 라이프 스타일이 달라진다. 생각을 달리해야 하는 것이다. 내 몸은 지금 어디에 와 있는가를 생각해 봐야 한다.

 봄, 여름, 가을, 겨울 중에 매년 보면 봄이 짧을 때도 있고 길 때도 있고, 여름이 길 때도 있고, 가을이 짧을 때도 있고, 길 때도 있고, 겨울이 한참 길 때도 있고, 이렇듯 다 다르다. 그래서 우리들의 건강이나 삶도 다 계절이 다르다. 내가 꽃을 피울 수 있는 계절, 번창하는 계절, 무언가를 정리해야 하는 계절, 그리고 은퇴해서 칩거를 해야 하는 때가 있듯 다 다른 것이다. 그때를 아는 사람이 지혜로운 사람이다. 공자의 『논어』에 "때를 아는 사람이 지혜로운 사람이다. 다른 사람을 사랑하고 아끼고 너그럽게 대해 주고 따뜻하게 대해 주는 사람이 인자한 사람"이라고 되어 있다.

 네 번째는 유호덕이다. 덕을 베풀기 좋아하고, 쌓기를 좋아하고, 나누기를 좋아하는 사람이 되는 것이다. "참 저 사람 덕성스러운 사람이다, 참 저 집안 적덕 하는 집안이다, 대대로 어른들부터 저 집안은 덕을 쌓은 집안이다." 그러면 뿌리가 아주 탄탄하다. 그 덕을 쌓은 것이 대대로 내려간다. 덕 쌓은 것으로 인해서 아들, 딸, 손자까지 쭉 내려간다. 그래서 우리가 잘 아는 『명심보감』이나 『주역』에 아주 좋은 일을 많이 쌓은 집안은 반드시 남은 경사가 있다고 했다. 항상 뜻하지 않은 행운이 오는 것이다. 한마디로 재수가 좋은 것이고, 운이 좋은 것이다. 어떤 사람이 '인생은 운 7, 노력 3이다. 운이 70%고 노력이 30%다'라고 이야기 하기도 한다. 물론 대부분의 독자들이나 저자나 모두 노력을 70% 하는 사람들이다. 그러나 농사를 아무리 잘 지어도 수확은 하늘이 결정한다는 옛 어른의 말씀이 기억난다. 노력을 아무리 해도 운 좋은 사람을 못 따라 가는 것이다. 운이 좋다는 것은 평소 복과 덕을 많이 쌓은 사람이다. 운 좋은 사람은 봄, 여름, 가을, 겨울에 맞춰서 때에 맞게 행동하여 행운을 잡기도 하고 허물을 피하기도 한다. 지금 한참 겨울인데 운이 나쁜 사람은 꽃을 피우려고 엄청 노력하여 결과가 신통치 않아 불평하고 투덜거린다. 운 좋은 사람은 봄이 올 때까지 자기 자신을 준비를 한다. 내가 봄이 오면 어떤 꽃을 피워야 하고 어떤 나무를 사서 어떻게 해야 하는지, 이것을 아는 사람이다. 덕을 쌓으면 갑자기 떠오른 생각과 평소의 통찰력으로 기회를 포착할 수 있고, 도움을 주는 사람이 반드시 나타난다. 때가 맞았기 때문에 창의적인 노력을 하고 열심히 노력한 결과를 그 배로 받을 수 있는 것이다. "아! 마침 그때 때가 맞았다. 내가 제안했던 프로젝트가 때가 맞아서 회사에 엄청난 이익이 되었다." 이게 운인 것이다. 항상 좋은 에너지가 쌓이는 것이다. 내 유전자 안에 좋은 에너지가 쌓여 있어서 좋은 것을 끓어 들이는 것이다. 그래서 네 번째가 유호덕이다.

그다음 다섯 번째가 고종명인데, 내가 임종 때 할 말 다하고 맑은 정신으로 첫째 아들, 둘째 아들, 사위, 딸들도 다 불러서 하고 싶은 말 다 하고, '내가 인생을 살아보니 이렇더라. 저렇더라'며 다 내 마음대로 하고 싶은 대로 다 하고 맑은 정신으로 깨끗하게 고통 없이 삶을 마감하는 그게 다섯 번째 오복의 마무리이다.

 죽을 때 자식들이 부모 재산 가지고 싸우고, 식구들도 마음이 다 틀어져 있고, 이러면 편치 못하다. 편안하게 눈을 감을 수 있다는 것은 내가 살아왔던 역사와 과정이 지혜롭고 조화로와서 평화로운 마음이 있도록 엄청난 노력을 한 것이다.

 자신의 건강 관리, 사람 관리, 가족 관리, 그리고 사회에 있는 사람들 관리, 관리를 아주 잘 하는 사람인 것이다. 요즘은 자기 관리를 잘 하는 사람들이 많으니까 다행인 것 같다. 요즘에는 50% 정도는 되는 것 같다. 예전에는 한 10%~20%밖에 안 됐었는데 앞으로는 우리가 90 내지 100세를 바라보며 사는 지금 시대에 노후의 시간들을 어떻게 쓸 것인지 생각해 봐야 한다. 일을 마치고 많은 시간이 남는데 그 시간 동안 내가 어떻게 살 것인지, 어떤 취미를 가지고 행복하게 살 것인지 생각을 해야 하는 것이다. 그래야 고종명이 되는 것이다. 하루 종일 밖에서만 있다가 은퇴 후부터는 집안 식구하고 하루 종일 붙어있어야 한다. 식구가 좋아할 수도 있지만 서로 엄청 불편할 수도 있다. 마음이 서로를 잘 안다고 생각했는데 표면적인 이야기밖에 하지 않았고 살아온 틈이 드러나는 계기가 된다. 상대가 바라는 생각과 욕구와 기대치들이 서로 소통이 안 되어 있다. 매일 일한다고 바빴기 때문에 집안 식구가 뭘 원하는지, 뭘 좋아하는지, 뭘 싫어하는지, 뭘 하고 싶어 하는지를 제대로 물어 봤는가? 매일 세계여행만 다닐 것인가? 많이 걸려도 3년 하면 끝이 난다. 그러면 뭘 할 것인가? 20여 년이 남는데 집안 식구하고 행복하게 지낼 프로그램이 있어야 하지 않겠는가.

그래서 내가 자신과 상대를 어떻게 하면 편안하게 해주고 기쁘고, 행복하게, 즐겁게 해줄 수 있는지를 미리 알아 준비하지 않으면 서로가 불편해진다. 자식들도 같이 앉아 있으면 불편해진다. TV 보고 뭐 할 말이 별로 없다.

내 삶을 안 가꿔 놓았기 때문에 고종명하기 힘들다. 매일 짜증 내면 집안 식구가 "어디 좀 안 나가요?" 이런 말이 나올 것이고, 바가지까지 긁을 수 있다. 그러면 집에 있기 얼마나 힘들겠는가? 여태까지 뼈 빠지게 매일 일하고 연구하면서 그렇게 가족을 위해 헌신했건만 고맙다는 말은 안 하고 불평불만을 한단 말인가? 그러니 내가 고종명이 되겠는가? 그렇게 되면 치매가 더 많이 걸리게 된다. 요즘 엄청 치매가 늘어났다. 국가적으로도 요양 대책에 대해서 어찌할 것인지 생각하고 있다. 왜 그런 것일까? 왜 치매가 오는 것일까? 이 삶이 살기 싫어져서 그런 것이다. 이렇게 살아봐야 뭐하느냐는 어둡고 부정적인 생각이 들어서 온다.

내 마음을 진정 이해해 주고 아껴 주고 사랑해 주고 챙겨 주는 사람이 없다고 생각하는 것이다. 치매가 걸리면 어떤가? 자식들이나 며느리 중에 자기한테 평상시 못했던 사람에게 그러면 온갖 욕설부터 시작해서 밥그릇 던지고 머리채 뜯고 때리고 욕하게 된다. 이건 잠재의식 속에 들어가 있어 그런 거다. 아무리 치매가 걸렸다고 해도 과거의 불편한 기억이 깊숙이 잠재의식, 무의식의 창고에 꽁꽁 보관이 되어져 있었던 것이다. 아들인지 딸인지 구분도 못하는데 아들 보고 어떤 분인지 물어 본다. 우리 엄마가 치매가 걸려서 누워 계시는데 내가 가도 아들인지 몰라 '어 아저씨 누구세요' 한다. 이게 얼마나 슬픈 일인가?

이런 일이 없도록 하려면 우리는 서로 삶에 대해 따뜻하게 대해 주고 기쁘게 해주어야 한다. 기쁘면 뇌세포가 그대로 살아 있다. 기쁘고 마음이 즐거우면 생각이 더 잘난다. 곧 뇌 활동이 왕성해지는 것이다. 우리가 편안하고 즐거운 사람과 같이 술을 한잔하거나 밥을 먹으면 그것이 아주 오랫동안 가듯이 말이다.

그런데 힘든 사람과 먹으면 소화가 잘 안 된다. 아무리 제일 비싼 집에서 맛있는 거 먹으면 뭐하나? 마음이 안 편한데.

과연 다른 사람들을 편안하게 해주고 행복하게 해주는 사람인지, 즐겁게 해주는 사람인지, 나와 함께 있으면 다른 사람들이 기쁨을 느끼고 즐거움을 느끼는지, 행복을 느끼는지 아는 것이 참 중요하다. 많은 사람들에게 영향을 미치는 위치에 있고 집안에서도 아주 중요한 역할을 하는 사람들임에도 불구하고 과연 그렇게 하고 있는가? 그렇게 하려면 공자의 『논어』 중 극기복례에 나오는 것처럼 극기가 필요하다.

내 자신의 욕심들, 하고자 하는 내 욕망들, 하고자 하는 내 말들을 절제해야 한다. 그래서 주위 동료들, 가족, 친구들에게 내가 저 사람을 비난하고 싶고 욕하고 싶어도, 하고 싶은 말의 20%만 하고 나머지는 좋은 말을 80% 해줘야 하는 것이다. 따뜻한 말을, 격려해 주는 말을, 칭찬해 주는 말을, 도와줘서 고맙다는 말을, 힘들 때 잘 견뎌 줘서 고맙다는 말을 듬뿍 해주고 마지막에 20% 정도만 이런 것은 조금 이렇게 해줬으면 좋겠다고 말해 보자. 그렇게 했을 때 주위 사람들의 기분이 얼마나 좋겠는가?

사람들은 자기가 잘못해도 많은 사람 앞에서 잘못을 지적을 받으면 자존심 상한다. 그런 경우 상한 감정이 엄청 오래 간다. 그래서 현명한 사람은 개인적으로 살짝 불러서 이야기를 한다.

칭찬은 많은 사람이 보는 앞에서 하고, 뭔가 지적해야 할 것은 살짝 불러서 이야기를 해야 현명한 사람이다. 그 사람이 생각을 고칠 수 있도록 해주는 것이다. 그 이야기하는 목적은 상대를 고치게 하는 것이고, 고치게 하는 데는 합리적인 방법으로 이야기하는 것이 좋겠다. 그래서 우리도 고종명할 수 있도록 열심히 잘 노력해 보자.

11 변화에 적응하자

　봄, 여름, 가을, 겨울이 바뀌면서 추위와 더위, 따뜻함과 서늘함의 온도 변화가 있다. 그 속에서 꽃도 피고, 잎도 무성하고 열매도 맺고 단풍이 들었다가 낙엽이 떨어진다. 인생살이도 갓난아기로 태어나 사춘기, 청년기를 지나 어른이 되고 세월이 지나면 자연으로 돌아간다. 변화하지 않는 것은 아무것도 없다. 봄에 꽃피는 시기도 10년 전, 작년, 올해, 내년이 모두 다르다. 바닷물의 온도도 계속 바뀌어 그렇게 많이 잡히던 명태가 이제는 보기 드물게 되었다.

　중국의 경제 발전으로 인해 환경오염이 심해져 미세먼지와 황사로 우리나라도 고통을 받고 있지만, 해결책이 마땅히 없다. 아마존의 밀림은 지금도 문화생활을 위한 기본 재료로 쓰이기 위해 사라지고 있고, 곳곳에서 자연은 파괴되어 망가지고 있다. 변화는 하늘, 사람, 땅에서 일어난다. 하늘의 변화는 때(시기)를 보여 준다. 봄, 여름, 가을, 겨울의 사계절과 비 내리는 양, 구름, 어둠과 밝음, 따뜻함과 추움으로 나타난다.

　사람의 변화는 어린 시절, 청소년, 장년기, 노년기로 나타난다. 세월이 가면 세상을 보는 눈도 달라지고, 표현하는 방식, 좋아하고 싫어하는 음식, 취미, 운동, 노력하는 정도, 체력 상태, 대인관계, 역할, 체중의 줄고 늘어남, 시력 상태, 잠자는 시간, 피로를 느끼는 정도, 일에 대한 집중도, 손놀림, 걸음걸이, 건강 상태에 변화가 온다. 나이가 들수록 변화 속도는 빨라져 올봄과 여름, 가을이 다르다. 변화 속에서 힘들어 하는 부분도 있을 수 있고, 더 나아지는 점도 분명히 있다. 『노자 도덕경』에 "하나를 채우면 하나가 비게 되어 있고, 하나를 비우면 새로운 하나가 채워진다."고 했다. 젊었을 때보다 기억력은 떨어졌지만, 나이가 들수록 근본을 보는 눈과 이해력, 종합적으로 생각하는 힘은 늘어난다. 젊었을 때의 지나친 욕심이 비워져서 인생을 담백하게 사는 즐거움을 맛보기도 한다. 일에만 매달려 정신없이 앞만 보고 달려온 인생을 앞, 뒤, 좌, 우, 위, 아래를 둘러볼 줄 아는 여유도 생긴다. 체력이 예전 같지 않아 쉽게 지치고 피곤해하지만, 효율적으로 에너지를 쓸 줄 아는 지혜가 생겼으니, 얻은 바가 크다. 교만과 안일함, 가볍게 생각하는 마음, 자기주장만 옳다고 살아온 젊은 시절에 비해 진중해지고 이것저것 살필 줄 아는 마음이 생겼으니, 이 또한 기쁨이지 않는가? 감정절제가 안 되어 버럭 화내고, 잘나가는 사람들에 주눅 들어 한없이 작아졌던 자신, 무턱대고 열심히 노력만 하면 다 이루어질 것이라는 혈기로부터 편안해져 있는 모습에 흐뭇해하는 식구들의 웃음소리, 또한 행복하지 아니한가? 성공과 실패라는 변화 속에서 담금질이 되어 제법 쓸 만한 사람으로 살고 있는 우리는 꽤 좋고 괜찮은 사람임이 틀림없다.

    살다보면 사람들의 전혀 다른 변화에 깜짝 놀랄 때도 있다. 이익과 명분이라는 떡을 던져 주면 그 사람의 평소 모습과는 전혀 다른 변화를 볼 수 있으리라. '저 사람에게 저런 모습이 있었나' 하고 놀랠 수도 있으리라. 오래된 친한 사이, 가족으로 살아왔지만, 이익 앞에서 더 큰 떡을 먹으려고 아귀로 변해 버린 불편한 사이를 보면서 '참 덧없구나'라는 섬뜩한 생각이 들 것이다.

    땅의 변화는 높고, 낮음과 생활에 편리함과 불편함을 보여 준다. 어제까지 있었던 아름다운 산이 깎여 버리고, 넉넉한 바다, 호수, 연못이 메워져 원래의 모습을 찾아볼 수 없다. 높은 것이 낮아지고, 낮은 것이 높아졌다. 그 속에서 우리 삶에 편리함이 더해지기도 하고, 불편함이 늘어나기도 할 것이다. 환경의 변화가 우리의 건강과 일상생활에 많은 영향을 끼친다. 아파트 단지, 도로가 새로 생기거나 없어짐, 공원, 주차시설, 학교, 산업시설, 공공시설의 변화로 지금 살고 있는 집의 유리함과 불리함이 생기게 되어 집값에도 차이가 생긴다.

변화는 언제든지 우리 곁에 있고 찾아오고 머문다. 어떻게 변화를 읽고 대응할 것인지가 삶의 중요한 부분을 차지할 것이다. 유심히 살펴보고, 깊이 생각하고, 이렇게 되면 저것이 어떻게 변화될 것인지를 곰곰이 생각하고, 작은 변화 속에서 다가올 큰 흐름을 예측할 수 있도록 생각하는 힘을 키워야 한다. 지금은 좋을지라도 어느 순간이 되면 변화가 된다. 사람의 마음도 좋아하고 싫어하는 것이 계속 바뀐다. 좋아하는 옷 스타일, 색깔이 바뀌는 것처럼, 세상의 흐름도 유행을 탄다. 미래의 변화를 제대로 읽고 합리적으로 처신하기 위해서는 고정관념의 틀에서 벗어나야 한다. 과거의 성공했던 방식과 물건이 미래에도 계속될 것이라는 고집을 버려야 한다. 집 전화 시대에서 삐삐로, 휴대폰으로 바뀌듯이 빠른 변화를 읽을 수 있도록 관심을 가지고 생각하고 정보를 확인해야 할 것이다. 세상이 다 바뀌고 변화한다 해도 변함없는 따뜻한 마음가짐은 고이 간직하는 사람만이 변화의 주인 노릇을 할 수 있을 것이다.

초봄에는 일교차가 심해 옷의 두께를 결정하기가 애매할 때가 많다. 겨울옷을 입고 낮에 다니면 덥고, 낮에 맞춰 입은 봄옷은 저녁의 쌀쌀한 날씨로 추위를 느끼기 쉽다. 체온 면역력이 떨어지기 쉬운 저녁을 기준으로 낮에는 가볍게 벗고 다니고 밤이 되면 다시 입는 것이 필요하지만, 귀찮기도 하다. 옷 두께의 조절이라는 번거로움을 피하려다 감기라는 장애물에 걸려 일상의 즐거움을 잠시 멈추게 된다. 변화가 심한 계절이 환절기다. 겨울에서 봄으로 넘어갈 때가 다른 때보다 긴장이 풀리기 쉽다.

겨우내 얼어붙었던 마음은 봄이라는 따뜻함과 아름다움에 쉽게 느슨해지기도 한다. 옷을 얇게 입고 등산 갔던 사람들이 체온이 떨어져 어려움을 겪는 경우가 종종 언론에 보도되기도 한다. 산 아래와 정상 부근의 온도, 기후가 너무나 다르다는 것을 등산 몇 번 해본 사람들은 이해가 갈 것이다. 지금의 따뜻하고 맑은 상태가 위쪽에서는 비, 눈, 우박, 씽씽 부는 바람, 구름이 산중턱에 걸려 있는 모습 등으로 변해 있는 것을 경험해 본 사람들이 많을 것이다. 산 속에서 길을 벗어나면 동서남북 분간이 안 되어 애먹는 경우가 많다. 산은 『주역』에서 '그 정도에서 과욕 부리지 말고 그쳐라'라는 의미가 있다. 길을 벗어났다고 해도 빨리 제 길을 찾아야 고통스럽지 않은 것이 인생살이와 똑같다. 유능한 길잡이가 이끌어 주는 경우에야 샛길로 빠졌다가 원래 길로 더 빨리 돌아올 수 있지만 전체 윤곽을 파악하지 못하는 사람은 이정표를 잘 보고 미리 지도를 가져가야 변화에 대응할 수 있다.

인생살이도 봄, 여름, 가을, 겨울이 있다. 내 삶이 지금 봄, 여름, 가을, 겨울인지를 잘 알아 처신하고, 몸 관리를 해야 한다. 젊을 때는 며칠씩 밤샘해도 끄떡 없었는데, 요즘은 하루 저녁잠만 조금 적게 자도 피로가 여러 날 간다는 이야기를 많이 한다. 많은 일을 해도 하룻밤 푹 자고 나면 개운했는데 옛날에 비해 반 정도밖에 하지 않아도 피곤하다는 이야기를 입에 달고 산다. 게을러진 자신을 꾸짖어 봐도 마음 구석 한편에는 '나름대로 열심히 살고 있는데' 하는 속삭임을 듣는다. 근력, 지구력, 집중력이 떨어지고, 시력, 청력까지 가물가물해지는 게 인생의 가을이다. 낙엽이 떨어지듯이 머리카락이 빠져 머리 밑이 드문드문 보이기도 한다. 서운한 소리 한두 마디에 축 늘어져 버리는 마음을 보면 '나도 이제 나이가 들긴 들었네'라는 생각이 들기도 한다. 젊을 때, 때와 장소를 가리지 않고 단잠을 자던 사람도 나이가 들면 새벽까지도 말똥말똥한 의식 때문에 밤이 길다고 느껴진다. 아무 걱정 없이 코 골고 자고 있는 옆 사람이 괜히 밉기도 하는 속 좁은 인간으로 변한 모습에 온갖 생각이 일어난다. 새벽 5~6시면 어김없이 시계추처럼 정확히 일어나 부지런히 운동하고 맛있게 아침을 먹었는데, 몸이 무거워 겨우 일어나 출근하기 바쁜 모습이 힘들기도 하다.

젊은 사람들이 힘들다고 하면 '나는 소싯적에 2~3배도 거뜬히 해냈다'라는 무용담과 자랑을 늘어놓기 바쁘다. 추억을 먹고 사는 게 인생인가 보다. 과거의 좋은 경험이 나의 자존심을 지켜 주는 튼튼한 주춧돌이 되고 빙그레 웃을 수 있는 나만의 소중한 에피소드다. 누군가에게 훌륭한 경험을 전해 줄 수 있다는 것은 행복한 일이고 자기가 속한 일에 대한 보람과 열정의 열매다. 그 열매로 주위 사람들이 버벅거리는 일이 적어지고 능률이 오르고, 만족도가 높아진다면 즐거운 일이다.

사람들의 성격도 세월 가면 변한다. 잘 말하고 따지고 공격적이며 나밖에 모르던 성격이 나이 들어 이해심이 많아지고, 너그럽고 부드러워지고, 모든 잘못을 자기 탓으로 돌린다면 인격수양이 많이 된 사람이다. 주위 사람들이 지난날의 자기 모습 그대로 하고 있으면 피식 웃음이 나온다. 인생살이가 저게 아닌데 '너무 빡빡하게 굴지 마시게' 하며 좋은 훈수를 둔다. 배우고 가르치며 또 배우고 사는 게 가을에 있는 세대인가 보다.

100세 시대를 준비하려면 가장 중요한 것이 건강이다. 건강해야 먹고 싶은 것도 먹고 가고 싶은 곳도 갈 수 있고 하고 싶은 일도 할 수 있다. 사람들이 가볍게 여기는 일에서 어둠 속으로 스며드는 것이 병이다. 제때 먹고, 일찍 자고, 규칙적 운동하고, 적당히 일하고, 마음 편히 먹고 웃고 사는 것이 기본이다. 기본을 잘 지키면 병원과 가까워져야 할 이유가 없어진다. 의사와 약이 건강을 지켜 준다는 착각 속에서 살고 있는 게 우리 현실이다. 병은 자신이 만들어서 스스로 고통받는 것이다. 약만 먹으면 다 건강해질 것 같으면 200살도 살 수 있을 것이다. 아무리 좋은 약을 먹어도 식사를 제때 안 하고, 과식, 폭식, 과로하면 몸속의 독소가 생기고, 영양이 부족해지고 신진대사가 제대로 안 되어 병이 올 수밖에 없다. 운동도 지나치거나 부족하면 관절, 혈액순환, 근육, 인대, 독소 배출에 영향을 준다. 일밖에 모르는 삶을 살면 어느 시기에 병이 와서 몸이 필요한 시간만큼은 어떤 형태로든지 쉬어야 회복이 된다. 입맛도 변하고, 식성도 바뀌고, 식사량도 달라진다. 모든 조화는 오장육부에서 일어난다. 단것을 좋아했지만, 당뇨가 와서 단것이 당기지 않고, 신 것을 전혀 못 먹었는데 신 김치만 찾게 되는 게 몸의 변화다. 취미, 운동, 생각도 달라지니 몸의 변화가 곳곳에 드러난다. '몇 년 전에 봤던 그분이 전혀 아니더라. 많이 달라졌다', '얼굴도 살이 찌고 표정도 밝게 바뀌고 무뚝뚝한 성격이 사근사근 친절해졌더라'라는 이야기를 들을 수 있다면 얼마나 좋을까?

변화에 흔들리지 않기 위해서는 마음의 중심이 잡혀 있어야 하고, 변화에 잘 적응하기 위해서는 지금 현재 자신을 사랑하고 귀하게 여겨야 하며, 변화를 주도하기 위해서는 지혜로움과 절제가 꼭 필요하다. 변화를 인정하면서 주위 사람을 좋은 변화로 끌어주는 사람의 따뜻한 눈과 손은 그윽한 향기로 가슴 깊이 간직될 것이다.

12 자신의 그릇을 알자

우리는 자신을 진정으로 이해하고 알면서 살아가고 있을까? 내 속에는 여러 가지 경험과 생각 덩어리들이 쌓여 있어서 상황에 따라 전혀 생각지도 못한 행동들이 나온다. 내 생각이나 기분 내키는 대로 나한테 유리하고 편한 대로 말하고 행동한다. 자신이 아주 대단하게 잘난 인물이라고 생각이 들어 남의 이야기를 잘 듣지 않고, 자기 나름대로의 판단으로 점수를 매기기도 한다. 어느 시골에 의료봉사를 갔을 때의 이야기다. 위암으로 위의 상당 부분을 절제한 분이 오셨다. 맥을 보니 생각이 아주 복잡하고 날카로운 분이었다. 위암이 온 원인에 대하여 생각해 본 적이 있느냐고 물었다. 환자 자신은 원래 위가 약하게 태어나서 그렇다고 했지만, 필자는 사람들을 만날 때마다 저 사람은 인격적으로 몇 점, 사회생활은 또 몇 점, 자신감은 몇 점하는 식으로 계속 점수를 매기고 살았으며 그 분별하는 마음이 원인이 되어 음식도 자신에게 맞는 것 위주로만 먹고, 먹고 나서도 잘 먹었다, 못 먹었다, 요리가 잘되었다 못되었다, 영양가가 있다, 없다 하는 채점관이 되어 생활한 결과물이라고 이야기를 했다. 그제야 자신이 만든 생각으로 인하여 위암이 왔다는 것을 인정했다. 늘 사람들과의 관계에 있어서 칸막이를 치는 습관을 버리라고 조언했다.

사람은 누구나 다 똑같이 존중해 줘야 하고, 배울 것이 하나라도 있다. 음식을 먹을 때 감사한 마음으로 먹고 요리해 준 사람에게도 고맙다는 생각을 하면 어떤 것을 먹어도 보약이 될 것이다. 생각의 틈이 벌어지면 음식과 내 자신이 하나가 되지 못하여 음식이 가진 전체의 에너지와 영양이 내 것으로 바뀌지 않는다. 그래서 대변에 음식이 소화되지 않고 그대로 빠져 나오니 체력은 보충이 되지 않는다. 다른 사람에게 문제가 있다는 생각으로 인간관계를 맺었으니 자신도 불편하고 상대도 기분이 썩 좋지는 않았을 것 같다.

모든 것은 내 자신이 만들고 결과도 내가 받으니 마음 하나 쓰는 것이 이렇게 무서운 일이다!

자라면서 가졌던 자부심과 콤플렉스, 원망하는 마음, 좋지 못한 습관들, 가족 간의 불편한 감정, 나쁜 기억들, 맺힌 마음들이 씨앗이 되어 성장해서도 그와 비슷한 사람, 환경, 일, 물건을 만나면 어느 순간에 용수철처럼 튀어 나온다. 에너지 보존 법칙에 의해서 긍정적이건, 부정적이건, 의식적이건 무의식적이건 자신도 모르게 불쑥 감정의 변화를 일으켜 행동을 만드는 뿌리가 된다.

이 뿌리가 된 마음이 남과 자신을 늘 비교하고 평가해서 자신의 생각과 맞다, 틀리다, 이익이 된다, 손해가 된다, 높다, 낮다, 잘산다, 못산다, 머리에 든 게 많다, 적다 하는 생각을 한다. 자기의 이익에 조금이라도 만족시키지 못하면 불평불만을 터트리고 함부로 대하고 미워하고 싫어하며 뒷담화를 한다. 어떤 일의 결과가 좋지 못하면 남 탓을 하며 자기 책임을 회피한다. 자기가 잘난 체하고 조금이라도 반기를 들면 독설을 퍼붓는다. 다른 이를 경쟁상대로 생각하여 어떻게 하면 이길까, 많은 이익을 취할 수 있을까를 염두에 두고 대한다.

상대가 문자라도 쓰는 날에는 자존심이 상하여 여러 사람 앞에 아는 체했다고 공격한다.

경험도 없으면서 경험 있는 사람의 말씀을 듣지 않고 세대차가 나서 필요 없다고 주장한다.

자기가 모든 것을 다 경험하고 알고 있는 것처럼 떠들어 대니 이야기해 주고 싶은 마음도 쏙 들어가 버린다. 자신이 늘 대접받고 윗자리에 있어야 하고 가장 똑똑하다고 생각하여, 사람을 가르치려고만 하지 배울 마음은 없다.

자신을 냉정하게 돌아보고 반성하지 않으면 살아가면서 허물이 늘어만 간다.

사람을 평가할 때 우리는 '저 사람 그릇이 크다, 작다'라는 말을 많이 한다. '그릇은 큰데 저 자리에 있기는 아깝다', '그릇이 너무 작아 감당하기 힘들다', '그릇에 맞지 않는 일이다' 하며 이야기를 많이 한다. 자기 그릇을 아는 사람이 몇이나 될까? 제대로 안다는 것은 매우 냉정하고 객관적이며, 여러 가지 면에서 자세하고 종합적으로 파악해야 가능한 일이다. 지나치게, 또는 실제 크기와는 다르게 너무 작게, 또는 확실히 모르고 그냥 살아가고 있는 경우가 흔하다. 큰 그릇은 크게 쓰여야 하고, 작은 그릇은 그에 걸맞게 쓰이는 것이 자신을 위해서도 좋은 일이고, 세상을 위해서도 옳은 일이다. 큰 그릇이 제대로 쓰이지 못하고 썩히는 것은 세상에 큰 손해이고, 작은 그릇이 너무 크게 쓰이는 것은 큰 불행이다. 개인적으로는 크게 쓰여서 영광이고 명예겠지만, 세상이 입는 피해는 아주 크다. 자기밖에 모르는 이기심이 가득찬 사람이 공익에 이바지해야 할 위치에 있다면 그 결과는 뻔하지 않겠는가? 목에 핏대를 세우며 그럴듯한 이야기를 해도 속에 숨어 있는 탐욕과 추잡함은 보이지 않는 곳에서 욕망을 위해 부지런히 달려 갈 것이다. 눈 밝은 사람이 아니면 저울같이 정확하게 자신이나 상대의 그릇을 알 수 없다. 말에 속고, 웃음에 속고, 포장된 행동이 주는 메시지에 속을 수밖에 없다.

우리가 말하는 그릇에는 이해하는 마음, 용서해 주는 마음, 사소한 것을 트집 잡지 않는 마음, 누구에게나 존중해 주는 마음, 합리적으로 일을 처리하는 능력, 사람들을 아우를 줄 아는 포용력, 적이라고 할지라도 배울 점과 장점을 발견하려는 마음, 미래를 내다볼 줄 아는 안목을 갖추고 오늘을 열심히 살고 내일을 준비하는 마음, 어렵고 힘들고 불편하더라고 불평, 신세 한탄 한마디 없이 꿋꿋하게 살아가는 마음이 있느냐 없느냐, 있다면 어느 정도 있느냐, 갖추려고 노력하느냐를 뜻한다.

이 그릇의 차이 때문에 그를 대했을 때 편안함과 불편함의 느낌이 생긴다. 만나면 기분 좋고 편안한 사람이 있고 좋은 자리와 음식을 대접해 줘도 왠지 가고 싶지 않고 불편한 마음이 드는 것이 누구에게나 있을 수 있다. 내 자신의 그릇 문제일 수도 있고, 상대의 그릇에 적응할 수 없는 마음의 걸림이 있어서 그럴 수도 있다. 김치 하나 놓고 막걸리, 소주 한잔을 해도 편안한 사람이 좋다. 그릇의 적당함은 일의 성패를 좌우한다. 감당할 수 있느냐? 없느냐?는 아주 현실적이며 그 결과는 약간의 시간이 지나면 자연스럽게 드러난다. 있을 사람이 그 자리에 있어야 하고, 해야 될 만한 그릇이 해야 탈이 없다.

그릇을 모르고 설치는 사람은 세상을 어지럽히며 가족을 괴롭힌다. 자기가 맞다고 우겨대는 사람에게 의논이나 설득이 얼마나 헛된 꿈인지를 우리는 지금 이 시대에 보고 있다. 욕심을 부리는 것이 자기 가족 안에서 멈춰야지, 기업, 세상까지 그의 과욕이 미치면 많은 사람들의 행복과 안전이 무너지는 슬픔에 우리 모두는 분노하며 치를 떨어야 한다. 자기 세계 속에서 갇혀서 양심과는 천리만리나 떨어진 사람이 중요한 그릇 역할을 하면 파괴력이 만만치 않다. 교만한 자의 끝은 어디일까? 배려할 줄 모르고 인색하며 겸손하지 못한 사람들에게는 그릇을 다듬고 고칠 수 있는 기회를 주는 것이 마음 넉넉한 우리들이 해야 할 일이다.

그릇이 완전히 깨어져 버렸거나 찌그러져 쓸 수 없을 정도이거나 구멍이 크게 났다면 어찌해야 할까? 그릇을 땜질하고 펼칠 수 있을 정도라면 충분히 그렇게 해야 되지만, 너무 심하면 어찌할 도리가 없다. 그래서 세상이라는 용광로에 녹여서 새로운 그릇으로 쓸모 있게 만들어야 하지 않겠는가?

똑같이 밥을 먹어도 이것 맛있는데 먼저 먹어보라고 권하는 사람이 있기도 하지만, 자기 입에 들어가는 것만 신경 쓰는 사람이 있다. 평생 같이 사는 사람이 이것 한 번 먹어 보라고 입에 넣어 주는 일이 한 번도 없었다면 배우자는 행복할까? 그렇지 못할까? 이것이 그릇의 차이다. 배려와 상대를 먼저 챙기는 마음이 좋은 그릇을 만드는 첫걸음이다. 아주 조그마한 일에서 '그릇이 다르구나'를 느낄 수 있다. 큰 그릇이 그냥 만들어지는 것은 아니다. 수많은 세월 속에서 이리저리 다듬어지고 덕지덕지 붙은 고집이 떨어져 나가고 뻣뻣하던 배추가 소금에 절여져 부드러워지듯이 가족, 직장, 세상의 인연 되는 사람들의 진심어린 충고가 있어야 그릇이 커진다. 자기 잘난 줄만 알고 남 잘난 줄 모르는 사람은 그릇이 그냥 그대로 멈춰 있거나 작아진다. 배울 줄 모르니 삶속에 널려 있는 공부할 기회를 지

성격 바꾸기

나치고 남 욕하는 데만 침 튀겨가며 흥분한다. 자신의 부족함을 보지 못하고 바깥만 눈을 돌리고 있다. 사람들을 만나도 단점만 먼저 보고 좋은 평을 하지 않으니 주위 사람들도 충고하기 싫어한다. 약간 싫은 소리만 해도 얼굴이 벌게지고 변명하고 화내며 들으려고 하지 않는다. 자신을 교정할만한 기회가 자꾸 줄어들 수밖에 없다.

사람들에게 듣고 곰곰이 생각하고 솔직히 이야기해 달라고 하는 것이 그릇을 다듬는 길이다. 그릇을 키우기 위해서는 끊임없이 지혜 공부가 필요하다. 일상생활 속에서 자기그릇에 뭐가 부족한지, 어떤 것에 흥분하고 집착하는지, 내세우고 싶고 움츠려드는지, 지난 삶 속에서 웅크리고 있는 것은 무엇인지, 사람을 대할 때 어떤 마음을 더 내야 하고, 말하는 내용이 지나침이 없는지, 상대의 입장에서 생각하고 이해하려고 노력했는지, 똑같은 잘못을 반복하고 있지 않은지, 부족한 안목을 채우기 위해 책을 읽고 멘토를 모시고 배우는지가 미래의 인생을 좌우한다.

세상 여러 분야에서 사람들에게 많은 도움이 될 만한 큰 그릇이 부족한 게 현실이다. 그릇을 키워주고 스스로 큰 그릇이 되어 세상을 행복하게 해줄 수 있다면 얼마나 좋을까?

나를 지킬 수 있는 가장 좋은 방법은 좋은 사람과 인연 맺고, 항상 자신을 되돌아보고 덕을 닦는 것이다. 즉, 반신수덕이다.

좋은 인연을 통해 내 삶이 나아지고 행복할 수 있고, 부족한 점이 보충되며, 지나친 것이 조화롭게 된다면 얼마나 좋을까?

옛 어른들은 어떻게 좋은 사람을 알아봤을까?

사마천의 『사기』 「열전」에 우리의 궁금한 점을 간단히 풀어 주고 있다.

하나는 평상시 사람을 대하는 태도다.

자기보다 힘이 약하고, 어렵고, 모르는 사람들에게 어찌 대하는가를 보면 안다.

무시하고 교만하게 목에 힘주고, 퉁명스럽고, 아무렇게나 대하고, 본체만체 하는 사람은 좋지 못한 사람이다.

겸손하고, 다른 사람을 존중해 주고, 사소한 것이라도 도와주려는 마음이 있는 사람이 우리의 귀중한 벗이다.

다른 하나는 자신이 원하는 자리, 재물, 명예를 얻고 난 후에 사람을 대하는 모습이다.

자기 목적을 달성하기 위해서는 온갖 아양을 다 떨며, 아부하고 굽신거리다가 이루어진 후에는 나 몰라라 하는 사람이 있다. 입으로는 청렴결백을 외치면서 행동은 탐욕에 눈이 먼 사람은 좋은 인연으로 부적합한 인물이다.

처음 만난 후 오랜 시간이 지나도 한결같이 변함없는 사람이 그립다.

어떤 일을 이루기까지의 과정을 『주역』에서는 6단계로 나누어 쉽게 설명하고 있다.

어떤 일을 해보려고 무척 애를 많이 쓰는 잠룡이 첫 단계다.

능력과 식견이 부족하여 아직 많은 수양이 필요한 초년병 시절이다. 자신의 부족함을 되돌아보고, 끊임없이 채우려는 노력이 필요하다.

둘째는 견룡의 단계다.

공부와 경험이 어느 정도 되어 세상에서 활동하기 시작하는 단계다.

사람들이 믿어주고 근면 성실하고 덕을 베풀고, 자기 직업을 통해서 사람들에게 도움을 줄 수 있는 단계다. 이론과 현실에 틈이 있어 훌륭한 멘토를 만나서 가르침을 받아야 발전할 수 있다.

셋째는 일건석척의 단계다.

자기 할 일을 하루 종일 열심히 하고, 마음이 흐트러짐 없이 일하고, 주위 사람을 대하고 '저녁 자기 전까지 실수나, 다른 사람 불편하게 한 것이 없나', '최선을 다하지 못한 부분은 없나'를 살펴서 자신을 점검하는 단계다.

조금 알고 배우고 익숙해졌다고 가볍게 여기고, 게을러지는 데서 모든 어려움이 생긴다.

초심을 잃지 않고 자신의 일에 최선을 다하는 상태다.

그쳐야 할 때 그만둘 줄 알고, 앉을자리, 누울 자리, 설 자리를 분간할 줄 알아 눈살 찌뿌려지게 하지는 않는다.

넷째는 약룡의 단계다.

어느 정도 세월이 지나 그 분야에서 두각을 내고 인정받아 명성을 얻은 상태다.

다른 사람을 가르쳐도 충분히 될 정도의 안목과 경험이 쌓였다. 마음만 먹으면 세상을 위해서 큰일도 할 수 있고, 뜻이 소박하면 자기 분야에 전문가로 인정받는 시기다.

전문가라고 모든 분야에 뛰어난 것은 아니라는 점을 알고, 관심 분야를 넓히고, 여러 사람을 만나서 인맥을 쌓고 세상 돌아가는 이야기를 많이 들어야 폭넓은 전문가가 된다.

자기 분야밖에 모르는 우물 안 개구리는 고집불통이 될 수 있다.

주저앉느냐, 도약하느냐가 약용의 단계다.

더 높은 곳으로 날기 위해서는 자신의 역량을 키워야 한다.

다섯째는 비룡의 단계다.

용이 여의주를 물고 승천하는 상태다. 자기 뜻이 이루어져 세상을 위해 일하는 단계다.

그동안 산전수전, 공중전 다 겪고, 세상을 보는 안목과 일머리를 알고, 사람들의 속을 꿰뚫는 통찰력, 화나는 일도 참을 줄 알고, 울고 싶을 때도 울지 않고, 불편해도 내색하지 않는 훌륭한 인격자가 된 시기다. 사람들이 인정해 주고, 자신이 활동할 수 있는 시기가 맞아 떨어진 것이다. 아무리 멋진 사람이라도 여러 사람들의 도움이 없으면 자신, 회사, 나라를 제대로 경영할 수 없다. 내 편, 네 편 모두 우리 편을 만들어 그들이 가진 능력을 최대한 발휘하여 세상에 도움이 되게 하는 능력 갖춘 때다.

이때라야 제대로 자신과 세상을 경영할 수 있다.

여섯 번째는 항룡의 단계다.

한마디로 최고의 자리에 올라가서 제 잘난 맛에 사는 사람이다.

어느 누구의 말도 듣지 않고 자신이 가장 똑똑하고, 경험 많고, 주인이고, 높은 자리에 있어 너희들은 '내 명령대로 해라'고 하는 시기다. 망할 징조가 보이는 시기다.

처음 시작할 때의 조심스럽고 두렵고, 사람을 존중하고, 배우려고 하는 마음은 온데간데없다. 오로지 자신만이 옳은 판단과 행동을 하니 목에 힘뿐만 아니라 전신에 힘이 들어가 보기만 해도 불편한 사람이다. 만나면 오죽하랴.

발전이 있으면 쇠퇴도 있는 점을 모르고 평생이 오늘 같을 거라 생각하는 어리석은 사람이다. 세상에 독을 퍼뜨리는 사람이다. 하늘이 손을 보기 시작한다.

시간 지나면 울면서 후회하지만 아무도 거들떠보지 않는다.

이렇게 안 되기 위해서는 조심해서 내 마음에 꿈틀거리는 욕심이 못 나오도록 바르게 해야 하고, 정의를 먼저 생각하여 외부 활동을 해야 한다.

자신을 수양하고 드러내지 않아야 할 잠룡 단계에 설치면 값어치가 없어진다. 공부하고 다듬어야 할 견룡 단계에 과대포장하면 자신을 속이고, 사람들에게 실망과 해를 줄 수 있다. 일건석척의 단계에 '돌다리도 두들겨보고 건너라'는 정신으로 살지 않으면 곳곳에 교만과 방심으로 인한 잘못이 드러난다. 약룡의 단계에 너무 소극적으로 현실에 안주하면 발전 가능성이 없고, 나이 들면 후회한다. 그때 변화를 줬으면 지금 이러지는 않을 건데 하는 탄식으로 여생을 보낸다. 비룡의 단계에 독불장군이 되어 직원, 주위 사람들 이야기를 안 듣고 행동하면 다 된 일이 무너진다. 사람을 보는 눈이 없고 세상의 흐름을 읽지 못하면 내공이 부족해서 로켓발사는 되었지만 목표지점까지는 도달할 수 없다. 여의주를 물었다고 방심하고 자랑하고, 딴짓하다 보면 입에 있던 여의주가 사라지고 만다.

늘 자신을 되돌아보고 수양을 해야 하는 게 인생인가 보다.

항룡의 단계는 뉴스에 연일 나오는 단계다. 권력욕, 재물욕, 인간관계, 교만함 등이 지나쳐서 온다. 지나치지 않도록 브레이크 기능을 단단히 해야 한다.

브레이크를 밟아야 하는데 엑셀레이트를 밟으면 큰일 난다. 자신의 삶을 되돌아보고 사람들에게 잘못한 부분은 솔직히 시인하고 용서를 구하는 것이 필요하다.

물러날 때 아름다운 뒷모습이 드문 세상에서 멋진 사람을 기대하고 싶다.

13 공경하는 마음으로 살자

이율곡 선생의 『성학집요』에 '공경하는 마음을 내는 것이 배움의 첫걸음이자 끝이다'라고 했다. 부모를 공경하는 것은 은혜를 갚는 일이고 감사함을 연습해서 세상에 안전하게 나아가는 지름길이다. 불평이 가득차고 감사할 줄 모르고 성공하는 사람은 아무도 없다.

스승을 공경하는 사람은 많은 것을 배우고 자신을 다듬을 줄 알아 세상과 더불어 평생 공부하는 사람이다. 친구를 공경하는 사람은 나의 부족함을 아무런 부담 없이 기분 좋게 고칠 수 있는 좋은 기회를 얻을 수 있다. 세상을 공경하는 사람은 긍정과 희망과 열정을 가지고 살 수 있다. 주위 사람을 공경하는 사람은 많은 지지와 버팀목을 가진 사람 부자이다. 무시당해서 기분 좋은 사람은 아무도 없다. 공경하는 마음을 가지지 않고 깔보고 함부로 대하면 여러분이 가지고 있는 중요한 것을 잃을 수 있다. 아무리 못나 보이는 사람에게도 공경하는 마음을 내면 배우고 본받을 것이 있고 나를 도와주는 사람으로 되니 성공하는 인생이 아니겠는가? 자신을 공경하는 사람은 어떤 비난에도 칭찬에도 흔들리지 않는다. 자신이 이 세상의 중심이고 기둥이다. 중심이 바로 선 사람은 자신을 괴롭히지 않는다.

시간을 공경하는 사람만이 뭔가를 이룰 수 있다. 하루 24시간은 어느 누구에게도 공평하다. 짧은 시간이라도 소중히 여기고 보람되게 쓸 줄 아는 사람은 미래에 웃을 수 있다. 남을 비난하고 주위 사람들을 왕따시키고, 불필요한 SNS, 인터넷, 게임으로 시간을 낭비하는 사람은 내일이라고 더 나아지는 것은 없다. 오늘 하루 내가 정말 자신에게 떳떳하며 후회 없이 보냈는지를 항상 자기 전에 물어보자. 필요한 책을 읽고, 공부하고, 사람들과 좋은 이야기를 나누고, 운동하며 보낸 사람과 그렇지 않은 사람은 많은 차이가 날 것이다.

  몸을 공경하자. 건강해야 모든 것을 할 수 있다. 아프면 많은 시간과 노력을 행복한 일에 집중할 수 없다. 밝은 마음과 올바른 생활 습관으로 몸을 건강하게 지키자. 나라와 우리 민족의 역사를 공경하자. 나라가 있어야 개인이 있다. 나라 사랑 없이 하는 일은 기본을 잊고 사는 사람이다. '널리 사람을 이롭게 하라'는 단군 할아버지의 뜻은 우리 겨레에 흐르는 가장 큰 유전자이다. 사람들을 이롭게 하는 일에 힘쓸 때 나와 가족, 세상이 행복해지고 나날이 발전할 수 있다.

  공경하는 마음은 무슨 일이든지, 어떤 자리에 있든지 최선을 다하는 마음이다. 변명과 핑계, 잔머리 굴리는 일을 전혀 하지 않고 오로지 지금 이 자리에서 정성을 다하는 마음이다. 지금 이 순간을 제대로 살기 때문에 내일·모레·몇 달·몇 년이 지나도 마음에 걸리는 일이 없다. 자신에게도 떳떳하고 모든 사람에게도 당당하며 부끄러운 일이 없다. 공경하는 마음은 나보다는 주위 사람을 배려해 주는 따뜻하고 존중하는 마음이다. 상대의 입장에서 이해해 주고 설혹 잘못이 있다 해도 다독여 주며 지혜를 친절하게 알려 주는 마음이다. 부모, 자식, 형제, 자매, 친척, 회사 동료, 상사, 모임 회원 어느 누구에게도 함부로 대하지 않고, 내 기분 내키는 대로 이랬다저랬다 하지 않는다. 편안하게 해주고 상처 받지 않게 해준다. 나를 아는 사람이건 처음 보는 사람이건, 높고 낮건 그런 조건과 친근감에 거리를 두지 않고 해야 할 일, 해줘야 마땅한 일, 이 순간에 도움 되는 일을 반드시 하자. 공경하는 마음은 겉마음과 속마음이 다르지 않아 불평불만이 없다. 있는 자리에서는 굽실거리고 '예, 예' 하지만 이익을 얻고 나면 험담과 무시를 하는 경우도 간혹 있다. 공경하는 마음은 자신을 최대한 낮추는 마음이다. 상대의 장점을 보고 칭찬하며 배우려는 마음이다. 모든 허물이 자신에게 있다고 생각하는 것이다. 넘치는 것이 있으면 목수가 대패질해서 나무를 다듬어 쓰듯이 조화와 균형을 잡으려는 마음이다. 이기려는 마음이 없고 내세우려고 하지 않으니 뾰족하고 날카롭게 공격하는 마음이 없다. 어느 누구와도 화목하게 지내니 스트레스를 줄 것도 받을 것도 없는 평화롭고 넉넉한 마음이다.

공경하는 마음은 늘 웃는 마음이다. 자신을 긍정하고 사랑하며 주위 사람들의 도움과 가르침에 감사해 하며 웃음 띠는 마음이다. 공경하는 마음은 덤벙대지 않고 차분한 마음이다. 들뜨지 않고 침울해 하지도 않고 조곤조곤하게 모든 일에 순리대로 실천한다. 때를 알아서 나아가고 물러날 줄 알고, 좋은 일이건 어려운 일이건 축하해 주고 도와주는 사람이 많다. 사람 부자이고 세상 이치를 꿰뚫어 앉을 곳, 설 곳을 아는 마음이다.

14 지혜를 기르자

많은 사람들 속에서 살고 있는 우리는 매일 합리적 판단을 통해 좋은 결과가 있도록 고심하며 지내고 있다.

주위 사람들에게 조언도 해주고, 같이 고민하며 마음을 주고 받는다. 어떤 일을 결정하는데 있어서 A는 '하라' 하고, B는 '그만두라' 한다.

정반대의 이야기 속에 정작 당사자는 혼란스럽고 당황한다.

'어느 길을 가야 지혜로운 선택, 후회하지 않을 선택인가?'를 두고 깊은 생각에 빠진다.

자신의 능력, 장단점을 잘 알고, 사람들의 좋고 싫어하는 마음을 알고, 세상의 흐름을 잘 파악한 상태에서 결정한다면 좋은 선택이 될 확률이 높다.

지혜로운 사람이 주위에 있다는 것은 인생 최고의 행운이다. 그런 사람을 멘토로 모시고 자기 삶의 크고 작은 일들을 의논하면서 미처 생각지도 못했던 점을 듣고, 미리 문제점을 짚어볼 수 있다면 얼마나 좋을까.

백 사람의 말보다 지혜로운 이의 한마디가 인생에 바른 방향을 제시해 주리라. 지혜롭고 눈 밝은 한 사람이 사돈, 팔촌까지 편안하게 이끌어 준다는 옛말이 있다.

지혜로운 사람은 어떤 사람일까?

첫째, **때를 아는 사람이다.**

앉을 때, 설 때, 누울 때, 할 때, 그만둘 때, 빠져나와야 할 때, 갈 때, 올 때를 제때하는 사람이 지혜롭게 사는 사람이다.

둘째, **자기를 아는 사람이다.**

잘하는 것과 못하는 것, 할 수 있는 것과 하지 않는 것, 욕심과 욕망에 흔들리는지, 참을 수 있는지 없는지, 돌파할 배짱이 있는지 없는지를 세세하게 잘 꿰고 있는 사람이 지혜로운 이다.

셋째, **상대방을 아는 사람이다.**

사람은 사회활동을 통해 누군가를 계속 만나고 인연을 만든다. 좋은 인연, 나쁜 인연, 처음에는 좋았으나 결과는 나쁜 인연, 시작은 별로였으나 지금은 기쁜 인연 등이 있다. 인연의 갈래는 여러 형태로 나타난다.

"열 길 물속은 알아도 한 길 사람 속은 모른다."는 옛 속담이 있다.

2, 30년 지기로 친하게 지낸 사람이 뒤통수치는 경우는 억장이 무너진다.

'사람을 믿을 수도 없고 안 믿을 수도 없다'고 한탄하는 많은 사람들이 있다. 오랜 세월 친하게 마음 터놓고 지낸 것은 아주 좋지만, 너무 가까이 지내다보니 그 사람의 변화하는 모습은 진작 놓치기 쉽다. 원래의 성품이 변질되어 부패되고 있는데도 늘 만나던 사람이라 눈여겨보지 않고, 조금 안 좋은 기미도 그냥 지나쳐 버린다.

하루를 만났던, 한 시간을 봤던 그 사람의 인격이 중요하지, 세월은 의미가 적은 경우도 자주 경험한다.

'내가 착하고 바르다고 상대도 그렇다'고 단정해 버린 잘못은 누굴 탓할 수 없다. 상대의 인상이나 말투가 예전과 달리 안 좋은 쪽으로 바뀌고 있다면 조심해야 하고, 좋은 친분을 유지하기 위해서는 불편해질 수 있는 돈거래, 사업은 하지 않아야 한다. 내 마음 같지가 않는 것이 사람 마음이다.

'내가 옳다고 상대도 인정해 줄 것'이란 생각은 경우에 따라서는 틀리다.

아무리 옳은 일을 해도 비딱한 시선을 가진 사람은 틀리다고 비아냥거린다. 상대의 그릇과 마음가짐, 철학, 성장 과정, 살아온 역사, 사람들의 평을 종합해서 판단하는 것이 도움이 된다.

넷째, 어떻게 변화될지를 아는 사람이다.

변하지 않는 것이 아무것도 없다. 세상도 변하고, 자신도, 상대방도 변한다. 지금하는 행동이나 말, 인간관계, 사업, 아이템, 공부 등이 나중에 어떻게 쓰이고 평가받고, 이익이 될지, 해가 될지를 명확히 아는 사람은 드물다. 지혜로운 이는 지금도 좋고, 나중에도 좋게 인정 받을지를 아는 이다. 당장 나한테 도움이 되고, '우와' 하고 박수쳐 준다고 미래에 계속될 수 있다는 착각은 버려야 된다.

'올바르냐? 많은 사람의 이익을 위한 일인가? 미래에도 가치를 인정받을 수 있느냐?'를 깊이 생각해 봐야 한다.

지혜로운 이는 물을 좋아한다고 했다. 얼음, 눈, 비, 안개, 구름, 강, 바다, 지하수, 계곡으로 변화무쌍한 모습을 가진 물의 이치를 깨달았다면 지혜롭지 않을 수 없다. 물처럼 부드럽게 상황에 맞추어 변화하되 자기의 본성을 잃어버리지 않는 사람이 지혜로운 이다. 『노자 도덕경』에서 최고의 가치를 물에 두었고, 헤르만 헤세의 '싯다르타'에서도 흘러가는 강물을 보고 세상의 이치를 깨달았다. 『주역』에서도 인생살이의 어려움과 조심해야 할 것을 물에 비유했다. 물의 깊이도 모르고 뛰어들기부터 먼저 하는 우리네 삶을 콕 집어 말해 주었다.

내 스스로 지혜로워지도록 노력하고, 지혜의 눈을 가진 이와 친하게 지내며 세상을 잘 살아가자.

성격체질 행복체질

염용하

염용하 한의학 박사는 용하한의원 대표원장으로 30년 동안 영남권의 허준으로 소문이 나 있다. 그의 이름대로 '용하다'라는 칭송을 듣고 있다.

한의학 치료의 권위자로서 어려운 병을 앓은 환자들의 가슴 속에 명의로서 자리매김되어 있다. 혈액오염을 정화, 해독하는 방법론을 체계화하여 『혈액 대청소』라는 책을 출간하기도 한 혈액정화 전문가이다.

'성격이 체질이다'라는 기본 명제로 아프지 않고 살려면 타고난 근본 성격을 바꿔야 행복체질로 될 수 있다는 소신과 철학으로 진료에 임한다.

성격의 중요성은 모두 다 알고, 인정하는 바이다. 실생활과 어떻게 연계되며, 삶에 어떤 영향을 미치는지에 대해 30년 동안 수십만명의 환자를 통한 경험과 안목을 정리한 책이다.

근본성격(실체)과 이를 통한 행동방식(작용), 삶에 부딪히면서 이렇게 살아서는 안 되겠다는 변화욕구(변화)의 3단계 과정에 관한 거대 담론이다.

염용하 박사는 삶의 근본에 관한 성찰을 중시하는 철학자이자, 많은 환자를 통한 삶의 애환을 생각하는 수필가이며, 사람들의 마음 속에 따뜻한 정을 나누는 휴머니스트이자, 한의대생에게 좋은 강의를 통한 재능 나눔을 하는 한의학자이며, 주역연구를 통한 세상의 키워드를 읽는 주역 연구자이자, 내면 세계를 탐구하는 명상가이기도 하지만, 본업인 한의사를 천직으로 알고 기쁘고 행복한 마음으로 환자들에게 위안이 되고 의지처가 되는 삶을 추구하고 있다.